国家卫生健康委员会"十四五"规划教材

全国高等学校教材

供本科护理学类专业用

人体形态学

第 5 版

主　编　周瑞祥　张雅芳

副主编　郝立宏　周劲松　乔海兵

编　者　（以姓氏笔画为序）

叶翠芳（华中科技大学同济医学院）　周瑞祥（福建医科大学）
冉建华（重庆医科大学）　庞　刚（安徽医科大学）
乔海兵（山西医科大学汾阳学院）　郑德宇（锦州医科大学）
李　莎（河北医科大学）　赵云鹤（山西医科大学）
杨慧科（哈尔滨医科大学）　郝立宏（大连医科大学）
宋　军（福建医科大学）　祝　辉（南京医科大学）
张少杰（内蒙古医科大学）　倪秀琴（哈尔滨医科大学）
张雅芳（哈尔滨医科大学）　黄海辉（福建医科大学）
武志兵（长治医学院）　谢　群（莆田学院）
周　雪（四川大学华西医学中心）　蔡　艳（中南大学湘雅医学院）
周劲松（西安交通大学医学部）

人民卫生出版社
·北京·

图书在版编目（CIP）数据

人体形态学/周瑞祥，张雅芳主编. —5 版. —北京：人民卫生出版社，2022.7（2025.3重印）

ISBN 978-7-117-33285-9

Ⅰ.①人… Ⅱ.①周…②张… Ⅲ.①人体形态学-医学院校-教材 Ⅳ.①R32

中国版本图书馆 CIP 数据核字（2022）第 107256 号

人卫智网	www.ipmph.com	医学教育、学术、考试、健康，购书智慧智能综合服务平台
人卫官网	www.pmph.com	人卫官方资讯发布平台

人体形态学
Renti Xingtaixue
第 5 版

主　　编：周瑞祥　张雅芳

出版发行：人民卫生出版社（中继线 010-59780011）

地　　址：北京市朝阳区潘家园南里 19 号

邮　　编：100021

E - mail：pmph @ pmph.com

购书热线：010-59787592　010-59787584　010-65264830

印　　刷：北京盛通印刷股份有限公司

经　　销：新华书店

开　　本：889×1194　1/16　印张：29

字　　数：858 千字

版　　次：2002 年 8 月第 1 版　　2022 年 7 月第 5 版

印　　次：2025 年 3 月第 4 次印刷

标准书号：ISBN 978-7-117-33285-9

定　　价：108.00 元

打击盗版举报电话：010-59787491　E - mail：WQ @ pmph.com

质量问题联系电话：010-59787234　E - mail：zhiliang @ pmph.com

数字融合服务电话：4001118166　E - mail：zengzhi @ pmph.com

第七轮修订说明

2020 年 9 月国务院办公厅印发《关于加快医学教育创新发展的指导意见》(国办发〔2020〕34 号),提出以新理念谋划医学发展、以新定位推进医学教育发展、以新内涵强化医学生培养、以新医科统领医学教育创新,并明确提出"加强护理专业人才培养,构建理论、实践教学与临床护理实际有效衔接的课程体系,加快建设高水平'双师型'护理教师队伍,提升学生的评判性思维和临床实践能力。"为更好地适应新时期医学教育改革发展要求,培养能够满足人民健康需求的高素质护理人才,在"十四五"期间做好护理学类专业教材的顶层设计和规划出版工作,人民卫生出版社成立了第五届全国高等学校护理学类专业教材评审委员会。人民卫生出版社在国家卫生健康委员会、教育部等的领导下,在教育部高等学校护理学类专业教学指导委员会的指导和参与下,在第六轮规划教材建设的基础上,经过深入调研和充分论证,全面启动第七轮规划教材的修订工作,并明确了在对原有教材品种优化的基础上,新增《护理临床综合思维训练》《护理信息学》《护理学专业创新创业与就业指导》等教材,在新医科背景下,更好地服务于护理教育事业和护理专业人才培养。

根据教育部《关于加快建设高水平本科教育 全面提高人才培养能力的意见》等文件要求以及人民卫生出版社对本轮教材的规划,第五届全国高等学校护理学类专业教材评审委员会确定本轮教材修订的指导思想为:立足立德树人,渗透课程思政理念;紧扣培养目标,建设护理"干细胞"教材;突出新时代护理教育理念,服务护理人才培养;深化融合理念,打造新时代融合教材。

本轮教材的编写原则如下:

1. 坚持"三基五性" 教材编写坚持"三基五性"的原则。"三基":基本知识、基本理论、基本技能;"五性":思想性、科学性、先进性、启发性、适用性。

2. 体现专业特色 护理学类专业特色体现在专业思想、专业知识、专业工作方法和技能上。教材编写体现对"人"的整体护理观,体现"以病人为中心"的优质护理指导思想,并在教材中加强对学生人文素质的培养,引领学生将预防疾病、解除病痛和维护群众健康作为自己的职业责任。

3. 把握传承与创新 修订教材在对原有教材的体系、编写体裁及优点进行继承的同时,结合上一轮教材调研的反馈意见,进一步修订和完善,并紧随学科发展,及时更新已有定论的新知识及实践发展成果,使教材更加贴近实际教学需求。同时,对于新增教材,能体现教育教学改革的先进理念,满足新时代护理人才培养在知识结构更新和综合能力提升等方面的需求。

4. 强调整体优化 教材的编写在保证单本教材的系统和全面的同时,更强调全套教材的体系性和整体性。各教材之间有序衔接、有机联系,注重多学科内容的融合,避免遗漏和不必要的重复。

5. 结合理论与实践　针对护理学科实践性强的特点,教材在强调理论知识的同时注重对实践应用的思考,通过引入案例与问题的编写形式,强化理论知识与护理实践的联系,利于培养学生应用知识、分析问题、解决问题的综合能力。

6. 推进融合创新　全套教材均为融合教材,通过扫描二维码形式,获取丰富的数字内容,增强教材的纸数融合性,增强线上与线下学习的联动性,增强教材育人育才的效果,打造具有新时代特色的本科护理学类专业融合教材。

全套教材共 59 种,均为国家卫生健康委员会"十四五"规划教材。

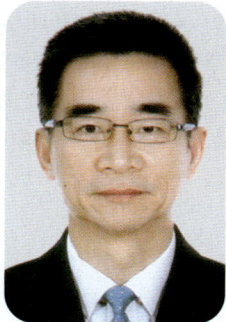

周瑞祥，医学博士，教授，博士生导师，现任莆田学院院长、福建医科大学教授。中国解剖学会常务理事、福建省解剖学会理事长；主编人民卫生出版社出版的"十二五"普通高等学校本科国家级规划教材《人体形态学（第3版）》《组织学与胚胎学彩色图谱》，参编长学制规划教材《组织学与胚胎学》、研究生教材《细胞生物学》及其他教材；任《解剖学报》《解剖学杂志》《中国组织化学和细胞化学杂志》编委。获首届全国教材建设先进个人、福建省新长征突击手、福建省优秀教育工作者、福建省"百千万工程人选"等称号。

长期从事组织学与胚胎学教学科研工作，是本科高校省级精品课程和教学团队负责人。主要研究方向为神经-内分泌-免疫网络，重点研究褪黑素对消化道恶性肿瘤发生发展的影响及其机制，承担包括国家自然科学基金在内的国家级和省部级科研课题15项，公开发表学术论文50余篇，获福建省科技进步奖二等奖1项、三等奖2项以及福建省第六届青年科技奖。

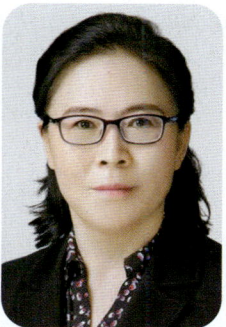

张雅芳，医学博士，教授，博士生导师，现任哈尔滨医科大学解剖学教研室主任。中国解剖学会理事，中国解剖学会《解剖学报》《解剖学杂志》《解剖科学进展》编委，中国解剖学会教育与继续教育工作委员会、人体解剖学与数字解剖学分会委员，黑龙江省解剖学会理事长；主编、副主编国家教育部、国家卫生健康委员会"十一五"至"十四五"规划教材9部，其中由人民卫生出版社出版5部。曾获黑龙江省优秀教师、黑龙江省卫生系统三八红旗手等称号。

从事人体解剖学教学工作35年，被评为哈尔滨医科大学第五届教学名师。曾主持省部级教学改革项目4项，获得国家级和省级教学成果奖3项。长期从事肿瘤转移机制研究，对肿瘤发生、肿瘤组织微脉管结构、新生和内皮功能以及中药治疗机制进行了深入探究，承担和主要参加国家自然科学基金在内的国家和省部级科研课题9项，在国内外学术期刊发表百余篇论文，其中被SCI、EI收录论文34篇；获省部级科技进步奖4项，获国家发明专利1项，主编、副主编专著5部。

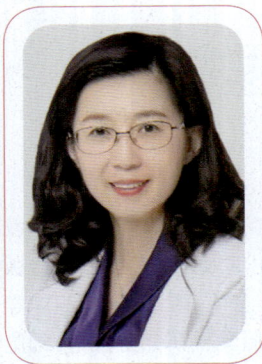

郝立宏，教授，博士，辽宁省教学名师。

主要研究方向为肿瘤多药耐药及其逆转以及肺癌蛋白标记物的筛选及机制。主持及参与国家级和省级科研课题 16 项；以第一作者及通讯作者发表 SCI 和中文核心期刊论文 30 余篇，以主要完成人获得省级科技进步奖二等奖 2 项、三等奖 1 项。主编《组织学与胚胎学》及《人体形态与结构》等国家级规划教材 6 部，专著 2 部；副主编国家级规划教材 16 部；参编《中国医学百科全书——组织学与胚胎学分卷》以及规划教材 20 余部。任中国慕课联盟首批规划课程《组织学与胚胎学》主讲教师及秘书；主持的教改课题获辽宁省教学成果奖二等奖 2 项；获"中国解剖学会第一届解剖学教学大赛"一等奖。现任中国解剖学会科普专业委员会委员、中国医药生物技术协会转化医学分会委员、辽宁省动物学会理事、《中国肿瘤临床》杂志特约审稿专家。

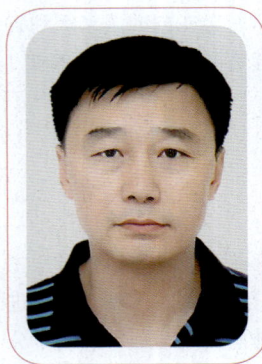

周劲松，男，博士，教授，现任西安交通大学医学部基础医学院人体解剖与组织胚胎学系主任。陕西省解剖学会常务理事，中国转化医学联盟细胞生物学分会常务委员。先后在荷兰萨巴大学、英国圣马修大学、中国台湾阳明大学、美国匹兹堡大学和澳大利亚新南威尔士大学做医学课程教学和教学法研究。在教学过程中积极引进形成性评价和 PBL 教学法，参与多项教改项目。主编和参编多部规划教材。荣获陕西省线下一流课程、省教学成果奖二等奖、西安交通大学学生最喜爱教师、后备教学名师、课程思政示范课程等荣誉。近年来主持和参与了多项国家级和省部级科研课题，以第一作者及通讯作者发表 SCI 论文 20 余篇。

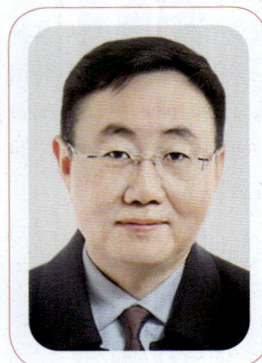

乔海兵，硕士，教授，教学名师，现任山西医科大学汾阳学院基础医学部主任，山西省解剖学会副理事长。主编《系统解剖学》《人体解剖学实验教程》和《机能学实验》教材 3 部，参编《系统解剖学》《局部解剖学》《断层解剖学》等教材 13 部。

长期从事解剖学教学科研工作。主要研究方向为心脑血管，重点研究心脑血管缺血及改变，承担省级科研课题 3 项，公开发表学术论文 10 篇，获山西省科技进步奖二等奖 1 项。

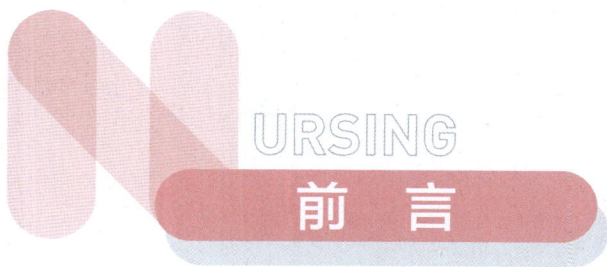

　　《人体形态学》2002 年第 1 版出版至今已改版 4 次,教材结构日臻完善,教材内容更切合实际,广受全国各地师生们的好评。第 1 版获评优秀教材,第 3 版、第 4 版入选国家教育部和国家卫生健康委员会普通高等教育本科国家级规划教材。如今,在编委们的共同努力下,第 5 版也终于定稿付梓了。

　　伴随着第一个百年宏伟目标的顺利实现,我国正处于"两个一百年"目标的历史交汇期,新的时代对高等护理教育和临床护理工作提出了更高更新的要求。以此为背景,综合近 20 年来各兄弟院校使用本教材的体会和意见,第 5 版教材修订时在坚持"三基五性"、保持全书的整体构架和基本内容基础上,把握传承与创新,重点作了以下调整:①突出新时代"新医科""大健康""全生命周期"的新理念,加强课程思政理念的渗透;②为有利于同学们学习,帮助同学们理解掌握相关知识,于各篇起始处增加"能力目标""素质目标",于各章末尾增加"思考题";③继续强化护理特色,在正文内容与"box"中均更新和充实了许多与临床护理关系密切的内容,删除一些与临床护理工作关联性较少的知识点;④强化形态学特色,修改图片 53 幅,新增图片 5 幅,删除图片 7 幅;⑤充分利用现代技术手段,同期还制作了与各章节内容相对应的数字资源,以利于同学们学习和课后复习。

　　本教材修订过程中得到编者所在单位的大力支持。来自全国 18 所医学院校人体解剖学、组织学与胚胎学的 21 位编者勤奋敬业、默契配合,他们对学生的爱、对工作的敬业精神和对细节的执着为本教材的顺利修订奠定了扎实的基础,每一版教材的修订都是一次愉快的经历。借此机会,谨向关心和支持本次教材修订工作的同道们表示由衷的感谢!

　　由于我们水平有限,书中错漏之处难免,恳请老师和同学们批评指正,以臻至善。

周瑞祥　张雅芳

2022 年 3 月

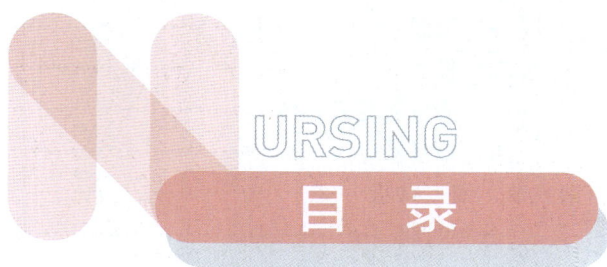

目录

第一篇　人体构成

第二篇　大体解剖学

第三篇　人体主要器官的微细结构

第四篇　人体胚胎学

URSING

绪 论

绪论 数字内容

一、人体形态学的定义和重要性

人体形态学 human morphology 是由**人体解剖学、组织学、细胞学**和**胚胎学**组合而成的一门课程,属于广义的解剖学。**人体解剖学 human anatomy** 研究人体器官的形态构造及其毗邻关系,**组织学 histology** 借助显微镜研究人体器官组织的微细结构及其与功能的关系,**细胞学 cytology** 研究人体细胞的基本生命活动规律,而**胚胎学 embryology** 则研究个体的发生和发展规律。这门课程是为适应新世纪护理人才的培养目标以及高等护理学专业教学改革的需要,在总结各校多年教学实践的基础上产生的。其特点是结合护理学专业特点,突出人体的整体概念,注重四个分支学科相关内容的互相融合与渗透。

作为护理科学中一门重要的基础课程,人体形态学的教学目的在于使学生理解和掌握正常人体形态结构和个体发生的知识,为学习护理学专业的其他基础课程和临床课程奠定必要的形态学基础。只有掌握坚实的人体形态学知识,才能正确理解人体的生理功能和病理变化,准确判断人体的正常与异常,区别生理与病理状态,毕业后才能胜任以人为中心的护理工作。

二、人体形态学的基本术语

为了正确地描述人体各个局部和诸多器官的形态结构和位置关系,以及沟通的方便,国际上制定了统一的人体标准姿势,以及轴、面和方位术语。掌握这些概念和术语是学好人体形态学必要的前提。

(一)解剖学姿势

为了准确运用各种方位术语,说明人体各个局部或器官及结构的位置关系,人体在任何状态下都被假想在一个标准姿势,称为**解剖学姿势** anatomical position:身体直立,面向前,两眼向前平视,两足并立,足尖向前,上肢下垂于躯干两侧,掌心向前(图绪-1)。无论被描述对象处于何种体位,对人体任何结构的描述都应以此姿势为基准。

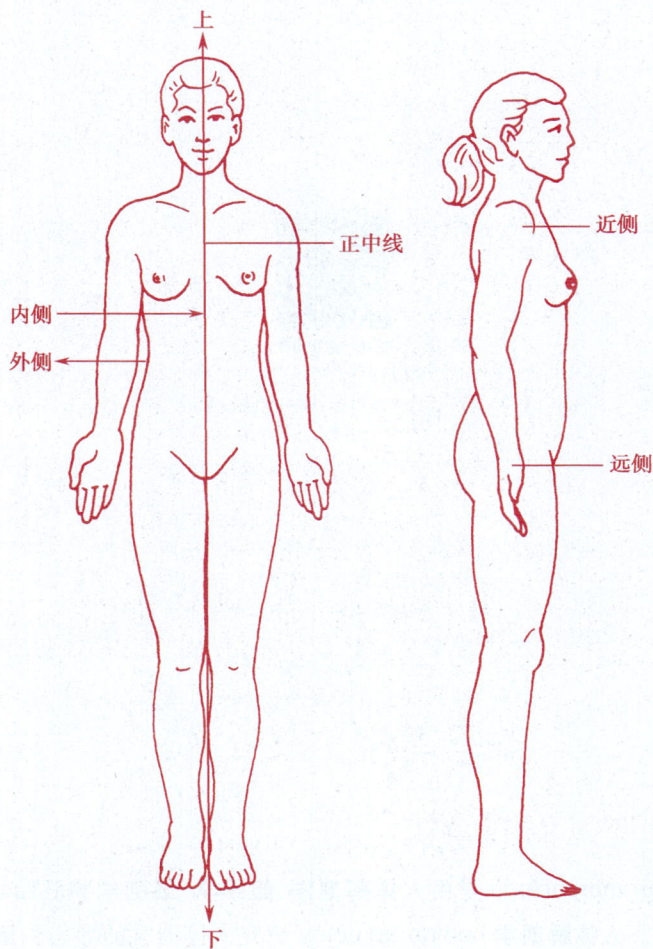

图绪-1　解剖学姿势及方位

(二)人体的轴和面

1. **轴**　可在解剖学姿势下设置互相垂直的三个轴(图绪-2),以便分析关节的运动。

(1)**垂直轴** vertical axis:为上、下方向与人体长轴一致,垂直于水平面的轴。

(2)**矢状轴** sagittal axis:为前、后方向,与人体长轴垂直的轴。

(3)**冠状轴** frontal axis:为左、右方向,与前两个轴相垂直的轴。

2. **面**　在解剖学姿势下人体还可设置三个相互垂直的切面(图绪-2)。

（1）**矢状面 sagittal plane**：为前、后方向，将人体分为左、右两部分的切面。通过人体正中，将人体分成左、右对称两半的矢状面称正中矢状面。

（2）**冠状面 frontal plane**：为左、右方向，将人体分为前、后两部分的切面。它与矢状面相垂直。

（3）**水平面 horizontal plane**：为与矢状面及冠状面相垂直的切面，即将人体分成上、下两部分的面，又称横切面。

在描述器官的切面时，则以其自身的长轴为准，与其长轴平行者称纵切面，与其长轴垂直者称横切面。

（三）方位术语

方位术语主要用于描述人体各部分在解剖学姿势下的位置，以及两结构间的相对关系。表绪-1为常用方位术语。

此外，前臂与手的内侧和外侧，称**尺侧 ulnar** 与**桡侧 radial**；小腿与足的内侧和外侧，称**胫侧 tibial** 与**腓侧 fibular**。另有**左 left** 和**右 right**、**垂直 vertical**、**水平 horizontal**、**中央 central** 等术语与一般概念相同。

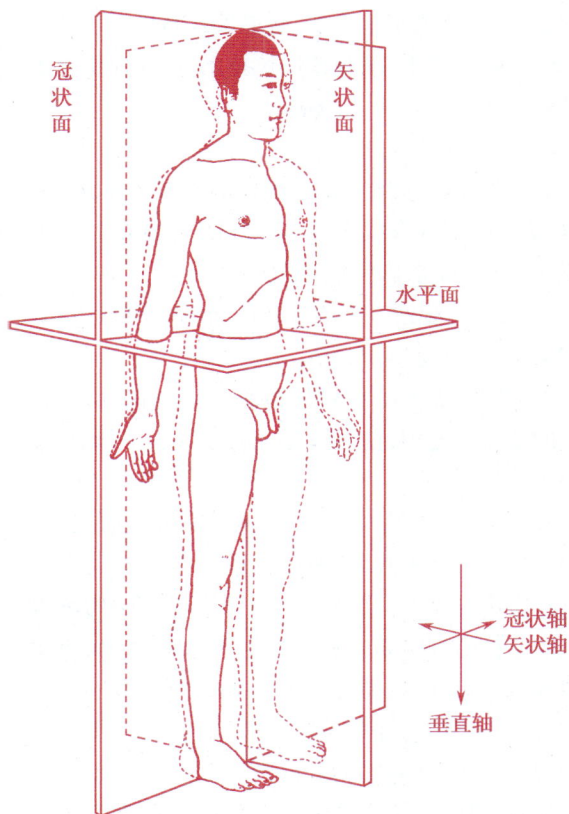

图绪-2　人体的轴和面

表绪-1　常用方位术语

术语	意义	用法
上 superior（颅侧 cranial）	靠近颅顶	眼位于鼻之上
下 inferior（尾侧 caudal）	靠近足底	口位于鼻之下
前 anterior（腹侧 ventral）	靠近身体腹侧面	胸骨位于心之前
后 posterior（背侧 dorsal）	靠近身体背侧面	肾位于小肠之后
内侧 medial	靠近正中矢状面	鼻位于眼内侧
外侧 lateral	远离正中矢状面	耳位于眼外侧
近侧 proximal	靠近肢体根部	肩位于肘的近侧
远侧 distal	远离肢体根部	腕位于肘的远侧
内 internal	靠近内腔	心内膜位于心肌内
外 external	远离内腔	心外膜位于心肌外
浅 superficial	靠近皮肤表面	臀部肌位于肱骨浅面
深 profundal	远离皮肤表面	肱骨位于臂部肌深面

三、人体形态学研究技术

随着自然科学的飞速发展，多学科的相互渗透与促进，人体形态学的研究技术也不断建立和完善，包括光学显微镜术、电子显微镜术、冷冻蚀刻技术、原子力显微镜术、放射自显影术、组织化学与细

Note:

胞化学技术、免疫细胞化学、凝集素细胞化学、原位杂交、流式细胞术、生物芯片技术、干细胞技术、细胞与组织培养技术、细胞核移植技术、动物成像技术、体视学、形态计量术等等。下面对几种主要技术作简要介绍。

（一）光学显微镜术

光学显微镜 light microscope（简称光镜，LM）的最大分辨率约为 $0.2\mu m$，可将物体最大放大约 1 500 倍。应用光镜技术时，要将组织制成薄片，以便光线透过，才能看到组织结构。最常用的薄片是石蜡切片，其制备程序大致如下：

1. **取材、固定**　将要观察的新鲜材料切成小块，放入合适的固定液中，使组织尽可能保持活体状态的结构，以免组织自溶。

2. **脱水、透明、浸蜡与包埋**　固定后的组织块经各级酒精脱水，苯或二甲苯透明后，浸于温度适宜的液态石蜡中，待石蜡完全将苯或二甲苯置换后，再将组织块置于包埋器内的石蜡液中，冷却后制成组织蜡块。

3. **切片、染色**：用切片机将组织蜡块切成 $5\sim7\mu m$ 的薄片，贴于载玻片上，脱蜡后进行染色，最后用中性树胶加盖封固，即可在光镜下观察。最常用的染色方法是**苏木精 hematoxylin** 和**伊红 eosin** 染色法（HE 染色）。苏木精为碱性染料，将细胞核染成紫蓝色；伊红为酸性染料，将细胞质染成红色。凡组织结构对苏木精亲和力强的称**嗜碱性 basophilia**，对伊红亲和力强的称**嗜酸性 acidophilia**，对两者亲和力都不强者，则称为**中性 neutrophilia**。

有些组织结构经硝酸银处理（银染）后呈棕黑色，称**嗜银性（或亲银性）**。还有些结构染色后呈现与所用染料颜色不同的颜色，如甲苯胺蓝染肥大细胞时，其颗粒呈现紫红色，此现象称**异染性**。

除石蜡切片外，冷冻切片（简单、快速，能较好地保存酶和抗原活性）、涂片（适用于血液、骨髓、腹水等）、铺片（可用于疏松结缔组织）和磨片（骨、牙等硬组织用）也是光镜观察的常用技术。

光学显微镜除普通光学显微镜外，还有荧光显微镜、倒置显微镜、相差显微镜、暗视野显微镜、偏振光显微镜和激光共聚焦扫描显微镜等。

（二）电子显微镜术

电子显微镜 electron microscope（简称电镜，EM）以电子枪代替光源，以电子束代替光线，以电磁透镜代替光学透镜，最终将放大的物象投射到荧光屏上进行观察。电镜的分辨率和放大倍数均远远超出光镜，借助电镜能观察到细胞更微细的结构，称超微结构。目前常用的电镜有**透射电子显微镜 transmission electron microscope（TEM）**和**扫描电子显微镜 scanning electron microscope（SEM）**。

1. **透射电镜**　分辨率达 0.2nm，放大倍数可达百万，用于观察细胞内部的超微结构。进行 TEM 观察时，由于电子束的穿透力低，需要制备厚度为 $50\sim80nm$ 的超薄切片。其制备过程与光镜切片相似，需经过固定、树脂包埋、半薄切片定位、超薄切片和重金属盐染色等步骤。染色的目的是增加细胞结构的对比度，以利于观察。细胞结构与重金属结合的部分，在荧光屏上图像较暗，称**电子密度高 electron-dense**；反之，则称**电子密度低 electron-lucent**。如重金属不与被观察结构结合，而沉积在其周围，形成背景较暗，被观察结构较明的图像，这种染色方法称负染。

2. **扫描电镜**　分辨率比透射电镜低，一般为 $5\sim7nm$，主要用于观察组织、细胞和器官表面的立体微细结构。其观察样品不需制成超薄切片。样品经固定、脱水、干燥和喷镀金属后便可观察。

（三）组织化学技术

组织化学 histochemistry 是应用物理和化学反应原理，研究细胞组织内某种化学成分的分布与数量，从而探讨其相关的功能活动，又称**细胞化学 cytochemistry**。组织化学可概括为两大类：

1. **一般组织化学**　其基本原理是在组织切片上加入一定的试剂，使它与组织细胞内某种特定的化学物质起反应，并在原位生成有色沉淀物，通过观察该沉淀物，即可对这种化学物质进行定性、定位和定量的研究。如用**过碘酸希夫反应 periodic acid Schiff reaction（PAS 反应）**可使细胞内的多糖物质形成紫红色产物,从而证明细胞内有多糖(糖原)存在;酶组织化学则是将相应需检测酶的底物加到组织切片上,利用酶的活性作用于底物,发生酶促反应,产生有色、并沉淀于原位的产物,通过观察该产物,即可验证酶的存在、分布和活性强弱。

2. 免疫组织化学　其基本原理是利用抗体与抗原间特异性结合的特点,对组织细胞中某种蛋白质或肽类等具有抗原性的大分子物质进行定性、定位或定量研究。即用标记的已知抗体处理组织切片,使标记抗体与相应抗原特异性结合,沉淀于原位,并转换成可见的有色沉淀或通过标记物发出荧光,然后用普通显微镜、电子显微镜或荧光显微镜进行观察,即可确定该抗原物质在组织细胞中的分布。

四、学习人体形态学应注意的问题

学习人体形态学应以辩证唯物主义为指导,运用科学的观点和方法去研究人体,才能全面正确地认识人体的形态结构。在学习和观察的过程中,应坚持以下几个观点:

(一)进化发展的观点

人类是经过长期的生物进化发展而来,是种系发生的结果。其形态结构经历了由低级到高级、由简单到复杂的演化过程,因而也保留着一些与脊椎动物相类似的基本特点。人体的个体发生反映了种系发展过程,而且个体从出生到死亡也是一个动态演变的过程。因此,在学习中应运用进化发展的观点,适当联系种系发生和个体发生的知识,注意静态结构与动态机体的关系,就能正确地理解和说明人体各器官的个体差异。其中**变异**是指出现率较低,而不影响外观和功能的个体差异;**畸形**则是出现率极低,并严重影响外观和功能的形态结构异常。

(二)局部与整体统一的观点

人体是由各种不同的细胞组织和众多的器官组成的一个有机整体。为了学习方便,我们是从一个组织切面、一个器官及一个局部进行分析研究,但在学习过程中,必须注意应用归纳和综合的方法,从整体的角度认识人体,建立从平面到立体,从局部到整体的概念。

(三)结构与功能相互联系、相互制约的观点

人体是一个结构与机能高度统一的有机体,每个器官的形态结构是其功能活动的物质基础,结构的改变必然带来功能的变化,反之,功能的变化也影响器官形态结构的改变。因此,形态与功能两者既相互联系又相互制约。人体的形态结构除由遗传基因的内在因素决定外,还与周围环境及功能活动密切相关。如通过在生理范围内适当地增加功能活动,将使器官组织发生有益于增强体质和身体健康的变化;而长期卧床或航天员在太空长期失重则会使肌肉萎缩、骨质疏松。人体形态学是一门以形态结构为主的学科,学习时如果能时时联系其相应的功能,既可增加学习兴趣,又有助于对器官组织结构的理解和记忆。

(四)理论与实践相结合的观点

人体形态学是一门实践性很强的学科。形态描述多、名词多、偏重记忆是人体形态学的特点,学习时还必须注意理论联系实际的原则,以理论指导实践,以实践验证理论,把课堂讲授和书本知识与组织切片、尸体标本和活体观察结合起来,学会运用图谱和模型等形象教材,达到正确认识人体形态结构的目的,提高自己观察问题、分析问题和解决问题的能力;同时通过基础课程的操作训练,有利于动手能力的培养,有利于更好地适应同样实践性很强的护理学的学习和工作实践。

(周瑞祥　张雅芳)

第一篇

人 体 构 成

学习目标

　　本篇主要介绍构成人体的基本结构单位——细胞和四种基本组织。 要求同学们能逐步达成以下能力目标和素质目标。

能力目标

1. 在高中已有知识的基础上，通过本篇学习，为本教材及后续课程内容的学习奠定扎实的基础。
2. 从细胞、组织、器官、系统逐步递进的结构维度，从微细结构与功能密切关联的角度，养成运用进化发展的观点、局部与整体统一的观点、结构与功能相互联系相互制约的观点、理论与实践相结合的观点以认识和了解人体结构与功能。
3. 从人体形态结构到功能，从基础课程到临床课程，逐步领会医学课程环环相扣、前后连贯的特点。
4. 从大量实验课程的学习经历，不断提高实践能力，以实践促理论。

素质目标

1. 见微知著，从细胞结构之精巧、功能之复杂，感悟生命的奥妙，培养学生敬畏生命的情怀和探究生命科学的浓厚兴趣。
2. 从生命科学的快速发展，感悟前人的不懈努力和人类文明的不断进步；从临床疾病治疗效果的有限性，领悟医学科学进步的漫漫长路。
3. 从校园环境、教学实验条件的不断进步，体会国家的发展与变迁，深化对祖国的热爱。
4. 从切片标本制作过程的艰辛，体会教师们课前准备工作的不易，培植尊师重教的良好氛围。
5. 从遵守实验室管理办法为切入点，不断强化遵纪守法的规矩意识。

URSING

第一章

细　　胞

01章

01章　数字内容

学习目标

● 知识目标

本章介绍构成人体的基本结构和功能单位——细胞。

1. 掌握细胞膜的结构及组成、各种细胞器的结构及功能、细胞核的结构、细胞周期的概念及分期。
2. 熟悉染色质的包装、细胞运动的形式、细胞衰老及细胞死亡的概念。
3. 了解干细胞与干细胞功能。

细胞 cell 一词源自中世纪拉丁语，由英国物理学家胡克 Robert Hooke 于 1665 年首先提出。他在用自制显微镜观察时发现软木薄片是由许多盒状的小室构成，故名。1838—1839 年植物学家 Matthias Jakob Schleiden 和动物学家 Theodor Ambrose Hubert Schwann 在总结前人研究的基础上提出了"**细胞学说 cell theory**"，指出"一切生物从单细胞到高等动、植物都是由细胞组成的，细胞是生物形态结构和功能活动的基本结构单位"。该学说被恩格斯誉为与进化论和能量守恒定律并列的 19 世纪三大发现。借助于光学显微镜、电子显微镜和其他相关技术，经过三个多世纪的深入研究，尤其近半个世纪以来现代细胞生物学与分子生物学的兴起，人类已对细胞有了较深刻的认识。

有机体都是由细胞所组成的。最简单的有机体为单细胞生物，而高等生物则由行使特定功能的各种复杂的细胞群所组成。虽然在外观上千差万别，但细胞的化学成分却基本相同，都含有水、无机盐、蛋白质、糖类、脂类、核酸以及各种微量的有机化合物等，其中水、无机盐和离子、小分子有机物包括糖类、脂肪酸、氨基酸以及核苷酸等为小分子物质，是维持细胞结构和功能的基本成分，蛋白质、核酸和多糖等大分子物质，是实现细胞功能的关键，也是生物进化的标志。

根据细胞核的有无，细胞可分为无核的**原核细胞 prokaryotic cell** 和有核的**真核细胞 eukaryotic cell**（图 1-1）。前者不仅没有细胞核，与真核细胞相比，体积更小，结构更简单，基因组也简单，遗传信息量小，而且没有膜性细胞器和细胞骨架结构，包括支原体、衣原体、立克次体、细菌和蓝绿藻等。真核细胞较大，有细胞核和膜性细胞器，使细胞各项活动能高效、有序地在不同区域进行，能形成染色质，基因组中有大量重复序列和内含子，遗传信息量大，基因表达与调控方式更为复杂，转录和翻译分别在细胞核和细胞质中进行。

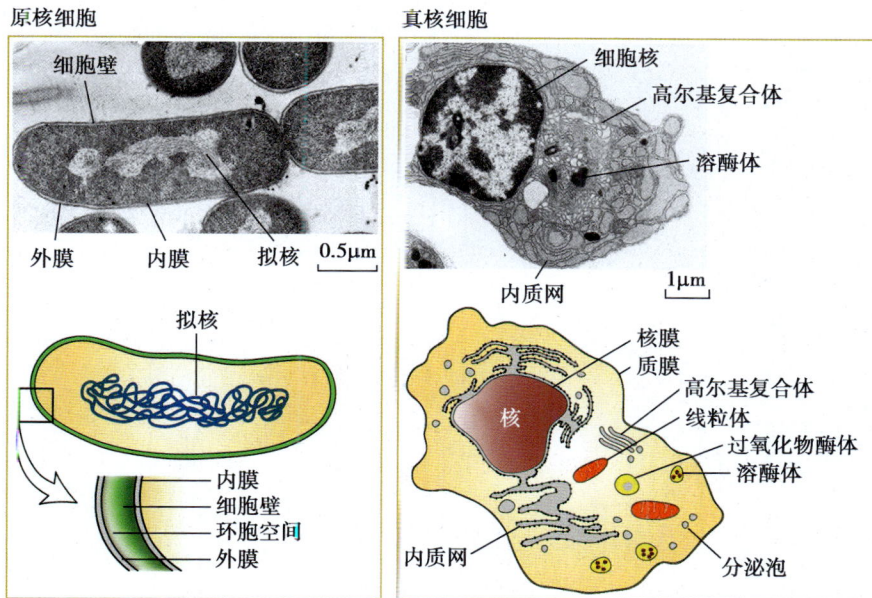

图 1-1 原核细胞和真核细胞的比较

◆ 细胞学说的建立

从 1665 年英国物理学家罗伯特·胡克（Robert Hooke）发现细胞到 1839 年细胞学说的建立，经过了 170 多年。在这期间，人们对动、植物的细胞及其内容物进行了广泛的研究，积累了大量资料。在此基础上，德国耶拿大学的植物学教授 Matthias Jakob Schleiden 于 1838 年发表了《植物发生论》一文，宣布细胞是一切植物结构的基本活动单位和一切植物借以发展的根本实体的学说。次年卢万大学的解剖学教授 Theodor Ambrose Hubert Schwann 将细胞学说扩大到动物界。1855 年德国病理学家 Rudolf Ludwig Karl Virchow 提出"一切细胞来自细胞(Omnis cellula e cellula)"的著名论断,认为机体的一切病理现象都源于细胞的损伤,进一步完善了细胞学说。细胞学说论证了整个生物界在结构上的统一性,以及在进化上的共同起源。这一学说的建立推动了生命科学的飞速发展,并为辩证唯物论提供了重要的自然科学依据。

细胞是连接生命整体与分子的关键环节,事实上,许多医学重大问题的最终解决必须以细胞水平的突破为基础,分子水平的进展也必须在细胞水平上验证和阐明。有关细胞生物学方面的探索,不仅在研究生命的本质方面起关键性作用,而且对农业、林业及航空航天等领域起着巨大的推动作用。

第一节 细胞的形态

细胞是人体形态结构、生理功能和生长发育的基本单位。人体属于多细胞动物。构成人体的细胞大小不一,形态各异,功能不同(图 1-2)。大多数细胞的直径只有几微米,人卵细胞最大,直径可达 $100\sim140\mu m$,肉眼勉强可见。最小的细胞为小脑的颗粒细胞,直径只有 $4\mu m$。细胞形态与其自身的生理功能及所处的部位密切相关。如接受刺激、传导冲动的神经细胞有许多细长突起;流动的血细胞呈圆球形;红细胞为双面凹陷圆盘状以适应其运载氧气和二氧化碳的功能;紧密排列的上皮细胞呈方形、柱形、扁平形或多边形;肌细胞为适应肌肉收缩而呈梭形或圆柱形。以上充分说明了人体细胞形态与功能的相关性和一致性。

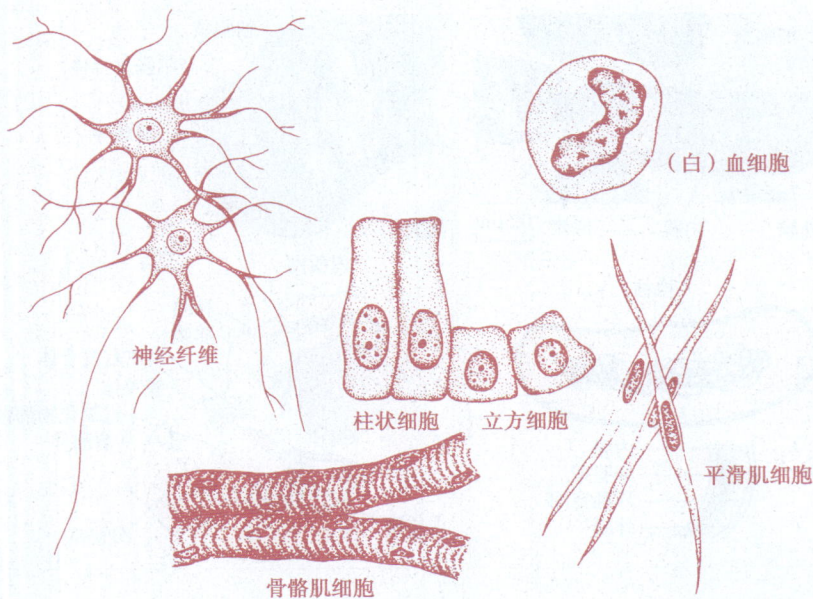

图 1-2 细胞种类图

人体细胞的多样性是逐渐发育分化而形成的。在胚胎发育时期它们均来自单一的受精卵,以后随着胚体发育,细胞的增多,为了适应各种功能才出现许许多多不同形态结构、不同生化组成并执行不同功能的细胞,这种个体发育过程中形成稳定性差异的现象称为**细胞分化 cell differentiation**。细胞分化发生于生物体的整个生命进程,但在胚胎期达到最大限度,成为最重要的过程之一。从分子意义上说,细胞分化意味着某些特异性蛋白质的优先合成,是在特定细胞中某些基因在一定时间内被激活的结果。

一些形态和功能相似的细胞有机地结合在一起构成了组织。几种组织相互结合,组成器官。一

Note:

些功能密切相关的器官组成系统,各个系统有机结合,进而形成人体。人体的代谢过程和生理功能的体现,都是在整个机体协调统一下以细胞为结构单位进行的。人体疾病的发生发展也离不开细胞的结构基础,因此离开了对细胞结构和功能的认识,要想阐明人类疾病的发生发展规律都是不可能的。

除细菌、草履虫等少数单细胞生物外,大多数生物为多细胞生物。成人大约有 $6×10^{13}$ 个细胞,新生婴儿大约有 $2×10^{12}$ 个细胞。多细胞生物的细胞数目不是固定不变,而是呈动态平衡的。不同的细胞有不同的寿命,如人体红细胞寿命约为 120 天左右,胃内表面上皮 3~5 天更新一次,而神经细胞、肝细胞等正常情况下一般不再增殖。

第二节　细胞的结构

人体细胞虽然千差万别,但仍有共同的基本结构,均包括**细胞膜 cell membrane**、**细胞质 cytoplasm** 和**细胞核 nucleus** 三部分(表 1-1)。这一传统的描述方法简单明了、内外区域层次分明,所以目前仍被广泛应用。

自从 20 世纪 50 年代电子显微镜应用后,打破了细胞分成三部结构的旧概念。过去在光镜下只能依靠生理功能和染料吸附等方法以证明其存在的细胞膜,如今在电镜下不仅清晰可见,而且还发现细胞内部的许多结构也由类似细胞膜样的膜性结构构成(图 1-3),细胞分成三部分的概念受到挑战。一般地,电镜下真核细胞的主要结构包括以下 5 部分:①以脂质和蛋白质成分为基础的**生物膜系统**,包括细胞膜、内质网、高尔基复合体、线粒体、溶酶体、过氧化物酶体和核膜;②以核酸-蛋白质为主要成分的**遗传信息表达系统**;③由特异蛋白质分子微丝、微管和中间纤维构成的**细胞骨架系统**;④由核糖体构成的**蛋白质合成系统**;⑤可溶性**细胞质溶胶**。这 5 种基本结构体系,构成了细胞内部结构紧密、分工明确、功能专一的各种细胞器,从而保证了细胞生命活动具有高度程序化与高度自控性的特点。

表 1-1　细胞光镜结构

```
          ┌细胞膜(细胞质膜)
          │        ┌细胞质溶胶
细胞 ─────┤细胞质 ─┤细胞器
          │        └包含物
          │        ┌核膜
          └细胞核 ─┤核仁
                   │染色质与染色体
                   └核基质
```

一、细胞膜

细胞膜是指包围在细胞表面的一层薄膜,亦称**质膜 plasma membrane**,厚度为 6~10nm。光镜下一般难以观察,如用高倍透射电镜观察,细胞膜呈两暗夹一明的三层结构,暗层表示高电子密度,每层厚约 2.5nm,明层表示低电子密度,厚约 3.5nm,全层厚约 8.5nm。凡具有这三层结构的膜,称为**单位膜 unit membrane**。

(一)细胞膜的结构

细胞膜主要由脂类、蛋白质和糖类组成(图 1-4)。脂类排成双分子层,构成膜的基本结构,形成了对水溶性分子相对不通透的屏障;蛋白质以非共价键方式与类脂结合,构成膜的功能主体;糖类多与脂类或蛋白质形成糖脂或糖蛋白复合物方式分布于膜外表面。此外,细胞膜中还有少量水、无机盐和金属离子。

1. 脂类　细胞膜上的脂类称为膜脂,是细胞膜的基本成分,约占膜成分的 50%。脂类主要有三种类型:**磷脂 phospholipid**、**胆固醇 cholesterol** 和**糖脂 glycolipid**,以磷脂含量最多,占膜脂的 50% 以上。磷脂呈长杆状,一端为头部,称亲水头,另一端为尾部,称疏水尾。由于膜内外接触的均为水溶液环境,所以亲水的分子头部朝向膜的内、外表面,而疏水尾则伸向膜的内部,形成特有的结构形式。胆固醇分子较小,散布于磷脂分子之间,有利于加强膜的稳定性并调节膜的流动性。糖脂由脂类和寡糖构成,其含量占膜脂总量的 5% 以下,糖脂位于质膜非胞质面,其作用可能作为细胞表面受体,参与细胞识别、黏附和信号转导。

Note:

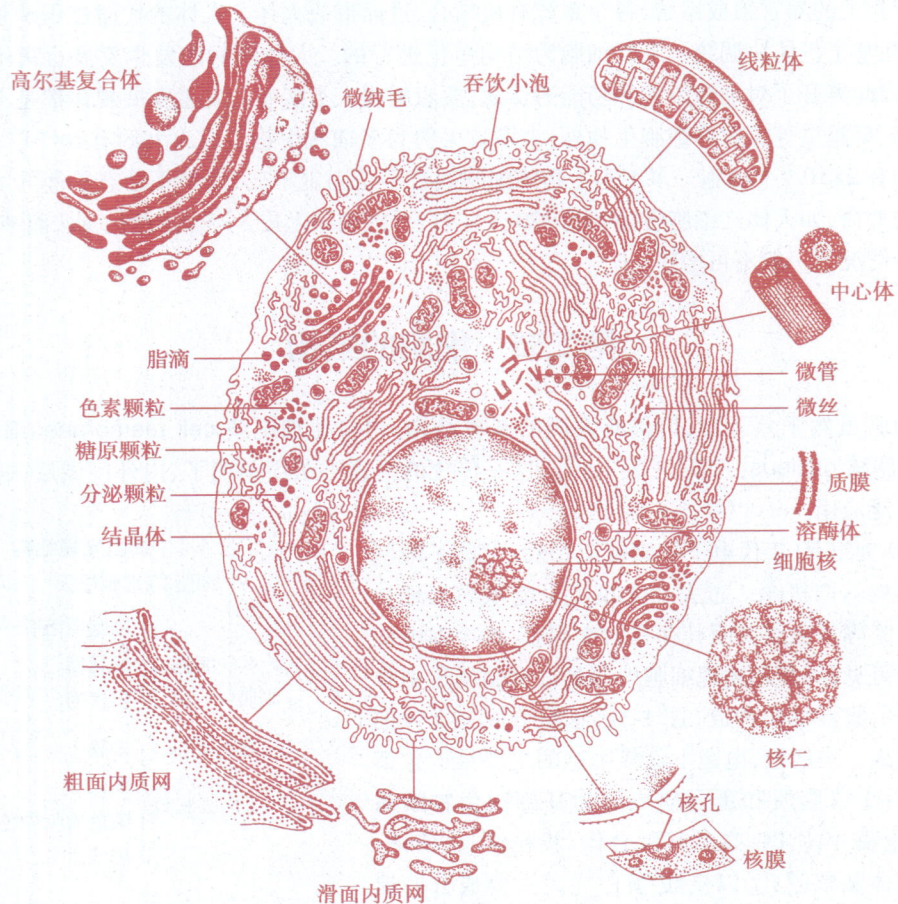

图 1-3 细胞的电镜结构

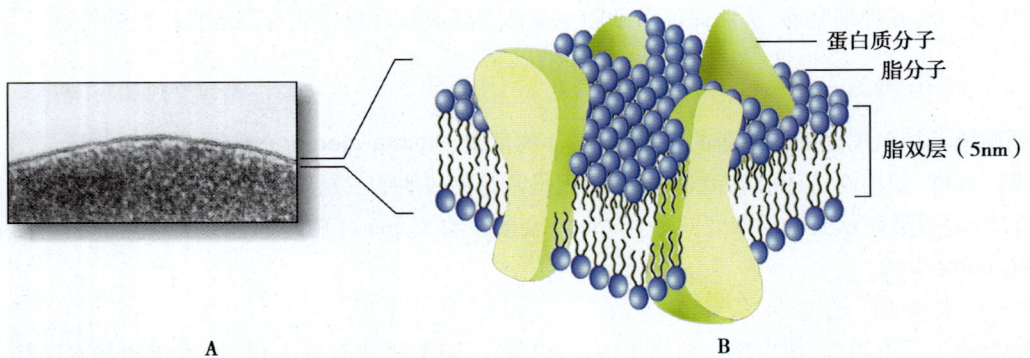

图 1-4 细胞膜的结构
A.人红细胞膜电镜照片；B.细胞膜三维结构模式图。

大多数磷脂和糖脂在水溶液中能自动形成双分子层结构，在正常生理条件下处于液态，膜中的脂类分子还可作横向移动，有一定的流动性，并具有自相融合形成封闭性腔室的特点，这对膜维持正常生理功能十分必要。

2. **蛋白质** 细胞膜的不同特性和功能主要是由于其蛋白质的不同，不同细胞中膜蛋白的含量和类型有很大差异。膜蛋白中有些是运输蛋白，转运特定的分子或离子进出细胞；有些是结合于质膜上的酶，催化相关的代谢反应；有些是连接蛋白，连接相邻细胞或细胞外基质成分；有些是受体蛋白，接受周围环境中激素或其他化学物质信号，并将信号转导至细胞内引起相应的反应。

根据膜蛋白与脂双层结合方式的不同，膜蛋白分为三种类型：**内在蛋白 intrinsic protein 或整合蛋**

白 integral protein、**外在蛋白** extrinsic protein 和**脂锚定蛋白** lipid anchored protein。内在蛋白含量最多,占膜蛋白的 70%～80%,又称**穿膜蛋白** transmembrane protein;外在蛋白占膜蛋白的 20%～30%,是一类与细胞膜结合较松散,不插入脂双层的蛋白质,分布于质膜的胞质侧或胞外侧;脂锚定蛋白亦位于质膜的两侧,以共价键与脂双层的脂分子结合。膜蛋白质大都是功能蛋白,在膜内可以绕本身的分子轴转动或沿膜的表面作横向移动,这对膜蛋白质执行其生理功能十分有利。

3. **糖类** 糖类较少,占质膜重量的 2%～10%,常位于细胞膜外表面,称为**细胞外被** cell coat 或**糖萼** glycocalyx。膜糖以共价键与膜脂类及膜蛋白结合成糖脂和糖蛋白。几乎所有细胞膜的游离面都有细胞外被,但以小肠上皮细胞的细胞外被发育得最好,电镜观察呈致密的丛状结构。细胞外被的基本功能是保护细胞抵御各种物理、化学性损伤。

不同细胞细胞膜中脂类、蛋白质和糖类的种类与数量有很大差距,分布亦不均匀。另外,膜是一个动态结构,膜脂和蛋白质均具有流动性或运动性,因此,细胞膜具有不对称性和流动性的生物学特性。

有关细胞膜的分子结构许多学者曾提出许多模型,目前比较公认的是 1972 年由 S. Jon Singer 和 Garth Nicolson 提出的**流动镶嵌模型** fluid mosaic model。流动镶嵌模型的基本内容是膜的分子结构以液态的脂双层为基架,其中镶嵌着各种不同生理功能的球状蛋白质。主要强调了膜的流动性以及蛋白质在脂类中表现出分布的不对称性,即膜的结构不是静止的,而是动态的。膜的流动性有利于膜的功能活动,如外界信号进入细胞、酶的激活、膜成分的更新组装、细胞运动以及细胞内的新陈代谢调节等。

流动镶嵌模型虽然具有许多优点,但它忽视了许多因素对类脂相变的影响,不能说明具有流动性的质膜在变化过程中如何保持膜的相对完整性和稳定性,所以又有学者提出了其他的假说,如"晶格镶嵌模型"和"板块镶嵌模型"等。随着研究工作的不断发展,人们对膜结构的认识也将会越来越深入。

(二)细胞膜的功能

细胞膜的功能是多方面的,且与膜的分子结构密切相关:①构成细胞界膜,将细胞中的生命物质与外界环境分隔开,并作为细胞的支架维持细胞的一定形态;②构成细胞屏障,限制细胞外某些物质的进入,防止细胞内某些物质的散失;③选择性地进行物质交换,从而维持细胞内、外环境的稳定;④完成细胞跨膜信号传递,与细胞识别、信号转换、细胞粘连和细胞运动有关;⑤内在蛋白作为载体转运膜内、外物质,作为受体接受激素及药物作用,作为起催化作用的酶以及具有个体特异性的抗原;⑥外在蛋白及脂锚定蛋白与细胞变形运动、分裂和吞噬功能有关。

二、细胞质

细胞质为细胞膜与细胞核之间的部分,又称为细胞浆,由细胞质溶胶、细胞器和内含物组成。

(一)细胞质溶胶

细胞质溶胶是无定形的胶状物质,为细胞质的基本成分,其体积约占细胞质的一半,主要成分为水、各种蛋白质、多糖、脂蛋白和无机离子等。细胞与环境、细胞质与细胞核,以及细胞器之间的物质运输、能量传递、信息传递等都通过细胞质溶胶来完成。多数代谢反应如糖酵解、糖异生以及核苷酸、氨基酸、脂肪酸和糖的生物合成反应也都在细胞质溶胶中进行。

(二)细胞器

细胞器是指悬浮于细胞基质内具有特定形态结构、执行一定生理功能的微小器官。包括内质网、核糖体、线粒体、高尔基复合体、中心体、溶酶体、微体以及细胞骨架(微丝、微管和中间丝)等。光镜下一般只能看到线粒体、高尔基复合体及中心体等三种细胞器。近年来扩大了细胞器的概念,将细胞核、核仁、染色体等也视为细胞器。各种细胞器在机体统一协调下完成各自的功能。

1. **内质网** endoplasmic reticulum 内质网是多功能的复杂的膜性囊管泡系统,约占细胞全部

Note:

膜成分的一半以上，占细胞总体积 10% 以上。内质网是由一层单位膜围成的囊状或小管状结构，在细胞质中纵横交错，互相沟通连接成网（图 1-5）。与细胞膜相似，内质网膜也以脂类和蛋白质为其结构的主要化学成分。根据其表面有无核糖体附着而分为粗面内质网和滑面内质网。

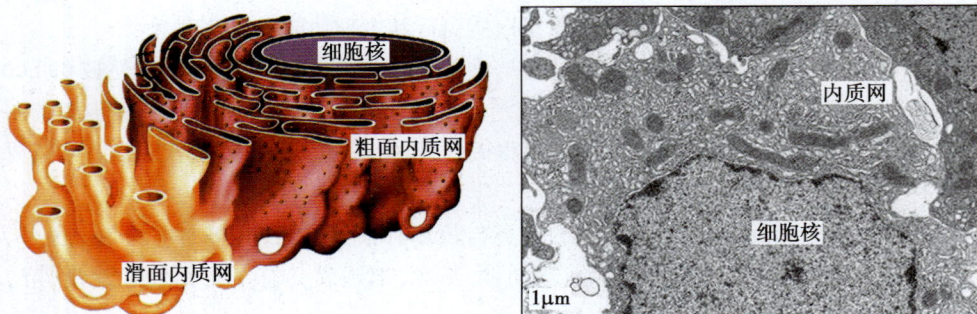

图 1-5　内质网

（1）粗面内质网 rough endoplasmic reticulum, rER：由平行排列的扁平囊和附着在膜外表面的大量核糖体构成，与外输性蛋白质及多种膜蛋白的合成、加工和转运有关，因而常见于蛋白质合成旺盛的细胞。

（2）滑面内质网 smooth endoplasmic reticulum, sER：大多呈分支小管状，表面光滑，无核糖体附着。滑面内质网在不同细胞具有不同的功能，是一种多功能的细胞器。如在肝细胞中与合成肝糖原和解毒有关；在脂肪细胞中与合成脂类有关；在肾上腺皮质细胞、睾丸间质细胞及卵巢黄体细胞中与合成固醇类激素有关；在肌细胞中有贮存和释放 Ca^{2+} 的能力，与传导神经兴奋有关，参与肌纤维的收缩活动；在胃壁细胞是 Cl^- 与 H^+ 结合形成 HCl 的场所。

两种内质网在不同的细胞中含量不一致。有的粗面内质网多，如浆细胞；有的滑面内质网多，如骨骼肌细胞；有的两者皆丰富，如肝细胞。

内质网不仅本身彼此沟通，而且向外可与细胞质膜相连接，向内可与外层核膜相延续，在细胞中又与高尔基复合体相接，从而形成了错综复杂的内膜系统，把细胞质分隔成若干不同区，一方面给各种代谢过程提供了互不干扰的内部环境，另一方面又扩大了内膜系统的表面积，有利于各种生物化学反应的进行。

2. **高尔基复合体 Golgi complex**　高尔基复合体是一种膜性的囊、泡结构复合体，一般位于细胞核的一侧，中心体附近。电镜下可分为三部分，即扁平囊泡、小囊泡和大囊泡，故称复合体，其壁均由一层单位膜构成（图 1-6）。其中扁平囊泡是主体，是具有特征性的部分，常以 3~8 个相互连通的扁平囊泡平行排列而成。面向细胞核的一侧略凸称顺面（亦称形成面），面向细胞表面的一侧凹陷称为反面（亦称成熟面）。小囊泡又称小泡，位于扁平囊泡的形成面和两端，来自粗面内质网，数量较多。大囊泡又称液泡，位于扁平囊泡的成熟面，由扁平囊泡脱落而成，数量较少。

高尔基复合体作为细胞内蛋白质分泌运输的中转站，是糖蛋白加工合成及蛋白质水解修饰的重要场所，也是胞内蛋白质分选和膜泡定向运输的枢纽。如分泌蛋白质在粗面内质网合成进入内质网腔后，在管腔盲端芽生形成转移小泡，该小泡移向高尔基复合体后即成为高尔基复合体小泡，并入扁平囊，蛋白质在其中经过浓缩、加工及包装形成颗粒状分泌物质，再移至扁平囊泡成熟面，以芽生方式形成大泡，大泡与扁平囊泡分离形成分泌泡，向细胞表面移动，最后与细胞膜融合，以胞吐方式把分泌物质释放到细胞外。

从高尔基复合体形成分泌物的过程，充分说明高尔基复合体的三部分结构并不是固定不变的，而是小泡不断并入，大泡不断脱落，使高尔基复合体处于新陈代谢的动态变化中。

另外，高尔基复合体还与溶酶体的形成有关，初级溶酶体的形成过程与分泌泡的形成过程类同，

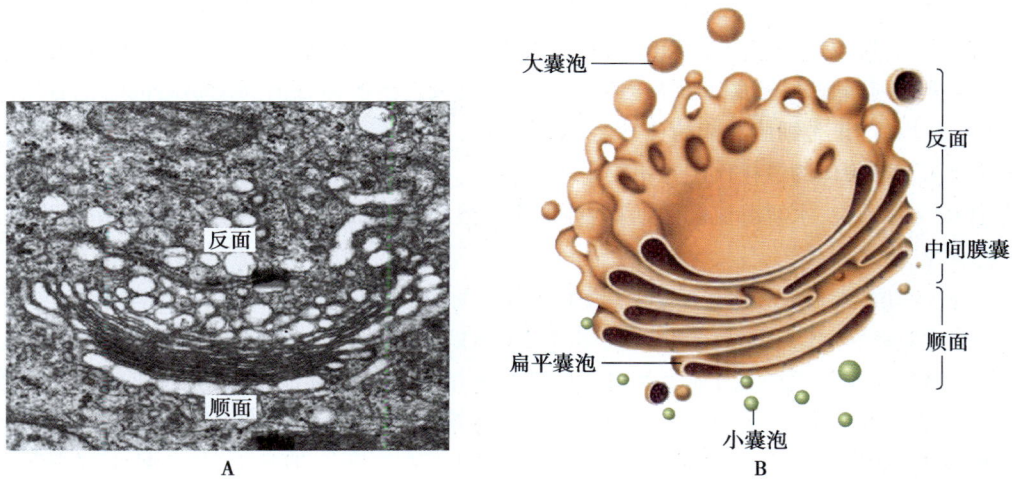

图 1-6 高尔基复合体

A.高尔基复合体透射电镜图；B.高尔基复合体结构模式图。

只是其内含物不同（见溶酶体）。

3. **溶酶体 lysosome** 溶酶体的直径一般为 $0.2 \sim 0.8 \mu m$，是由一层单位膜围成的囊泡状结构，内含电子密度不等、不同种类的酸性水解酶（图 1-7），具有极强的消化分解能力，能分解几乎所有内源性或外源性物质。不同细胞溶酶体其形态大小、数量分布、生理生化性质等各方面可表现出高度的异质性，差异甚大。溶酶体水解酶由粗面内质网合成后，转移至高尔基复合体，经加工后，由扁平囊膨大的末端以芽生的方式分离脱落形成溶酶体（**初级溶酶体 primary lysosome**）。

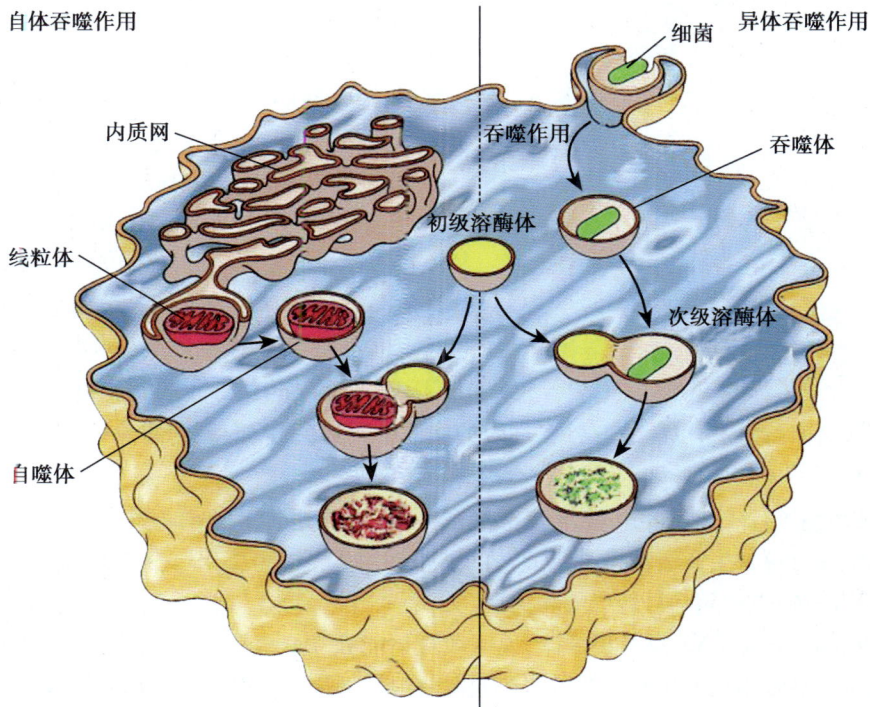

图 1-7 溶酶体

溶酶体能分解胞内的外来物质并清除衰老残损的细胞器，能通过物质消化从而提供细胞营养，参与机体免疫防御保护，并在生物个体发生发育过程中起重要作用。溶酶体在消化过程中，如所消化的物质是外源性的，则称为异噬溶酶体，如为内源性的，则称为自噬溶酶体。初级溶酶体与来自细胞内、外物质相融合后称为**次级溶酶体 secondary lysosome**。在溶酶体内异物经过水解,可溶性部分渗出膜外,不能消化的物质残存在溶酶体内,此时易名为**三级溶酶体**或**残余体 residual body**,有的残余体以胞吐方式排出到细胞外,有的如脂褐素则沉积于细胞内。溶酶体在清除废物的同时把有用的物质留下并加以利用,这正是细胞功能的奥妙之处。

正常情况下溶酶体的消化作用并不损害细胞本身。但是在某些情况下,如机体缺氧、中毒、创伤等,溶酶体膜常常破裂,水解酶流散到细胞质内,致使整个细胞被消化,这就是所谓的生理性自溶,因此又把它称为"自杀小体"。

4. **过氧化物酶体 peroxisome** 过氧化物酶体又称**微体 microbody**,是由一层单位膜包裹的卵圆形或圆形小体,直径约 $0.5\mu m$,过氧化物酶体内有丰富的过氧化氢酶、过氧化物酶和氧化酶。

过氧化物酶体能有效清除细胞代谢过程中产生的过氧化氢及其他毒性物质,有效调节细胞的氧张力、防止细胞的氧中毒,还参与对细胞内脂肪酸等高能分子物质的分解转化。

5. **核糖体 ribosome** 核糖体又称**核蛋白体**,几乎存在于所有细胞中,是一种不规则颗粒状结构,直径为 $15\sim25nm$,主要由核糖核酸(rRNA)和蛋白质组成,为细胞内合成蛋白质的基地(图 1-8)。核糖体有两种形式,一种游离于细胞质内称游离核糖体;另一种附着于粗面内质网和核外膜上称附着核糖体。两种核糖体合成的蛋白质功能各不相同。游离核糖体主要合成细胞自身需要的内源性结构蛋白质,供细胞本身的代谢、生长和增殖使用。所以在一些分化程度低和生长增殖旺盛的细胞以及肿瘤细胞中游离核糖体含量比较丰富,其数量已经作为诊断癌瘤细胞的指标之一。附着核糖体主要合成向细胞外输出的分泌蛋白质以及膜整合蛋白。因此,分泌抗体的浆细胞、分泌消化酶的腺细胞等细胞附着核糖体含量比较丰富。

通常核糖体合成蛋白质不是单个独立地进行,而是几个甚至几千个附着在一条长的信使核糖核酸(mRNA)分子上,这种核糖体的聚合体称为**多聚核糖体 polyribosome**。核糖体容易被碱性染料染色。

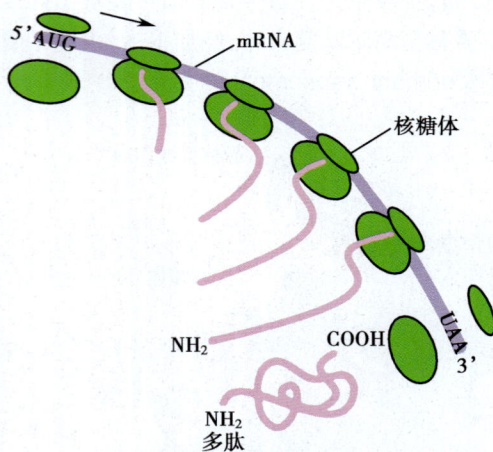

图 1-8 多聚核糖体与蛋白质合成

6. **线粒体 mitochondria** 光镜下线粒体呈线状、杆状或颗粒状,长 $1.5\sim3\mu m$,直径为 $0.5\sim1\mu m$。线粒体存在于除成熟红细胞以外的所有细胞中,数量从一个到数十万个不等,与细胞的代谢活动相关。电镜观察线粒体由内外两层单位膜套叠而成封闭性膜囊结构。外膜表面光滑,内膜向内折叠形成板状或管状结构,称线粒体嵴。内、外膜之间的间隙称外腔,内膜内侧的间隙称内腔,内、外腔均充满基质(图 1-9)。

线粒体是细胞进行生物氧化和能量转换的主要场所,能通过氧化磷酸化作用产生三磷酸腺苷(ATP),为细胞进行各种生命活动提供能量,故线粒体有细胞"动力工厂"之称。此外,线粒体与细胞自由基形成、细胞凋亡、细胞信号转导等相关。

线粒体也含有 DNA、RNA 以及核糖体,说明线粒体能独立合成蛋白质,有独立的遗传系统,能进行自我复制,这个特点为进一步探索线粒体的起源与细胞进化理论提供了极具价值的资料,也是目前许多学者对细胞克隆技术能否用人细胞核与去核动物细胞杂交产生新胚胎的伦理争论焦点之一。

7. **细胞骨架 cytoskeleton** 细胞骨架是指细胞内的结构网架,由一些细丝成分组成,包括微丝、微管和中间丝(图 1-10)。细胞骨架是真核细胞特有的结构之一,具有弥散性、整体性和变动性等特点。细胞骨架不仅支撑了细胞的外部形态、维持细胞的各种性状,而且还能使分散的细胞器网络起来,固定在一定位置上,使它们更好地执行各自的功能。细胞骨架还与细胞运动、物质运输、信息传

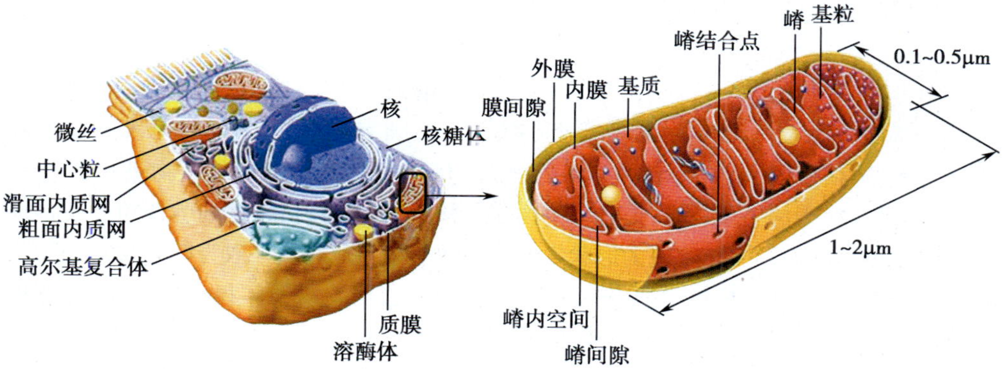

图 1-9 线粒体结构模式图
左侧为线粒体在细胞内的分布；右侧为线粒体结构，显示其由两层单位膜套叠而成。

递、基因表达、细胞分裂、细胞分化等生命活动有关。

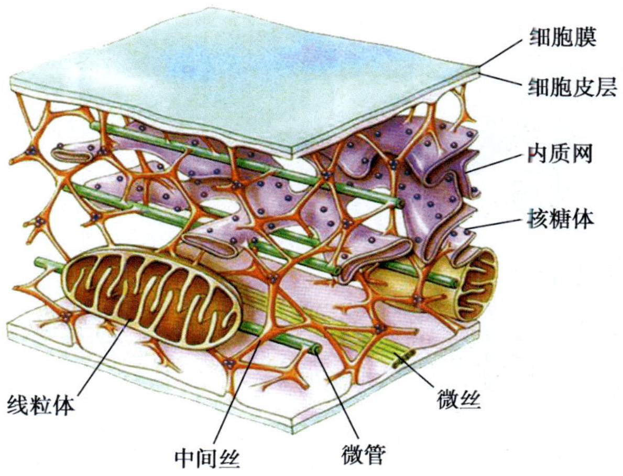

图 1-10 细胞骨架立体模式图

（1）**微丝 microfilament**：又称为**肌动蛋白丝**，是一种由肌动蛋白构成的实心丝状结构。直径 5～7nm，长约 1μm。微丝普遍存在于细胞的周边部，在质膜下形成网。微丝除对细胞有支持作用外，主要具有收缩能力，与细胞的吞噬、微绒毛的收缩、细胞伪足的伸缩、细胞质的分裂、分泌颗粒的移动和排出、细胞器的移动以及细胞的收缩有关，另外，微丝还参与受精作用以及细胞内信息传递。

（2）**微管 microtubule**：是一种中空不分支圆柱状结构，直径约 25nm，管壁厚约 5nm。主要成分是微管蛋白和微管结合蛋白。微管在细胞中有三种不同的存在形式：单管、二联管和三联管。单管微管是胞质中微管的主要存在形式，微管蛋白先串联成纤维状结构——原丝，再由 13 根原丝靠非共价键排列围成微管。

微管是细胞的“胞质骨架”。具有维持细胞外形、影响细胞内细胞器的空间定位与分布的作用，它们还可以作为某些颗粒物质或大分子在细胞内移动的“运行轨道”而起运输作用。此外，微管也是构成纺锤体、基体、纤毛、鞭毛和中心体的主要成分。

（3）**中间丝 intermediate filament**：又称为中间纤维，直径约 10nm，存在于大多数细胞内，是一种介于微丝与微管之间的实心细丝。在细胞骨架的三种成分中，中间丝最为稳定，化学成分亦最为复杂。组成中间丝的蛋白质包括角蛋白、结蛋白、波形蛋白、神经丝蛋白、核纤层蛋白、巢蛋白等多种。上皮细胞中的张力原纤维、肌细胞 Z 线处的连接蛋白丝以及神经细胞中的神经丝均属于中间丝。

中间丝参与构成细胞完整的支撑网架系统，为细胞提供机械强度支持，还参与细胞分化以及胞内信息传递。

8. **中心体 centrosome** 中心体为球形小体，因其存在的位置比较接近细胞中央，故名。中心体由中央的中心粒和周围无定形物质所构成。中心粒一般为两个小粒，互相垂直，分别由 9 组三联微管构成。中心体是动物细胞特有的、与细胞分裂及染色体分离活动相关的细胞器。在间期细胞中，中心体不易见到，但在细胞进行有丝分裂时特别明显。

（三）包含物

包含物不是细胞器，而是一些代谢产物或细胞的贮存物质，如脂肪细胞的脂滴、肝细胞的糖原、黑

Note：

素细胞产生的黑素颗粒等。其存在与否及形态数量与细胞类型和生理状况有关。

三、细胞核

细胞核是细胞中最大的细胞器,是细胞遗传物质储存、复制和转录的场所,是细胞代谢活动的控制中心,在细胞生命活动中起着决定性的作用(图 1-11)。细胞核的出现是生物进化历程的一次飞跃,是真核细胞结构完善的主要标志,是真核生物与原核生物的最大区别。细胞核的形态、大小、位置和数目随细胞类型不同而异。细胞核的形状常与细胞的形态相适应。一般为圆形、卵圆形,也有其他形态如白细胞分叶核、马蹄形核等。细胞核的大小差异较大,与胞质的体积有关,一般认为核与胞质之比为1∶3或1∶4。细胞核通常位于细胞中央,也有位于细胞偏基底一侧的,如大部分上皮细胞,有的甚至被挤向细胞的一侧,如脂肪细胞。通常一个细胞只有一个胞核(无核的成熟红细胞除外),也有两个(如有些肝细胞)甚至几十个乃至几百个(如骨骼肌细胞)。

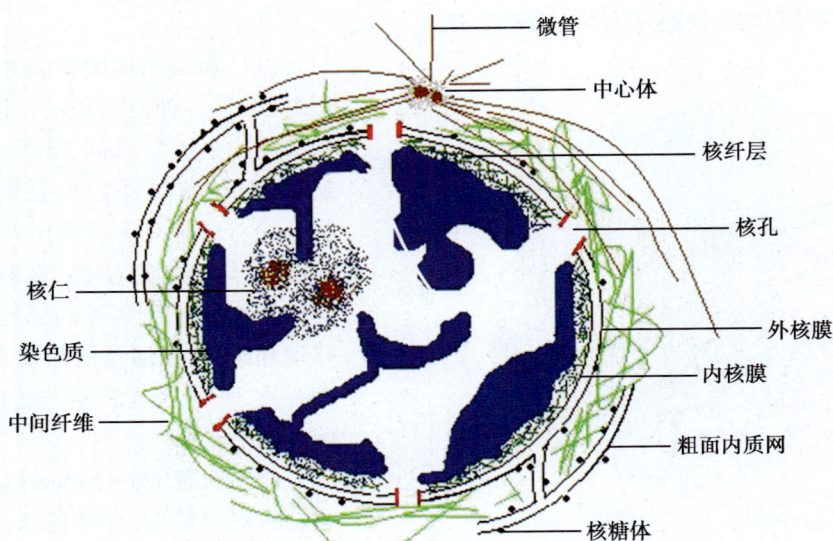

图 1-11　细胞核结构模式图

细胞核由**核膜 nuclear membrane**、**核仁 nucleolus**、**染色质 chromatin** 及 **核基质 nuclear matrix** 等四部分组成。

(一)核膜

核膜即包围在核表面的界膜,又称**核被膜 nuclear envelope**,由两层平行但不连续的单位膜构成,分别称为外核膜和内核膜,两层膜间的腔隙称核周间隙。面向胞质的外核膜附有核糖体,形态与粗面内质网相似,外核膜有时突向细胞质可与内质网互相连接。细胞有丝分裂期,核膜的消失及重建均与内质网的互相转化有关。核膜具有小孔,称核孔,直径 30~100nm,其数量与细胞的功能状况成正比。核孔是由蛋白质颗粒组成的复杂的盘状结构,称核孔复合体,是胞核与胞质间进行物质交换的通道,并对物质交换具有调控作用。内核膜靠核质的一侧有一层由核纤层蛋白组成的纤维状网络结构,称核纤层,与染色质和核骨架相连,在细胞周期中,核膜的裂解与重建都与核纤层有关。

核膜包围染色体及核仁构成核内微环境,构成核、质之间的天然选择性屏障,保证遗传物质的稳定性,使转录和翻译在时空上分离,有利于细胞各种生理功能的完成。

(二)核仁

核仁一般呈圆球形,无膜包被。光镜下呈均匀海绵状,由于其折光性强,仍可显示出明显界限,一般位于细胞核的一侧。核仁的数量以一个多见,其大小随细胞类型而异。在细胞进行有丝分裂时,核仁同核膜一样,先消失后又重建。电镜下观察,其中心为纤维状结构,周围呈颗粒状结构。

Note:

核仁的主要化学成分是 RNA、DNA 和蛋白质,主要功能是加工和部分装配核糖体亚单位,因此是合成核糖体的场所。

（三）染色质与染色体

染色质是遗传物质的载体,呈细丝状,易被碱性染料着色,故名。光镜下,排列稀疏染色较淡的部分称常染色质;反之称异染色质。染色质是由核酸和蛋白质组成的核蛋白复合体,主要成分是 DNA、组蛋白、非组蛋白及少量 RNA。DNA 和组蛋白组成颗粒状结构,称核小体 nucleosome,是构成染色质的基本结构单位。研究证明核小体是由 8 个组蛋白分子构成核心,外围缠绕约 200 个碱基对的一段 DNA 构成。

在细胞进行有丝分裂时,染色质细丝高度螺旋盘曲缠绕成为具有特定形态结构,光镜下清晰可见的染色体 chromosome。每条染色体由两条纵可排列的染色单体构成。两条单体连接处有纺锤丝附着,故称着丝点。分裂结束后,染色体解除螺旋化,分散于核内又重新形成染色质。因而染色质和染色体是遗传物质在细胞周期不同阶段的不同存在形式。

染色体是有丝分裂时遗传物质存在的特定形式,其数目是恒定的。人体成熟的生殖细胞有 23 条染色体,称单倍体 haploid;体细胞有 46 条(23 对)染色体,称双倍体 amphiploid,其中常染色体 44 条,性染色体 2 条。常染色体男女相同,性染色体男性为 XY,女性为 XX。染色体是成双配对的,即每种形态的染色体有两条(一对),它们分别来自双亲的对应染色体,又称同源染色体,它们含有相同的基因序列。

分裂中期的染色体,按其形态特征顺序地排列成图案,称染色体核型。男性为 46,XY,女性为 46,XX。染色体核型反映了染色体的数目、大小、形状及其他特征,在遗传上具有重要价值,受到医学界、生物学界的重视,因为某些先天性遗传病与染色体核型的变化有关。例如先天性睾丸发育不全者的染色体数为 47 或 48 条,比正常男性多 1~2 条性染色体,多数病人核型为 47,XXY;先天性卵巢发育不全病人染色体数为 45 条,比正常女性少 1 条性染色体,核型为 45,X0。进行产前诊断,即检查早期胎儿细胞(如羊水细胞)的染色体核型,可以及早发现某些遗传疾病,并给予及时处理,这对提高民族素质和保健水平,具有重要意义。

（四）核基质

除核膜、染色质和核仁外,细胞核内存在着由非组蛋白形成的纤维网络结构,称为核基质,又称核骨架 nuclear skeleton。其基本形态与细胞质中的细胞骨架相似,主要成分分为两大类:纤维状的核基质蛋白和功能性的核基质结合蛋白,目前已经确定有百余种。电镜下已经证明核骨架与细胞质骨架有密切关系。细胞骨架纤维可直接穿越核孔成为核骨架的组成部分。

核基质不仅起到维持细胞核形态和结构的作用,而且还是 DNA 复制及转录的支架,在基因的高速稳定转录以及染色体的包装与构建过程中发挥重要作用。

◆ 细胞学与护理

细胞的发现迄今已经有 300 多年的历史,随着人类对细胞认识的不断深化,大大推进了基础医学和临床医学的飞速发展,从而不断提出新的研究课题,拓展新的研究领域,有助于探索疾病的发生、发展和转归的规律,探索人类生老病死的机制,进而为疾病的预防、诊断、治疗提供新的理论、思路和方法,为最终战胜疾病、保障人类健康、提高病人生活质量作出贡献。

掌握细胞学常识不仅是学习其他基础医学课程的前提,也是学习临床各课程和临床护理工作实践的基础。随着生命科学研究的不断深入,人类对许多疾病病理机制的认识都已深入到细胞甚至分子水平,许多药物的作用靶点都是针对某些细胞或细胞上的特定结构,如家族性高胆固醇血症属于遗传性受体病,As_2O_3 可有效治疗早幼粒细胞白血病,没有这些细胞基础知识,临床护理工作中就很难实施有针对性的健康教育和心理教育。

Note:

第三节 细胞周期

细胞分裂 cell division 是细胞生命活动的重要特征之一,是一个亲代细胞形成两个子代细胞的过程。细胞分裂构成了多细胞生物个体生长发育的基础,从受精开始到个体成熟的整个发育进程中,细胞需经历多次分裂,最终形成机体的器官和组织中数量庞大的细胞群体。

细胞分裂包括**有丝分裂 mitosis**、**减数分裂 meiosis** 和**无丝分裂 amitosis** 三种方式。有丝分裂是高等真核生物细胞分裂的主要方式,其结果是遗传物质复制后被平均分配到两个子细胞,保证了细胞的遗传稳定性。减数分裂发生于有性生殖细胞配子的成熟过程,由于两次分裂过程中 DNA 仅复制一次,因而所产生的子细胞中染色体数目减少一半。无丝分裂主要发生于低等生物中——由亲代细胞直接断裂形成子代细胞。

细胞分裂的过程总是周期性进行,亲代细胞分裂产生子代细胞,子代细胞经历一系列规律的细胞内生物化学变化,包括遗传物质的复制和特定蛋白质合成等准备过程,并伴随有细胞形态学的改变,然后子代细胞的分裂过程开始。通常将细胞上一次分裂结束,产生新的细胞开始,到下一次细胞分裂结束时的一个周期过程称为**细胞周期 cell cycle**,又称为**细胞增殖周期**(表 1-2)。

细胞周期可分为两个阶段:即**分裂间期 interphase** 和**分裂期 mitotic phase**。不同细胞的细胞周期时间可以相差甚远。细胞周期中各期所需的时间各不相同。正常细胞周期的平均时间以 M 期最短,G_1 期历时较长,因细胞周期是通过延长 G_1 期的时间调控其增殖的,G_1 期的长短也是不同细胞增殖周期长短区别的关键所在。整个细胞周期平均为 12~32 小时。

表 1-2 细胞周期

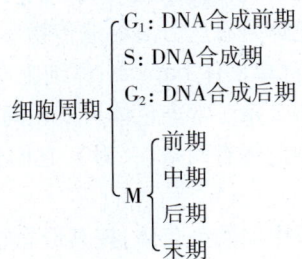

细胞周期	G_1: DNA合成前期
	S: DNA合成期
	G_2: DNA合成后期
	M: 前期 / 中期 / 后期 / 末期

一、分裂间期

该期持续时间较长,约占细胞周期的 95%。在分裂间期内,细胞核的形态变化很少,而以细胞内部 DNA 的合成为中心,染色体所含的全部基因组 DNA 都在间期进行复制。根据 DNA 合成阶段的不同,分裂间期分为 DNA 合成前期(G_1 期)、DNA 合成期(S 期)和 DNA 合成后期(G_2 期)。三个分期中最关键的活动是 DNA 的复制合成。

(一)DNA 合成前期

G_1 期是从上一次细胞周期完成到 DNA 开始复制的时期。该期的特点是物质代谢活跃,迅速合成 RNA 和蛋白质,并使多种蛋白质磷酸化,同期细胞膜对物质的转运也逐步增强,使新形成的细胞体积显著增大。本期的主要意义在于为 S 期的 DNA 复制做好物质和能量的准备。

细胞进入 G_1 期后,停留的时间长短不一。有的细胞能及时从 G_1 期进入 S 期,并保持旺盛的分裂能力,如消化道上皮细胞和骨髓细胞;有的进入 G_1 期后并不立即转入 S 期,而是停留在不增殖的 G_0 期,只在需要时,如损伤、手术等才进入 S 期继续增殖,如肝细胞和肾小管上皮细胞;而有的细胞进入 G_1 期后,失去分裂能力,终身处于 G_0 期,最后通过分化、衰老直至死亡,如高度分化的神经细胞、肌细胞和成熟红细胞。肿瘤细胞进入 G_1 期也会出现上述三种细胞群,但抗癌药物只能杀灭一定时期的细胞(增殖细胞)。因而为了更合理地制订抗癌治疗方案,了解细胞周期的知识非常重要。

(二)DNA 合成期

S 期是细胞周期进程中最重要的一个阶段,其主要特征是复制 DNA,使 DNA 含量增加一倍,保证将来分裂时两个子细胞的 DNA 含量不变,以维持遗传性状的稳定。从 G_1 期进入 S 期是细胞周期的关键时刻,只要 DNA 的复制一开始,细胞增殖活动就会进行下去,直到分成两个子细胞。S 期一般持续 6~8 小时。

（三）DNA 合成后期

G_2 期也称为有丝分裂准备期,其形态特征是染色质进行性凝聚或螺旋化,主要为分裂期做准备。这一时期 DNA 合成已终止,但会合成一些 RNA 和蛋白质,如构成纺锤体的微管蛋白即在此期合成。

二、分裂期（M 期）

细胞在 G_2 期完成了分裂前的准备后进入有丝分裂期(图 1-12)。有丝分裂是一个连续变化过程,此期形态结构变化明显,主要生化特点是 RNA 合成停止、蛋白质合成减少以及染色质高度螺旋化。以染色体的形成变化过程为主要依据,分裂期可再分为前期 prophase、中期 metaphase、后期 anaphase 和末期 telophase 四个时期。

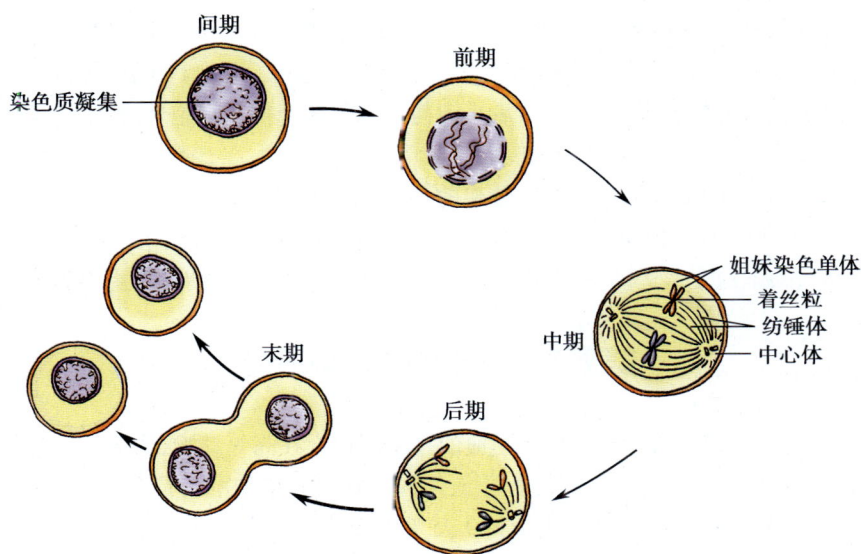

图 1-12　细胞有丝分裂

1. **前期**　染色质细丝螺旋化,开始形成具有一定形态和数量的染色体。中心粒复制成双,向细胞两极移动,分裂极纺锤体开始出现,核膜、核仁逐渐消失。

2. **中期**　核膜、核仁消失,染色体已移到细胞中央的赤道面上,每条染色体已纵裂为两条单体,但仍有着丝点相连。两个中心粒分别移到细胞两极,有微管束与染色体着丝点相连构成纺锤体。

3. **后期**　纺锤体微管收缩,两染色单体分离,并移向细胞两极,由此全部染色体分成相等的两群,分别集聚于两极。与此同时,细胞拉长,细胞中部的细胞膜下环行微丝收缩,该部细胞逐渐缩窄。

4. **末期**　染色体解除螺旋化,重新形成染色质。核膜、核仁重新出现。细胞中部继续缩窄,完全分裂为两个子细胞。

在细胞周期中,分裂间期的主要生理意义是合成 DNA,复制两套遗传信息;而分裂期的主要生理意义是通过染色体的形成、纵裂和移动,把两套遗传信息准确地平分到两个子细胞内,使子细胞具有与母细胞相同的染色体,一代一代地将遗传特性传下去,保持遗传的稳定性。

细胞通过生长和分裂获得和母细胞一样遗传特性的子细胞,使细胞数目得以增长,也是生命得以延续的保证。细胞周期的准确调控对生物的生存、繁殖、发育和遗传意义重大。已经证明,离子辐射、化学物质、pH、环境温度、病毒感染等各种体内外因素通过**生长因子 growth factor** 及其受体、多种**细胞周期蛋白 cyclin**、各种细胞周期蛋白依赖性激酶 cyclin-dependent kinase 及其抑制物、癌基因和抑癌基因等成分调控细胞周期的进程。

Note：

第四节 细胞的运动性

细胞在某种程度上均能作一定的运动,**细胞运动 cell motility** 是生命进化的最重要成果之一,细胞运动有不同的形式。

1. **位置移动** 如胚胎发育过程中细胞发生局部性的、近距离的移动,或整体性远距离的迁移,巨噬细胞趋化作用的移动以及肿瘤细胞的扩散等。

2. **形态改变** 如神经元突起的产生、细胞表面突起(伪足、微绒毛)的形成、肌纤维收缩、细胞周期过程中的胞质分裂等。

3. **胞内运动** 尤其体现在细胞与外环境大量的物质交换过程,如以单位膜包裹形成小泡进行转运的膜泡运输,包括**胞吞作用 endocytosis** 和**胞吐作用 exocytosis**。胞吞过程大致如下:细胞膜局部内陷,顶部融合、封闭形成小泡,然后与细胞膜分离,向细胞质内移动,完成吞入过程。根据吞噬内容物的性质,胞吞作用又可分为**胞饮作用 pinocytosis** 和**吞噬作用 phagocytosis** 两种。前者吞入的是液体和小溶质分子,后者吞噬的是固体颗粒和大分子复合物。胞吐(出)作用与胞吞过程相反,是将细胞内的物质由细胞内膜包裹形成小泡,然后小泡与细胞膜融合排出细胞外,许多分泌细胞都是以这一方式来排出其分泌物的。

一般认为,细胞运动的实现依赖于细胞骨架的动态变化及马达蛋白的参与,主要机制包括:①由马达蛋白参与、分解 ATP 获得能量的方式,如肌球蛋白、肌动蛋白;②由微丝、微管参与的方式,如微丝的结构重组参与细胞的变形运动、微管组成的纤毛和鞭毛的摆动、细菌在宿主细胞内的运动等。

第五节 细胞衰老与死亡

在生命活动过程中,细胞的新老交替是生命的基本规律。在高等动物,大多数细胞都经历了由未分化到分化、分化到衰老、衰老到死亡的过程。人体内 200 多种细胞的寿命各不相同,如胃肠黏膜上皮 3~5 天更新一次,血液中红细胞的寿命为 120 天,肝细胞的寿命约 18 个月,神经元的寿命则与机体寿命大致相同。细胞衰老与死亡是不可抗拒的生理现象。

一、细胞衰老

细胞衰老 cellular aging,cell senescence 是指细胞在正常条件下发生的细胞生理功能衰退和增殖能力减弱,以及细胞形态发生改变并趋向死亡的现象。细胞衰老是机体衰老和老年病发病的基础。

细胞衰老时形态上发生明显变化,细胞皱缩,质膜通透性和脆性提高,细胞器尤其线粒体数量减少,胞内出现脂褐素等异常物质沉积,核膜内陷,染色质固缩、断裂。

细胞衰老是一个十分复杂的生命现象,受到环境因素和体内因素的影响。目前人类对细胞衰老的认识还很有限,遗传决定学说认为衰老是遗传上受基因控制的程序化过程,自由基学说认为活性氧基团导致细胞损伤和衰老,端粒钟学说认为染色体末端的端粒随细胞不断分裂缩短为衰老的主要原因,细胞代谢废物累积学说认为代谢废物不能及时排出阻碍了细胞的正常生理功能而致细胞衰老,此外,还有基因转录或翻译差错学说、神经免疫网络论、钙调蛋白学说、微量元素学说。

二、细胞死亡

死亡意味着生命活动的终止,是生物界的普遍现象。**细胞死亡 cell death** 是指细胞生命现象的终结。

在多细胞生物中,细胞死亡主要有两种形式:**细胞坏死 necrosis** 和**细胞凋亡 apoptosis**。

细胞坏死指在外来致病因子的作用下,细胞生命活动被强行终止所致的病理性、被动性的死亡过

Note:

程。这些致病因子包括物理致病因子(高温、超低温、高渗、低渗、射线)、化学致病因子(化学毒物)和生物致病因子(细菌、病毒)。细胞死亡时表现为细胞膜破损、细胞核弥漫性降解、线粒体肿胀、细胞崩解,常同时出现大片组织或成群细胞死亡,并引起炎症反应。

细胞凋亡是指细胞在一定的生理或病理条件下,遵循自身的程序,自己结束生命的过程。亦称**程序性细胞死亡 programmed cell death**。细胞凋亡有严格的基因时控性和选择性,是一种主动的、由基因决定的细胞自杀过程。细胞凋亡时表现为细胞皱缩、细胞骨架解体、染色体凝集、DNA 片段化、凋亡小体形成。凋亡细胞最终被吞噬细胞吞噬清除,不引起炎症反应。诱发细胞凋亡的因素有生理性诱导因子如肿瘤坏死因子、转化生长因子、神经递质、糖皮质激素等,损伤相关因子如细菌毒素、病毒感染、原癌基因、抑癌基因等,疾病治疗相关因素如化疗、放疗、生物治疗、中药治疗等,其他一些因素如乙醇、氧化砷等。抑制细胞凋亡的因素有生理性抑制因子如一些生长因子、细胞外基质、雌激素、雄激素等,病毒基因如腺病毒 E1B、牛痘病毒 crmA、单纯疱疹病毒等,其他如线虫 ced-9 基因,半胱氨酸蛋白酶抑制剂等。

除上述典型的细胞坏死和细胞凋亡之外,细胞死亡还有其他方式,统称非典型细胞死亡。如微生物感染引起的**细胞焦亡 pyroptosis**。细胞焦亡是与细胞凋亡类似的一种主动的细胞死亡,与其不同的是细胞焦亡释放大量炎性细胞因子引发炎症反应。

第六节　干细胞与细胞工程

一、干细胞

干细胞 stem cell 是一类具有自我更新、高度增殖和分化潜能的细胞群体,存在于人和动物个体发育各个阶段的组织器官中,是各种组织器官的起源细胞。按照干细胞的生存阶段分为**胚胎干细胞 embryonic stem cell** 和**成体干细胞 somatic stem cell**;按照分化潜能则分为**全能干细胞 totipotent stem cell**、**多能干细胞 pluripotent stem cell** 和**单能干细胞 unipotent stem cell**。全能干细胞是指能分化成任何类型细胞,最终形成一个完整个体的干细胞;多能干细胞具有多项分化潜能,产生多种类型细胞的能力,但不能形成完整个体;单能干细胞则只能分化成一种类型的细胞。

干细胞多为圆形或椭圆形,体积较小,核质比相对较大,端粒酶活性较高,其生化标志随干细胞种类不同而不同。干细胞的增殖具有缓慢性和自稳定性特征。干细胞分裂缓慢有利于减少其基因突变的危险,利于对特定的外界信号作出反应,从而确定其细胞是进入增殖状态还是进入特定的分化程序;干细胞的自稳定性指的是在生物体漫长的生命过程中,干细胞能不断自我更新并维持自身数目的稳定。干细胞还具有一定的可塑性,如一种组织类型的干细胞在适当条件下分化为另一种组织类型的细胞,也称**干细胞的转分化 transdifferentiation**,干细胞也能向其前体细胞逆向转化,称为**干细胞的去分化 dedifferentiation**。目前已经在许多器官如骨髓、血液、神经组织、肝脏、小肠、骨骼肌、皮肤中都已经发现存在干细胞。

二、细胞工程

细胞工程 cell engineering 是指应用细胞生物学、遗传学和分子生物学方法,按照人们的需要和设计,在细胞水平上进行遗传操作,重组细胞的结构和内含物,改变细胞的生物学特性和遗传特性,以获得具有特定生物学特性的细胞和器官的技术。其优势在于避免了分离、提纯、剪切、拼接等基因操作,而是将细胞遗传物质直接转移到受体细胞中产生杂交细胞,因而能提高基因的转移效率。细胞工程的主要技术包括大规模细胞培养、细胞融合技术、细胞核移植和基因转移技术。按照研究对象的不同,细胞工程分为动物细胞工程、植物细胞工程和微生物细胞工程三类。

细胞工程具有重大的现实和战略意义。20 世纪初人类已经利用细胞工程技术大量制造疫苗,如

Note:

今利用细胞工程技术培育抗旱植物,改善生态环境;培养高产水稻、玉米等,解决粮食供应;研制基因疫苗和基因药物,根治困扰人类的重大疾病,如利用生物反应器生产多种疫苗,利用干细胞移植治疗帕金森病和心肌梗死,利用组织工程技术生产皮肤、软骨、骨和血管。

思 考 题

1. 真核细胞与原核细胞的主要区别是什么? 真核细胞出现的内膜系统为它带来了哪些好处? 原核细胞没有内膜系统使其具有哪些优势?

2. 一个典型的细胞周期包括哪几个连续的过程? 尝试从细胞膜、细胞器、细胞核、染色质等细胞组成部分的变化,来描述细胞周期是如何推进的。

(宋军 周瑞祥)

第二章

基本组织

02章 数字内容

—— 学习目标 ——

- 知识目标

本章介绍构成人体的四种基本组织即上皮组织、结缔组织、肌组织和神经组织。

1. 掌握上皮组织的一般结构特点与分类；不同类型被覆上皮的结构特点、功能和主要分布；腺上皮和腺的概念；结缔组织的特点和分类；成纤维细胞、巨噬细胞、肥大细胞和浆细胞的结构特点与功能；软骨的分类；透明软骨的结构与功能；骨组织的结构；血液的组成、血细胞分类及正常值、红细胞和白细胞的结构特点与功能；骨骼肌纤维的光镜结构；神经组织的组成、神经元的结构和功能、神经纤维的概念、分类及其结构。

2. 熟悉内分泌腺与外分泌腺的区别；纤维和基质的基本成分和功能；血液与淋巴、血浆与血清的概念；骨骼肌纤维的超微结构；心肌、平滑肌的光镜结构；突触的超微结构、神经末梢的结构与功能。

3. 了解上皮的特殊结构及其功能；致密结缔组织、脂肪组织和网状组织的结构与功能；骨骼肌纤维的收缩原理；神经胶质细胞种类和功能。

细胞是人体的基本结构和功能单位。通常将行使相近功能的细胞和细胞外基质组成的结构称为**组织 tissue**。人体组织可归纳为四种类型：上皮组织、结缔组织、肌组织和神经组织。它们以不同的种类、数量和方式组合构成器官，若干功能相关的器官构成系统。因此，把这四种组织称为**基本组织 primary tissue**。

第一节 上 皮 组 织

上皮组织 epithelial tissue 简称**上皮 epithelium**，由大量密集排列的细胞和极少量的细胞外基质构成。依据其形态和功能的不同，上皮主要分为**被覆上皮**和**腺上皮**两大类。被覆上皮分布于体表或有腔器官的内表面，腺上皮是构成腺的主要成分，具有分泌功能。上皮组织具有保护、吸收、分泌和排泄的功能。

一、被覆上皮

（一）被覆上皮的一般特征

被覆上皮 covering epithelium 具有以下共同特征：①细胞数量多且形态较规则，排列紧密，细胞外基质极少量；②上皮细胞有明显的极性，即细胞的一端朝向腔面或体表，称**游离面**，相对的另一端朝向深面结缔组织，称**基底面**；③上皮组织内一般无血管，有丰富的感觉神经末梢；④相邻细胞间常形成特化的细胞连接结构。

（二）被覆上皮的分类和结构

被覆上皮根据其构成细胞的层数和垂直切面上的形状进行分类和命名（表2-1）。

表2-1　被覆上皮的类型及其分布

上皮名称	上皮类型	主要分布
单层上皮	单层扁平上皮	内皮：心、血管及淋巴管
		间皮：胸膜、腹膜和心包膜
		其他：肺泡和肾小囊
	单层立方上皮	肾小管、甲状腺滤泡
	单层柱状上皮	胃、肠、胆囊、子宫
	假复层纤毛柱状上皮	气管、支气管
复层上皮	复层扁平上皮	未角化：口腔、食管和阴道
		角化：皮肤表皮
	复层柱状上皮	睑结膜、男性尿道
	变移上皮	肾盏、肾盂、输尿管和膀胱

1. **单层扁平上皮 simple squamous epithelium** 单层扁平上皮由一层扁平细胞紧密镶嵌排列而成，细胞边缘呈锯齿状，含核部分较厚，核常位于中央。内衬于心、血管及淋巴管腔面的单层扁平上皮称**内皮**；被覆体腔浆膜表面者称**间皮**。此外，还分布在肾小囊壁层等处。其功能主要是保持器官表面光滑，减少摩擦，有利于液体流动或内脏运动（图2-1、图2-2）。

2. **单层立方上皮 simple cuboidal epithelium** 单层立方上皮由一层近似立方形细

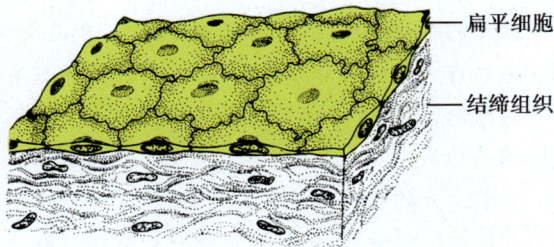

图2-1　单层扁平上皮模式图

（标注：扁平细胞、结缔组织）

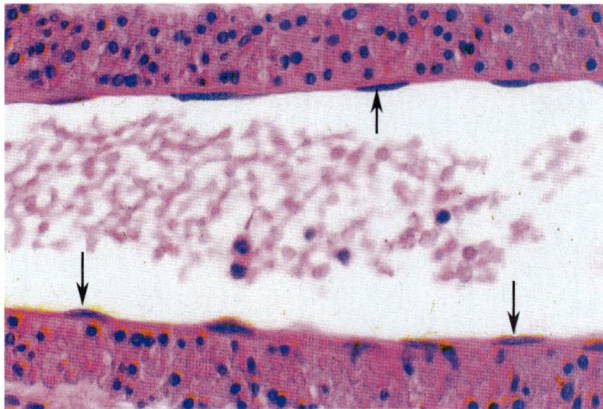

图 2-2 单层扁平上皮（内皮）

胞组成,核圆形位于细胞中央,表面观细胞呈六角形或多边形。分布在甲状腺及肾小管等处,具有分泌和吸收功能(图 2-3)。

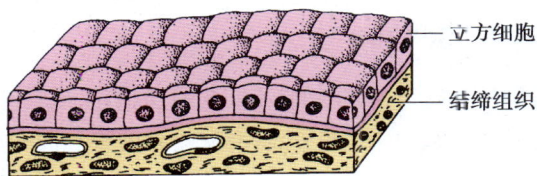

A. 单层立方上皮模式图

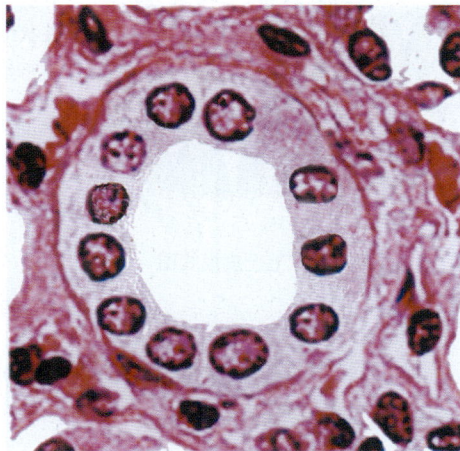

立方细胞
结缔组织

B. 肾小单层立方上皮

图 2-3 单层立方上皮

3. **单层柱状上皮 simple columnar epithelium** 单层柱状上皮由一层柱状细胞组成,核椭圆形位于近基底部,表面观为六角形。分布在胃肠、子宫腔面等处,具有保护、分泌和吸收等功能。分布在肠腔的上皮,其柱状细胞间夹有形似高脚酒杯的**杯状细胞 goblet cell**,核位于细胞底部呈三角形或扁椭圆形,胞内充满黏原颗粒,是分泌黏液的腺细胞(图 2-4、图 2-5)。

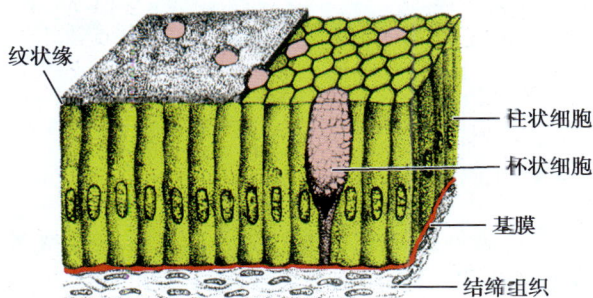

纹状缘
柱状细胞
杯状细胞
基膜
结缔组织

图 2-4 单层柱状上皮模式图

4. **假复层纤毛柱状上皮 pseudostratified ciliated columnar epithelium** 假复层纤毛柱状上皮由高低不等且位于同一基膜的柱状细胞、梭形细胞及锥体形细胞构成,常含有杯状细胞。柱状细胞游离面有纤毛。主要分布在呼吸道黏膜(图 2-6)。

5. **复层扁平上皮 stratified squamous epithelium** 复层扁平上皮又称为**复层鳞状上皮**,由多层细胞排列而成,表层细胞呈扁平鳞片状,故名。中间层细胞体积较大呈多边

Note:

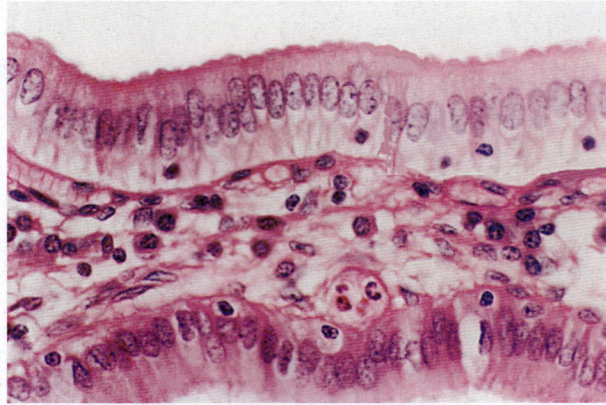

图 2-5 单层柱状上皮（胆囊）

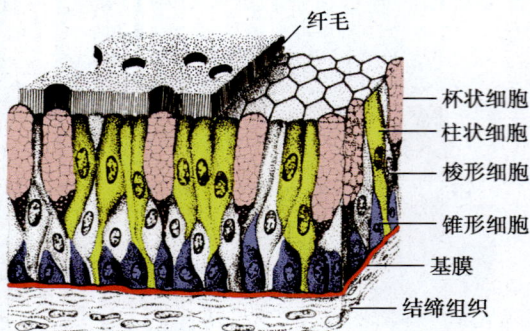

A. 假复层纤毛上皮模式图

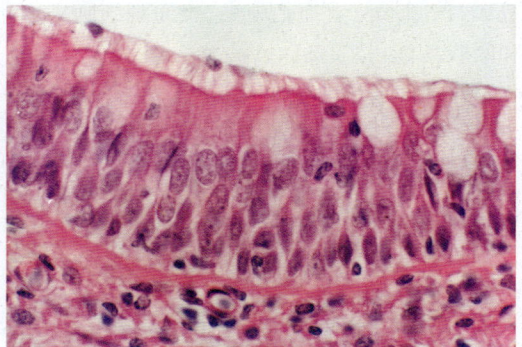

纤毛
杯状细胞
柱状细胞
梭形细胞
锥形细胞
基膜
结缔组织

B. 假复层纤毛上皮（气管）

图 2-6 假复层纤毛柱状上皮

形,靠基膜的基底层细胞呈矮柱状,具有较强的分裂增殖能力,新生细胞不断向表层推移,以补充表面脱落的细胞。上皮基底部借基膜与结缔组织相连接,连接面凹凸不平,以增加两者的接触面积,保证上皮组织的营养供应(图 2-7)。

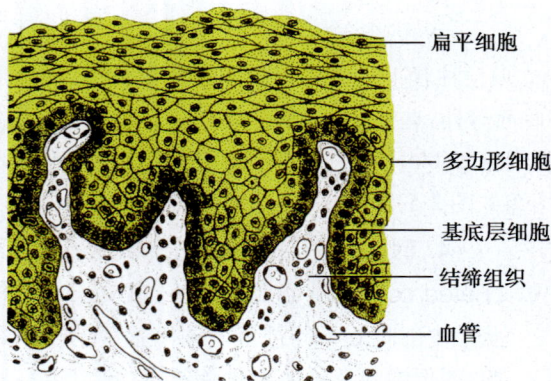

A. 复层扁平上皮模式

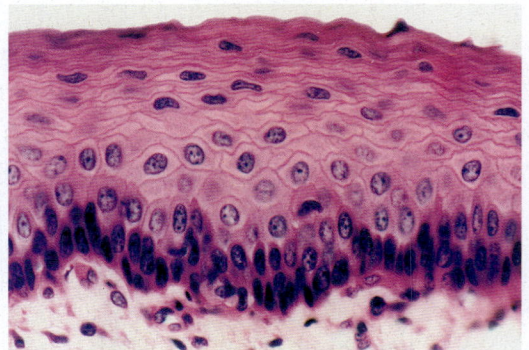

扁平细胞
多边形细胞
基底层细胞
结缔组织
血管

B. 复层扁平上皮（食管）

图 2-7 复层扁平上皮

位于皮肤表皮的复层扁平上皮,其表层细胞的胞质充满角蛋白,胞核消失,并不断脱落,称**角化复层扁平上皮**。分布在口腔和食管等湿润腔面的复层扁平上皮,其表层扁平细胞有核,含角蛋白少,胞质内有细胞器,称**未角化复层扁平上皮**。复层扁平上皮具有耐摩擦和阻止异物侵入等作用,受损伤后有很强的再生修复能力。

6. **复层柱状上皮 stratified columnar epithelium** 复层柱状上皮由数层细胞组成，浅层细胞呈柱状，其深部为一层或几层多边形细胞。主要分布于睑结膜和男性尿道等处。

7. **变移上皮 transitional epithelium** 变移上皮又称为**移行上皮**，主要分布于排尿管道，由多层细胞构成。变移上皮的特点是细胞层数和形态可随器官的胀缩状态而改变。如膀胱空虚时，上皮细胞层数增多，表层细胞

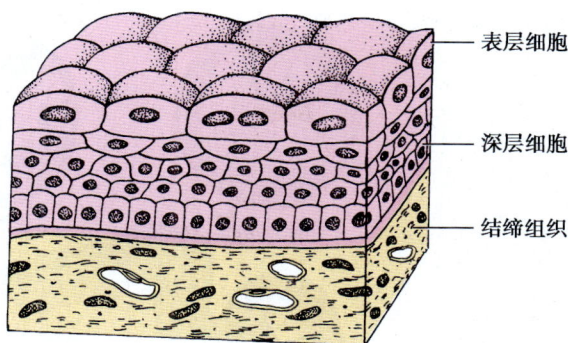

图2-8　变移上皮模式图

呈大的立方形，一个表层细胞可盖住下层数个细胞，故又称盖细胞。中间层为多边形细胞，基底层细胞呈低柱状。当膀胱充盈时，上皮细胞层数减少，细胞呈扁梭形（图2-8、图2-9）。

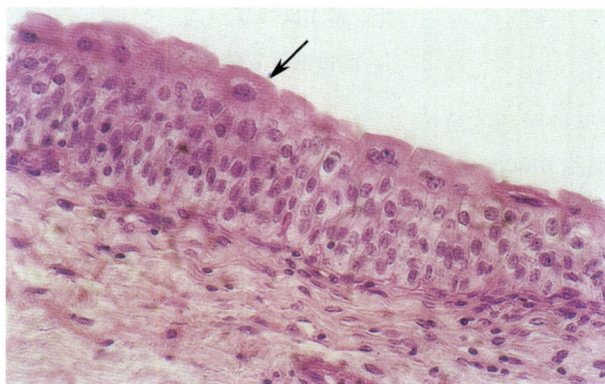

图2-9　变移上皮（膀胱）

二、腺上皮

腺上皮 glandular epithelium 是机体内以分泌功能为主的上皮。以腺上皮为主要结构成分的器官称**腺 gland**。

（一）腺的分类

根据腺的分泌物排出方式的不同，将腺分为两类，即**外分泌腺 exocrine gland** 和**内分泌腺 endocrine gland**。前者指其分泌物经导管输出到身体表面或器官的腔面，如唾液腺、汗腺和乳腺；后者指其分泌物（又称为**激素 hormone**）直接进入腺细胞周围的毛细血管或淋巴管内，经血液循环输送到作用部位，如甲状腺、肾上腺和脑垂体。

（二）外分泌腺的一般结构

外分泌腺分为**单细胞腺 unicellular gland** 和**多细胞腺 multicellular gland**。杯状细胞即为单细胞腺，但人体绝大多数外分泌腺均为多细胞腺，腺体外包以结缔组织被膜，被膜结缔组织深入腺实质构成腺的间质，腺实质由导管和分泌部构成（图2-10）。

1. **导管** 管壁由单层或复层上皮围成，与腺泡连通，除输送分泌物外，有的导管上皮兼有分泌和吸收功能。

2. **分泌部** 分泌部又称为**腺泡**，由单层腺上皮细胞围成，中央为腺泡腔，与腺导管相连，具有分泌功能。按分泌物性质，腺泡又可分为浆液性腺泡、黏液性腺泡和混合性腺泡。

浆液性腺泡由**浆液细胞 serous cell** 构成。浆液细胞属于**蛋白质分泌细胞**，核圆形，位于细胞中央或偏基底部，细胞基底部含丰富的粗面内质网，呈强嗜碱性染色，细胞顶部含许多嗜酸性酶原颗粒，能

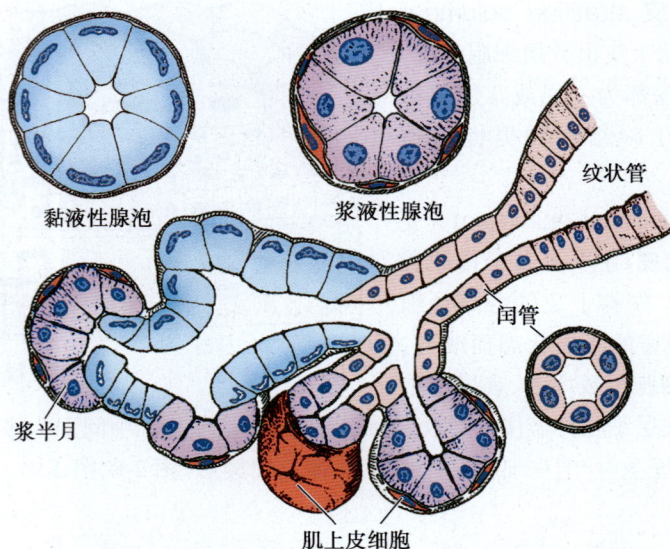

黏液性腺泡　浆液性腺泡　纹状管

闰管

浆半月

肌上皮细胞

图 2-10　混合性腺立体模式图

分泌不同的酶类,分泌物为较稀薄的液体。

黏液性腺泡由黏液细胞 mucous cell 构成。黏液细胞属于**糖蛋白分泌细胞**,核较扁,位于细胞基底部,胞质染色很浅,仅核周呈弱嗜碱性,胞质中含有糖蛋白分泌颗粒,过碘酸希夫(PAS)反应阳性。黏液细胞能分泌糖蛋白,与水结合成黏性液体,称**黏液**。

混合性腺泡由黏液细胞和浆液细胞共同构成。混合性腺泡常以黏液细胞为主,浆液细胞多位于腺泡底部,在切片中呈半月形结构,称**浆半月 serous demilune**。

多细胞腺根据腺导管有无分支,可分为单腺(导管不分支)和复腺(导管呈多级分支);根据腺泡的形态可分为管状腺、泡状腺或管泡状腺。

(三) 内分泌腺的结构特征

腺细胞排列呈索状、团状、网状或滤泡状,无导管,有丰富的毛细血管。

内分泌细胞根据其分泌激素的化学性质不同而分为**含氮激素分泌细胞**(包括氨基酸衍生物、胺类、肽类和蛋白质类激素)和**类固醇激素分泌细胞**两类。含氮激素分泌细胞胞质中有丰富的粗面内质网、高尔基复合体和膜包的分泌颗粒,与蛋白质分泌细胞相似。类固醇激素分泌细胞胞质中滑面内质网丰富,线粒体多且线粒体嵴呈管状,含较多脂滴,无分泌颗粒。

三、上皮的特殊结构及其功能

上皮细胞呈极性分布,其结构和功能为了适应细胞所处的内外环境,细胞的游离面、侧面和基底面常特化形成一些结构(图 2-11)。

(一) 上皮细胞的游离面

1. **微绒毛 microvillus**　微绒毛是上皮细胞的细胞膜及细胞质向细胞游离面伸出的指状突起,直径约 0.1μm,电镜下清晰可见。光镜下小肠单层柱状上皮细胞的纹状缘即由密集的微绒毛整齐排列而成。微绒毛的胞质中有许多纵行的微丝。微绒毛使细胞表面积显著扩大,有利于细胞的吸收功能。

2. **纤毛 cilium**　纤毛是上皮细胞的细胞膜和细胞质向游离面伸出较粗长的突起,直径为 0.3~0.5μm,内部结构较复杂,主要由微管构成,具有节律性定向摆动的能力。

(二) 上皮细胞的侧面

1. **紧密连接 tight junction**　紧密连接又称为**闭锁小带**,在上皮细胞靠近游离面处,相邻细胞膜形成点状融合,融合处细胞间隔消失,非融合处有极窄的细胞间隙。紧密连接在细胞顶部四周呈桶箍状环绕细胞,可阻止大分子物质从细胞间隙进入深部组织,具屏障作用。

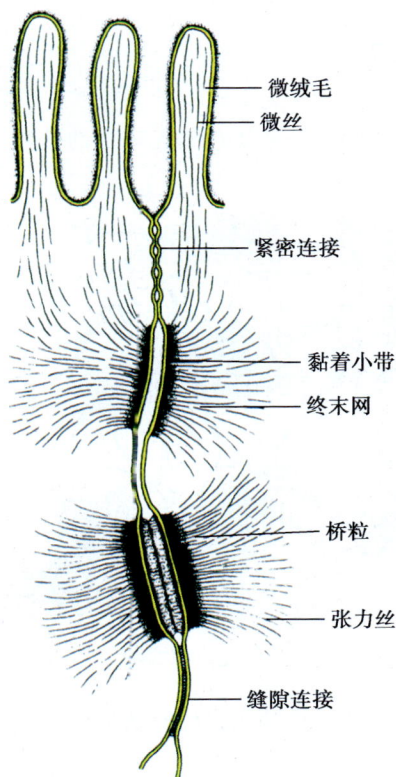

微绒毛
微丝
紧密连接
黏着小带
终末网
桥粒
张力丝
缝隙连接

图 2-11 单层柱状上皮细胞连接超微结构模式图

2. **黏着小带 zonula adherens** 黏着小带又称为**中间连接**,在紧密连接下方,相邻细胞间有一狭小间隙,其中充满丝状物质,该处两侧胞膜的胞质面有少量致密物质,并有很多平行微丝附着此处,与终末网相连。黏着小带有加强细胞间黏着和传递细胞间收缩力的作用。

3. **桥粒 desmosome** 桥粒又称为**黏着斑**,大小不等呈斑状,细胞间隙较宽,内有一条与细胞膜相平行的致密线,与间隙相立的胞质面有致密附着板,张力丝附着于该板上,并常折成袢状返回胞质,起固定和连接作用。桥粒具有牢固的机械性连接作用。

4. **缝隙连接 gap junction** 缝隙连接又称为**通讯连接**,斑状,细胞间隙窄,细胞间由杆状连接蛋白围成相通连的小管,成为细胞间直接交通的管道,利于细胞间离子交换,传递化学信息。

(三)上皮细胞的基底面

1. **基膜 basement membrane** 基膜是上皮细胞基底面与深部结缔组织之间共同形成的薄膜,主要由糖蛋白构成。分为两层:近上皮层为由层粘连蛋白和Ⅳ型胶原蛋白等构成的基板,近结缔组织层为由网状纤维和基质构成的网板,基膜的功能除具有加强上皮细胞与结缔组织的连接和固着,进行物质交换外,还是一种半透膜,具有选择性通透作用。

2. **质膜内褶 plasma membrane infolding** 质膜内褶是上皮细胞基底面的细胞膜折向胞质,内陷形成许多内褶,内褶胞质内含有大量线粒体,扩大细胞表面积,增强对水和电解质的转运。

3. **半桥粒 hemidesmosome** 半桥粒位于上皮细胞基底面,细胞膜与基膜间形成类似桥粒的致密斑,但只是桥粒的一半,能加强上皮细胞与基膜的连接。

连接复合体:指在细胞侧面的四种连接中,只要有两个或两个以上连接同时存在,称**连接复合体 junctional complex**。上皮细胞的连接存在和数量常随器官不同发育阶段和功能状态及病理变化而改变。细胞连接不仅在上皮细胞间存在,在其他细胞如神经细胞和肌细胞间也存在。

◆ **神奇的血管内皮**

　　血管内皮是一层连续内衬于血管内壁的单层扁平上皮,其功能主要是保持腔面光滑,减少磨擦,维持血液的正常流动,起着血液与组织液之间的屏障作用。此外,血管内皮还有许多其他神奇的功能呢。血管内皮可通过膜受体感知血流动力学的变化,合成分泌血管收缩舒张因子、组织型纤溶酶原激活剂和一氧化氮等多种生物活性物质,对维持血管壁张力、血液流动、管壁的炎症修复和血管增生等具有重要作用。吸烟、高脂血症、高血压、糖尿病等因素可引起血管内皮功能障碍,许多疾病在发生早期也出现血管内皮功能的失调,表现为内皮依赖性血管舒张功能下降、血管通透性增加、内皮细胞脱落继而修复等反应,这些表现正是常见心血管和内分泌疾病的始动因素之一。目前临床应用超声技术等手段对血管内皮功能障碍做早期而又准确的评价,对疾病的诊断、治疗和预后具有重要价值。治疗血管内皮功能障碍的常用药物为抗氧化剂、叶酸、一氧化氮前体物质、内皮素拮抗剂和降脂药物等。因此血管内皮的功能不可小觑,目前血管被认为是人体最大且代谢旺盛的内分泌器官,它的功能改善为防治心血管疾病提供新的思路。

Note:

第二节 结 缔 组 织

结缔组织 connective tissue 由细胞和大量细胞外基质构成。细胞外基质包括无定形的基质、细丝状纤维以及不断更新的组织液。细胞散在分布于细胞外基质内,无极性。结缔组织是体内分布最广泛、形式最多样的一种组织,主要起连接、支持、营养、运输和保护作用。广义的结缔组织包括固有结缔组织、软骨组织、骨组织、血液和淋巴。一般所说的(即狭义的)结缔组织,是指固有结缔组织,包括疏松结缔组织、致密结缔组织、脂肪组织和网状组织。

结缔组织起源于胚胎时期的**间充质** mesen-chyme。间充质由**间充质细胞**和无定形基质构成(图2-12)。间充质细胞大,呈星形多突起,突起彼此连接成网;核大,核仁明显;胞质弱嗜碱性。间充质细胞分化程度较低,有很强的增殖分

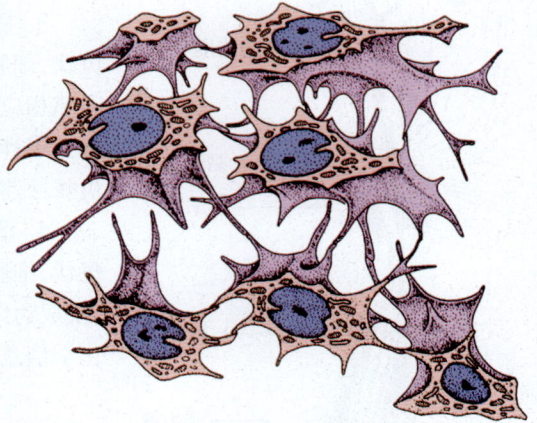

图2-12 间充质立体模式图

化能力,能分化成各种结缔组织细胞、内皮细胞和平滑肌细胞等。无定形基质为均质状物质,主要成分为蛋白多糖。

一、固有结缔组织

(一)疏松结缔组织

疏松结缔组织 loose connective tissue 结构疏松,类似蜂窝,故又称**蜂窝组织** areolar tissue。其结构特点是细胞种类较多,纤维数量较少,排列稀疏,基质含量较多(图2-13)。疏松结缔组织在体内分布很广,常见于细胞、组织、器官之间及器官内部,具有连接、保护、营养和创伤修复等功能。

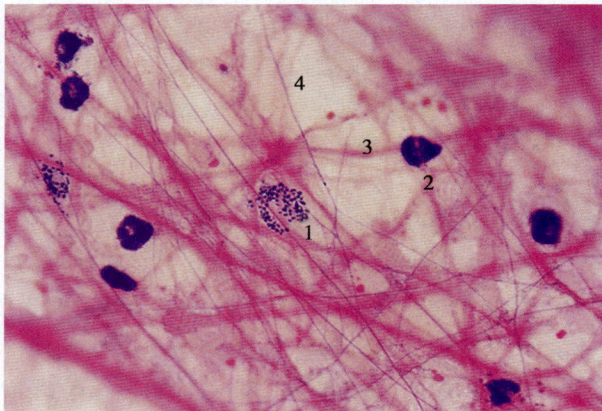

图2-13 疏松结缔组织铺片
1.巨噬细胞;2.肥大细胞;3.胶原纤维;4.弹性纤维。

1. **细胞** 疏松结缔组织内有成纤维细胞、巨噬细胞、浆细胞、肥大细胞、脂肪细胞和未分化间充质细胞,还常有从血液中游走出来的白细胞等。各类细胞的数量和分布随所在部位和功能状况的不同而不同。

(1)**成纤维细胞 fibroblast**:是疏松结缔组织中最主要的细胞,因能合成纤维和基质而得名。细胞扁平多突起,常附着于胶原纤维,胞核较大,卵圆形,着色浅,核仁明显,胞质弱嗜碱性。电镜下,细

胞表面有粗而短的突起,胞质内有丰富的粗面内质网、游离核糖体及发达的高尔基复合体(图 2-14)。成纤维细胞的分泌物构成结缔组织中各种纤维和无定形基质,具有较强的再生能力。在人体发育及创伤修复期间,细胞增殖分裂尤为活跃。

功能处于静止状态的成纤维细胞称为**纤维细胞 fibrocyte**(图 2-14)。细胞较小,细胞器少,胞核小而染色深,核仁不明显。在手术及创伤等情况下,纤维细胞可转化为功能活跃的成纤维细胞,加速胶原纤维与基质的合成,参与组织修复,促进伤口愈合。

成纤维细胞合成胶原纤维的过程,不仅需要蛋白质,也需要维生素 C 等。当机体内维生素 C 严重缺乏时,将引起胶原纤维合成障碍,因此,手术及创伤后,适当补充维生素 C,能促进伤口愈合。

（2）**巨噬细胞 macrophage**:是体内广泛存在的一种免疫细胞,具有强大的吞噬功能。在疏松结缔组织内又称**组织细胞**。细胞形态多样,随功能状况而改变,功能活跃时细胞表面有长短不一的伪足,胞核较小而圆,着色较深,细胞质丰富,多为嗜酸性。电镜下,胞质内有大量溶酶体、吞饮泡、吞噬体、微丝和微管等结构(图 2-15)。

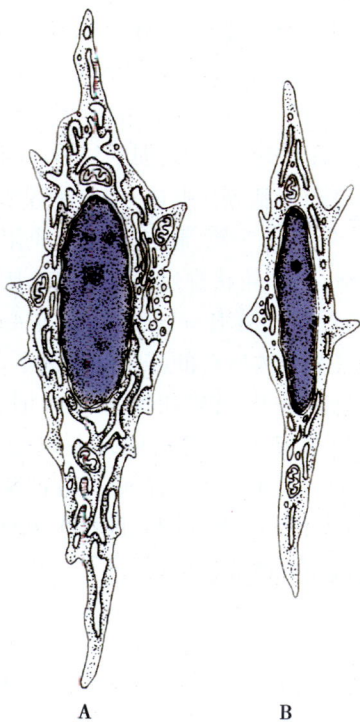

图 2-14 成纤维细胞（A）和纤维细胞（B）超微结构模式图

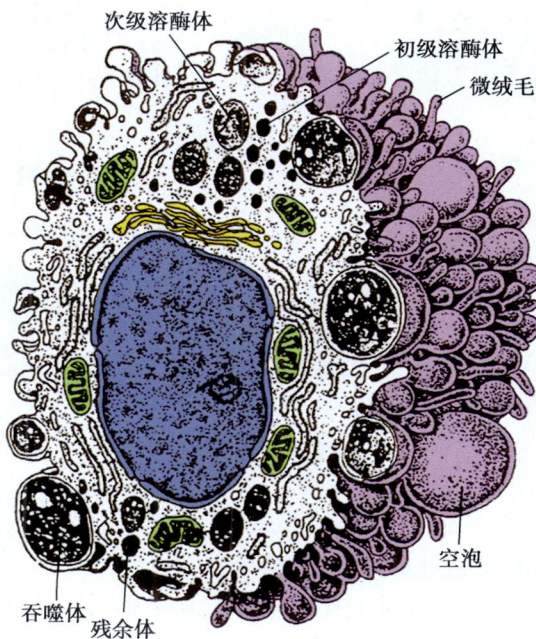

图 2-15 巨噬细胞超微结构立体模式图

巨噬细胞是由血液单核细胞进入结缔组织后分化形成,主要参与免疫应答。具体功能如下:

1）变形运动:当机体某些部位发生炎性病变时,病变组织及病菌产生的一些化学物质(趋化因子),能刺激巨噬细胞伸出伪足,以变形运动方式向浓度高的部位定向迁移,聚集于病变部位,这种现象称**巨噬细胞的趋化作用 chemotaxis**,是巨噬细胞发挥防御作用的前提。

2）吞噬作用:巨噬细胞首先借其膜受体识别相应的抗原物质,如体内衰老变性的细胞、肿瘤细胞及异物等,然后把它们吸附在细胞膜上,随即吞入胞体,形成吞噬体或吞饮泡,再与初级溶酶体融合成为次级溶酶体,最后被溶酶体酶分解和消化,剩余物质即残余体。

3）抗原提呈作用:抗原物质被巨噬细胞识别后进行加工处理和贮存后,与主要组织相容性复合物 MHC-Ⅱ类分子结合,形成抗原肽-MHC 分子复合物并呈递给淋巴细胞,引起免疫应答。

4）合成和分泌作用:巨噬细胞能合成和分泌溶菌酶、补体及白细胞介素 1 等生物活性物质。溶

Note:

菌酶能分解细菌的细胞壁,从而杀灭细菌。补体参与炎性反应等过程。白细胞介素 1 能刺激骨髓中白细胞的增殖和释放。

(3) **肥大细胞 mast cell**:常成群分布于小血管周围。体积较大,呈圆形或卵圆形,胞核小而圆,位于中央,胞质丰富,胞质内充满粗大的嗜碱性颗粒(图 2-16)。颗粒内含肝素、组胺及嗜酸性粒细胞趋化因子等物质,另有白三烯存在于细胞质中。肝素有抗凝血作用;组胺和白三烯可使皮肤毛细血管及微静脉扩张,通透性增加,血浆蛋白和液体渗出,导致组织水肿,形成荨麻疹;还可引起呼吸道黏膜水肿、平滑肌痉挛,发生哮喘;嗜酸性粒细胞趋化因子可引起血液中的嗜酸性粒细胞定向聚集于病变部位,从而减轻过敏反应。肥大细胞的主要功能是参与过敏反应。

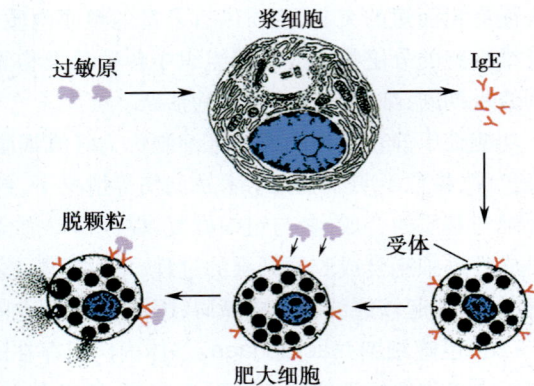

图 2-16 肥大细胞脱颗粒机制示意图

(4) **浆细胞 plasma cell**:结缔组织内很少,体内经常接触病原微生物的部位,如消化道、呼吸道的结缔组织及某些慢性炎症病灶周围,浆细胞较多。浆细胞由 B 淋巴细胞分化形成,胞核呈圆形或卵圆形,常偏于一侧,胞核异染色质附于核膜边缘,呈车轮状排列,核仁明显;胞质嗜碱性,近胞核处有一浅染区,为中心体及高尔基复合体所在的部位。电镜下,胞质内可见大量平行排列的粗面内质网、丰富的游离核糖体及发达的高尔基复合体(图 2-17)。浆细胞能合成并分泌**免疫球蛋白 immunoglobulin,Ig**,即**抗体 antibody**,参与机体的体液免疫。

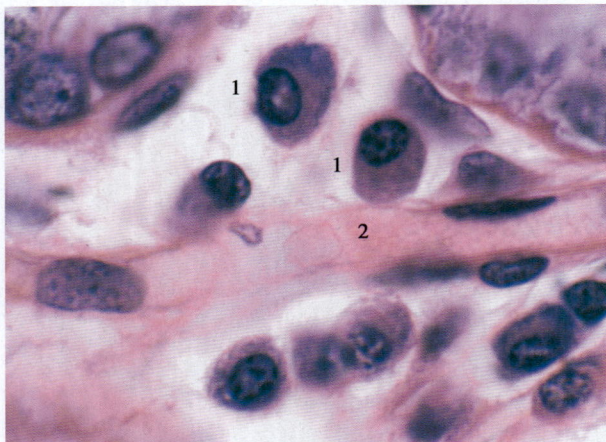

图 2-17 浆细胞
1. 浆细胞;2. 毛细血管。

◆ **变应性鼻炎和支气管哮喘**

变应性鼻炎又称过敏性鼻炎,支气管哮喘简称哮喘,二者均是临床上的常见多发病。病人通常为过敏体质,且属于家族遗传性疾病。鼻、支气管分别属于上、下呼吸道,都是由假复层纤毛柱状上皮覆盖。在过敏性鼻炎和哮喘的发病机制中,涉及大量细胞因子和炎症介质,其中肥大细胞在发病过程中发挥重要作用。过敏原刺激机体浆细胞产生 IgE 抗体,当机体再次接触到相同过敏原时,肥大细胞被激活从而发生脱颗粒反应,释放出组胺、白三烯等炎性物质,引起血管扩张,通透性增加,炎性细胞浸润,最终诱发鼻黏膜充血,呼吸道平滑肌痉挛等一系列炎性反应。治疗可采用糖皮质激素、抗组胺药物 H_1 受体拮抗药、白三烯受体拮抗药等药物。针对过敏体质病人,护理时应注意采用正确检测方法找到过敏原,详细询问病人及其家族的药物过敏史,严格做好皮试,注意饮食营养的均衡,正确选用护肤品。

(5) **脂肪细胞 fat cell**:单个或成群分布。胞体呈球形,体积较大,胞质内充满脂滴,常将胞核挤向周边;胞核呈扁圆形,着色深;HE 染色片上,脂滴被溶解,细胞呈空泡状(图 2-18)。脂肪细胞能合成和贮存脂肪,参与脂类代谢。

(6) **未分化间充质细胞 undifferentiated mesenchymal cell**:一般分布在毛细血管周围,是一种分

Note:

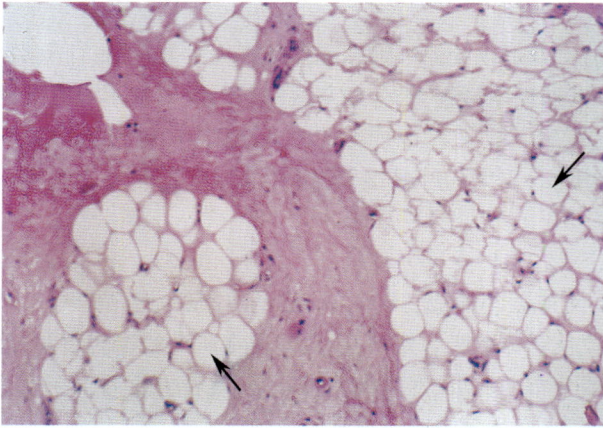

图 2-18 脂肪细胞

化程度较低的干细胞,保留着多向分化的潜能。在炎症或创伤修复时,可分化为成纤维细胞、内皮细胞和平滑肌细胞,参与结缔组织和小血管的修复。

(7) 白细胞(见血液)

2. 细胞外基质

(1) 纤维:有胶原纤维、弹性纤维和网状纤维三种类型。

胶原纤维 collagenous fiber 数量最多,新鲜时呈白色,又称**白纤维**。纤维粗细不等,直径 1~10μm,HE 染色呈嗜酸性,粗细不等,呈波浪形,互相交织分布。胶原纤维的生化成分是 I 型和 III 型胶原蛋白。胶原蛋白由成纤维细胞分泌,在细胞外聚合成胶原原纤维,再经少量黏合质黏结成胶原纤维。电镜下,胶原原纤维呈明暗相间的周期性横纹,横纹周期约 64nm。胶原纤维韧性大,抗拉力强,弹性较差。

弹性纤维 elastic fiber 新鲜时呈黄色,又称**黄纤维**。弹性纤维较细,常分支交织成网,HE 染色时着浅红色,不易与胶原纤维区别,用醛复红能将弹性纤维染成紫色。弹性纤维由均质状的弹性蛋白和微原纤维组成。弹性纤维韧性差,弹性好,随着年龄的增长弹性会逐渐减弱。强烈的日光可使弹性纤维断裂,导致皮肤失去弹性而产生皱纹。

弹性纤维与胶原纤维交织在一起,使疏松结缔组织既有弹性又有韧性,有利于器官和组织保持形态和位置的相对固定,又具有一定的可塑性。

网状纤维 reticular fiber 银染色法显示黑色,又称嗜银纤维。纤维细短而分支较多,常相互交织成网。HE 染色片上不易着色,故不能分辨。网状纤维主要分布于网状组织,也存在于基膜的网板等处。

(2) **基质 ground substance** 是一种无定形的胶状物质,充填于纤维和细胞之间,由生物大分子构成,其化学成分主要为蛋白多糖和纤维粘连蛋白。

蛋白多糖 proteoglycan 是蛋白质和糖胺多糖结合而成的大分子复合物,为基质的主要成分。糖胺多糖的主要成分为透明质酸、硫酸软骨素 A 和 C、硫酸角质素及硫酸乙酰肝素等,其中以透明质酸含量最多。长链的透明质酸分子曲折盘绕分布在基质中,构成蛋白多糖的主干,其长链分子上又连接许多蛋白分子和多糖分子,构成具有很多分子微孔的结构,称为**分子筛 molecular sieve**。分子筛具有屏障作用,允许气体分子、代谢产物、水及营养物质等通过,而大于其孔径的物质如细菌、肿瘤细胞等则被阻挡,使基质成为限制细菌等有害物质扩散的防御屏障(图 2-19)。溶血性链球菌、一些癌细胞等能分泌透明质酸酶,分解透明质酸,破坏分子筛的屏障作用,使局部炎症、肿瘤蔓延扩散或转移。此外,由于透明质酸结合着许多亲水基团,易与水分子结合,使基质呈均质凝胶状,从而使基质起着细胞外的"储水库"的作用。

纤维粘连蛋白 fibronectin 是基质中最主要的粘连性糖蛋白,能与多种细胞、胶原和糖蛋白等结合,参与细胞识别、黏附等,也影响细胞的分化与迁移。

组织液 tissue fluid 是因压力差从毛细血管动脉端渗入基质内的液体。生理状态下,组织液经毛细血管静脉端和毛细淋巴管回流入血,始终不断地循环更新保持恒定,有利于细胞与血液进行物质交换,是组织细胞赖以生存的体液内环境。当病变引起组织液的产生和回流失去平衡时,水分过度损失或积留,临床上称脱水或水肿。

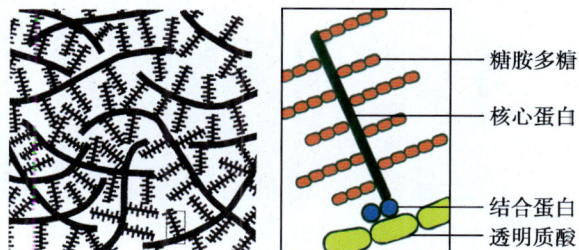

图 2-19 蛋白多糖聚合体及分子筛模式图

糖胺多糖
核心蛋白
结合蛋白
透明质酸

Note:

（二）致密结缔组织

致密结缔组织 dense connective tissue 的特点是以胶原纤维和弹性纤维为主要成分,排列紧密,细胞少,以支持和连接为主要功能。依据纤维排列规则与否,分为规则致密结缔组织和不规则致密结缔组织。肌腱及大部分韧带其纤维平行排列,纤维间可见成行排列的成纤维细胞(腱细胞),属于规则的致密结缔组织;另一种为不规则致密结缔组织,粗大的纤维交错排列,如器官被膜及皮肤真皮等处的结缔组织。

（三）脂肪组织

脂肪组织 adipose tissue 主要由大量脂肪细胞聚集而成,其间被疏松结缔组织分隔成小叶,结缔组织中含有丰富的毛细血管网。脂肪组织有黄色和棕色脂肪两种,前者即通常所说的脂肪组织,细胞质内只有一个大的脂滴,为单泡脂肪细胞,主要分布在皮下、网膜和系膜等处;后者主要见于新生儿及冬眠动物,胞质内散在许多小脂滴,核位于细胞中央,为多泡脂肪细胞。

脂肪组织具有储存脂肪,维持体温、缓冲、保护以及参与脂肪代谢的功能。棕色脂肪比黄色脂肪有更强大的提供热量的能力。

（四）网状组织

网状组织 reticular tissue 主要由网状细胞和网状纤维构成。网状细胞为星形有突起细胞,突起彼此相互连接成网。网状纤维由网状细胞产生,彼此交织成网。网状组织主要分布于造血组织和淋巴组织,为血细胞发生和淋巴细胞发育提供适宜的微环境。

二、软骨组织与软骨

软骨 cartilage 由软骨组织及周围的软骨膜构成。软骨略有弹性,是胚胎早期的主要支架成分,随着胎儿不断发育,软骨逐渐被骨取代,在成体内散在分布,软骨耐摩擦,能承受压力,具有一定的支持和保护作用。

（一）软骨组织的组成

软骨组织由软骨细胞和软骨基质构成。

1. **软骨细胞** chondrocyte 是软骨组织中唯一的细胞类型,包埋于软骨基质中,所在的腔隙称**软骨陷窝** cartilage lacuna。软骨细胞的大小、形状和分布在软骨内有一定的规律。靠周边的细胞较小,呈扁圆形,单个存在,为幼稚软骨细胞。愈向软骨中央,细胞愈成熟,体积逐渐增大,呈圆形或椭圆形,常见 2~8 个软骨细胞同处在一个软骨陷窝内,它们由一个幼稚软骨细胞分裂而来,称**同源细胞群** isogenous group。成熟软骨细胞的核小而圆,可见 1~2 个核仁,胞质丰富,弱嗜碱性(图 2-20);电镜

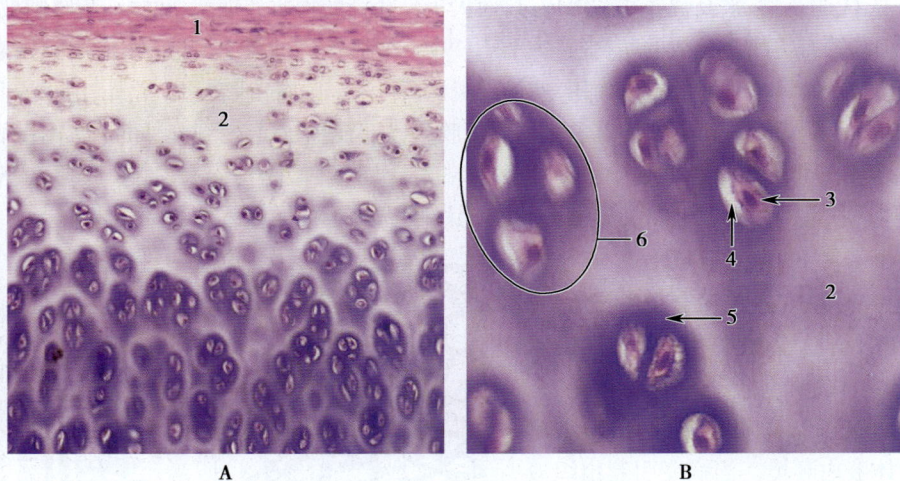

图 2-20 透明软骨（气管）光镜图
A. 低倍;B. 高倍(软骨中部);1. 软骨膜;2. 软骨基质;3. 软骨细胞;4. 软骨陷窝;5. 软骨囊;6. 同源细胞群。

下可见丰富的粗面内质网和发达的高尔基复合体,线粒体较少。软骨细胞具有合成和分泌软骨基质的功能。

2. **软骨基质 cartilage matrix**　即软骨细胞产生的细胞外基质,由纤维和无定形基质组成。基质的主要成分为蛋白多糖和水。其蛋白多糖与疏松结缔组织中的类似,也构成分子筛结构,但软骨的蛋白多糖浓度更高,使基质形成较坚固的凝胶状。软骨陷窝周围的硫酸软骨素较多,HE 染色呈强嗜碱性,称**软骨囊 cartilage capsule**。软骨组织内无血管,但由于基质富含水分,通透性强,故营养物质可通过渗透进入软骨组织深部。纤维成分埋于基质中,使软骨具有一定的韧性和弹性,纤维成分的种类及含量因软骨类型而异。

（二）软骨膜

软骨膜是包绕软骨表面的致密结缔组织,可分两层,外层胶原纤维较多,主要起保护作用;内层细胞较多,其中包括能生成软骨细胞的骨祖细胞。软骨膜含有血管、淋巴管和神经,其血管可为软骨提供营养。

（三）软骨的类型

根据软骨基质中所含纤维的不同,分为透明软骨、纤维软骨和弹性软骨。

1. **透明软骨 hyaline cartilage**　透明软骨的纤维成分主要是交织排列的胶原原纤维。由于纤维很细,且折光率与基质相同,故在 HE 切片上不易分辨(图 2-20)。基质中含大量水分,使透明软骨呈半透明状。透明软骨分布较广,构成呼吸道软骨、关节软骨和肋软骨等。透明软骨的特点是具有较强的抗压性,并有一定的弹性和韧性。

2. **弹性软骨 elastic cartilage**　弹性软骨的基质内含大量平行或交错排列的胶原纤维束,故韧性强。软骨细胞较小而少,成行分布于胶原纤维束之间(图 2-21)。弹性软骨分布于椎间盘、关节盘及耻骨联合等处。

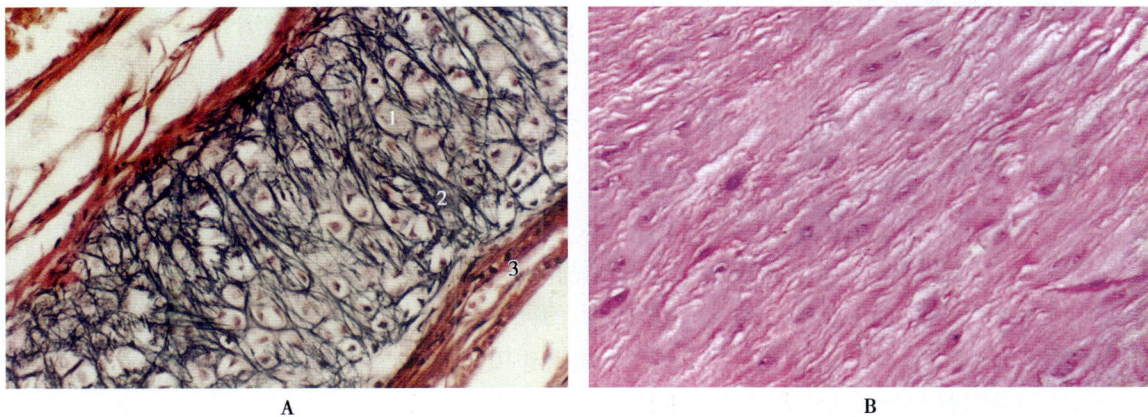

图 2-21　弹性软骨和纤维软骨
A.弹性软骨(耳郭)醛复红染色;1.软骨细胞;2.弹性纤维;3.软骨膜;B.纤维软骨(椎间盘)。

3. **纤维软骨 fibrous cartilage**　纤维软骨的基质内为大量交织成网的弹性纤维,在软骨中部更为密集。分布于耳郭、会厌等处。纤维软骨的特点为弹性大(图 2-21)。

（四）软骨的生长

软骨的生长有两种方式:①**附加性生长**,又称**软骨膜下生长**。软骨膜内的骨祖细胞不断增殖分化为成软骨细胞,后者进一步分化为软骨细胞,产生基质和纤维,使软骨增厚。②**间质性生长**,又称**软骨内生长**。通过软骨细胞的生长和增殖分裂,不断形成新的软骨细胞和基质,使软骨从内部向周围逐渐扩大增厚。

Note:

三、骨组织与骨

骨组织 osseous tissue 是一种坚硬的结缔组织,由细胞和钙化的细胞外基质构成。骨是一种器官,由骨组织、骨膜、骨髓及血管、神经等构成。

(一) 骨组织的结构

1. **骨基质** bone matrix   骨基质简称**骨质**,由有机成分和无机成分组成。有机成分约占干骨重量的 35%,含有大量胶原纤维和少量无定形基质。无定形基质主要成分是蛋白多糖及其复合物,具有黏合胶原纤维的作用。有机成分使骨质具有韧性。无机成分主要为骨盐,使骨质坚硬,约占干骨重量的 65%,其化学结构为羟基磷灰石结晶。骨盐沉着于呈板层状排列的胶原纤维上,形成坚硬的板状结构,称**骨板** bone lamella。骨板是骨组织的特征性结构,同层骨板内的纤维相互平行,相邻骨板的纤维相互垂直,有效地增强了骨的支持力。以骨板为基本结构的骨,称板层骨。成人骨绝大多数为板层骨。

2. **骨组织的细胞**   骨组织的细胞包括骨祖细胞、成骨细胞、骨细胞及破骨细胞 4 种类型(图 2-22)。

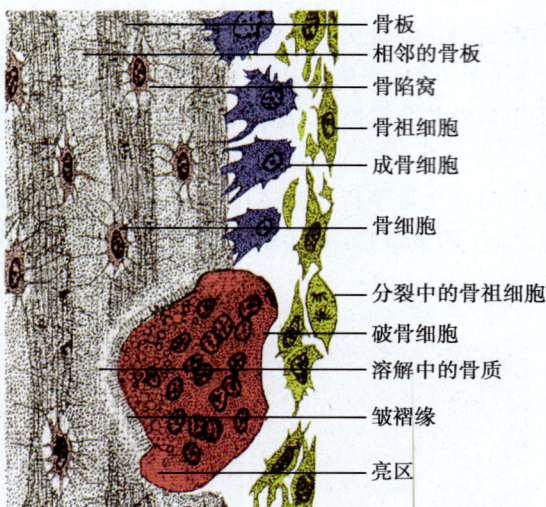

骨板
相邻的骨板
骨陷窝
骨祖细胞
成骨细胞
骨细胞
分裂中的骨祖细胞
破骨细胞
溶解中的骨质
皱褶缘
亮区

图 2-22 骨组织的各种细胞

(1) **骨祖细胞** osteoprogenitor cell:是一种干细胞,位于骨膜内。细胞小,呈梭形,胞质弱嗜酸性。当骨组织生长或改建时,骨祖细胞可增殖分化为成骨细胞和成软骨细胞。

(2) **成骨细胞** osteoblast:常单层排列于骨组织表面。呈立方形或矮柱状,核大而圆,胞质嗜碱性。电镜下,胞质内可见大量粗面内质网和发达的高尔基复合体。成骨细胞产生胶原纤维和基质,形成**类骨质** osteoid,类骨质钙化后成为骨基质。成骨细胞被埋于骨基质中,转变为骨细胞。成骨细胞还分泌多种细胞因子,调节骨组织的形成和吸收,促进骨组织的钙化。

(3) **骨细胞** osteocyte:是一种多突起的细胞,胞体小,呈扁椭圆形,单个分散排列于骨板内或骨板间。胞体所在的腔隙称**骨陷窝** bone lacuna,突起所在的腔隙称**骨小管** bone canaliculus。骨小管彼此通连,相邻骨细胞突起之间有缝隙连接。骨陷窝和骨小管内含有组织液,骨细胞从中得到营养并排出代谢产物。骨细胞具有一定的溶骨和成骨作用,参与调节钙、磷平衡。

(4) **破骨细胞** osteoclast:数量较少,散在分布于骨组织边缘,由多个单核细胞融合而成。胞体直径 $30\sim100\mu m$,核 $6\sim50$ 个,胞质嗜酸性。电镜下,细胞贴近骨基质的一侧有许多不规则的微绒毛,称**皱褶缘** ruffled border。破骨细胞在此释放溶酶体酶和有机酸等,溶解骨盐,分解骨有机成分,具有很强的溶骨和吸收能力。在骨组织内,破骨细胞和成骨细胞相辅相成,参与骨的形成和改建。

(二) 骨质的组织结构

有骨松质和骨密质两种。

1. **骨松质** spongy bone   多分布于长骨的骺部,是由大量针状或片状的骨小梁相互连接而成的多孔隙网架结构,网眼中充满红骨髓。骨小梁由几层平行排列的骨板和骨细胞构成。

2. **骨密质** compact bone   多分布于长骨骨干处,根据骨板排列方式的不同,分为 3 种骨板(图 2-23)。

(1) 环骨板:环行排列于骨干的内外表面,分别称为内环骨板和外环骨板。外环骨板由几层到十几层骨板构成,较厚而整齐。内环骨板沿骨干的骨髓腔面排列,较薄且不整齐。

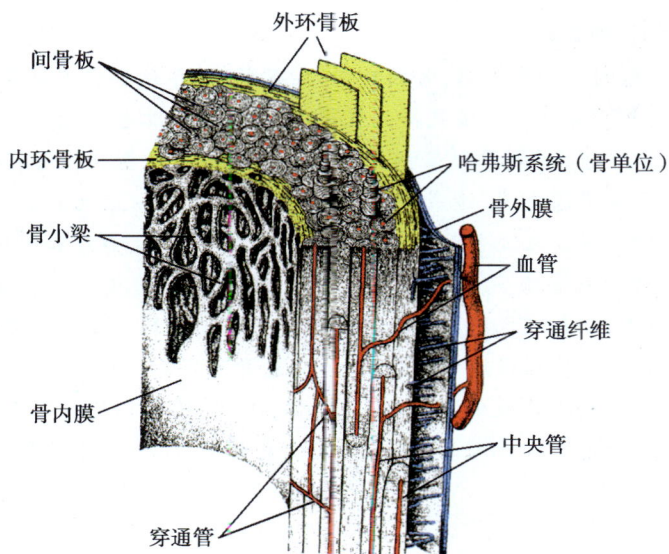

图 2-23　长骨骨干结构模式图

横向穿越外环骨板和内环骨板的小管称**穿通管** perforating canal，内含来自骨膜的血管、神经和少量的疏松结缔组织。穿通管在骨外表面开口为滋养孔。

（2）**哈弗斯系统** Haversian system：又称**骨单位** osteon，呈长筒状，位于内、外环骨板之间，是骨密质的主要结构单位（图 2-24）。骨单位中轴为纵行的**中央管** central canal，其周围是 4~20 层同心圆排列的哈弗斯骨板。中央管与穿通管相通，是血管和神经的通路。

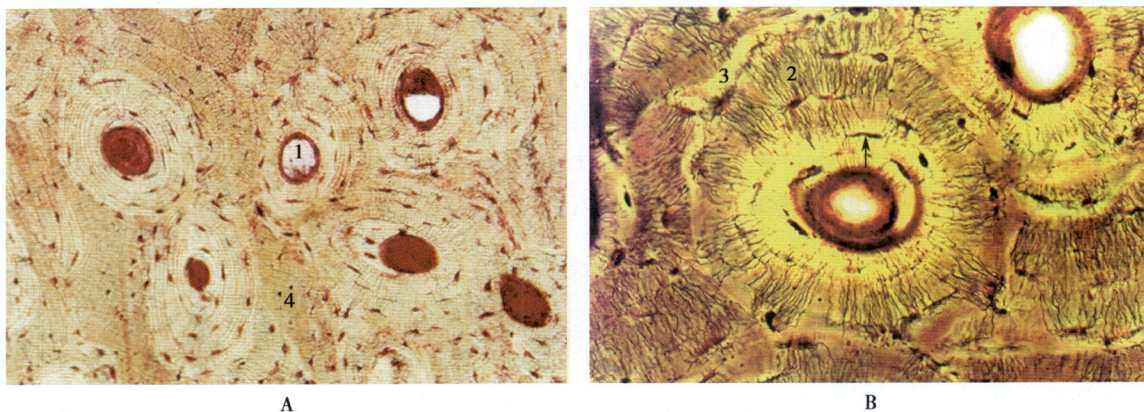

图 2-24　哈弗斯系统（长骨横切面）
A. 低倍；B. 高倍；1. 中央管；2. 骨小管；3. 黏合线；4. 间骨板；↑骨陷窝。

（3）间骨板：位于骨单位间或骨单位与环骨板之间的一些不规则形骨板，是骨生长和改建过程中骨单位或环骨板未被吸收的残留部分。

（三）骨发生

骨起源于胚胎时期的间充质。骨发生有两种形式，即**膜内成骨**和**软骨内成骨**。膜内成骨是指在原始结缔组织直接形成骨组织；软骨内成骨是间充质先分化形成软骨雏形，然后以此为基础逐渐被新生的骨组织所代替。骨发生虽有两种方式，其基本过程是相同的，即间充质细胞在骨组织发生处分化形成骨祖细胞，进一步分化形成成骨细胞并分泌类骨质，成骨细胞被类骨质包埋后转变为骨细胞，然后类骨质钙化为骨质，从而形成骨组织。与此同时，原有骨组织的某些部位又被破坏吸收。骨组织总是处于形成和改建的动态平衡过程。

Note:

◆ **中老年骨折的护理要点**

　　骨折是中老年人群的一种常见病,常因外伤、疾病引起,导致剧烈疼痛及功能障碍,机体出现一系列病理生理反应。骨折并发症包括关节僵硬,指受伤肢体长期固定,形成静脉血及淋巴液回流不畅,患肢组织肿胀,纤维蛋白沉积,易发生粘连;还可见损伤性骨化,指关节附近的骨折和关节脱位,均可形成骨膜剥离,造成骨膜下血肿,可在关节附近的软组织内形成广泛的骨化,影响关节功能。骨折并发症还包括缺血性骨坏死、肌肉萎缩、褥疮和呼吸道并发症等。中老年人群骨质疏松,破骨细胞增多,故骨折愈合缓慢,容易发生并发症。康复护理的早期介入能促进骨折部位血液循环,让病人的肢体主动活动能力得到锻炼。病人接受一定压力刺激,对成骨细胞是一种良性刺激,能增强成骨细胞活性,促进骨的形成。护理人员在临床上应引起足够的重视,需有足够的理论指导及耐心,必须从身体、心理、饮食和运功等各方面综合考虑,预防各种并发症,最大程度地减轻病人的痛苦,从而使病人早日康复,达到最佳的治疗效果和护理效果。

（周瑞祥　刘卉）

四、血液

　　血液 blood 是流动于心血管内的一种液态结缔组织,由**血浆 plasma** 和**血细胞 blood cell** 组成。成人循环血容量约 5L,约占体重的 7%。从血管取少量血液加入适量抗凝剂,静置或离心沉淀后,可分出三层:上层为淡黄色的血浆;下层为红细胞;中间薄层为白细胞和血小板。血浆相当于细胞外基质,占血液容积的 55%,其中 90% 是水,其余为血浆蛋白、脂蛋白、无机盐、酶、激素和各种代谢产物。血液流出血管后,溶解状态的纤维蛋白原转变为不溶解的纤维蛋白,形成血凝块,并析出淡黄色清亮的液体,称**血清 serum**。

　　血细胞即红细胞、白细胞和血小板,约占血液容积的 45%。在正常生理情况下,血细胞有一定的形态结构,并有相对稳定的数量。血细胞形态、数量、比例和血红蛋白含量的测定结果称血象(表 2-2)。患病时,血象常有显著变化,故检查血象对了解机体状况和诊断疾病十分重要。用 Wright 或 Giemsa 染色法染血涂片,是最常用的观察血细胞形态结构的方法(图 2-25)。

表 2-2　血细胞及其正常值

血细胞	正常值	血细胞	正常值
红细胞	男 $(4.0 \sim 5.5) \times 10^{12}/L$	嗜酸性粒细胞	$0.5\% \sim 3\%$
	女 $(3.5 \sim 5.0) \times 10^{12}/L$	嗜碱性粒细胞	$0 \sim 1\%$
血小板	$(100 \sim 300) \times 10^{9}/L$	淋巴细胞	$25\% \sim 30\%$
白细胞	$(4.0 \sim 10) \times 10^{9}/L$	单核细胞	$3\% \sim 8\%$
中性粒细胞	$50\% \sim 70\%$		

(一) 红细胞

　　红细胞 erythrocyte,red blood cell,RBC 直径为 $7 \sim 8.5 \mu m$,呈双凹圆盘状,周边较厚,中央较薄,表面光滑(图 2-25)。红细胞的这种外形,比球形表面积增大约 25%,有利于气体交换。新鲜单个红细胞呈淡黄绿色,大量红细胞使血液呈猩红色。

　　成熟的红细胞无细胞核及细胞器,胞质中充满大量**血红蛋白 hemoglobin,Hb**。Hb 具有与 O_2 和 CO_2 结合的能力,其含量在正常成年男性为 $120 \sim 150g/L$,女性为 $110 \sim 140g/L$。红细胞能够供给全身组织和细胞所需的 O_2,带走细胞产生的大部分 CO_2。

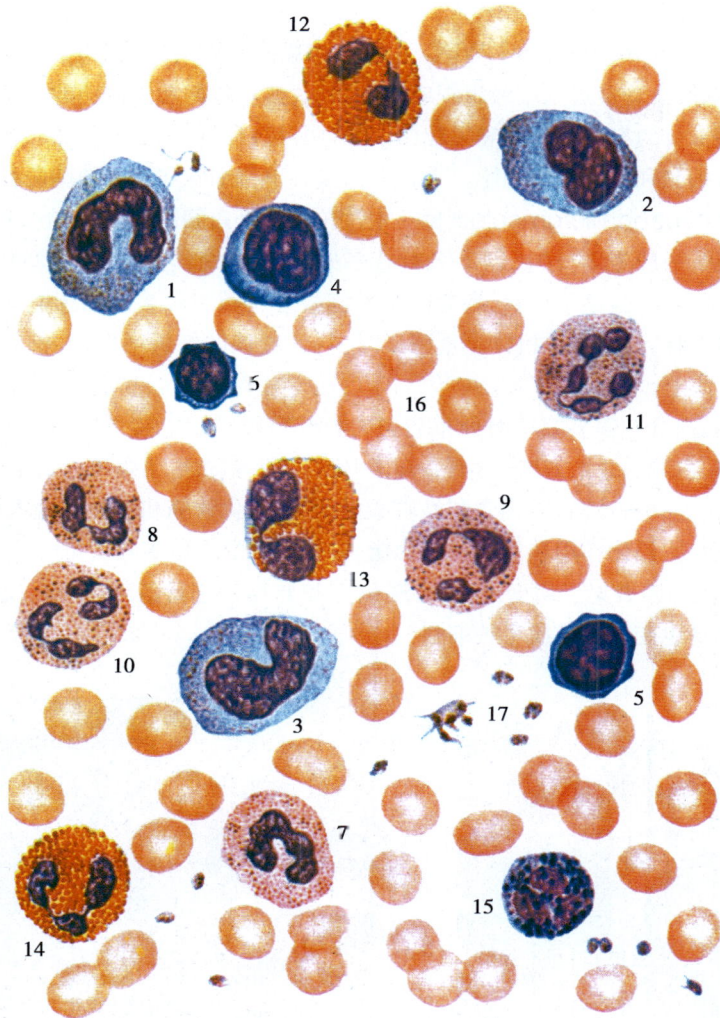

图 2-25 各种血细胞

1、2、3. 单核细胞;4、5、6. 淋巴细胞;7、8、9、10、11. 中性粒细胞;12、13、14. 嗜酸性
粒细胞;15. 嗜碱性粒细胞;16. 红细胞;17. 血小板。

红细胞具有弹性和形态可变性,当它们通过小于自身直径的毛细血管时,可改变形状。血浆渗透压对红细胞形态的影响极大,当血浆渗透压降低时,大量水分进入红细胞内,使红细胞膨胀甚至破裂,Hb 溢出到细胞外,这种现象称为**溶血 hemolysis**。

红细胞膜中有一类镶嵌蛋白质,即血型抗原 A 和/或血型抗原 B,构成人类的 ABO 血型抗原系统,在临床输血中具有重要的意义。根据细胞膜上血型抗原的有无,大致可将人血型分为 A 型、B 型、O 型和 AB 型,而人类血液中含有抗 ABO 血型异型抗原的天然抗体,若错配血型,首次输血可导致抗原抗体结合导致溶血。

红细胞数量随年龄、生活条件的不同而异,婴幼儿红细胞数高于成年人;高原地区居民的红细胞数高于平原地区。某些病理状态下,红细胞数量及形态、血红蛋白的含量可发生改变,当红细胞数低于 $3.0×10^{12}/L$ 或 Hb 低于 110g/L 时,称为贫血。红细胞外形发生畸变时,称为异形红细胞。

红细胞的平均寿命约 120 天。与此同时,每天有等量新生红细胞从骨髓进入血液,这些红细胞内尚残留部分核糖体,用煌焦油蓝染色后呈细网状,称**网织红细胞 reticulocyte**。网织红细胞在血流中大约经过一天后完全成熟,核糖体消失。成人血液内的网织红细胞占红细胞总数的 0.5%～1.5%,新生儿可高达 3%～6%。在骨髓造血功能发生障碍的病人,网织红细胞计数降低。如果贫血病人的网织红细胞在治疗后计数增加,说明治疗有效。

Note：

（二）白细胞

白细胞 leukocyte,white blood cell,WBC 为有核的球形细胞。从骨髓进入血液后一般在 24 小时内以变形运动穿过毛细血管壁进入结缔组织或淋巴组织,具有防御和免疫功能。光镜下,根据白细胞胞质内有无特殊颗粒,分为有粒白细胞和无粒白细胞。有粒白细胞又根据特殊颗粒的嗜色性,分为中性粒细胞、嗜酸性粒细胞和嗜碱性粒细胞。无粒白细胞有单核细胞和淋巴细胞两种(图 2-25)。

1. 中性粒细胞 neutrophilic granulocyte　中性粒细胞是白细胞中最多的一种,直径 10~12μm。胞核呈杆状或分叶状,一般为 2~5 叶,以 2~3 叶核多见,叶间有细丝相连(图 2-25)。核分叶数目与细胞成熟度有关,幼稚的细胞胞核呈杆状,衰老的细胞胞核分叶数目较多。临床血涂片检查时,杆状核与 2 叶核增多,称核左移,常出现在机体严重感染时;4~5 叶核的细胞增多,称核右移,常表明骨髓的造血功能发生障碍。

中性粒细胞胞质内含有很多细小而分布均匀的粉红色颗粒。电镜下,颗粒分为两种(图 2-26):①特殊颗粒:数量多,占颗粒总数 80%,含有吞噬素和溶菌酶等物质,吞噬素有杀菌作用;②嗜天青颗粒:占颗粒总数 20%,是一种溶酶体,内含酸性磷酸酶、髓过氧化物酶和多种酸性水解酶类等。中性粒细胞有很强的变形运动、趋化作用和吞噬防御功能,在外周血中停留 6~8 小时,进入结缔组织后一般存活 2~3 天。中性粒细胞聚集于病变部位,吞噬病菌和异物并进行消化、分解。在吞噬消化大量细菌后,中性粒细胞本身也变性坏死成为脓细胞。

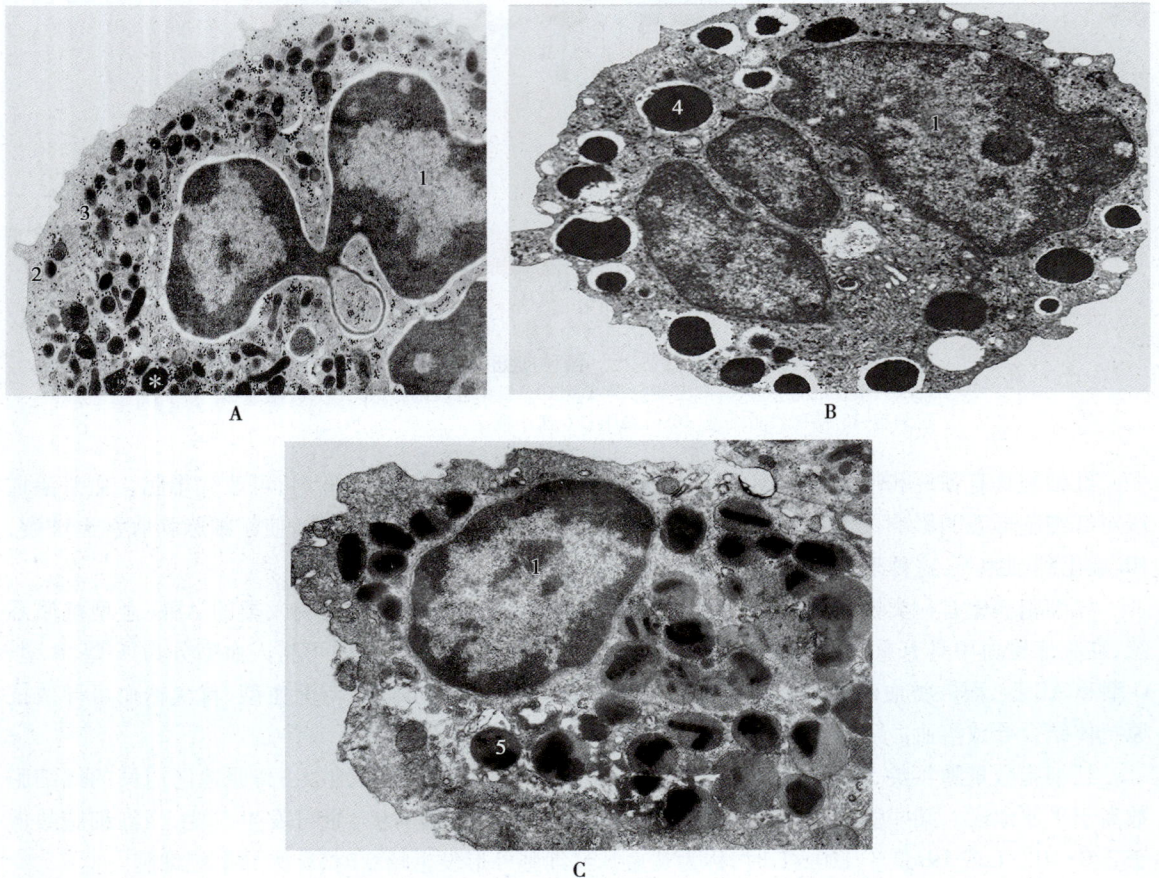

图 2-26　三种粒细胞细胞电镜图

A. 中性粒细胞;B. 嗜碱性粒细胞;C. 嗜酸性粒细胞;1. 细胞核;2. 特殊颗粒;3. 糖原颗粒;＊. 嗜天青颗粒;4. 嗜碱性颗粒;5. 嗜酸性颗粒(尹昕、朱秀雄　图)。

2. 嗜酸性粒细胞 eosinophilic granulocyte　嗜酸性粒细胞直径 10~15μm,胞核一般分 2 叶或杆状,胞质内充满粗大、分布均匀的橘红色嗜酸性颗粒(图 2-25、图 2-26)。颗粒也是一种溶酶体,内含溶酶体酶、阳离子蛋白、芳基硫酸脂酶及组胺酶等物质。嗜酸性粒细胞能吞噬并消化水解抗原抗体复合物,组胺酶能灭活炎症组织产生的组织胺,从而减轻过敏反应。细胞释放的阳离子蛋白能够杀灭寄生虫。芳基硫酸脂酶能够通过灭活白三烯发挥抑制过敏反应的作用。因此,当机体患某些过敏性疾病(如过敏性鼻炎、支气管哮喘)、寄生虫感染时,嗜酸性粒细胞数明显增多。嗜酸性粒细胞在组织中可生存8~12天。

3. 嗜碱性粒细胞 basophilic granulocyte 嗜碱性粒细胞数量最少,直径10~12μm,胞核不规则,或呈分叶状或S形,常被胞质颗粒掩盖,胞质内充满大小不等、分布不均匀紫蓝色的嗜碱性颗粒(图2-25、图2-26)。颗粒内含有肝素、组胺、中性粒细胞趋化因子、嗜酸性粒细胞趋化因子,细胞基质内有白三烯。肝素有抗凝血作用。嗜碱性粒细胞参与机体过敏反应,与肥大细胞的作用类似。嗜碱性粒细胞在组织中可生存10~15天。

4. 单核细胞 monocyte 单核细胞是体积最大的白细胞,直径14~20μm,胞核呈肾形、马蹄形或不规则形,染色质呈细网状,着色较浅,胞质丰富弱嗜碱性,呈灰蓝色,胞质内含有散在的嗜天青颗粒(图2-27),即溶酶体。单核细胞在血液中停留1~2天即离开血管进入结缔组织或其他组织形成巨噬细胞。

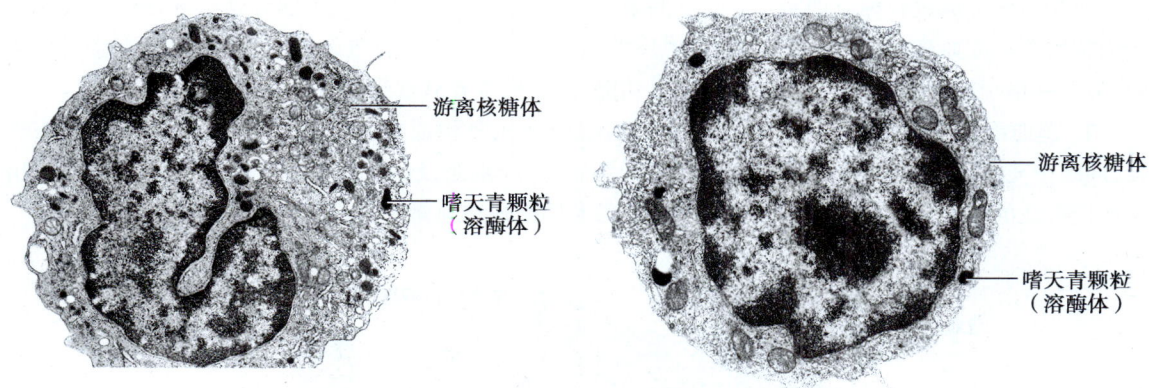

图2-27 单核细胞(左)与淋巴细胞(右)电镜图

5. 淋巴细胞 lymphocyte 血液中的淋巴细胞包括大量的小淋巴细胞和少量的中淋巴细胞。小淋巴细胞直径为6~8μm,胞核圆,一侧常有凹痕,胞核染色质呈致密块状,常被染成深紫蓝色,胞质少染成蔚蓝色,常含有少量嗜天青颗粒。中淋巴细胞直径为9~12μm,胞质较多,含有嗜天青颗粒(图2-27)。

依据淋巴细胞的发生部位、微细结构、胞膜表面标记及免疫功能的不同,又可分为胸腺依赖淋巴细胞(T细胞)、骨髓依赖淋巴细胞(B细胞)和自然杀伤细胞(NK细胞)等亚群。淋巴细胞除了作为血液的组成成分外,还是淋巴组织及淋巴器官的重要细胞成分,是主要的免疫细胞。

(三)血小板

血小板 blood platelet 是由骨髓巨核细胞的胞质脱落而成。血小板直径2~4μm,呈双凸圆盘状,在血涂片中,常聚集成群(见图2-25)。Wright染色后,可分出两个区域(图2-28):①透明区位于血小板周边,呈均质状浅蓝色;②颗粒区位于血小板中央,呈蓝紫色颗粒。电镜下,可见血小板质膜表面有一层糖衣,糖衣具有黏附血浆蛋白的作用,参与血小板聚集过程。颗粒内含多种物质,如**血小板源性生长因子 platelet derived growth factor,PDGF**、凝血酶敏感蛋白、血小板因子Ⅳ、5-羟色胺及肾上腺素等。血小板参与止血、凝血过程。当血管破损或内皮受损时,血小板立即黏附于破损处并聚集形成血栓,堵塞破损处,从而起止血作用。在这过程中,血小板释放颗粒内容物,其中5-羟色胺及肾上腺素使血管收缩;血小板因子Ⅳ能对抗肝素的抗凝血作用;凝血酶敏感蛋白促进血小板聚集,PDGF刺激内皮细胞增殖和血管修复。当血小板减少到$100×10^9$/L以下时,会引起皮下出血,临床上称之为血小板减少性紫癜。血小板平均寿命为7~14天。

Note:

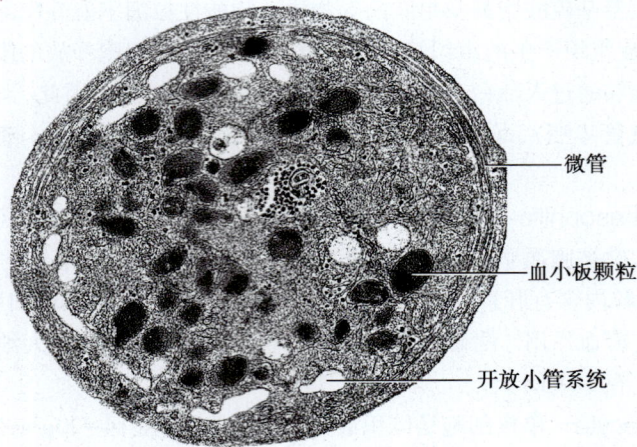

图 2-28 血小板电镜图

微管
血小板颗粒
开放小管系统

（四）血细胞发生概述

血细胞的生成过程称血细胞发生。胚胎第3周时,卵黄囊、体蒂和绒毛膜等处的胚外中胚层间充质细胞增殖形成血岛,血岛中部细胞分化成原始成血细胞,为最早的造血干细胞,并随血流移居肝和脾,最后种植于红骨髓内,所以胚胎肝有造血功能,出生后主要靠红骨髓及淋巴器官造血。

1. **造血组织及其结构特点**　红骨髓由造血组织和血窦构成,造血组织特点是以网状组织作支架,网眼中充满不同发育阶段的血细胞、造血干细胞、巨噬细胞及间充质细胞。网状细胞突起彼此相互连接形成的网架及血窦内皮细胞和巨噬细胞等共同组成造血微环境(图2-29)。

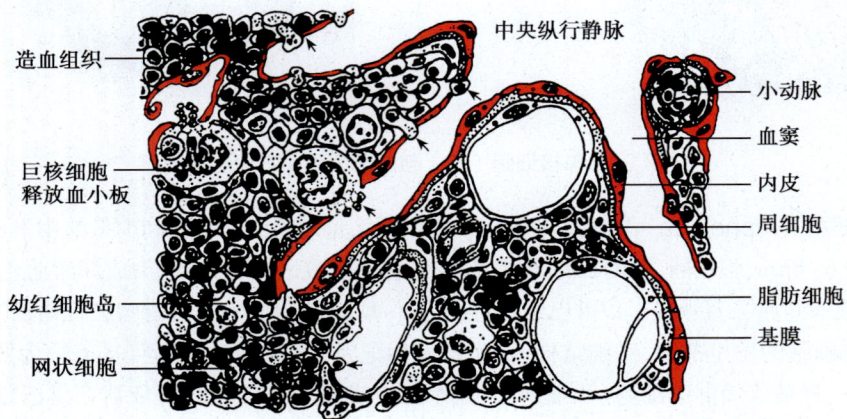

造血组织
中央纵行静脉
小动脉
血窦
内皮
周细胞
巨核细胞释放血小板
幼红细胞岛
脂肪细胞
基膜
网状细胞

图 2-29 红骨髓组织结构模式图
↑示巨核细胞生成血小板与成熟的血细胞进入血窦。

2. **造血干细胞 hemopoietic stem cell**　造血干细胞又称为多能干细胞。在一定环境条件下分化形成各系造血祖细胞,造血干细胞能自我更新,保持终身分化潜能。

3. **造血祖细胞 hemopoietic progenitor**　造血祖细胞又称为定向干细胞。造血祖细胞是分化方向确定的干细胞,在一定环境及因素的调节下,只能向一个方向分化成某一系的血细胞。

4. **血细胞发生过程及其形态变化规律**　各系血细胞发生一般都经历原始、幼稚及成熟三个阶段。原始及幼稚阶段在造血组织内完成,成熟后进入外周血液,临床上常用骨髓涂片观察各系血细胞的形态结构,协助诊断某些疾病。各系血细胞发生过程复杂且存在差别,但一般都有以下规律:①胞体由大变小(巨核细胞则由小变大);②胞核由大变小(有粒白细胞核分叶、红细胞核最后消失),胞核染色质由细疏变粗密,染色由浅到深,核仁由明显至消失;③胞质由少变多,嗜碱性由强变弱,胞质内

Note:

出现特殊颗粒、特殊产物,如血红蛋白;④除淋巴细胞外,细胞分裂能力由活跃到丧失。

◆ **输血、输血种类及输血原则**

输血是指将血液通过静脉输注给病人的一种应用广泛的治疗方法。输血种类主要包括全血输注和成分输血,除此之外,造血干细胞移植时采用的造血干细胞输注被视为一种特殊的输血。

全血是由静脉采集的血液全部成分,包括各种血细胞及血浆的各种成分与一定量抗凝保存液混合的血液。输注全血可以改善携氧能力和维持渗透压,但是血小板、粒细胞很少,凝血因子浓度也低。目前,全血输注已逐渐少用,而主要以成分输血替代。成分输血是把血中各种成分用物理或化学方法,分离制备成纯度较高的血液成分制剂,根据病情针对性地补充病人所需要的血液成分,具有一血多用、疗效好和副作用少等优点。成分输血的种类主要有代浆血、浓缩红细胞、机采血小板、粒(白)细胞悬液、新鲜血浆及新鲜冰冻血浆、血浆冷沉淀等。

输血时必须针对病人的具体情况,选择适宜的输血方式。掌握输血的原则、方法和注意事项至关重要。护理工作者应以高度的责任心和严谨的科学态度,做到输血过程的高效、安全和节约。输血前应检测血型和常规做交叉配血试验,细心核对避免血型不合引起输血反应;输血时应密切观察病人的反应,注意输血的速度和数量;输血后应注意病人的反应。如有输血反应,应立即停止输血并采取施救措施。

第三节 肌 组 织

肌组织 muscle tissue 主要由肌细胞构成,肌细胞间有少量结缔组织、血管、淋巴管及神经等。肌细胞因呈细长纤维形,故称**肌纤维 muscle fiber**,其细胞膜称肌膜,细胞质称肌质或肌浆,滑面内质网称肌质网。根据肌纤维的形态和结构,将肌组织分为骨骼肌、心肌和平滑肌三种。

一、骨骼肌

骨骼肌 skeletal muscle 的肌纤维有明暗相间的横纹,属于横纹肌,骨骼肌借肌腱附着于骨骼,受躯体神经支配,是随意肌。整块骨骼肌外面包裹着的致密结缔组织称肌外膜。肌外膜的结缔组织伸入肌内把肌分隔成大小不等的肌束,并形成肌束膜。每条肌纤维外面的结缔组织称肌内膜(图 2-30)。

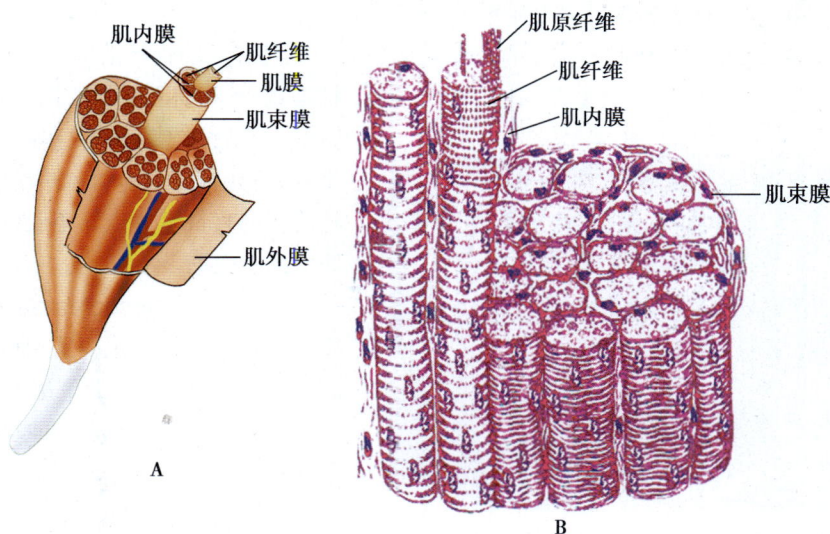

图 2-30　骨骼肌与周围结缔组织膜
A. 一块骨骼肌;B. 一个肌束。

Note:

（一）骨骼肌纤维的光镜结构

骨骼肌纤维呈长圆柱形,长短不一,一般在 1~40mm,长者可达 10cm 以上。骨骼肌纤维为多核细胞,呈椭圆形,位于肌膜下方。肌质内有许多与细胞长轴平行排列的**肌原纤维 myofibril**。肌原纤维呈细丝状,每条肌原纤维上都有明暗相间的明带和暗带,各条肌原纤维的明带和暗带都相应地排列在同一平面上,形成骨骼肌纤维纵切面上明暗相间的周期性横纹。暗带又称 A 带,中央有一条浅染的窄带,称 H 带,H 带中央有一条较深的 M 线;明带又称 I 带,中央有一条较深的 Z 线。相邻两条 Z 线之间的一段肌原纤维称为**肌节 sarcomere**,每个肌节依次包括 1/2 的 I 带、一个完整的 A 带和 1/2 的 I 带。肌节是肌原纤维的结构和功能单位(图 2-31、图 2-32)。

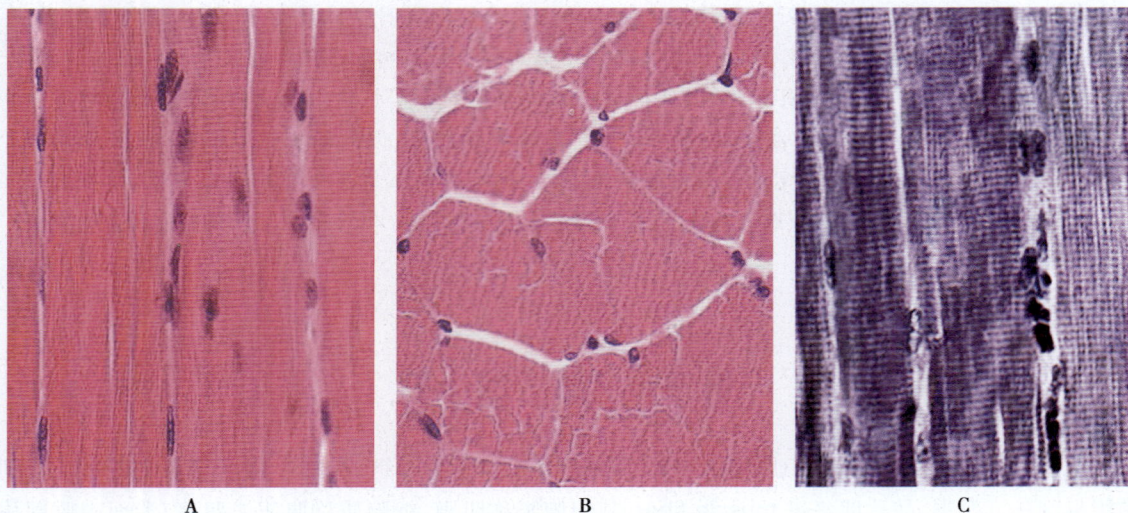

图 2-31　骨骼肌纤维光镜结构
A.纵切面(HE 染色);B.横切面(HE 染色);C.纵切面(铁苏木素染色)。

（二）骨骼肌纤维的超微结构

1. **肌原纤维**　肌原纤维由粗、细两种肌丝组成,沿肌原纤维的长轴平行排列。粗肌丝由肌球蛋白所构成,位于肌节中部,固定于 M 线,两端游离;细肌丝由肌动蛋白、原肌球蛋白和肌钙蛋白构成,一端固定于 Z 线上,另一端平行插入粗肌丝之间,达 H 带外侧,末端游离。明带只有细肌丝,H 带仅有粗肌丝,H 带两侧的暗带既有粗肌丝又有细肌丝(图 2-33)。

2. **横小管 transverse tubule**　横小管是肌膜向肌浆内凹陷形成的管状结构,其走向与肌纤维长轴垂直,人和哺乳动物的横小管位于明带与暗带交界处(图 2-33)。在同一水平上的横小管分支吻合成网,环绕每条肌原纤维,可将肌膜的兴奋迅速传导至肌纤维内部,引起肌节同步收缩。

3. **肌质网 sarcoplasmic reticulum**　肌质网是肌纤维中特化的滑面内质网,位于肌原纤维周围,肌质网常呈纵行排列,故称纵小管。靠近横小管两侧的末端肌质网扩大呈囊状,称终池,每条横小管及两侧的终池合称为三联体(图 2-34),在此部位将兴奋从肌膜传递到肌质网膜。肌质网膜上有钙泵,能够调节肌浆中 Ca^{2+} 浓度。

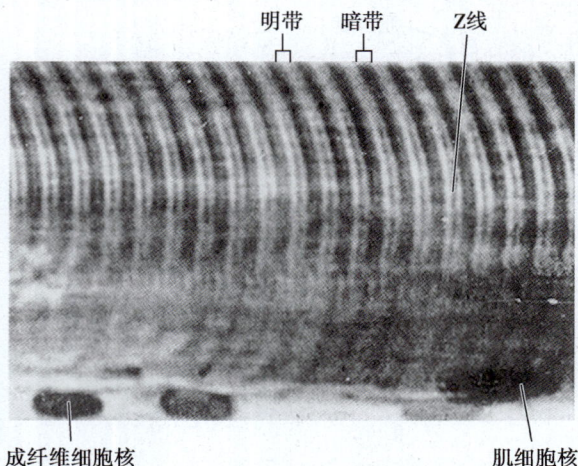

明带　暗带　Z线

成纤维细胞核　　　　　　　　　　肌细胞核

图 2-32　骨骼肌纤维（纵切面）光镜（油镜）图

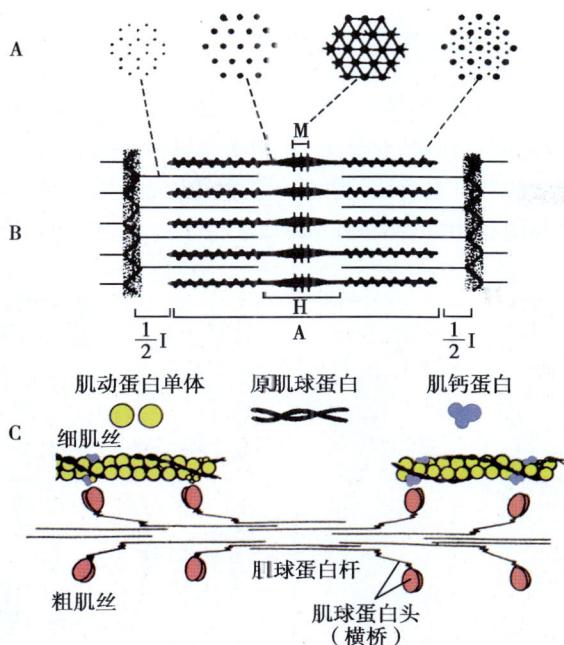

图 2-33 骨骼肌肌原纤维超微结构示意图

A. 肌节不同部位的横切面,示粗肌丝与细肌丝的分布;B. 肌节的纵切面,示两种肌丝的排列;C. 粗肌丝与细肌丝的分子结构。

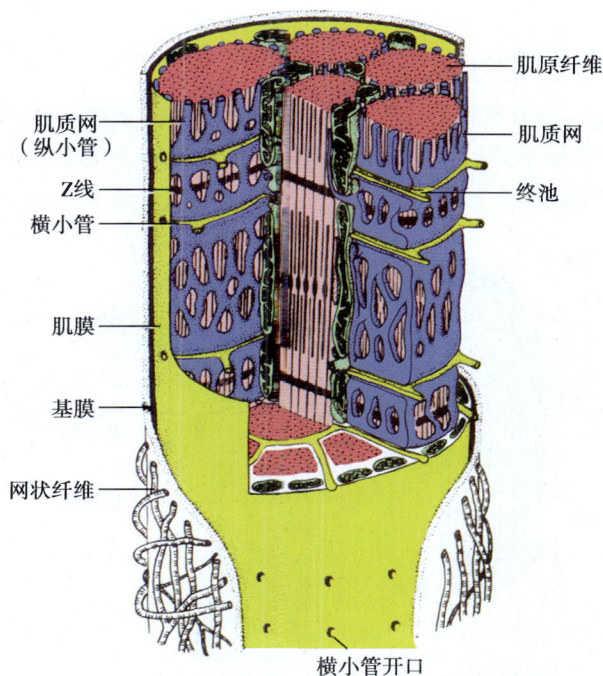

图 2-34 骨骼肌纤维超微结构立体模式图

(三)骨骼肌纤维的收缩原理

目前公认的是肌丝滑动原理。当肌纤维收缩时,粗肌丝与细肌丝的长度不变,细肌丝在粗肌丝之间向 M 线方向滑动,导致 H 带和明带变窄,暗带宽度不变,Z 线靠近,肌节缩短,即肌纤维收缩。收缩完毕,肌质中 Ca^{2+} 被泵回肌质网内,肌钙蛋白等恢复原有的构型,肌纤维松弛,肌节恢复原有长度。

Note:

二、心肌

心肌 cardiac muscle 分布于心壁和邻近心脏的大血管壁上。其收缩力强而有节律,为不随意肌。

光镜下心肌纤维呈不规则的短柱状,有分支,互相吻合成网,多数心肌纤维有一个卵圆形胞核,位于细胞中央,肌浆较丰富。心肌纤维也有明暗相间的横纹,也属于横纹肌。心肌纤维连接处呈着色较深的横行或阶梯状粗线,称为**闰盘 intercalated disk**(图 2-35)。

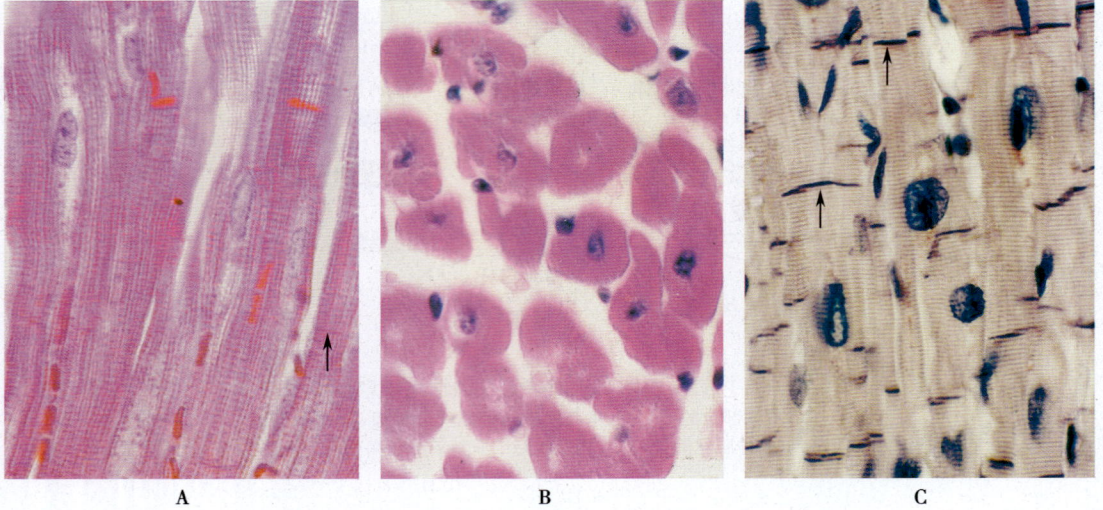

图 2-35 心肌纤维光镜
A. 纵切面(HE 染色);B. 横切面(HE 染色);C. 纵切面(Hemalum 染色);↑闰盘。

心肌纤维的超微结构与骨骼肌相似,也含有粗、细肌丝及其组成的肌节。心肌纤维超微结构的特点(图 2-36):①肌原纤维粗细不等,不如骨骼肌纤维规则,横纹不如骨骼肌纤维明显,肌原纤维间有丰富的线粒体。②横小管较粗,位于 Z 线水平。③肌质网稀疏,终池不发达,与横小管多形成二联体。

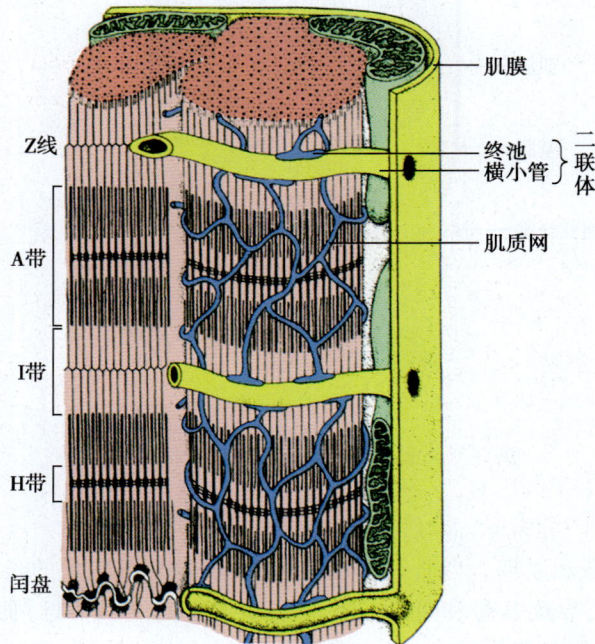

图 2-36 心肌纤维超微结构立体模式图

Note:

④闰盘位于 Z 线水平,由相邻心肌纤维分支末端相互嵌合而成,横向接触面上有黏着小带和桥粒,起牢固的连接作用;纵向接触面上存在缝隙连接,有利于细胞间化学信息交流和电冲动传导,分别使心房肌和心室肌整体收缩和舒张同步进行(图 2-37)。

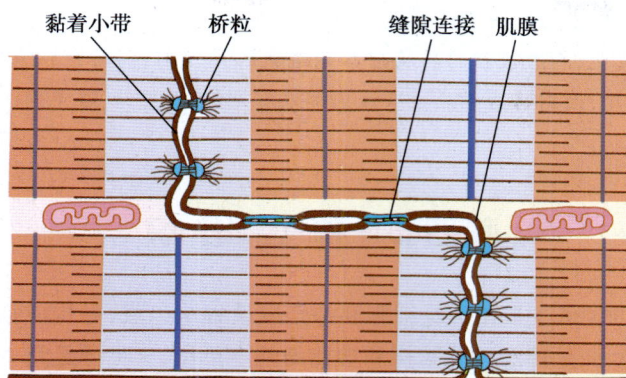

图 2-37 心肌纤维闰盘超微结构模式图

三、平滑肌

平滑肌 smooth muscle 由平滑肌纤维组成,广泛分布于血管壁和内脏中空性器官管壁。

光镜下,平滑肌纤维呈长梭形,细胞中央有一个卵圆形或杆状的胞核,胞质嗜酸性,无横纹(图 2-38)。电镜下,平滑肌纤维内无肌原纤维,可见大量密斑、密体、中间丝、细肌丝和粗肌丝。

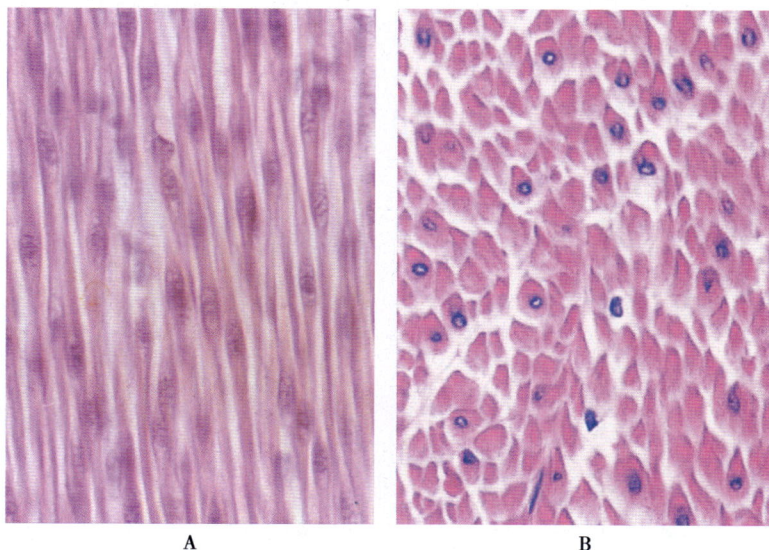

图 2-38 平滑肌纤维光镜图
A.纵切面;B.横切面。

◆ **肌内注射及常见并发症**

肌内注射是临床护理工作的一项重要内容。肌内注射是指将药液由注射器注入肌组织内,通过肌组织内丰富的毛细血管进入血液循环从而到达治疗的目的。最常用的注射部位是臀大肌,其次是臀中肌、臀小肌、股外侧肌及三角肌。临床实践常出现一些因肌内注射引起的并发症:①注射性肌挛缩症,主要原因是由于反复药物刺激和穿刺损伤导致局部肌纤维发生变性萎缩,肌细胞间及肌束间纤维间隔扩大,形成纤维束;②小儿由于臀部肌肉不丰满,血管细小,微循环较差,药物吸收较慢,故易发生局部肌肉纤维化形成硬结,导致肌肉、筋膜和肌腱等组织变性挛缩,临床上称为儿童注射性臀肌挛缩症。③还可能产生硬结,主要由于局部长期反复注射刺激、吸收困难的药物、注药深度未能深及肌肉组织,仅在皮下或肌膜中造成吸收不良而导致。④除此之外,周围神经损伤、局部感染及坏死性筋膜炎也是常见的并发症。

为预防并发症的发生,刺激性强的药物应尽量避免肌内注射,同时应注意药物的浓度、剂量、进针部位、深度及给药速度,注射前后都应检查注射部位有无红肿、硬结,避免同一部位重复注射。

第四节 神 经 组 织

神经组织 nervous tissue 主要由神经细胞和神经胶质细胞组成,是构成神经系统中的主要组织成分。**神经细胞 nerve cell** 是神经系统结构和功能的基本单位,又称**神经元 neuron**,具有接受刺激、整合信息和传导冲动的能力,是神经组织的主要成分。人体约有 10^{12} 个神经元,神经元之间以突触彼此联系,形成复杂的网络和神经通路。**神经胶质细胞 neuroglial cell** 的数量约为神经元的 $10\sim50$ 倍,在神经组织中起支持、营养、保护和绝缘等作用,还参与神经递质和活性物质代谢。

一、神经元

神经元的形态多种多样,但都可分为胞体、树突和轴突三部分(图 2-39)。

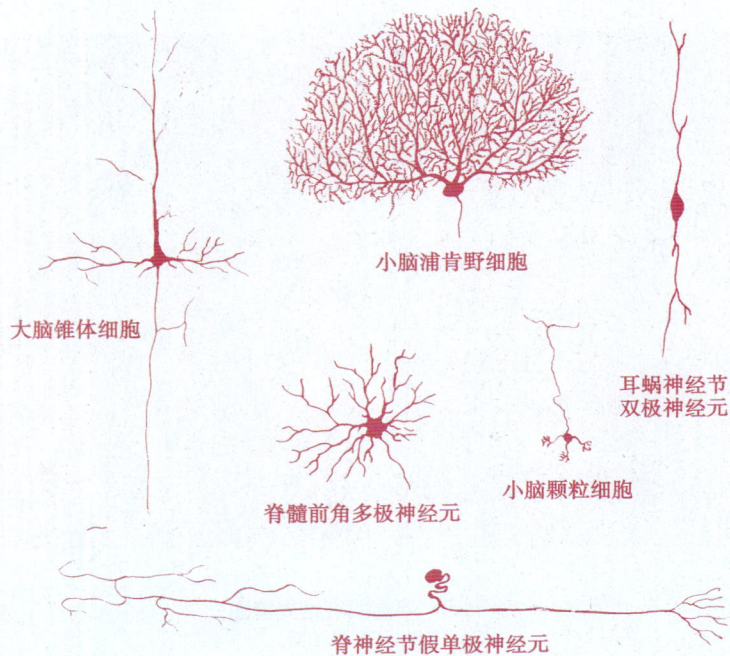

大脑锥体细胞

小脑浦肯野细胞

耳蜗神经节
双极神经元

脊髓前角多极神经元

小脑颗粒细胞

脊神经节假单极神经元

图 2-39 神经元的主要形态

(一)神经元的结构

1. **胞体** 胞体是神经元的营养和代谢中心,主要位于大脑和小脑皮质、脑干和脊髓灰质以及神经节内。胞体形态多样,有圆形、锥体形、梭形及星形,大小差别很大,均由细胞膜、细胞质和细胞核构成(图 2-40)。

(1)细胞膜:是可兴奋膜,具有接受刺激、处理信息、产生和传导神经冲动的功能。

(2)细胞质:除含一般细胞器外,光镜下特征性结构为尼氏体和神经原纤维。

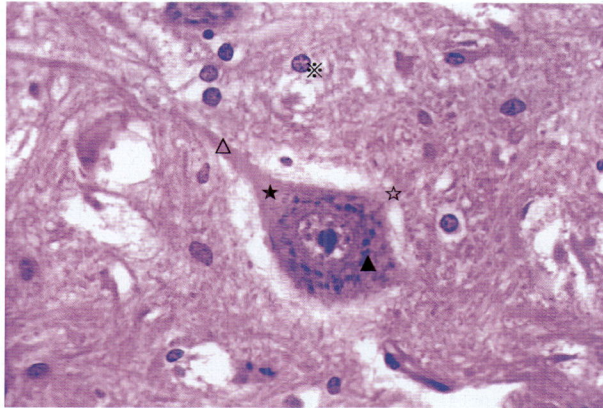

图 2-40　脊髓前角运动神经元（高倍，HE 染色）
▲尼氏体；△轴突；☆树突；★轴丘；※神经胶质细胞核。

尼氏体 Nissl body 具强嗜碱性，为斑块状或颗粒状，均匀分布在胞体和树突内。电镜下尼氏体由发达的粗面内质网和游离核糖体组成，表明神经元具有活跃的蛋白质合成功能，它能合成酶、神经递质、神经调质及一些结构蛋白质。

神经原纤维 neurofibril 在镀银染色切片中呈棕黑色细丝，交错排列成网，并伸入轴突和树突内。电镜下由神经丝和微管构成，它们构成神经元的细胞骨架并参与细胞内物质运输。

（3）细胞核：位于胞体中央，大而圆，核膜明显，染色质着色浅，核仁大而明显。

2. 树突 dendrite　每个神经元有一个或多个树突，形如树枝状（图 2-41）。有些树突分支上可见很多棘状的短小突起，称树突棘。树突内胞质的结构与胞体相似。树突的功能主要是接受刺激并传向胞体。

3. 轴突 axon　每个神经元只有一根长短不一的轴突，直径较均匀，有侧支呈直角分出，轴突末端分支较多，形成轴突终末。光镜下胞体发出轴突的部位常呈圆锥形，称轴丘，轴突和轴丘内没有尼氏体（图 2-41）。轴突表面的胞膜称轴膜，内含的胞质称轴质。轴突的主要功能是通过轴膜将神经冲动传离胞体至其他神经元或效应器。

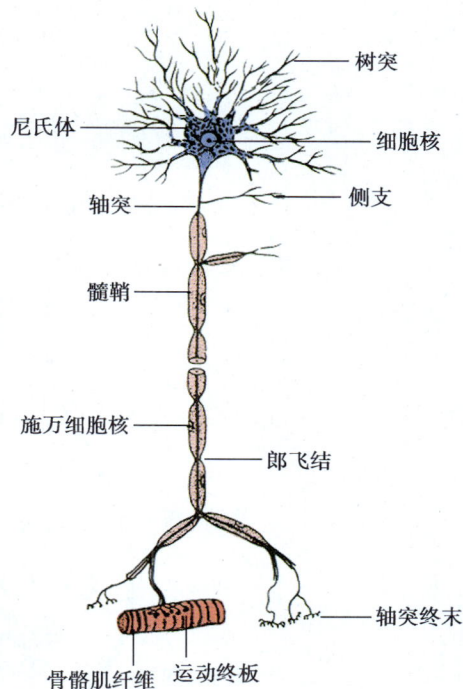

图 2-41　运动神经元模式图

（二）神经元的分类

根据神经元的形态、功能及释放的递质将神经元分类如下。

1. 根据神经元突起的数量，分为假单极神经元、双极神经元和多极神经元（图 2-38）。

2. 根据神经元功能的不同，分为运动（传出）神经元、感觉（传入）神经元和联络（中间）神经元。

3. 根据神经元释放神经递质的不同，分为胆碱能神经元、去甲肾上腺素能神经元、胺能神经元、氨基酸能神经元和肽能神经元等。

二、突触

突触 synapse 是神经元与神经元或神经元与效应细胞之间传递信息的结构，是一种特化的细胞连接。根据神经元之间接触部位不同，突触可分为轴-体突触、轴-树突触和轴-棘突触。根据冲动传导

Note:

方式的不同,突触可分为电突触和化学突触两类,电突触实际是缝隙连接,神经冲动以电流作为信息载体来进行传递,低等动物较发达,人类少见。

化学突触以神经递质作为传递信息的媒介。电镜下,化学突触由突触前成分、突触间隙和突触后成分三部分构成。

(一)突触前成分

突触前成分 presynaptic element 一般是神经元的轴突终末,呈球形膨大,在银染的光镜切片中呈棕黑色的圆形颗粒,称**突触小体** synaptic knob(图 2-42)。轴突终末与后一神经元或效应细胞相接触的细胞膜增厚,称为突触前膜(图 2-43)。突触前成分内含许多突触小泡和少量线粒体、微丝、微管等。突触小泡内含乙酰胆碱、去甲肾上腺素或肽类等神经递质。

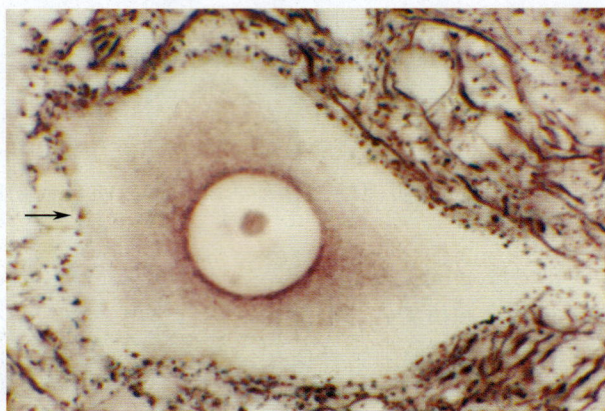

图 2-42　突触光镜结构(↑示突触小体,镀银染色)

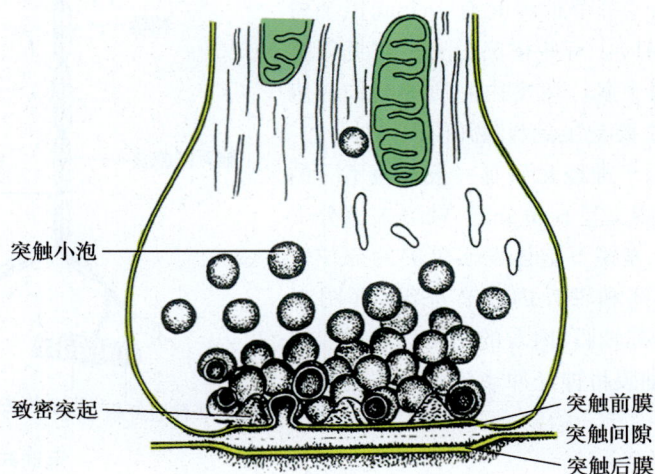

图 2-43　化学突触超微结构模式图

(二)突触间隙

突触间隙 synaptic cleft 是突触前膜与突触后膜之间宽 15~30nm 的间隙。

(三)突触后成分

突触后成分 postsynaptic element 突触后成分是后一神经元或效应细胞与突触前成分相对应的局部区域,该处的细胞膜增厚,称为突触后膜,含有能与神经递质特异性结合的受体及离子通道。

当神经冲动传导到轴突终末时,促使突触小泡贴附在突触前膜上,以胞吐方式释放递质到突触间隙,递质与突触后膜相应的受体结合,引起后一神经元(效应细胞)的膜电位发生改变,产生神经冲动。

三、神经胶质细胞

神经胶质细胞数量多,也有突起,HE 染色只能显示神经胶质细胞的细胞核,用镀银等特殊染色才能显示细胞全貌。

（一）中枢神经系统的神经胶质细胞

中枢神经系统的神经胶质细胞分为星形胶质细胞、少突胶质细胞、小胶质细胞和室管膜细胞。星形胶质细胞具有支持、绝缘、分泌、增生、修复等功能,并参与血-脑屏障的构成;少突胶质细胞是髓鞘形成细胞;小胶质细胞来源于血液单核细胞,具有吞噬功能(图 2-44);室管膜细胞具有支持、分泌和保护功能。

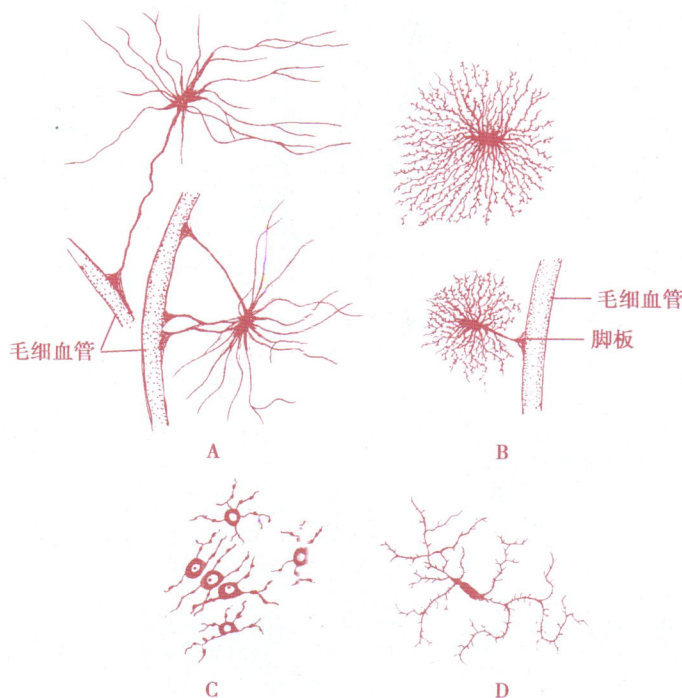

图 2-44　中枢神经系统的神经胶质细胞
A. 纤维性星形胶质细胞;B. 原浆性星形胶质细胞;C. 少突胶质细胞;D. 小胶质细胞。

（二）周围神经系统的神经胶质细胞

周围神经系统的神经胶质细胞包括**施万细胞 Schwann cell** 和卫星细胞两种。施万细胞是周围神经系统的**髓鞘**形成细胞,能分泌神经营养因子。

四、神经纤维

神经纤维 nerve fiber 由神经元的长轴突及包绕它的神经胶质细胞构成。根据神经胶质细胞是否形成髓鞘分为有髓神经纤维和无髓神经纤维两类。

（一）有髓神经纤维

脑神经和脊神经大多数属于有髓神经纤维,其结构特点是轴突表面包绕有节段性的**髓鞘 myelin sheath**,相邻节段间有一无髓鞘的狭窄处,称**郎飞结 Ranvier node**,该处轴膜裸露;相邻两个郎飞结之间的一段神经纤维称**结间体 internode**(图 2-45)。电镜下髓鞘为板层状结构,呈同心圆排列(图 2-46),化学成分主要是髓磷脂。在 HE 染色标本中,髓磷脂中的类脂成分常被溶解而蛋白质成分被保留,所以呈空网状。周围神经系统的有髓神经纤维表面有基膜,中枢神经系统的则没有基膜。

Note:

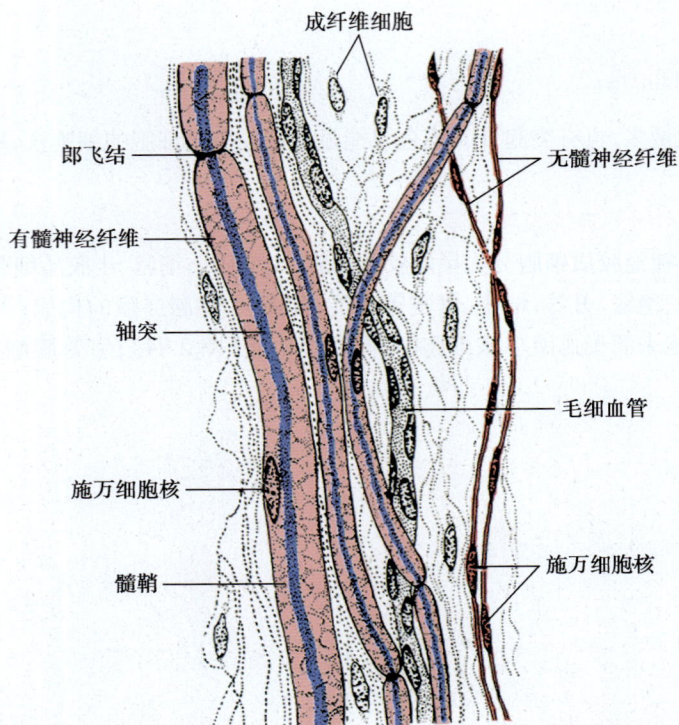

图 2-45 有髓神经纤维光镜结构模式图

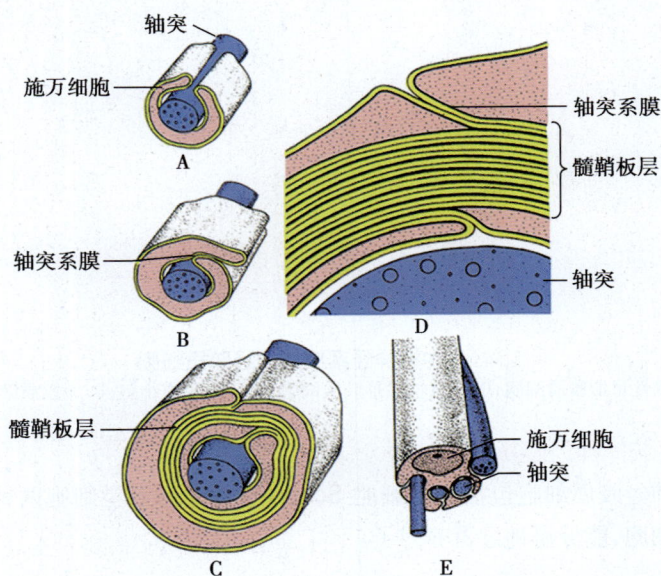

图 2-46 周围神经纤维髓鞘形成及其超微结构模式图
A~C. 髓鞘发生过程；D. 有髓神经纤维超微结构；E. 无髓神经纤维超微结构。

（二）无髓神经纤维

周围神经系统的无髓神经纤维,其施万细胞表面有数量不等的纵沟,沟内有较细的轴突,没有髓鞘和郎飞结,自主神经及部分感觉神经属于这类纤维。中枢神经系统的无髓神经纤维轴突外没有特异性的神经胶质细胞包裹,轴突裸露。

神经纤维的功能是传导神经冲动,冲动的传导是在轴膜上进行的,有髓神经纤维的神经冲动呈跳跃式传导,传导速度快,而无髓神经纤维的神经冲动只能沿轴膜连续性传导,故传导速度慢。

五、神经末梢

神经末梢 nerve ending 是周围神经纤维的终末部分，它们遍布全身，在组织、器官内构成一些特殊结构。

（一）感觉神经末梢

感觉神经末梢是感觉神经元周围突的末端，它们常和周围的其他组织共同构成感受器，能感受体内、外各种刺激，并转化为神经冲动，传入中枢神经系统（图 2-47）。

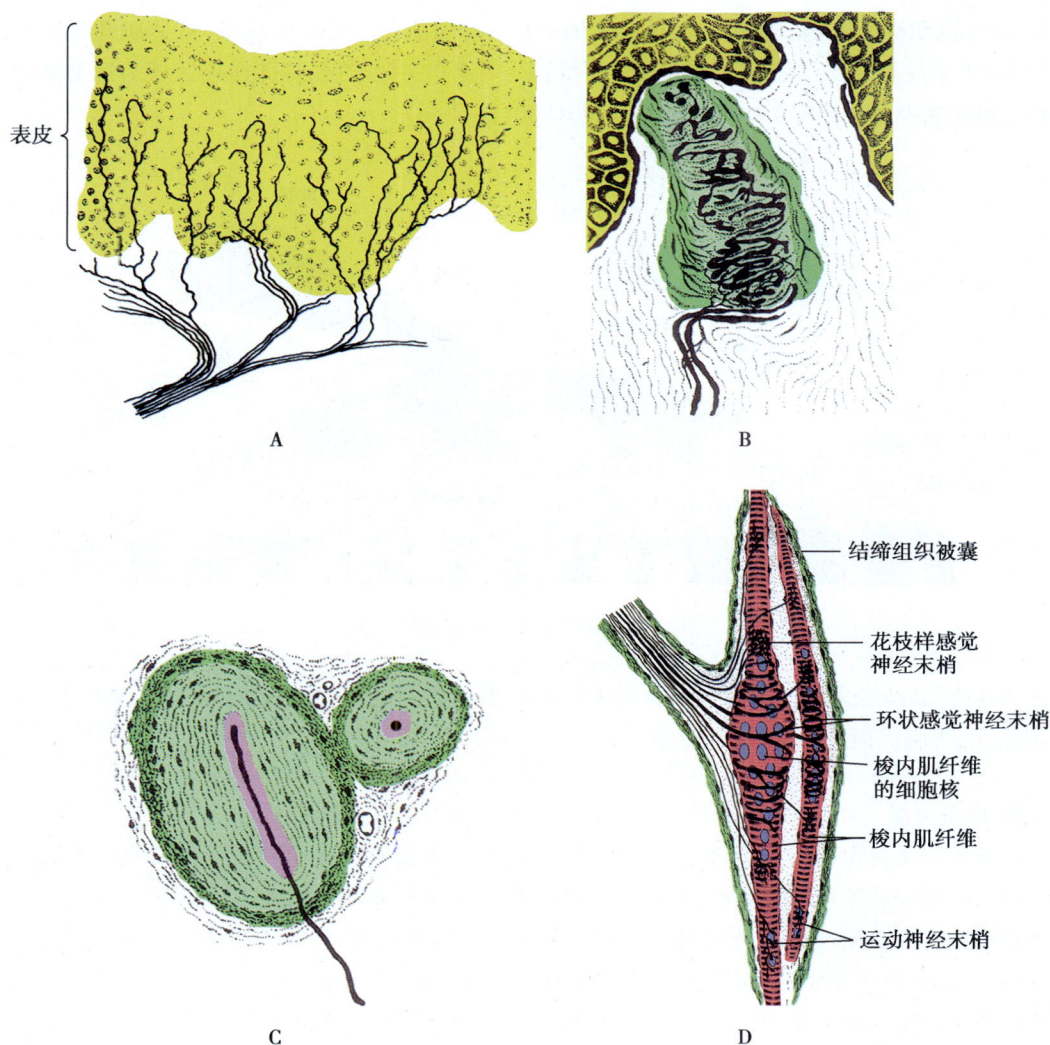

图 2-47　感觉神经末梢结构模式图
A. 表皮游离神经末梢；B 触觉小体；C. 环层小体；D. 肌梭。

1. **游离神经末梢** free nerve ending　游离神经末梢是神经纤维末梢的细小分支，无髓鞘而裸露，主要分布在表皮、角膜上皮、黏膜上皮细胞之间及某些结缔组织内，能感受冷、热、轻触和疼痛的刺激。

2. **触觉小体** tactile corpuscle　触觉小体分布于皮肤的真皮乳头处，为卵圆形小体，其长轴与表皮垂直，内有许多层扁平细胞，外包结缔组织被膜，裸露的神经纤维末梢分支穿行盘绕于扁平细胞之间，能感受触觉。

3. **环层小体** lamellar corpuscle　环层小体广泛分布在皮下组织、胸、腹膜及肠系膜等处，呈圆形或卵圆形,中央有一个棒状圆柱体,周围有许多层同心圆排列的扁平细胞,裸露的神经纤维末梢进入圆柱体内,能感受压觉和振动觉。

4. 肌梭 muscle spindle 肌梭是分布于骨骼肌内的梭形结构,表面有结缔组织被囊,内含几条细小的骨骼肌纤维,裸露的轴突进入肌梭后,包绕肌纤维。肌梭属于本体感受器,能感受肌纤维的牵引、伸展及收缩变化,在调节骨骼肌的活动中起重要作用。

(二)运动神经末梢

运动神经末梢是运动神经元的轴突末端,分布于肌组织和腺体,支配肌纤维的收缩,调节腺细胞的分泌。按其功能及分布分为躯体和内脏运动神经末梢。

1. 躯体运动神经末梢 躯体运动神经末梢分布于骨骼肌的运动神经纤维,抵达肌纤维时失去髓鞘,裸露的轴突反复分支,形成爪状终末,与骨骼肌纤维建立突触连接,称此连接区域为**运动终板 motor end plate** 或**神经肌连接 neuromuscular junction**(图 2-48)。

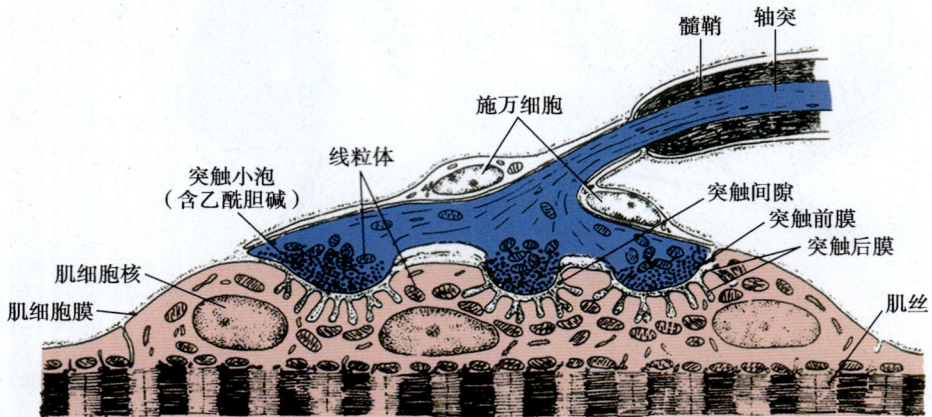

图 2-48 运动终板超微结构模式图

2. 内脏运动神经末梢 内脏运动神经末梢分布于心肌、平滑肌和腺细胞的自主神经末端分支,与肌细胞、腺细胞表面接触,并建立突触。

◆ 血脑屏障

血脑屏障是指由毛细血管内皮细胞、基膜和神经胶质膜所构成的存在于脑和脊髓内血液与神经组织之间的屏障结构。其中,神经胶质膜主要是由星形胶质细胞突起末端扩展形成类似脚板样结构并贴附在毛细血管外侧壁而形成。作为血脑屏障主要结构的脑部毛细血管属于连续型,内皮细胞之间由紧密连接封闭,缺少跨膜转运的质膜小泡和细胞窗孔,正常生理情况下只允许气体分子及脂溶性小分子通过。因此,血脑屏障可以阻止血液中的某些物质进入神经组织,但能够选择性地让营养物质和代谢产物通过,从而维持组织内离子、激素和递质等的动态平衡,保证神经组织内环境稳定。

然而,血脑屏障这一结构特点也导致大部分药物无法透过血脑屏障到达中枢神经系统,无法在病变部分蓄积达到药效浓度而发挥治疗作用,从而给临床治疗带来困难。目前,针对这方面的研究主要包括:改造药物化学结构、改变给药途径、选择性开放血脑屏障通透性以及利用跨血脑屏障的药物转运载体,以期实现药物安全、可控地透过血脑屏障,达到治疗目的。

思 考 题

1. 试述被覆上皮的主要类型及其结构特点。
2. 纤毛和微绒毛的形态结构、分布及功能分别包括哪些？
3. 巨噬细胞的光电镜结构特点及其功能包括哪些？
4. 中性粒细胞的形态结构与功能包括哪些？
5. 骨骼肌纤维与心肌纤维的形态结构有哪些异同点？
6. 化学突触的光电镜结构与功能包括哪些？

（谢　群）

第二篇

大体解剖学

学习目标

本篇主要介绍人体各系统器官的组成、形态与结构特征及其功能。要求同学们能达成以下能力目标和素质目标。

能力目标

1. 通过学习人体大体形态结构，掌握基础医学学习所必需的正常人体宏观形态结构基本理论，为学习其他基础医学课程奠定基础。

2. 通过学习正常人体大体形态主要结构，获得辨别人体异常结构的能力以及为更好地理解人体的结构及功能能力储备基本知识。

3. 通过学习人体大体形态结构，积累医学名词，掌握其内涵，为培养专业胜任力和提高服务能力夯实基础。

4. 通过学习人体大体形态结构，建立人体各器官系统的整体知识框架，建立理论联系临床的科学思维，培养能够应用有关知识较科学合理地解释有关临床问题的分析能力。

5. 通过学习人体各器官系统结构知识，建立从事临床护理、预防保健、护理教学等护理领域的基本操作和基本技能的应用能力。

素质目标

1. 从爱护标本、尊重遗体角度出发，培养尊重生命、关爱生命，感恩大体老师的人文情怀。

2. 从人体结构学习的点和面理解各器官结构正常的重要性，培养良好的生活和学习习惯，认识自我，尊重他人。

3. 从"大健康""健康中国"理念出发，培养热爱自己的专业，努力学习，关心病人，护佑健康，增强家国情怀的责任感和使命感。

4. 从联系临床出发，形成善于依据临床现象挖掘科学问题，培养分析问题、解决问题的科学思维。

5. 人体大体结构的学习要用唯物辩证法联系的观点去理解外形和内部结构的统一，用发展的观点看问题。

6. 引导学生树立科学的世界观，提高心理素质，提高思想道德修养，树立崇尚科学的理想信念。

第三章

运动系统

NURSING

03章 数字内容

学习目标

- **知识目标**

本章介绍骨、骨连结和骨骼肌。

1. 掌握骨的分类、构造和功能；躯干骨的组成；椎骨的一般形态和各部特征；肋的组成和肋骨的一般形态结构；胸骨的形态分部和胸骨角的临床意义；脑颅骨和面颅骨的名称及位置；上肢骨、下肢骨的组成、排列、共性特征及重要的体表标志。掌握滑膜关节的基本结构，椎间盘的位置、形态结构及临床意义，胸廓上、下口的构成；颞下颌关节、肩关节、肘关节、桡腕关节、拇指腕掌关节、髋关节、膝关节、距小腿关节的组成、结构及运动特点。掌握肌的构造和形态分类，斜角肌间隙的围成及通过结构，膈的位置、形态、作用、三个裂孔的位置及通过的主要结构；胸锁乳突肌、斜方肌、背阔肌、竖脊肌、胸大肌、前锯肌、三角肌、肱二头肌、肱三头肌、臀大肌、髂腰肌、梨状肌、股四头肌、缝匠肌、股二头肌、小腿三头肌的位置和作用。

2. 熟悉翼点的概念；眶和骨性鼻腔的组成和交通，鼻旁窦的名称、位置。熟悉滑膜关节的辅助结构和运动形式；脊柱韧带的名称、位置及功能；脊柱的整体观和运动；骨盆的组成和形态分部。熟悉咀嚼肌、面肌的组成、位置和作用；前臂肌的分群和作用；腹肌前外侧群的层次、形成结构及作用；腹直肌鞘和腹股沟管及其内容；肌内注射的常用部位。

3. 了解颅底内面主要孔裂的名称、位置及其交通；新生儿颅的特征及生后变化。胸廓的整体观和运动、年龄变化及异常；小骨盆上、下口的围成及性别差异；足弓的组成和形态特点。肌的起止、配布、作用、命名法和肌的辅助结构；颈肌的分群及各群的组成和作用；躯干部、上肢和下肢各部的肌群配布；手肌的分群、各肌的名称及作用。

　　运动系统由骨、骨连结和骨骼肌组成。全身各骨以不同形式的骨连结连接在一起,构成骨骼,形成人体的力学支架,赋予人体基本形态,支持体重,保护内脏,并为骨骼肌提供附着点。在运动过程中,神经支配下的骨骼肌是运动系统的动力装置,并以骨连结为枢纽,牵拉所附着的骨产生运动。

第一节　骨　　学

一、总论

　　骨 bone 是以骨组织为主、在结缔组织、软骨基础上发育而成的具有一定形态和构造的器官。除关节面外,骨的外表面为骨膜,内充以骨髓,且具有丰富的血管、淋巴管及神经;骨不断地进行新陈代谢,并有修复、再生和重塑的功能;红骨髓还具有造血功能。

（一）骨的分类

　　成人骨共有 206 块,按部位可分为颅骨、躯干骨和附肢骨(图 3-1)。颅骨和躯干骨合称为中轴骨。骨按形态特点可分为下列 4 种(图 3-2)。

　　1. **长骨 long bone**　长骨呈长管状,主要分布于四肢,如肱骨、股骨和胫骨等。其特点是具有一体两端,体又称骨干 diaphysis,shaft,内为容纳骨髓的髓腔 medullary cavity。体表面有 1~3 个血管、神经出入的滋养孔。两端膨大为骺 epiphysis,骺的表面有关节软骨附着,形成关节面,与相邻关节面构成关节。骨干与骺相移行的部分称干骺端 metaphysis,幼年时保留一层软骨,称骺软骨,其为部的软骨细胞不断分裂增殖和骨化,使骨不断生长。随着骺软骨的骨化,成年后骨干与骺融为一体,其间遗留为骺线 epiphysial line。

　　2. **短骨 short bone**　短骨为立方形骨块,多分布于成群连结牢固且较灵活的部位,如腕骨、跗骨等。短骨能承受较大的压力,具有多个关节面并相互间形成微动关节,辅以坚韧的韧带,构成适于支撑的弹性结构。

　　3. **扁骨 flat bone**　扁骨呈板状,主要构成颅腔、胸腔和盆腔的壁,以保护其内的脏器,并为肌附着提供宽阔的骨面,如肩胛骨、胸骨和髋骨等。

　　4. **不规则骨 irregular bone**　不规则骨形状不规则且功能多样,如椎骨和上颌骨。有些不规则骨内有腔洞,称含气骨,如上颌骨和额骨。

　　此外,还有发生于某些肌腱内的扁圆形小骨,称籽骨,在运动中起减少摩擦和改变肌牵引方向的作用。如髌骨和第一跖骨头下的籽骨。

（二）骨的构造

　　骨主要由骨质、骨膜和骨髓构成,此外,还有血管、神经等(图 3-3)。

　　1. **骨质 bony substance**　骨质由骨组织构成,是骨的主要成分。分骨密质和骨松质两种(图 3-3)。骨密质 compact bone 质地坚实致密,耐压性强。主要分布于长骨骨干及短骨、扁骨、不规则骨的表面。骨

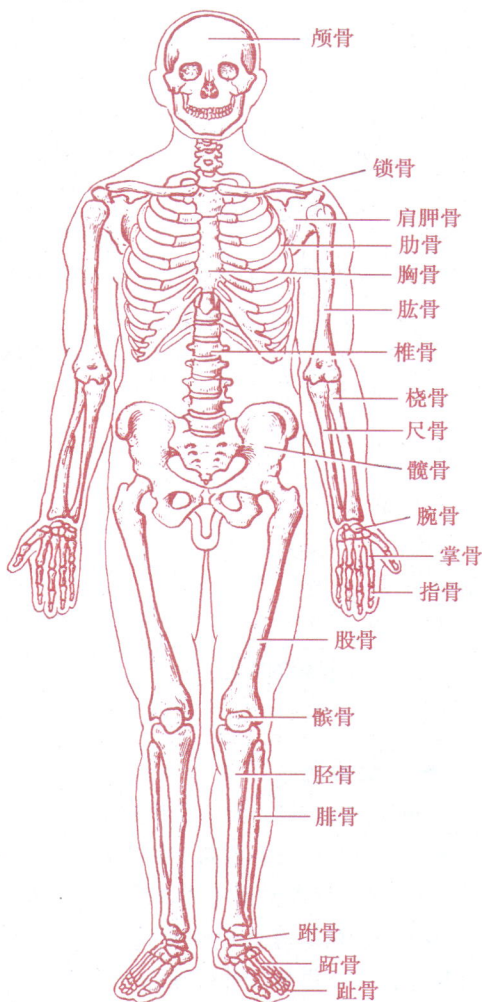

图 3-1　全身的骨骼（前面观）

颅骨
锁骨
肩胛骨
肋骨
胸骨
肱骨
椎骨
桡骨
尺骨
髋骨
腕骨
掌骨
指骨
股骨
髌骨
胫骨
腓骨
跗骨
跖骨
趾骨

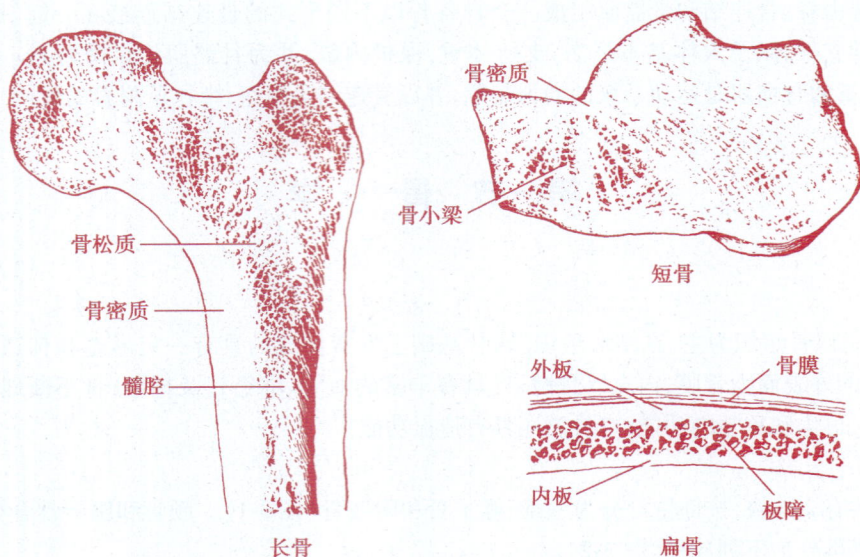

图 3-2 骨的形态和内部构造

松质 spongy bone 呈海绵状,由相互交织的骨小梁排列而成,配布于长骨两端和短骨、扁骨、不规则骨的内部。骨小梁按照骨承受压力或张力的方向排列,虽质地疏松,但仍能承受较大的重力。颅盖骨表层的密质,分别称外板和内板,外板厚而坚韧,富有弹性,内板薄而脆,故颅骨的骨折多见于内板。内、外板间的骨松质,称板障,有板障静脉经过。

2. **骨膜 periosteum** 骨膜由致密结缔组织构成,分为内、外两层。骨膜覆于除关节面以外的骨表面。骨膜含有丰富的血管、神经和淋巴管,通过骨的滋养孔分布于骨质和骨髓,对骨的发生、生长、改造和修复及再生有重要作用。骨髓腔和骨松质的网眼也衬着一层菲薄的结缔组织膜,称骨内膜。故在骨科手术中应尽量避免骨膜剥离太多或损伤过大,以免发生骨折愈合困难。

3. **骨髓 bone marrow** 骨髓属于结缔组织,充填于骨髓腔和骨松质间隙内。在胎儿和婴幼儿期骨髓呈红色,故名红骨髓 red bone marrow,有造血功能,内含不同发育阶段的红细胞和某些白细胞。从 6~7 岁起,长骨骨髓腔内的红骨髓逐渐被脂肪组织所代替,变为黄色,并失去造血功能,称黄骨髓 yellow bone marrow。

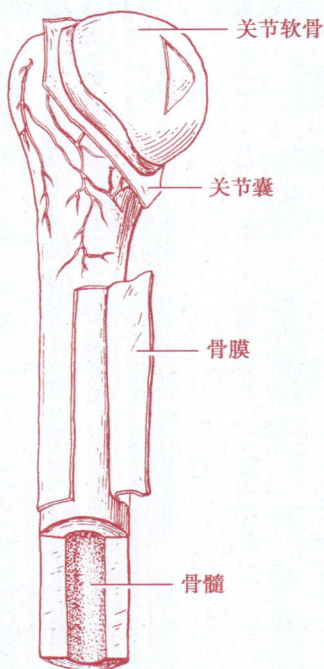

图 3-3 长骨的构造

◆ **骨髓检查**

骨髓检查是临床上常用且有效的诊断检查方法之一。骨髓检查可用于造血系统疾病的诊断,如对白血病的鉴别诊断、各种贫血的鉴别诊断、多发性骨髓瘤和血小板增加或减少性疾病的诊断等。骨髓检查常用的方法是骨髓穿刺,可抽取少量骨髓进行检查。骨髓充填于骨髓腔和骨松质间隙内,分红骨髓和黄骨髓两种。红骨髓有造血功能,黄骨髓有大量脂肪组织。随年龄增长,长骨骨髓腔内的红骨髓逐渐被黄骨髓代替。成人的红骨髓保留于椎骨、胸骨、肋骨、髂骨、颅骨及股骨和肱骨骺端的松质内。骨髓是人体的主要造血器官,血细胞的质和量的异常是血液病的重要病理变化。骨髓穿刺最常用的穿刺部位是髂前上棘，其优点是骨面较平，易行固定，操作方便。此外还可取髂后上棘、胸骨、腰椎棘突。根据穿刺部位选择适当体位，如仰卧、坐位或侧卧位。

二、躯干骨

躯干骨 bones of trunk 包括 24 块椎骨、1 块骶骨、1 块尾骨、1 块胸骨和 12 对肋，共 51 块。

（一）椎骨

幼年时椎骨为 32~33 块，包括颈椎 7 块，胸椎 12 块，腰椎 5 块，骶椎 5 块，尾椎 3~4 块。成年后 5 块骶椎融合成 1 块骶骨，3~4 块尾椎融合成 1 块尾骨，故成人有 24 块独立的椎骨。

1. 椎骨的一般形态 椎骨 vertebrae 由前方的椎体和后方的椎弓结合而成（图 3-4）。

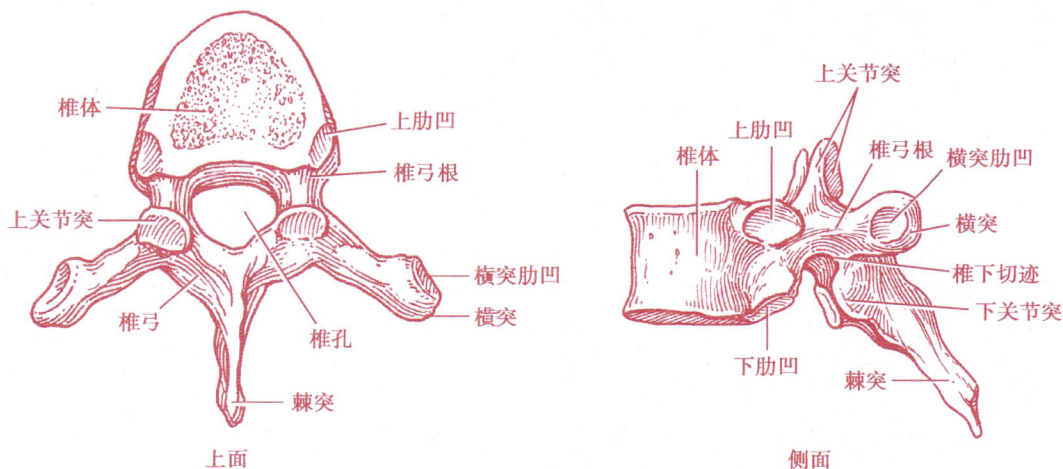

图 3-4 胸椎

椎体 vertebral body 是椎骨负重的主要部分，呈短圆柱状，内部为骨松质，表面的骨密质较薄，上下椎体借椎间盘相接。椎体与椎弓共同围成椎孔 vertebral foramen。各椎孔贯通，构成椎管 vertebral canal，容纳脊髓和脊膜。

椎弓 vertebral arch 呈弓形，椎体侧后方连接椎体的窄缩部分称椎弓根，稍细，上下各有一切迹，下切迹较明显。相邻椎弓根上、下切迹与前方的椎体及椎间盘共同围成椎间孔 intervertebral foramina，有脊神经和血管等通过。椎弓根向后内扩展变宽的部分，称椎弓板，两侧在中线愈合。典型椎弓上有伸向后方或后下方的 1 个棘突，伸向两侧的 1 对横突；在椎弓根与椎弓板结合处分别向上、下方各 1 对的上关节突和下关节突，其与相邻关节突构成关节突关节。

2. 各部椎骨的特点

（1）颈椎 cervical vertebrae：共 7 块，椎体较小，横断面呈椭圆形。关节突不明显，关节面接近水平位。第 3~7 颈椎体上面侧缘向上突起称椎体钩 uncus of vertebral body。与上位椎骨椎体侧缘构成钩椎关节，又称 Luschka 关节。如此处增生肥大可致椎间孔狭窄压迫脊神经，产生颈椎病的症状和体征。颈椎椎孔较大，多呈三角形。横突上有横突孔 transverse foramen，内有椎血管穿行。横突末端可分前后两个结节，尤其第 6 颈椎的前结节肥大，又称颈动脉结节，颈总动脉在其前方经过。当头面部出血时，可用手指将颈总动脉按压于此结节，进行暂时止血。第 2~6 颈椎的棘突较短且分叉（图 3-5）。

第 1 颈椎又称寰椎 atlas，呈环形，无椎体、棘突和关节突。寰椎分为前、后弓和左右侧块。前弓较短，内面正中有齿突凹，与第 2 颈椎的齿突形成寰枢正中关节。侧块上面有椭圆形关节凹，与枕髁构

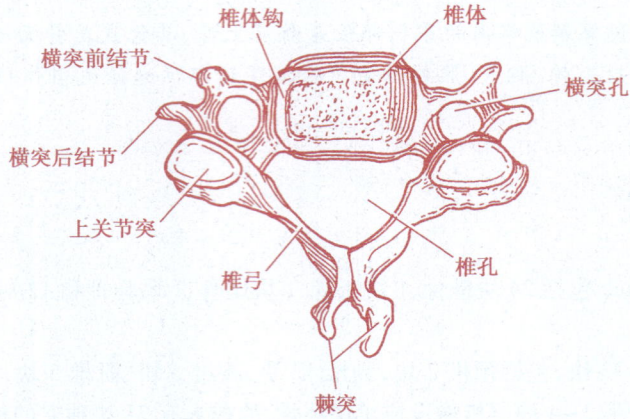

图 3-5　颈椎（上面）

成寰枕关节，下有圆形关节面与第 2 颈椎形成关节。后弓较长，上面有横行的椎动脉沟，中点略向后方的突起为后结节（图 3-6）。

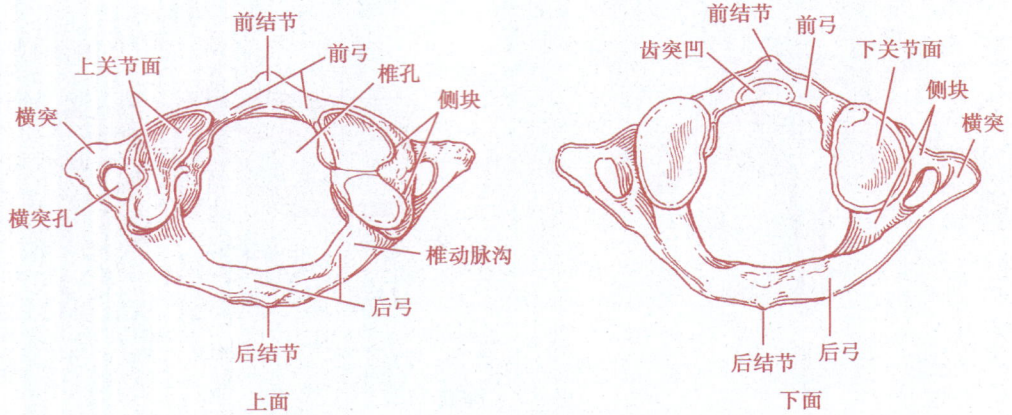

图 3-6　寰椎

第 2 颈椎又称枢椎 axis，椎体上方中部有齿突，与寰椎齿突凹形成关节。枢椎其余形态同一般颈椎（图 3-7）。

第 7 颈椎又称隆椎 vertebra prominens，棘突长且末端不分叉，在颈部皮下，低头时易扪到，常作为计数椎骨的标志（图 3-8）。

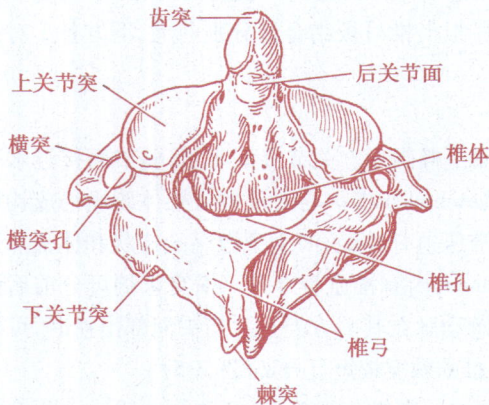

图 3-7　枢椎（上面）

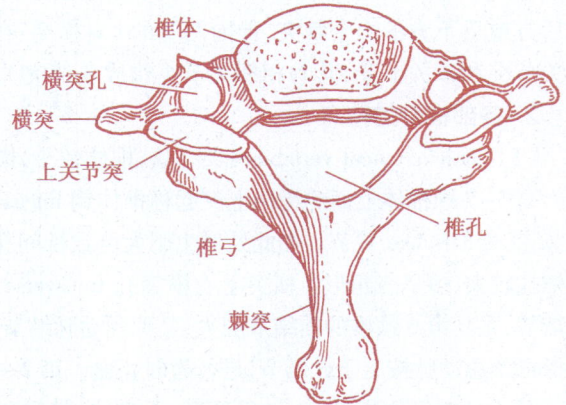

图 3-8　第 7 颈椎（上面）

（2）胸椎 thoracic vertebrae：共 12 块，从上向下椎体逐渐增大，横断面呈心形，椎体的后外侧上、下缘处有与肋头相接的半关节面分别称上、下肋凹。横突尖的前面有横突肋凹，多与肋结节形成关节。上、下关节突的关节面近乎呈冠状位，上关节突的关节面朝向后，而下关节突的关节面朝向前。棘突较长，伸向后下方，呈叠瓦状排列（图 3-4）。

（3）腰椎 lumbar vertebrae：共 5 个，椎体较大，横断面呈肾形。椎孔大，多呈卵圆形或三角形。上、下关节突的关节面近矢状位。棘突为宽而短的板状，水平伸向后方。各棘突间的间隙相对较宽，故临床于此作腰椎穿刺术（图 3-9）。

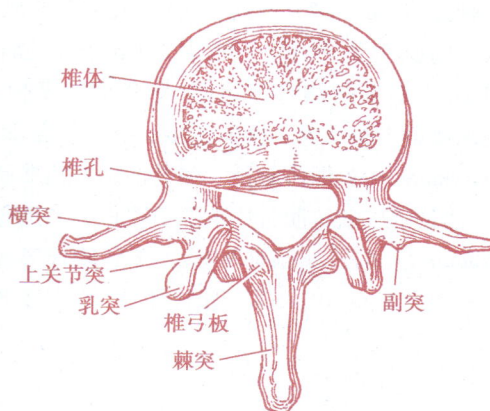

图 3-9　腰椎（上面）

（4）骶骨 sacrum 由 5 块骶椎骨融合而成。多呈倒置的三角形，前凹后凸。上面为底，下端为尖。中央部为 5 个椎体愈合成的骶骨体，两侧为骶骨翼，后面椎板融合围成中空的骶管。骶骨体上端前缘突出，称岬 promontory，前面有椎体融合遗留的 4 条横线，横线两端有 4 对骶前孔。骶管上口两侧可见上关节突，骶骨后面正中线上可见各棘突融合的痕迹称骶正中嵴，两侧有 4 对骶后孔。再向两侧有粗糙不平的骶骨粗隆及与髋骨连结的关节面，称耳状面。骶管后下端敞开称骶管裂孔 sacral hiatus，为第 4、5 骶椎椎弓板的缺如所致。其两侧有凸出的一对骶角 sacral cornu，是第 5 骶椎下关节突遗迹，骶管麻醉常以骶角作为标志（图 3-10）。

（5）尾骨 coccyx：由 3~4 块退化的尾椎融合而成，上接骶骨，下端游离为尾骨尖（图 3-10）。

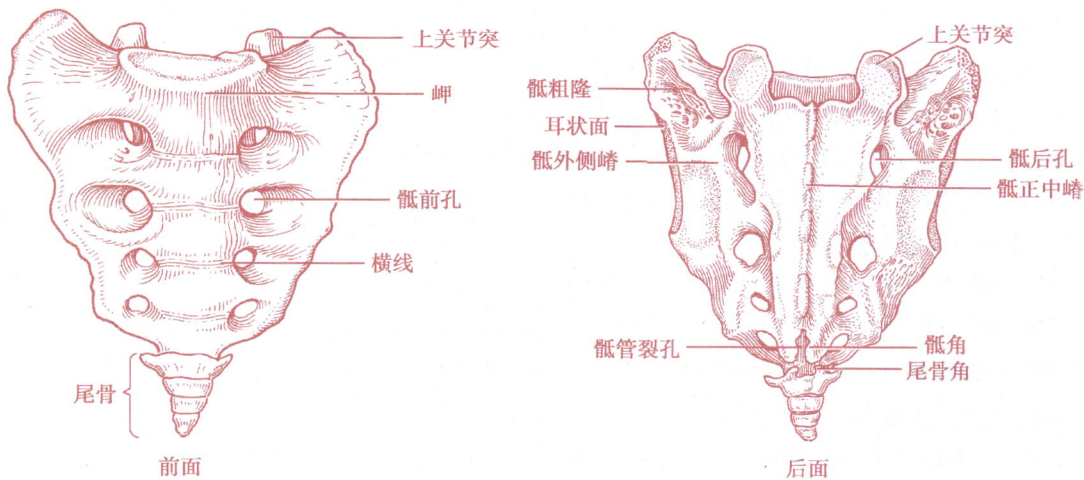

图 3-10　骶骨和尾骨

◆ **人工骨**

人工骨是指用人工材料制造的人骨替代品或骨折固定材料，主要有高分子合成材料，如聚甲基丙烯酸甲酯、高密度聚乙烯等，无机材料如磷酸三钙、羟基磷灰石、氧化铝生物陶瓷。理想的人工骨复合材料应具有良好的生物相容性和生物可降解性，并能促进新骨细胞的生成。磷酸三钙（tricalcium phosphate）人工骨材料是目前国内外研究和应用较多的骨替代材料之一，由于其理化性质与骨组织相似,生物相容性良好,具有一定的传导成骨能力,并能在体内进行生物降解,因此得到广泛的研究与应用。由于磷酸三钙呈颗粒状,在缺损骨组织部位很难成型,因此其应用有一定的局限性。

(二)胸骨

胸骨 sternum 位于胸前壁正中的扁骨,形似短剑,前凸后凹,分柄、体、剑突三部分。胸骨柄 manubrium sterni 上宽下窄,上缘中部凹陷为颈静脉切迹 jugular notch,其两侧有锁切迹,与锁骨形成胸锁关节。柄侧缘接第 1 肋软骨。柄体连接处微向前突,称胸骨角 sternal angle,体表即可触及。因其两侧与第 2 肋软骨相关节,故是临床确定肋骨序数的重要标志。胸骨体 body of sternum 扁而长,两侧有与第 2～7 肋软骨形成关节的切迹。剑突 xiphoid process 形状多变,较薄且下端游离(图 3-11)。

(三)肋

肋 rib 共 12 对,左右基本对称,由肋骨和肋软骨组成。后端与胸椎相关节,前端仅第 1～7 肋借软骨与胸骨相连接,称为真肋,其中第 1 肋与胸骨柄之间为软骨结合,第 2～7 肋与胸骨构成微动的胸肋关节。第 8～12 肋不直接与胸骨相连称为假肋,其中第 8～10 肋借肋软骨依次与上位肋的软骨相连,形成肋弓 costal arch,第 11、12 肋前端游离于腹壁中,又称浮肋。

1. **肋骨 costal bone** 肋骨属于扁骨,分为体和前、后两端。后端稍膨大,称肋头 costal head,其关节面与胸椎体的肋凹相关节,从肋头向后外变细,称肋颈

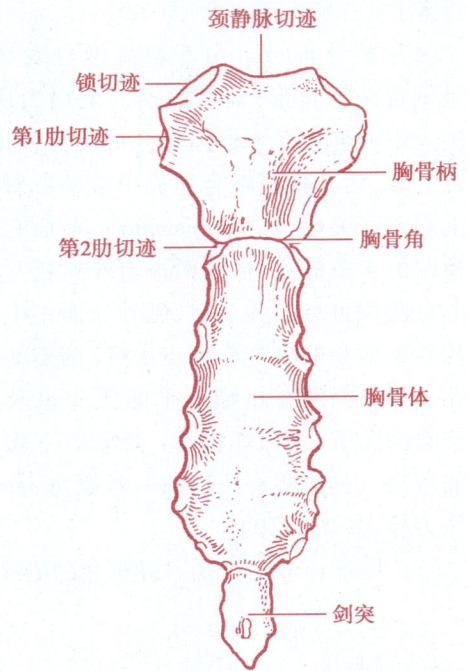

图 3-11 胸骨(前面观)

costal neck,再向外变扁成肋体,颈与体结合处的后面突起称肋结节 costal tubercle,其关节面与横突肋凹相关节。肋体向外急转弯处称肋角 costal angle,肋体下缘内面有容纳神经、血管经过的肋沟。前端稍宽,与肋软骨相接(图 3-12)。

第 1 肋骨短小而弯曲,头和颈稍低于体,肋体扁,无肋角和肋沟,可分为上、下两面和内、外两缘。上面内缘处有前斜角肌附着形成的前斜角肌结节,结节的前、后方各有浅沟,为锁骨下血管的压迹。前端借较短的肋软骨直接与胸骨相结合。第 2 肋较第 1 肋稍长,更近似一般肋骨。第 11、12 肋无肋结节,体直而短,末端扁尖。

2. **肋软骨 costal cartilage** 肋软骨位于各肋骨的前端,由透明软骨构成,大多终生不骨化。

三、颅

颅 skull 位于寰椎上方,由 23 块形状和大小各异的扁骨和不规则骨构成,两侧中耳的 3 对听小骨未计入。容纳并保护脑、眼球、耳、鼻及口等器官。除下颌骨和舌骨外,其他各颅骨间均借缝或软骨牢固连结。颅分为上后部的脑颅和前下部的面颅,二者以眶上缘至外耳门上缘连线分界。

(一)脑颅骨

成人共有 8 块,其中成对的为颞骨和顶骨,不成对的有额骨、筛骨、蝶骨和枕骨(图 3-13、图 3-14)。彼此间借缝或软骨牢固连结构成颅腔。

1. **额骨 frontal bone** 额骨呈贝壳形的扁骨,位于前额处,构成颅盖和颅底前份。分为额鳞、眶

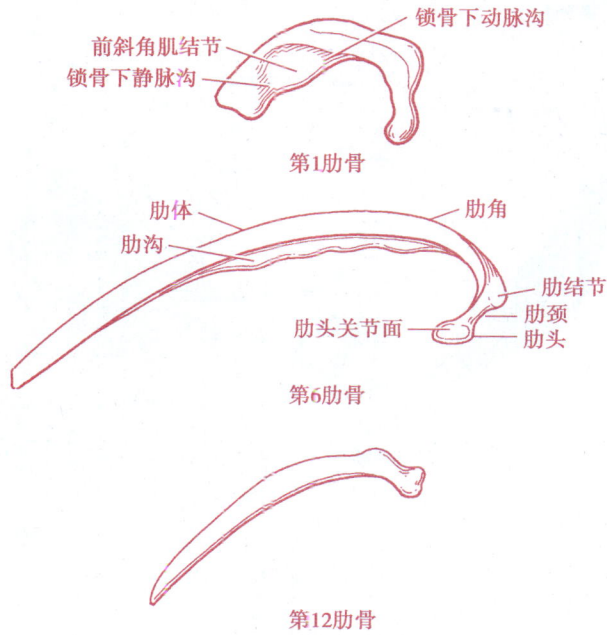

图 3-12 肋骨

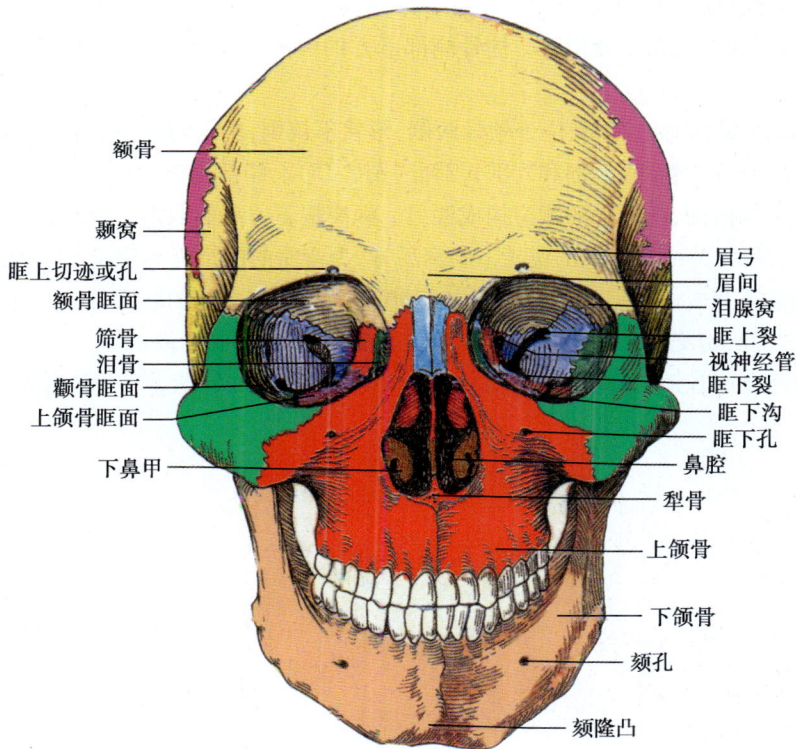

图 3-13 颅的前面观

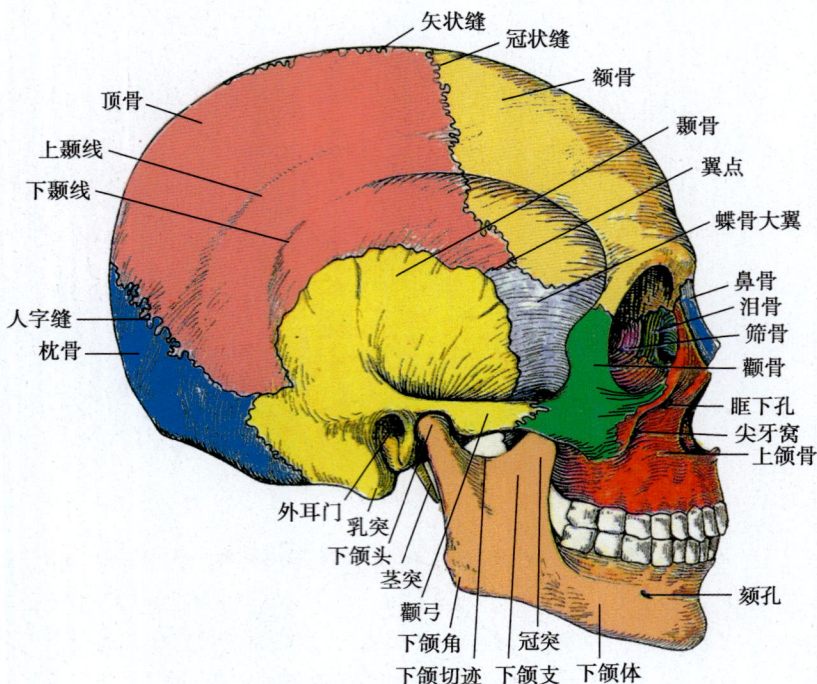

图 3-14 颅的侧面观

部和鼻部三部分。

2. **顶骨 parietal bone** 顶骨位于颅顶中部两侧,单块呈四边形,其中央隆起处称顶结节。

3. **枕骨 occipital bone** 枕骨位于顶骨后下方,并延伸至颅底,呈勺状。枕骨下部有枕骨大孔 foramen magnum,脑干和脊髓在此处相续。枕骨侧部下方的椭圆形关节面,称枕髁,与寰椎的关节凹构成寰枕关节。

4. **颞骨 temporal bone** 颞骨位于颅骨两侧,形状不规则,参与构成颅底和颅腔侧壁,周围与顶骨、枕骨及蝶骨相接;分为鳞部、鼓部和岩部 3 部分(图 3-15)。鳞部呈鳞片状,位于外耳门前上方。前部下方有颧突水平伸向前,与颧骨的颞突构成颧弓。颧突根下方有椭圆形的深窝称下颌窝 mandibular fossa,窝前缘隆起,称关节结节。鼓部位于下颌窝后方,为弯曲的围绕外耳道前、下和后面的骨片。岩部位于外耳门的后方和内侧,呈三棱锥状,其内有前庭蜗器,岩部尖端的前面有三叉神经压迹,后面的中部有内耳门,岩部后份肥厚的突起,位于外耳门后方,称乳突 mastoid process。

5. **蝶骨 sphenoid bone** 蝶骨形如蝴蝶,位于颅底中央,分体、大翼、小翼和翼突 4 部分(图 3-

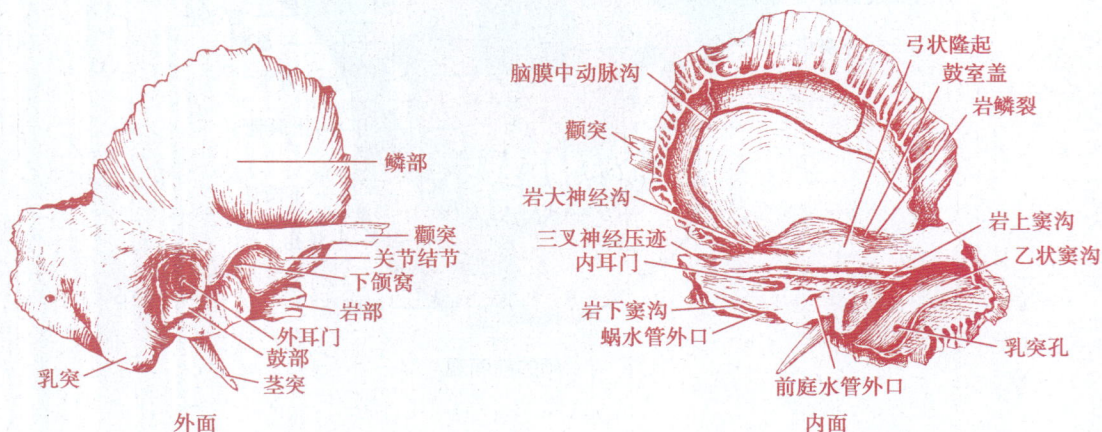

图 3-15 颞骨

16）。蝶骨体位居中央，呈马鞍状，称蝶鞍，内含蝶窦。上面中央凹陷为垂体窝。大翼由体部平伸向两侧，继而向外上方扩展。大翼近根部由前内向后外可见圆孔、卵圆孔和棘孔。小翼从体部前上方向左右平伸，为三角形薄板。小翼和大翼之间的裂隙为眶上裂 superior orbital fissure。翼突位于蝶骨下面，由大翼根部向下伸出，向后形成内侧板和外侧板。

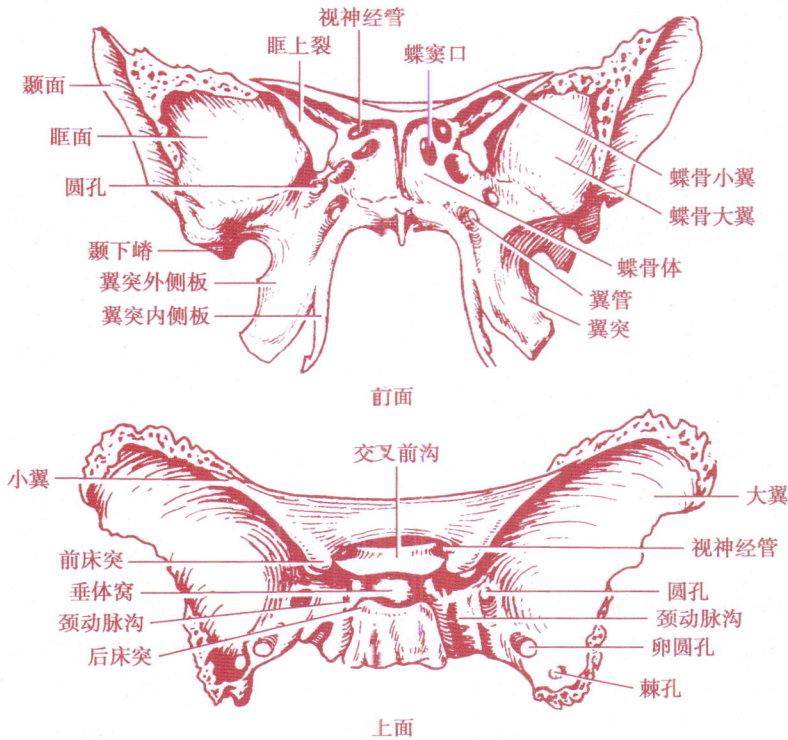

图 3-16 蝶骨

6. **筛骨 ethmoid bone** 筛骨不规则且薄而脆，呈"巾"字形，于两眶之间，参与构成鼻腔顶部、外侧壁和鼻中隔。分为筛板、垂直板和筛骨迷路三部：筛板是分隔颅腔前部与鼻腔的薄骨板，板的正中有鸡冠向上突起，其两侧有数个筛孔；垂直板呈矢状位，由筛板正中向下伸出，参加构成鼻中隔上部；筛骨迷路位于筛板两侧的下方，由数个小腔组成，也称筛窦。迷路的内侧面有两片卷曲向内下方的薄骨片，即上鼻甲和中鼻甲。迷路外侧面为薄的眶板，参加组成眶的内侧壁（图 3-17）。

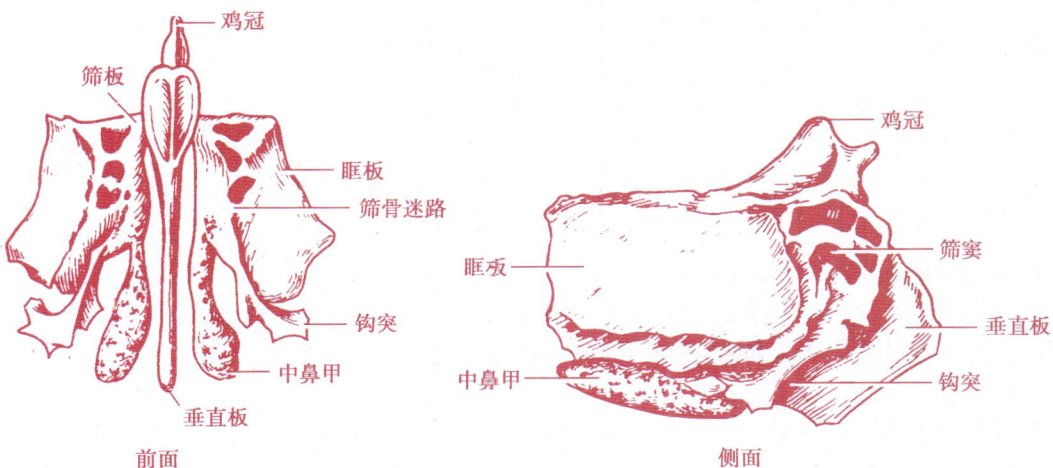

图 3-17 筛骨

（二）面颅骨

构成面颅的骨为面颅骨,成人共 15 块,其中成对的有上颌骨、颧骨、腭骨、泪骨、鼻骨及下鼻甲,不成对的有下颌骨、犁骨和舌骨。

1. 上颌骨 maxilla　上颌骨左右各一,位于面部中央,分为体部和 4 个突(图 3-18)。上颌体内有上颌窦。由体伸出额突、颧突、牙槽突和腭突。两侧上颌骨的腭突相连接构成硬腭前部,其后缘接腭骨的水平板。

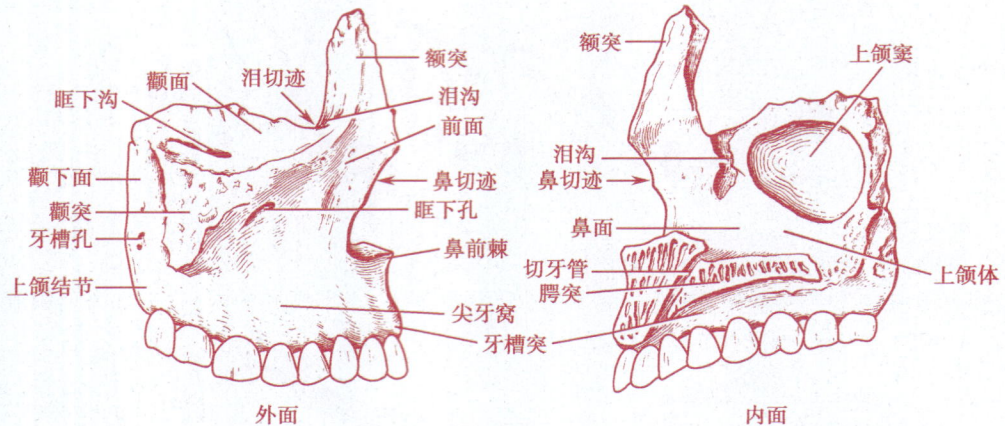

图 3-18　上颌骨

2. 下颌骨 mandible　下颌骨位于上颌骨下方,分一体两支。下颌体呈弓状,分上、下两缘及内、外两面。上缘有容纳下颌牙牙根的下牙槽,下缘和外面光滑,前正中的隆起称颏隆凸,由此向外侧有颏孔 mental foramen。下颌支 ramus of mandible 伸向后上,末端有两个突起,分别是前方的冠突和后方的髁突,中间凹陷处称下颌切迹,髁突上端膨大有关节面的部分为下颌头 head of mandible,其下稍细为下颌颈。在下颌支的内面有下颌孔 mandibular foramen,向前下通下颌管,与颏孔相通。下颌支与下颌体的接合部较肥厚,称下颌角 angle of mandible,角的外面有咬肌粗隆,内面有翼肌粗隆(图 3-19)。

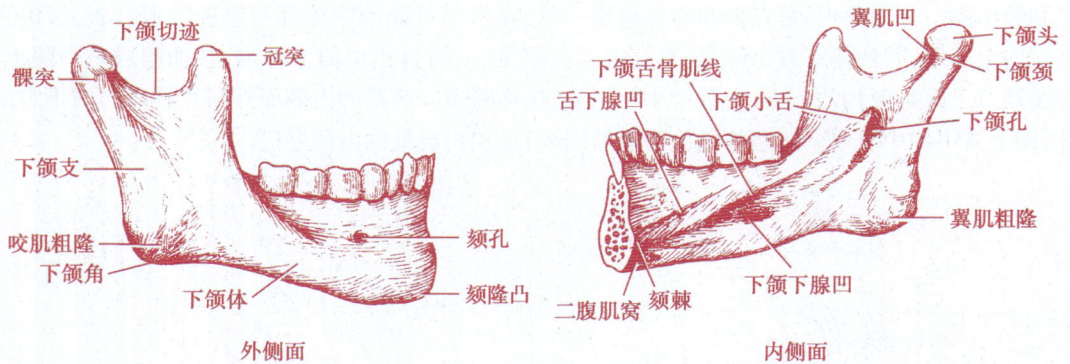

图 3-19　下颌骨

3. 犁骨 vomer　犁骨为斜方形小骨片,参与组成鼻中隔后下份。

4. 舌骨 hyoid bone　舌骨居下颌骨后下方,呈马蹄铁形。中间部称体,向后外延伸的长突为大角,向上的短突为小角。大角和体都可在体表扪到(图 3-20)。

（三）颅的整体观

1. 颅的顶面观　颅的顶面呈卵圆形,前窄后宽,光滑隆凸。可见额骨和顶骨间的冠状缝 coronal suture,两顶骨间的矢状缝 sagittal suture,两顶骨和枕骨间的人字缝 lambdoid suture,以及额骨和顶骨上隆起的额结节和顶结节各一对(见图 3-13、图 3-14)。

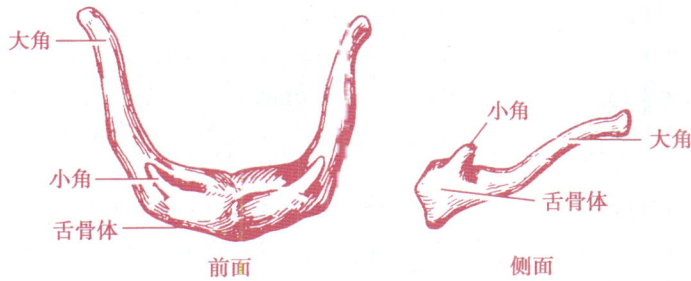

图 3-20 舌骨

2. 颅的后面观 颅的后面可见人字缝、枕鳞及枕鳞中央的枕外隆凸 external occipital protuberance（见图 3-14）。

3. 颅的侧面观 颅的侧面由额骨、蝶骨、顶骨、颞骨及枕骨构成，还有面颅的颧骨和上、下颌骨。中部有外耳门，其后方为乳突，前方是颧弓，二者在体表均可扪到。颧弓将颅侧面分为上方的颞窝和下方的颞下窝。颞窝前下部较薄，额、顶、颞、蝶骨汇合处多数人形成 H 形的缝，此处最为薄弱，称翼点 pterion，其内面有脑膜中动脉前支通过。颞下窝位于颧弓的下方，下颌支的内侧，前方为上颌骨体，向后下方敞开。窝内侧有一个三角形间隙称翼腭窝，此窝可通向鼻腔、眶腔、口腔和颅腔（见图 3-14）。

4. 颅内面观 颅内高低不平，呈阶梯状，由前向后分为颅前窝、颅中窝和颅后窝，有诸多孔、裂与颅外相通（图 3-21）。

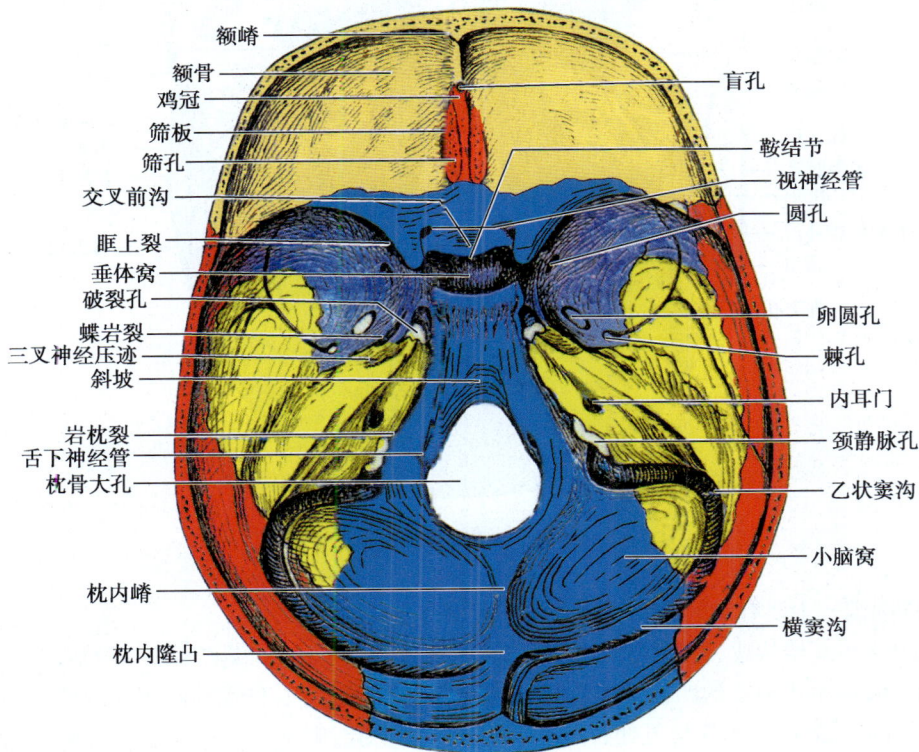

图 3-21 颅底的内面观

（1）**颅前窝** anterior cranial fossa：由额骨眶部、筛骨筛板和蝶骨小翼组成。由前至后正中线上有额嵴、盲孔、鸡冠等结构。筛板上有筛孔通鼻腔。

（2）**颅中窝** middle cranial fossa：由蝶骨体及大翼、颞骨岩部等围成。在窝的中央是蝶骨体，上面有垂体窝，窝前方有鞍结节和交叉前沟，窝前外侧有视神经管，通入眶腔。垂体窝后方为鞍背。蝶鞍两侧浅沟为颈动脉沟，颞骨岩部尖端和蝶骨体之间形成不规则的孔称破裂孔。在蝶骨大翼的内侧部，

Note:

由前内向后外依次为圆孔、卵圆孔和棘孔，分别有重要的神经和血管通过。

（3）颅后窝 posterior cranial fossa：主要由枕骨和颞骨岩部后面构成。中央有枕骨大孔，孔的前上方为斜坡。孔前外侧缘处有舌下神经管内口。后上方有呈十字形的枕内隆凸，孔的外侧有一形状不规则的孔，称颈静脉孔 jugular foramen。此孔上方，颞骨岩部后上面中央有内耳门 internal acoustic pore，通内耳道。

5. **颅底外面观** 粗糙不平，孔裂甚多。前部为面颅所覆盖，两侧牙槽突构成的牙槽弓、上颌骨腭突与腭骨水平板构成的骨腭。骨腭上有腭中缝、切牙孔、切牙管、腭大孔。骨腭上方有鼻后孔。鼻后孔两侧为翼突内、外侧板。翼突外侧板根部后外方有卵圆孔和较小的棘孔（图3-22）；后部中央可见枕骨大孔及其两侧的枕髁，枕髁后方有不恒定的髁孔，枕髁前外方有舌下神经管外口。两侧有颈静脉孔和颈静脉窝。颈静脉窝的前方有颈动脉管外口，再向内侧有破裂孔，颈静脉窝的前外侧有茎突，其后有茎乳孔 stylomastoid foramen，孔的后外方为乳突。外耳门在茎突前外侧，其前方有下颌窝和关节结节。

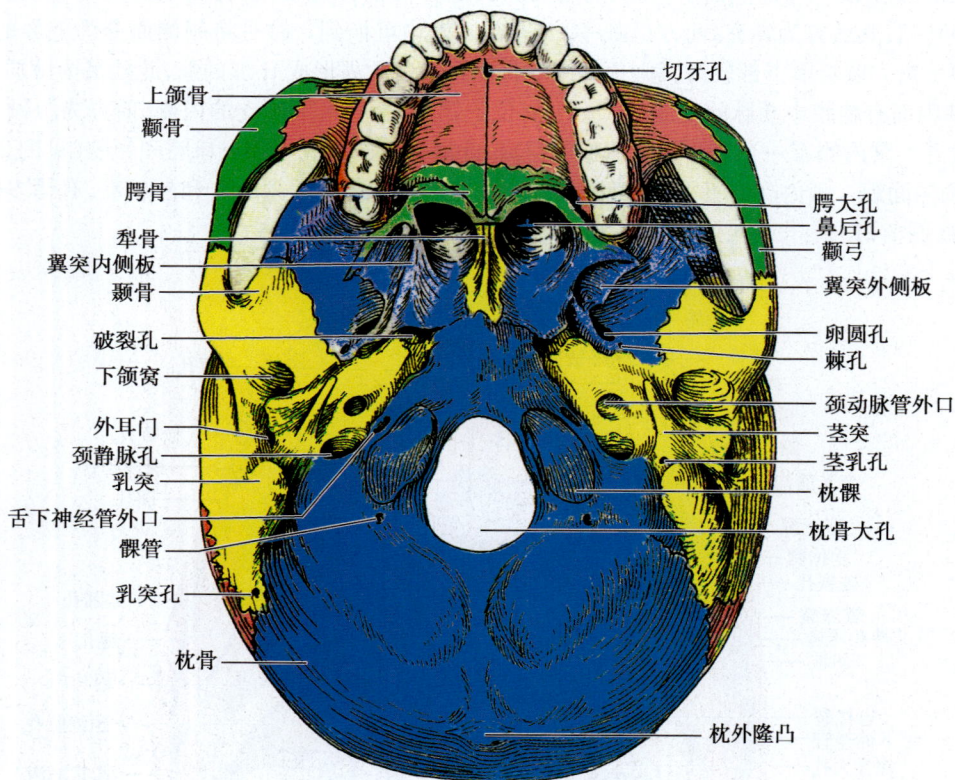

图 3-22 颅底的外面观

6. **颅前面观** 主要有额区、眶、骨性鼻腔和骨性口腔。

（1）额区：由额鳞构成，位于眶以上的区域。两侧为额结节，结节下方有眉弓及眉间。

（2）眶 orbit：呈尖向后的四棱锥体形（图3-23），眶尖朝向后内，借视神经管通颅腔；底向前，形成四边形眶缘，眶上缘内、中 1/3 交界处有一眶上切迹或眶上孔；眶下缘的中点下方有眶下孔。眶的四壁：上壁与颅前窝相邻，上壁前外侧有泪腺窝；内侧壁最薄，与筛骨迷路相邻，前方有泪囊窝向下经鼻泪管 nasolacrimal duct 通鼻腔；下壁下方为上颌窦，有眶下沟，向后接眶下裂，向前经眶下管出眶下孔；外侧壁最厚，有眶下裂通颞下窝，眶上裂通颅中窝。

（3）骨性鼻腔 bony nasal cavity：位于面颅中央，口腔之上，两侧为筛窦、上颌窦和眶，前方有梨状孔，后方有鼻后孔，筛骨垂直板和犁骨组成骨性鼻中隔将鼻腔分成两半。顶主要为筛骨的筛板；底为骨腭，其前方正中有切牙孔；外侧壁有上、中、下鼻甲，为薄而卷曲的骨片，三个鼻甲下方的通道分别为上、中、下鼻道。在上鼻甲后上方与蝶骨之间有蝶筛隐窝，侧壁上的蝶腭孔，通向翼腭窝（图3-24）。

Note:

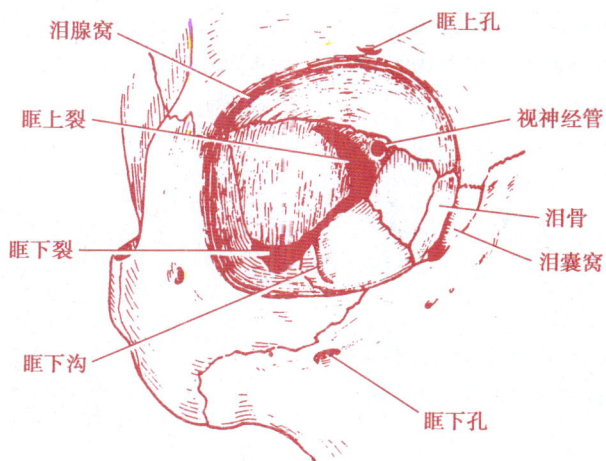

图 3-23 眶（右侧前面观）

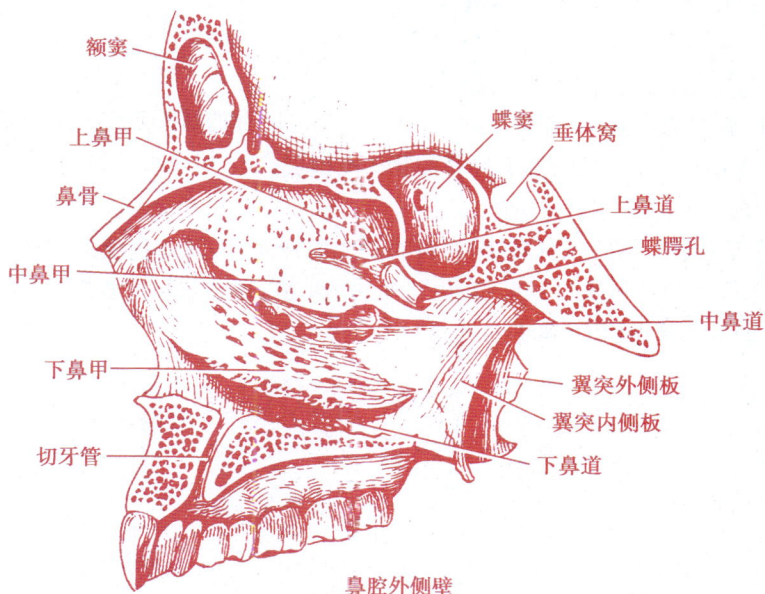

鼻腔外侧壁

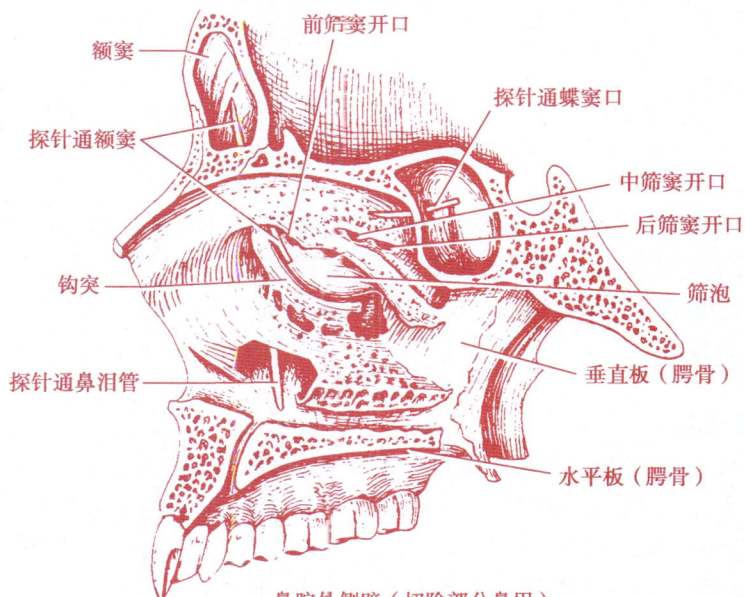

鼻腔外侧壁（切除部分鼻甲）

图 3-24 鼻腔外侧壁

鼻旁窦 paranasal sinus：共有四对，位于鼻腔周围的上颌骨、额骨、蝶骨及筛骨内并开口于鼻腔（见图 3-24、图 3-25）。

额窦 frontal sinus：左右各一，位于眉弓深面，窦口向后下，开口于中鼻道前部。

筛窦 ethmoidal sinus：即筛骨迷路中数个筛泡，呈蜂窝状，分为三群：前、中群开口于中鼻道，后群开口于上鼻道。

蝶窦 sphenoidal sinus：位于蝶骨体内，有隔分开，左右多不对称，向前分别开口于左右蝶筛隐窝。

上颌窦 maxillary sinus：最大，位于上颌骨体内，开口于中鼻道，窦口高于窦底，积液时不易流出。

（4）骨性口腔 oral cavity：位于骨性鼻腔下方，由上颌骨、腭骨及下颌骨围成。顶为骨性硬腭，前壁及外侧壁由下颌骨和上颌骨的牙槽突围成。

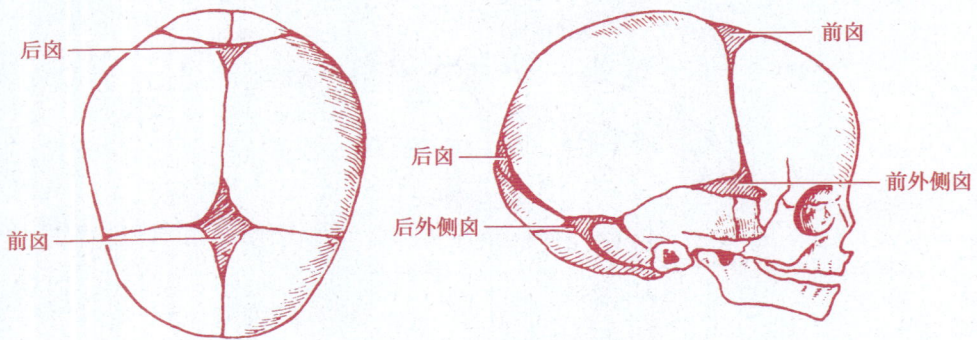

图 3-25 颅的冠状切面（通过第 3 磨牙）

（四）新生儿颅的特征及生后的变化

新生儿颅由于脑和感觉器官发育较快，而咀嚼功能尚在发育，因此脑颅大于面颅，新生儿面颅是脑颅的 1/8，而成人面颅却是脑颅的 1/4。新生儿颅的额结节、顶结节和枕鳞都是骨化中心部位，发育明显，故从上面观察呈五角形（图 3-26）。

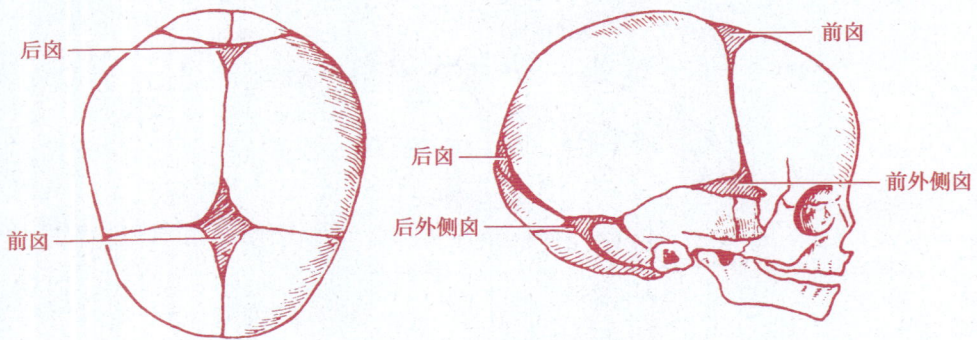

图 3-26 新生儿颅

新生儿颅骨尚未发育完全，骨与骨之间有诸多间隙，被结缔组织膜连结，这些间隙，称颅囟 cranial fontanelles。最大者呈菱形，位于矢状缝的前端，称前囟（额囟）。在矢状缝与人字缝相交处有后囟（枕囟），多呈三角形。顶骨前下角处有蝶囟。顶骨后下角处有乳突囟。前囟在生后 1~2 岁时闭合，其余各囟都在生后不久即闭合。

◆ **颅的发育畸形**

脑颅骨随脑的发育而增长，故较面颅骨发育为早。可根据头围大小，骨缝和前、后囟闭合时间等衡量颅骨的发育。颅缝出生时尚分离，约于生后 3~4 个月闭合；早闭或过小见于小头畸形；迟闭、过大见于佝偻病、先天性甲状腺功能低下等，前囟饱满常提示颅内压增高，见于脑积水、脑炎、脑膜炎、脑肿瘤等疾病，而凹陷则见于极度消瘦或脱水者。

Note：

四、附肢骨

附肢骨包括上肢骨和下肢骨。上、下肢骨各分为肢带骨和自由肢骨两部分。其数目和排列方式基本相同。但由于人体直立,四肢的功能发生分化,使人类的上肢骨轻巧,连结灵活,利于进行精巧的劳动;而下肢骨粗大,连结稳固,利于完成支持和移动身体的功能。附肢骨的配布见表3-1。

表 3-1　附肢骨的配布

分类		上肢骨	下肢骨
肢带骨		肩胛骨　锁骨	髋骨
自由肢骨	近侧部	肱骨	股骨
	中间部	桡骨、尺骨	胫骨、腓骨、髌骨
	远侧部	腕骨(8)、掌骨(5)、指骨(14)	跗骨(7)、跖骨(5)、趾骨(14)

(一) 上肢骨

1. 上肢带骨　上肢带骨包括锁骨和肩胛骨。

(1) 锁骨 clavicle:位于胸廓前上方,呈"～"形,是上肢骨中唯一与躯干骨连结的骨,全长可在体表扪到(图3-27)。锁骨内侧2/3凸向前,内侧端膨大为胸骨端,借关节面与胸骨的锁切迹相关节。外侧1/3凸向后,外侧端略扁为肩峰端,借关节面与肩胛骨的肩峰相关节。二者交界处较薄弱,锁骨骨折多发生在此处。

(2) 肩胛骨 scapula:为三角形扁骨,位于胸廓背面脊柱两侧,介于第2到第7肋骨之间(图3-28)。分三角、三缘和两面。外侧角位于骨的外上方,较厚,其外侧面有一梨形光滑的关节面,称关节盂 glenoid cavity,与肱骨头共同构成肩关节。其上、下方各有一粗糙隆起,分别称盂上结节和盂下结节。上角位于骨的内上方,平对第2肋。下角位于骨的下端,与第7肋或第7肋间隙等高。上缘短而薄,有肩胛切迹,切迹外侧有向前的指状突起称喙突 coracoid process。内侧缘薄而锐利,邻近脊柱故又称脊柱缘。外侧缘肥厚邻近腋窝,又称腋缘。肩胛骨前面有肩胛下窝 subscapular fossa。背面有斜向外上方行并渐隆起的骨嵴,称肩胛

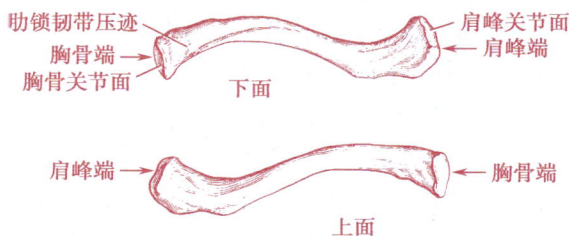

图 3-27　锁骨

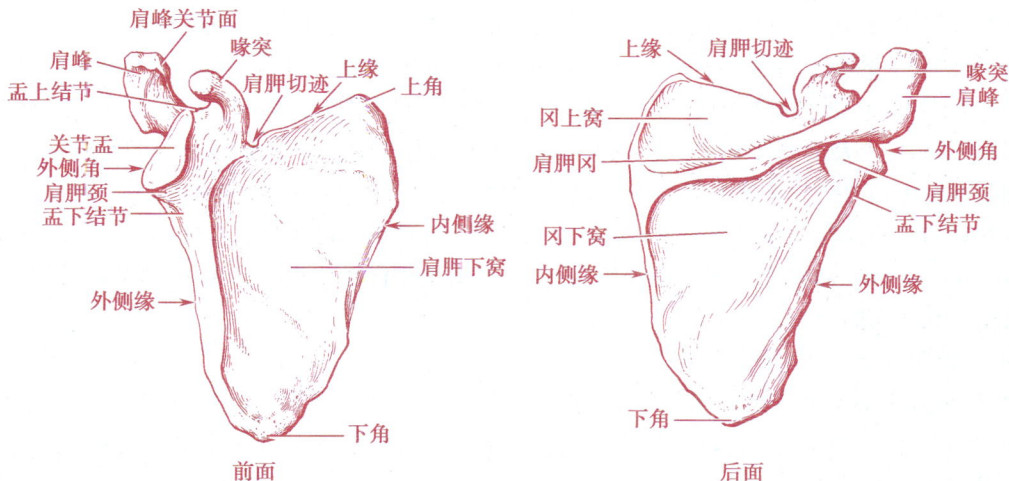

图 3-28　肩胛骨

Note:

冈 spine of scapula，其将背面分为上小下大的两个浅窝，分别称冈上窝和冈下窝。肩胛冈的外侧端高耸，称肩峰 acromion，其内侧缘关节面与锁骨肩峰端构成肩锁关节。肩峰、肩胛冈、肩胛骨下角、内侧缘及喙突都可在体表扪到。

2. **自由上肢骨**　自由上肢骨包括肱骨、桡骨、尺骨和手骨。

（1）肱骨 humerus：位于上臂，分一体两端（图 3-29）。上端膨大，向内上方突出的半球形肱骨头 head of humerus，与肩胛骨的关节盂相关节。头的下方稍细，称解剖颈 anatomical neck。肱骨头外侧和前方各有一个隆起，分别称大结节和小结节。由大、小结节向下延续的骨嵴，分别为大结节嵴、小结节嵴。大、小结节及嵴之间的沟称结节间沟，内有肱二头肌长头腱通过。肱骨上端与体的移行处为外科颈 surgical neck，易发生骨折。

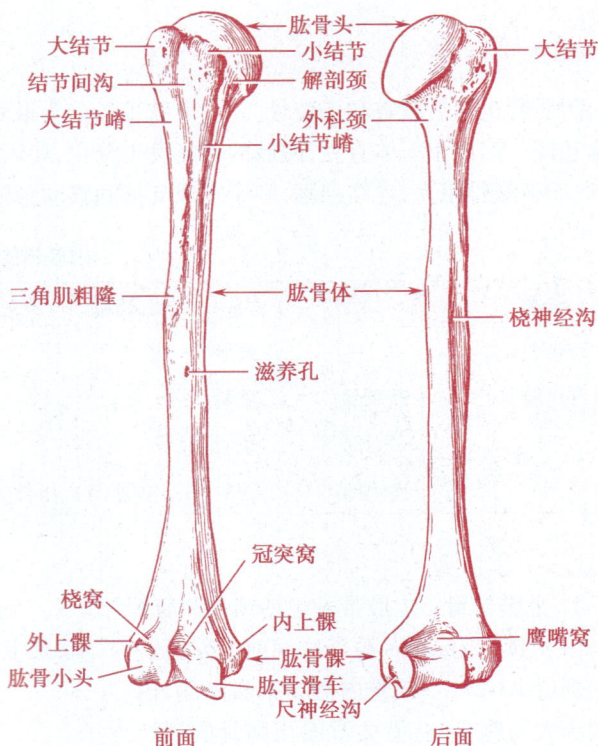

图 3-29　肱骨

肱骨体中部外侧面有粗糙的三角肌粗隆 deltoid tuberosity，为三角肌的止点。体的后面中部有一条自内上斜向外下的桡神经沟 sulcus for radial nerve，肱骨中部骨折易伤及此神经及其伴行的血管。

下端前后略扁，外侧部较小，有呈半球形的肱骨小头 capitulum of humerus；内侧部较大有滑车状的肱骨滑车 trochlear of humerus；滑车上方有冠突窝，肱骨小头上方有桡窝；滑车后面上方有一窝，称鹰嘴窝；下端的两侧面各有一结节样隆起称外上髁 lateral epicondyle 和内上髁 medial epicondyle。内上髁大而显著，后面有一纵行尺神经沟 sulcus for ulnar nerve，尺神经通过此处。肱骨大结节和内、外上髁都可在体表扪到。

（2）桡骨 radius：位于前臂外侧，分一体两端（图 3-30）。上端为扁圆形的桡骨头 head of radius，其上面有凹陷的关节凹与肱骨小头相关节，周缘有环形关节面与尺骨的桡切迹相关节。桡骨头下方缩细为桡骨颈，颈的内下方有一粗糙隆起称桡骨粗隆，是肱二头肌的止点。体的内侧缘锐利为骨间缘，与尺骨的骨间缘相对。下端膨大为腕关节面与近侧腕骨相关节，内侧有尺切迹与尺骨头形成桡尺远侧关节，外侧向下的突起为桡骨茎突 styloid process of radius。桡骨茎突和桡骨头在体表可扪到。

（3）尺骨 ulna：位于前臂内侧，分一体两端（图 3-30）。上端粗大，前面有一半月形凹陷称滑车切迹 trochlear notch，与肱骨滑车相关节。切迹后上方的突起称鹰嘴 olecranon，前下方的突起称冠突。冠突外侧面有桡切迹与桡骨头相关节，冠突下方有粗糙隆起称尺骨粗隆。体稍弯曲，呈三棱柱状。外侧缘薄而锐利的骨间缘与桡骨的骨间缘相对。下端有位于外侧的尺骨头和由尺骨头内后方向下伸出的尺骨茎突 styloid process 两个隆起。正常情况下，尺骨茎突比桡骨茎突约高 1cm。鹰嘴、尺骨头、后缘和茎突都可在体表扪到。

（4）手骨：包括腕骨、掌骨和指骨（图 3-31）。

腕骨 carpal bones：属于短骨，8 块。分为近、远侧两列，每列各 4 块，均以其形状命名。近侧列由桡侧向尺侧依次为手舟骨 scaphoid bone、月骨 lunate bone、三角骨 triquetral bone 和豌豆骨 pisiform bone；远侧列依次为大多角骨 trapezium bone、小多角骨 trapezoid bone、头状骨 capitate bone 和钩骨 hamate bone。8 块腕骨构成掌面纵向凹陷称腕骨沟。近侧列腕骨（除豌豆骨外）的近侧面共同形成椭圆

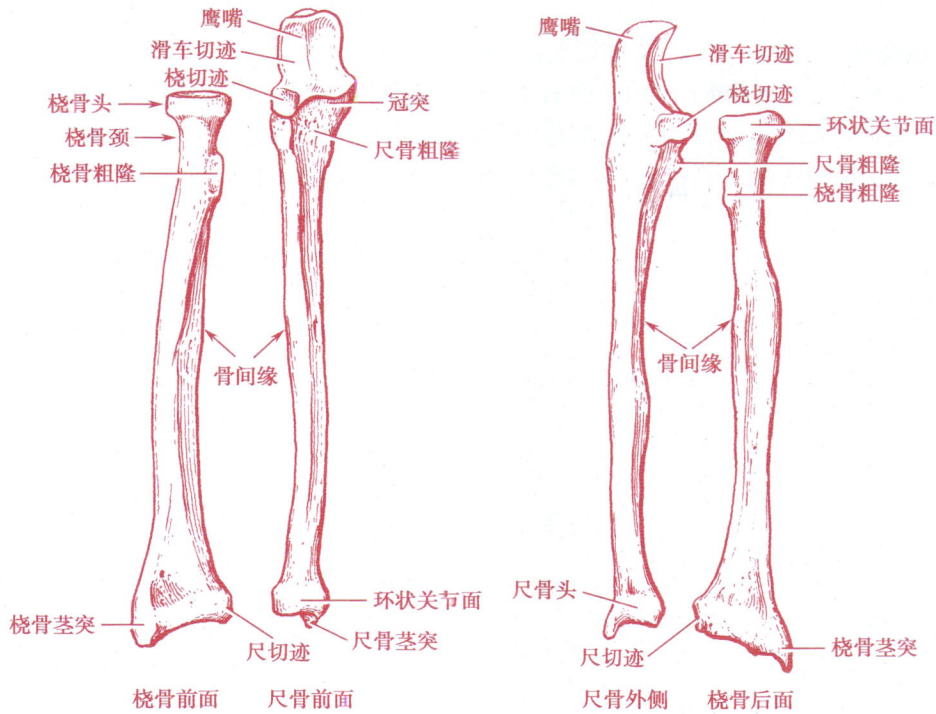

图 3-30　桡骨和尺骨

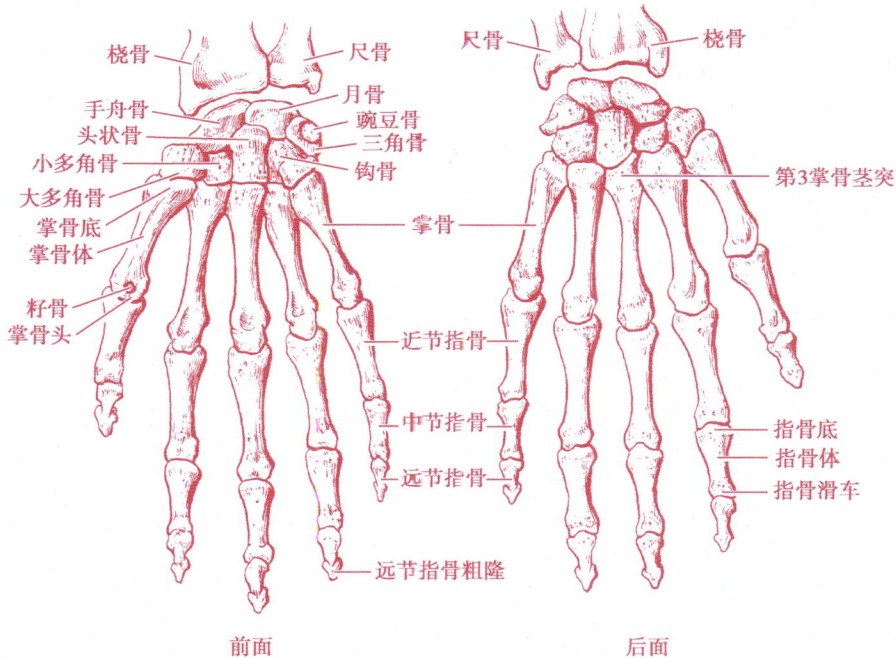

图 3-31　手骨

形的关节面,与桡骨的腕关节面和尺骨头下方的关节盘共同构成桡腕关节。

　　掌骨 metacarpal bones:属于长骨,5 块。由桡侧向尺侧依次为第 1～5 掌骨。掌骨近端为底,接腕骨;远端为头,接指骨;中间部为体。其中第 1 掌骨底关节面呈鞍状,与大多角骨相关节。

　　指骨 phalanges of fingers:属于长骨,共 14 块。拇指有 2 节,分别为近节和远节指骨,其余各指为 3 节,分别为近节指骨、中节指骨和远节指骨。每节指骨的近端为底,中间部为体,远端为滑车。远节指骨远端掌面粗糙,称远节指骨粗隆。

Note:

（二）下肢骨

1. **下肢带骨** 髋骨 hip bone 由髂骨、坐骨和耻骨合成的不规则骨（图3-32、图3-33），上、下部宽，中间部狭窄肥厚。这3块骨在幼年时于髋臼处借软骨结合（图3-34），成年后软骨骨化后3块骨融合在一起。在髋骨外面的中央，有圆形深窝，称髋臼 acetabulum，窝内有半月形的关节面，称月状面。髋臼中央未形成关节面的部分，称髋臼窝。髋臼缘下部的缺口，称髋臼切迹。

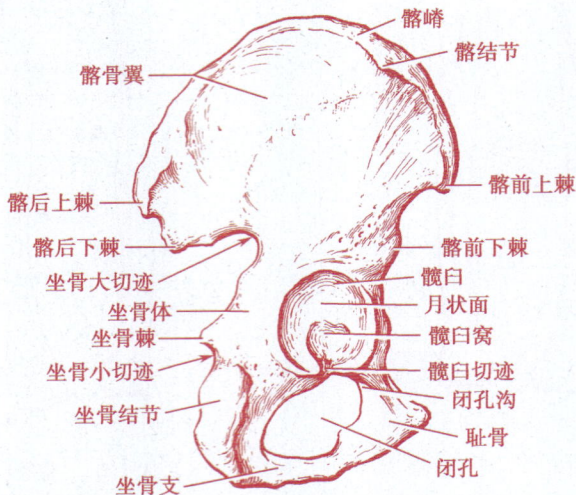

图 3-32　髋骨（外面）

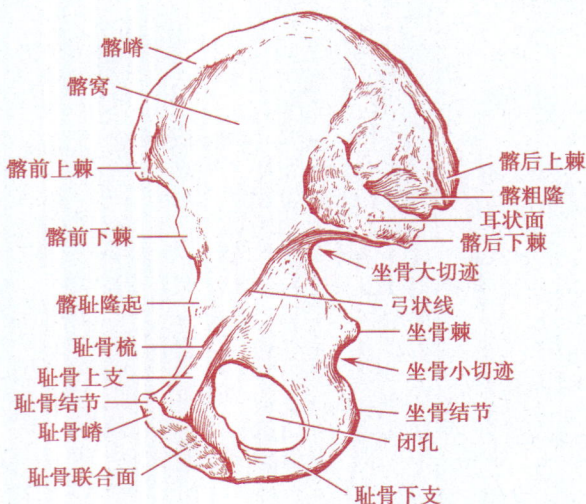

图 3-33　髋骨（内面）

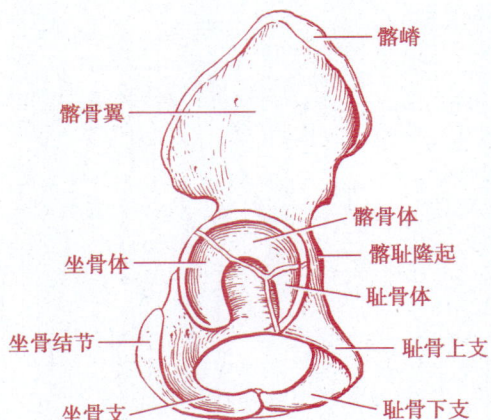

图 3-34　幼儿髋骨（6岁）

（1）髂骨 ilium：位于髋骨的后上部，分为肥厚的髂骨体和扁阔的髂骨翼。髂骨参与构成髋臼后上2/5。翼上缘肥厚，形成弓形的髂嵴 iliac crest。髂骨翼的前缘弯曲向下，达髋臼，有上、下两个突起，分别为髂前上棘和髂前下棘；后缘有髂后上棘和髂后下棘。从髂前上棘向后约5~7cm处，髂嵴较厚且向外突出，称髂结节 tubercle of iliac crest，它们都是重要的体表标志。髂骨翼内面凹陷称髂窝 iliac fossa，为大骨盆的侧壁，窝的下方以弓状线与髂骨体分界。弓状线前端有一处隆起称髂耻隆起，髂窝的后份粗糙，有一处近横位的耳状面，与骶骨的耳状面形成骶髂关节。髂骨翼外面称为臀面，有臀肌附着。

（2）坐骨 ischium：位于髋骨后下部，分为坐骨体及坐骨支两部分。坐骨体构成髋臼的后下2/5。

后缘有一处三角形骨突,称坐骨棘 ischial spine,棘上下方凹陷处分别为坐骨大切迹 greater sciatic notch 和坐骨小切迹 lesser sciatic notch。坐骨体下端向前、上、内延伸为坐骨支。在体与支移行处的后部是肥厚而粗糙的坐骨结节 ischial tuberosity,是坐骨最低部,可在体表扪到,是重要的体表标志。

(3)耻骨 pubis:位于髋骨前下部,分体和上、下二支。耻骨体构成髋臼的前下 1/5。由体向前内伸出耻骨上支,继而以锐角转折向下外方的耻骨下支。耻骨上、下支移行处为耻骨联合面,与对侧借纤维软骨连接,构成耻骨联合。与髂骨体的结合处上缘骨面粗糙隆起,称髂耻隆起。耻骨上支的上缘有一锐利的骨嵴,称耻骨梳,向后移行于弓状线,向前终于耻骨结节 pubic tubercle,耻骨结节内侧的骨嵴称为耻骨嵴,是重要体表标志。由坐骨和耻骨围成的孔称闭孔 obturator foramen,孔的上缘有浅沟为闭孔沟,内有神经、血管通过。

2. 自由下肢骨　自由下肢骨包括股骨、髌骨、胫骨、腓骨和足骨。

(1)股骨 femur:是人体中最长最结实的长骨,长度约为身高的 1/4,分为一体两端(图 3-35)。

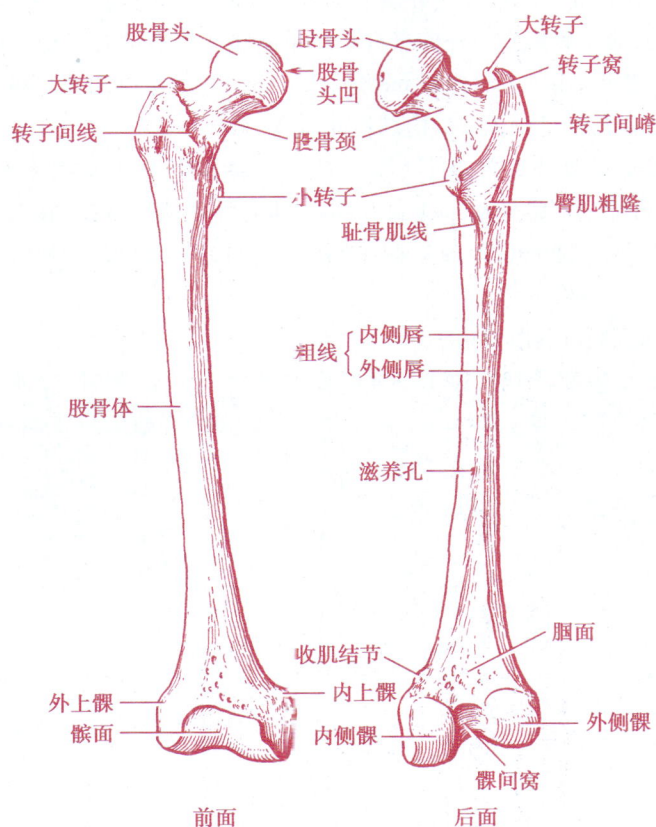

图 3-35　股骨

上端有朝向内上方呈球形的股骨头 femoral head,与髋臼相关节。头中央稍下有小的股骨头凹,为股骨头韧带的附着处。头的外下方有较细的股骨颈 neck of femur。颈与体的夹角称颈干角,成人约为 120°~130°。颈体交界处的外侧有大转子 greater trochanter,内下方有小转子 lesser trochanter,均有肌肉附着。大、小转子间,前有转子间线,后有转子间嵴。大转子是重要的体表标志,可在体表扪到。

体粗壮,略弓向前,上段呈圆柱形,中段呈三棱柱形,下段前后略扁。前面光滑,后面有一纵行的骨嵴,称粗线。粗线中点附近,有口朝下的滋养孔。粗线可分内侧、外侧两线,此线上端分叉,向上外有臀肌粗隆 gluteal tuberosity,向上内有耻骨肌线。两线在股骨体下端后面围成的三角形骨面,称腘面。

下端为两个向后方的膨大隆起,分别为内侧髁 medial condyle 和外侧髁 lateral condyle。两髁的前面、下面和后面都有关节面与髌骨和胫骨上端相关节,前面的光滑关节面称为髌面,与髌骨相接。两髁之间稍后方有髁间窝。内、外侧髁的内、外侧面各有一粗糙隆起,分别为内上髁和外上髁。内上髁的上方有一三角形的收肌结节。内上髁和外上髁在体表可扪到。

(2)髌骨 patella:人体最大的籽骨,位于股骨下端前面、股四头肌腱内,底朝上,尖向下,前面粗糙,后面为关节面,与股骨髌面相关节,参与膝关节的构成。髌骨可在体表扪到(图3-36)。

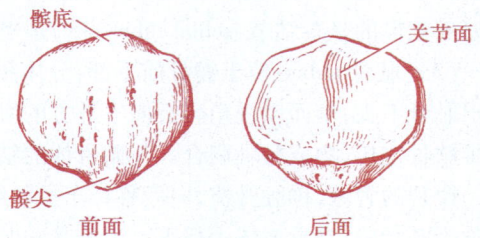

图 3-36　髌骨

(3)胫骨 tibia:位于小腿内侧,分为一体和两端(图3-37)。上端膨大,形成内侧髁和外侧髁,两髁上面各有上关节面,与股骨下端、髌骨共同构成膝关节。两髁之间的骨面隆凸为髁间隆起。上端前面的隆起称胫骨粗隆 tibial tuberosity。内、外侧髁和胫骨粗隆于体表均可扪到。胫骨体呈三棱柱形,前缘为锐利的前嵴,于体表可以触及。外侧缘有小腿骨间膜所附着的骨间缘。后面上份有斜向下内的比目鱼肌线。下端稍膨大,内下方有内踝 medial malleolus,外侧有腓切迹与腓骨相接。下端的下面和内踝的外侧面有关节面与距骨相关节。内踝易在体表扪到。

(4)腓骨 fibula:位于胫骨外后方,细长(图3-37)。上端稍膨大,称腓骨头 fibular head,内上有关节面与胫骨相关节,下方缩窄称腓骨颈 neck of fibula。腓骨体内侧缘有锐利的骨间缘,为小腿骨间膜的附着处。下端稍膨大,称外踝 lateral malleolus,外踝内面的关节面与距骨相关节。腓骨头和外踝都可在体表扪到。

(5)足骨:包括跗骨、跖骨和趾骨(图3-38)。

跗骨 tarsal bones 属于短骨,7块。位于足骨的近侧,相当于手的腕骨,分前、中、后三列。后列包括上方的距骨 talus 和下方的跟骨 calcaneus;中列为位于距骨前方的足舟骨 navicular bone;前列为内

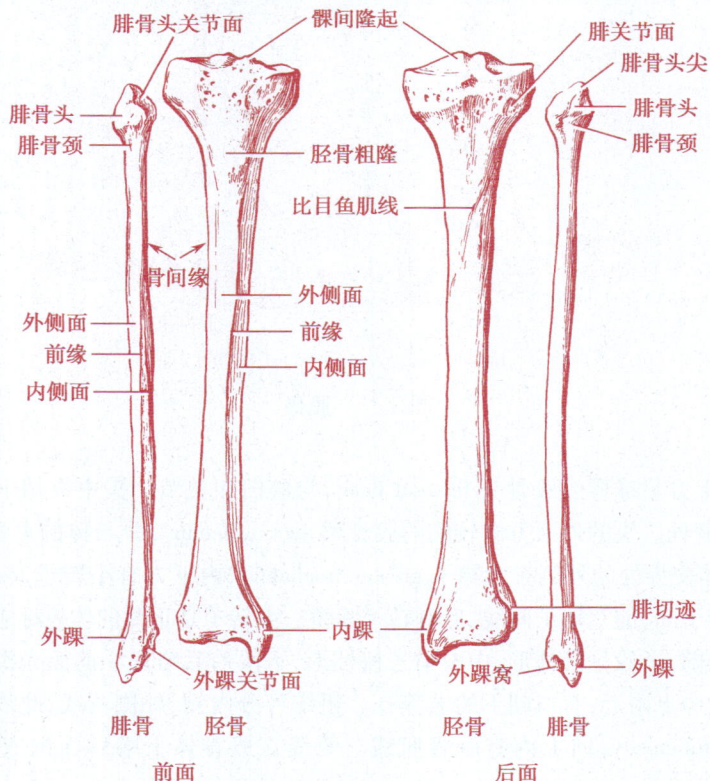

图 3-37　胫骨和腓骨(右侧)

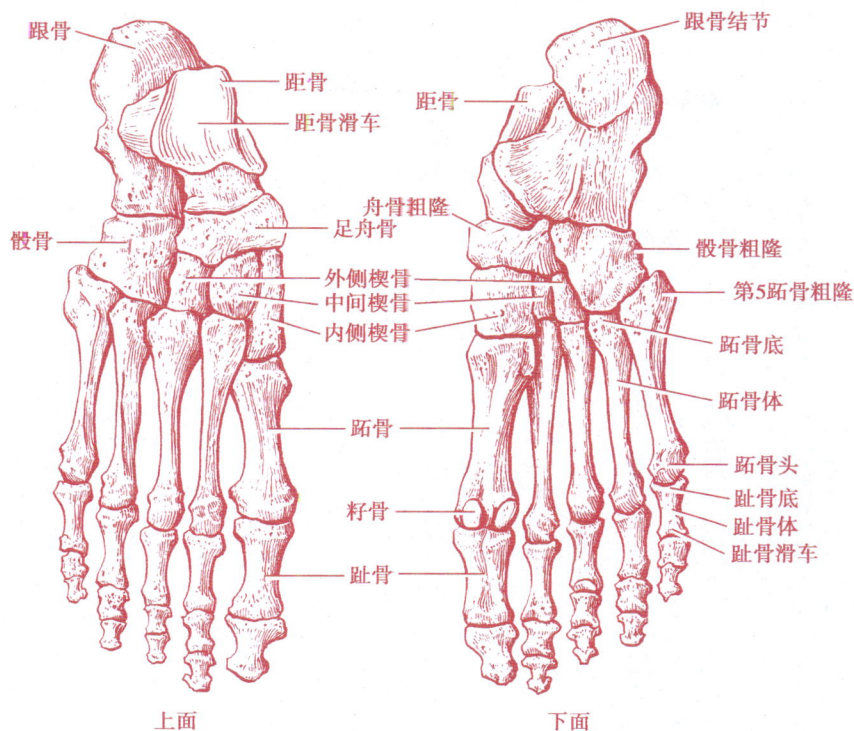

图 3-38 足骨

侧楔骨 medial cuneiform bone、中间楔骨 intermedius cuneiform bone、外侧楔骨 lateral cuneiform bone 及骰骨 cuboid bone。

跖骨 metatarsal bones 有 5 块,由内侧向外侧依次为第 1~5 跖骨,形状和排列大致与掌骨相当,但比掌骨粗大。跖骨近端为底,与跗骨相接,中间为体,远端称头,与近节趾骨相接。第 5 跖骨底向后突出,称第 5 跖骨粗隆,在体表可扪到。

趾骨 bones of toes 共 14 块。踇趾为 2 节,其余各趾为 3 节。趾骨的形态和命名与指骨相同。踇趾粗壮,其余趾骨细小,第 5 趾的远节趾骨甚小,往往与中节趾骨融合。

◆ 体表标志

在体表能看到或扪(摸)到的突起及凹陷,分为骨性、肌性及软组织性 3 种结构。临床上常用这些标志来确定内脏器官、血管和神经的位置及针灸取穴的部位。如髋骨上的髂嵴、髂前上棘、髂后上棘、髂结节、坐骨结节、耻骨嵴等均可在体表扪到,是重要的骨性标志。其中两侧髂嵴最高点的连线平对第 4 腰椎棘突,临床用于腰椎穿刺术(腰穿)及脊椎麻醉(腰麻)穿刺定位;右髂前上棘与脐连线的中、外 1/3 交点处为阑尾根部的体表投影点,用于阑尾炎的诊治;髂结节是临床骨髓穿刺的常用部位及腹部分区的重要标志。

(张少杰)

第二节 关 节 学

一、总论

关节又称为骨连结,是骨与骨之间的连结。依其连结的方式不同,可分为直接连结和间接连结(图 3-39)。

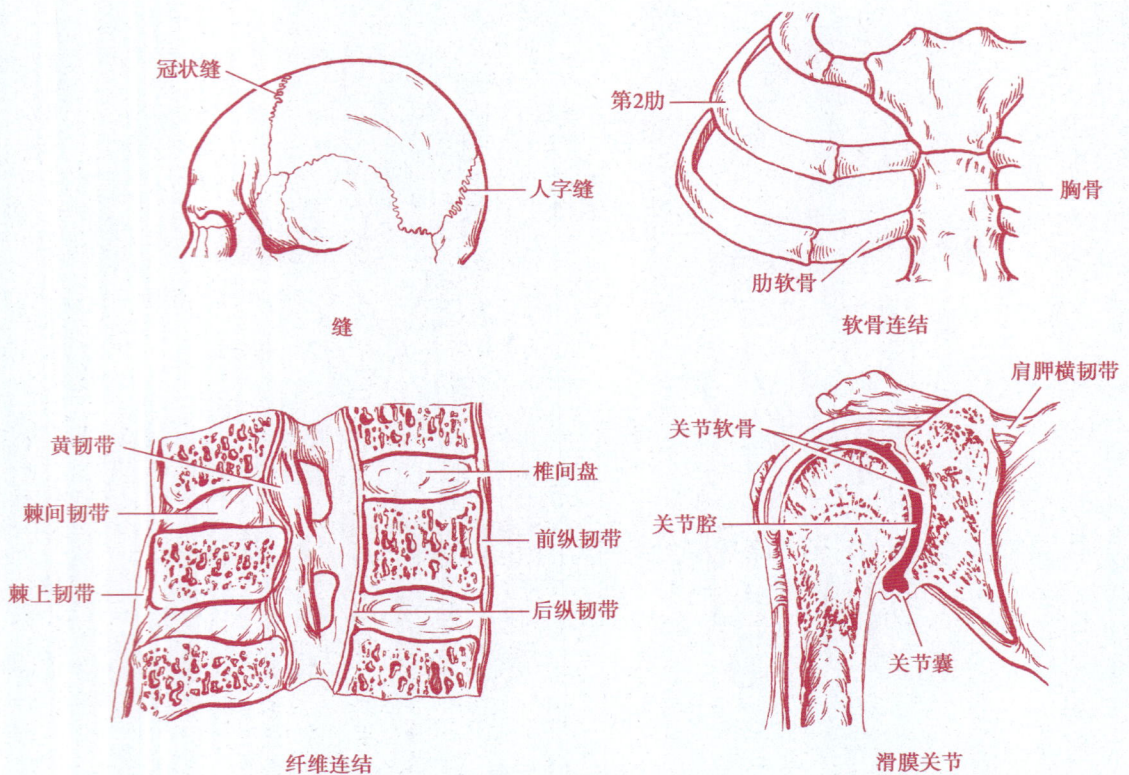

冠状缝

人字缝

缝

第2肋

胸骨

肋软骨

软骨连结

黄韧带

棘间韧带

棘上韧带

椎间盘

前纵韧带

后纵韧带

纤维连结

肩胛横韧带

关节软骨

关节腔

关节囊

滑膜关节

图 3-39　关节的分类与结构模式图

（一）直接连结

骨与骨之间借纤维结缔组织、软骨或骨组织直接连接，连接较牢固，一般不活动或有少许活动。可分为纤维连结、软骨连结和骨性结合 3 类。

1. **纤维连结 fibrous joint**　两骨之间借纤维结缔组织连接。如颅骨之间的缝、棘间韧带、前臂骨间膜等。

2. **软骨连结 cartilaginous joint**　骨与骨之间借软骨相连。如长骨骨干与骺之间的骺软骨、椎体之间的椎间盘等。

3. **骨性结合 synostosis**　两骨之间借骨组织相连，一般由纤维结缔组织或透明软骨骨化而成，使相连的两骨融为一体，不能活动，如骶椎椎骨之间的骨性结合。

（二）间接连结

间接连结又称滑膜关节 synovial joint，简称关节 articulation。构成关节的各骨之间借膜性的结缔组织囊相连接，而相对的骨面之间彼此分离，其间有腔隙，其内充填滑液，有较大的活动性。

1. **关节的基本结构**　包括关节面、关节囊和关节腔（图 3-40）。

（1）关节面 articular surface：是构成关节的各相关骨的接触面。关节面的形状与关节的运动形式和范围有关，一般为一凹一凸，凹者称为关节窝，凸者称为关节头。覆盖于关节面表面的一层透明软骨称关节软骨 articular cartilage，表面光滑且具有弹性，有减轻运动摩擦，吸收冲击震荡的作用，并可使各骨相对应的关节面更相符合。

（2）关节囊 articular capsule：由结缔组织

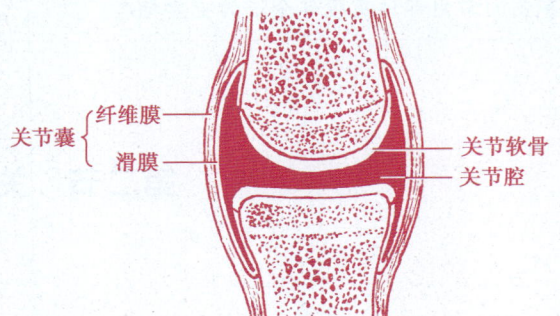

关节囊 { 纤维膜
　　　　滑膜

关节软骨

关节腔

图 3-40　滑膜关节基本结构模式图

构成,附于关节周围,封闭关节腔。关节囊分为内、外两层:外层为纤维膜 fibrous membrane,较厚,由致密结缔组织构成,附着于关节面的周缘及其邻近的骨面,并与骨膜相续,富有血管、淋巴管和神经。内层为滑膜 synovial membrane,由薄而柔润的疏松结缔组织膜构成,衬贴于纤维膜内面并覆盖关节内除关节软骨以外的所有结构,边缘附着于关节软骨的周缘。滑膜内面光滑,能分泌滑液 synovial fluid。滑液能营养关节内的软骨结构,并起润滑作用,减少摩擦,保护关节面。

（3）关节腔 articular cavity:是由关节囊的滑膜和关节软骨共同围成的密闭腔隙。腔内呈负压,并含有少量滑液,既可减少关节软骨之间运动时的摩擦,又可使它们相互吸附,对维持关节的稳固具有一定的作用。

2. **关节的辅助结构**　关节除具备上述基本结构外,某些关节还有一些辅助结构,以增加关节的稳固性和灵活性(图 3-41)。

（1）**韧带 ligament**:是连于相邻两骨之间的致密结缔组织束。位于关节囊外的称囊外韧带,有的为关节囊纤维层局部增厚形成,如髋关节的耻股韧带;有的与囊分离存在,如膝关节的腓侧副韧带。位于关节囊内(纤维膜内)的称囊内韧带,表面被滑膜包裹,如膝关节的交叉韧带。韧带可加强关节的稳固性,并可限制关节的过度活动。

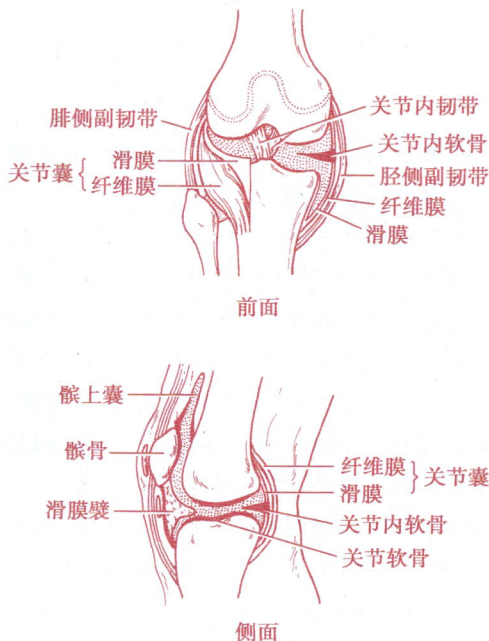

图 3-41　滑膜关节的构造

（2）**关节盘 articular disc**:是位于关节腔内两骨的关节面之间的纤维软骨板,其周缘略厚,附着于关节囊纤维膜的内面。关节盘可使两关节面更相适合,增加了关节的稳固性,并可减缓冲击和震荡。此外,它将关节腔分为两部分,两个腔可产生不同的运动,从而增加关节的运动形式并扩大运动范围。关节盘多呈圆盘状,有的关节盘呈半月形,称为半月板。

（3）**关节唇 articular labrum**:是附着于关节窝周缘的纤维软骨环,有加深关节窝并增大关节面的作用,从而增强关节的稳固性。

（4）**滑膜襞 synovial fold 和滑膜囊 synovial bursa**:有些关节的滑膜表面积大于纤维膜,形成皱襞突向关节腔内,称滑膜襞。关节运动中,关节腔的形状、容积、压力发生改变时,滑膜襞可起填充和调节作用。在某些关节,滑膜可从纤维膜缺如或薄弱处呈囊状膨出,形成滑膜囊,充填于肌腱与骨面之间,以减少肌腱活动时与骨面之间的摩擦。

3. **关节的运动**　关节的运动与关节面的形态、关节囊的厚薄及周围韧带的多少、强弱等密切相关。关节的运动形式基本上是沿三个相互垂直的轴作三组拮抗性的运动。

（1）**屈 flexion 和伸 extension**:是关节围绕冠状轴所作的运动。运动时,两骨逐渐靠近,其间角度变小称为屈;反之则称为伸。关节的屈多为向前成角的运动,但下肢膝关节及其以下各关节的屈是向后成角的运动。

（2）**收 adduction 和展 abduction**:是关节围绕矢状轴所作的运动。骨靠近身体正中矢状面的运动称为收或内收;反之,远离正中矢状面的运动则称为展或外展。手指的收、展以中指所在的中轴线为准,远离此线为展,靠近为收;足趾则是以第 2 趾为准。

（3）**旋转 rotation**:是关节围绕垂直轴所作的运动。骨前面转向内侧的运动,称为旋内 medial rotation;相反则为旋外 lateral rotation。在前臂,将手背转向前方的运动,称旋前 pronation;将手背恢复到向后的运动,称旋后 supination。

（4）环转 circumduction：运动骨的上端在原位转动，下端作圆周运动，全骨的运动轨迹呈圆锥形。环转实际上是屈、展、伸和收的依次连续运动。凡能沿两轴运动的关节，都可作环转运动。如肩关节、腕关节等。

二、躯干骨的连结

（一）椎骨间的连结

各椎骨之间借椎间盘、韧带和滑膜关节相连，可分为椎体间连结和椎弓间连结。

1. 椎体间的连结

（1）椎间盘 intervertebral disc：为连于相邻两个椎体的纤维软骨盘，由中央部的髓核 nucleus pulposus 和周围部的纤维环 anulus fibrosus 构成（图 3-42）。髓核为柔软并具有弹性的胶冻状物质；纤维环由多层呈同心圆排列的纤维软骨组成，坚韧而富于弹性，紧密连接相邻两个椎体，保护髓核并限制其向四周膨出。各部椎间盘厚薄不均，腰部最厚，颈部次之，胸部最薄。椎间盘除起着连结作用外，尚有弹性垫的作用，可承受压力，吸收震荡，并增加脊柱的运动幅度。纤维环的后外侧部较薄弱，当某种原因造成纤维环破裂时，髓核向后外侧脱出，压迫脊髓或脊神经，临床上称之为椎间盘突出症。人体腰部运动的范围较大，承受的压力也较大，因而，此病多发于腰部。

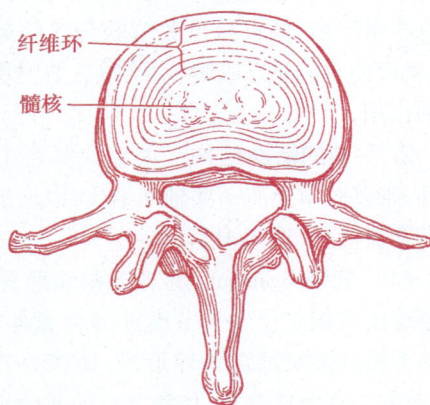

图 3-42　椎间盘（上面）

（2）前纵韧带 anterior longitudinal ligament：是人体最长的韧带，上端起自枕骨大孔前缘，紧贴椎体与椎间盘的前面下行，延伸至骶骨上部前面。前纵韧带宽而坚韧，有防止脊柱过度后伸和椎间盘向前脱出的作用（图 3-43）。

（3）后纵韧带 posterior longitudinal ligament：位于椎管内，上端起自枢椎，沿椎体和椎间盘后面下行至骶骨，与椎间盘及椎体的上、下缘连接紧密，从而对椎间盘起保护作用。后纵韧带窄而坚韧，有防止脊柱过度前屈和椎间盘向后脱出的作用（图 3-43）。

2. 椎弓间的连结

（1）黄韧带 ligamenta flava：位于相邻的椎弓板之间，呈节段性，主要由黄色的弹性纤维构成，参与围成椎管。黄韧带有限制脊柱过度前屈的作用。另外，当屈脊柱时，黄韧带伸长，其弹性回缩协助脊柱恢复直立姿势（图 3-43）。

（2）棘间韧带：位于相邻各棘突之间，前缘接黄韧带，后方移行于棘上韧带，有限制脊柱前屈的作用（图 3-43）。

（3）棘上韧带：为连接胸、腰、骶椎各棘突尖的纵行韧带，其中附着于枕骨和颈椎棘突尖的部分，向后扩展成三角形板状为项韧带，供许多肌肉附着。此韧带也有限制脊柱前屈的作用（图 3-43）。

（4）横突间韧带：位于相邻两椎骨的横突之间，有限制脊柱过度侧屈的作用。

（5）关节突关节 zygapophysial joint：由上位椎骨的下关节突和下位椎骨的上关节突构成，关节囊附着于关节面的周缘（图 3-43）。颈部关节突的关节面近似水平位，关节囊松弛，故颈椎运动较灵活，但易出现脱位；胸、腰部的关节面几乎呈冠状位和矢状位，关节囊较厚而紧张，故运动受到一定限制，但不易发生脱位。

此外，还有寰枕关节和寰枢关节。寰枕关节为颅和脊柱之间的连结，由寰椎的上关节面和枕髁构成，可使头作屈（俯）、伸（仰）和侧屈运动。寰枢关节为寰椎与枢椎之间的关节，允许寰椎连同颅一起围绕枢椎的齿突作旋转运动。

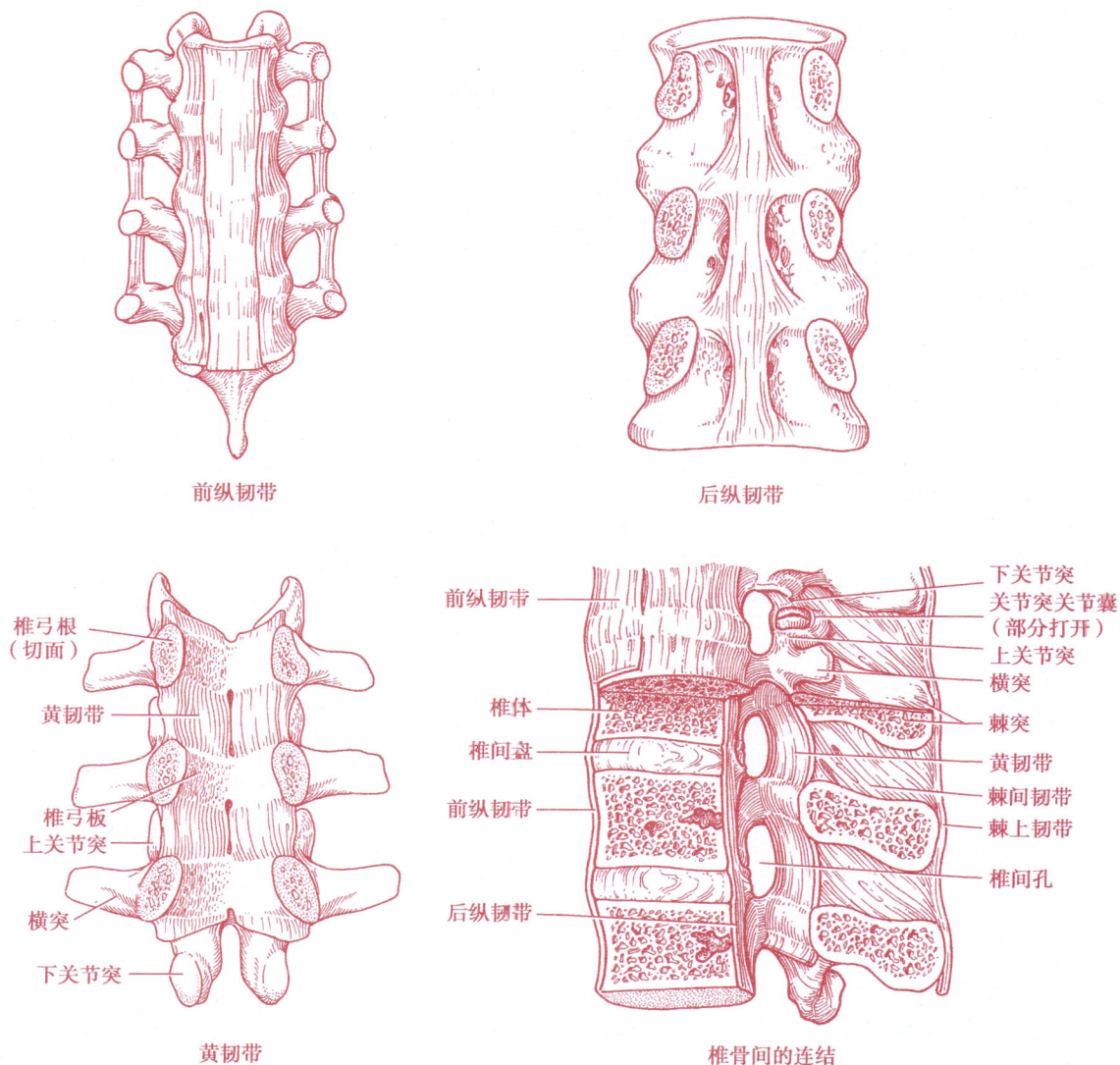

前纵韧带

后纵韧带

椎弓根
（切面）

黄韧带

椎弓板
上关节突

横突

下关节突

黄韧带

前纵韧带

椎体

椎间盘

前纵韧带

后纵韧带

下关节突
关节突关节囊
（部分打开）
上关节突
横突
棘突
黄韧带
棘间韧带
棘上韧带

椎间孔

椎骨间的连结

图 3-43 椎骨间的连结

（二）脊柱整体观和运动

脊柱 vertebral column 上承枕骨，下连髋骨，为颈和躯干的中轴，并参与构成胸、腹、盆腔的后壁（图 3-44）。脊柱的椎管内容纳脊髓，所以脊柱具有重要的负重和保护功能。脊柱的长度可随年龄、性别和姿势的不同而有差异。成年男性脊柱长约 70cm，女性稍短。长时间静卧与站立相比，脊柱长度可相差 2~3cm，这是由于站立时椎间盘被挤压所致。椎间盘约占脊柱全长的 1/4。

1. 脊柱的前面观 可见椎体从第 2 颈椎向下逐渐加宽，直至第 2 骶椎，这与椎体的负重逐渐增加有关。骶骨耳状面以下，由于重力经髋骨传至下肢，椎体已无承重意义，所以椎骨急速缩小、变窄，直至尾骨尖。

2. 脊柱的后面观 可见棘突于正中线形成一纵嵴。颈部的棘突短而末端分叉，近于水平位；胸部棘突细长，呈叠瓦状伸向后下方；腰部棘突呈板状，水平后伸。正常人的脊柱有时可有轻度侧弯，一般惯用右手的人脊柱上部稍向右侧凸，下部则代偿性凸向左侧。左利手者则相反。

3. 脊柱的侧面观 可见成人脊柱有颈、胸、腰、骶 4 个生理性弯曲，其中颈曲和腰曲凸向前，胸曲和骶曲凹向前。胎儿的脊柱主要为一前凹的弯曲。出生后，当婴儿开始抬头时形成颈曲；幼儿开始坐起和站立行走时形成腰曲。脊柱的每一个弯曲，都有各自的功能意义。颈曲支持头的抬起，以便向前平视；腰曲使身体重心后移，以维持身体平衡，保持稳固的直立姿势；胸曲和骶曲则增加了胸腔和盆腔

Note:

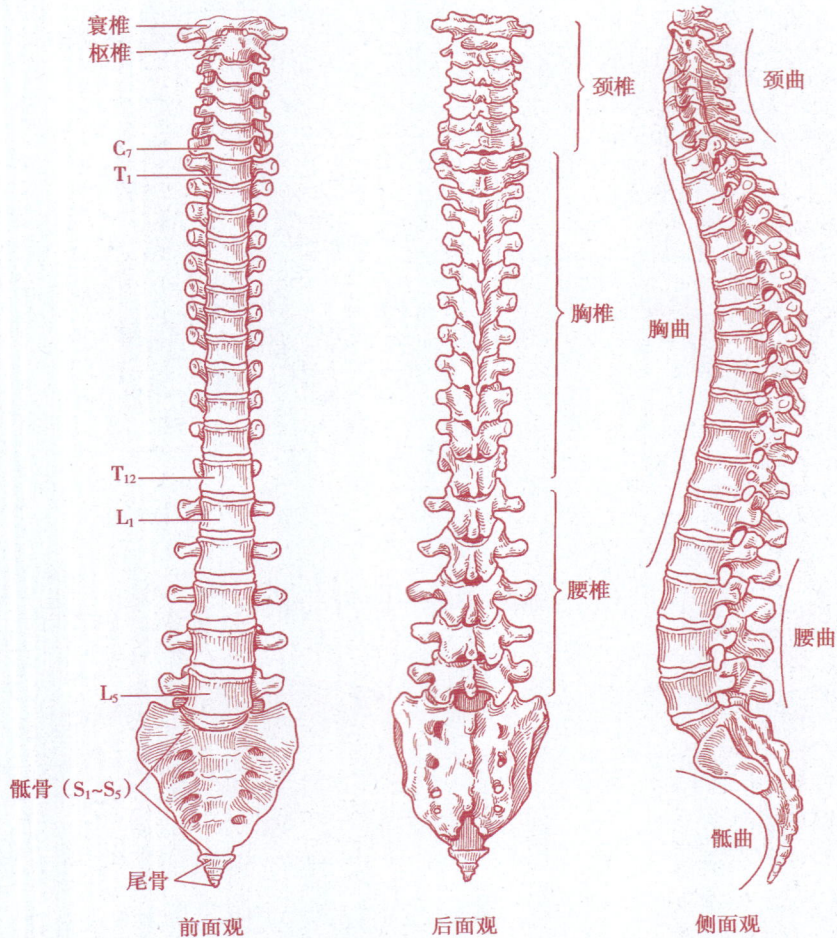

图 3-44 脊柱整体观

的容积。脊柱弯曲使其更具有弹性,可缓冲行走或跳跃时从下肢传到脊柱的震荡,从而保护脑和脊髓。

4. **脊柱的运动** 虽然相邻两个椎骨之间的连结稳固,运动范围很小,但各椎骨间小量运动的总和则使脊柱的运动范围变得很大。脊柱可沿冠状轴作屈伸运动;沿矢状轴作侧屈运动;沿垂直轴作旋转运动;在矢状轴和冠状轴运动的基础上,还可作环转运动。脊柱各段的运动幅度差异较大,主要取决于关节突关节面的方向和形状、椎体的形态和椎间盘的厚度等。脊柱胸、骶段的活动度小,颈段和腰段的活动范围较大,因此颈、腰段的损伤较多见。

(三)胸廓的连结

1. **肋椎关节 costovertebral joint** 肋椎关节包括肋头关节和肋横突关节(图 3-45)。

肋头关节由肋头的关节面与相应胸椎体的肋凹构成。肋横突关节由肋结节关节面与相应的横突肋凹构成。

2. **胸肋关节 sternocostal joint** 胸肋关节由第 2~7 肋软骨与相应的胸骨肋切迹构成。第 1 肋软骨与胸骨柄之间为软骨结合(图 3-46)。

3. **胸廓整体观及其运动** 胸廓 thoracic cage 由 12 块胸椎、12 对肋和 1 块胸骨构成。胸廓近似圆锥形,上部狭窄,下部宽阔,横径大于前后径。胸廓有上、下两口和前、后、外侧壁(图 3-47)。胸廓上口较小,斜向前下方,由胸骨柄上缘、第 1 肋和第 1 胸椎体围成,是颈部与胸腔的通道。胸廓下口较宽阔,由剑突、肋弓、第 11 肋及第 12 肋前端和第 12 胸椎体围成。两侧肋弓在中线形成向下开放的胸骨下角,剑突又将其分成左、右两个剑肋角。前壁最短,由胸骨、肋软骨和肋骨前端构成。后壁较长,由

Note:

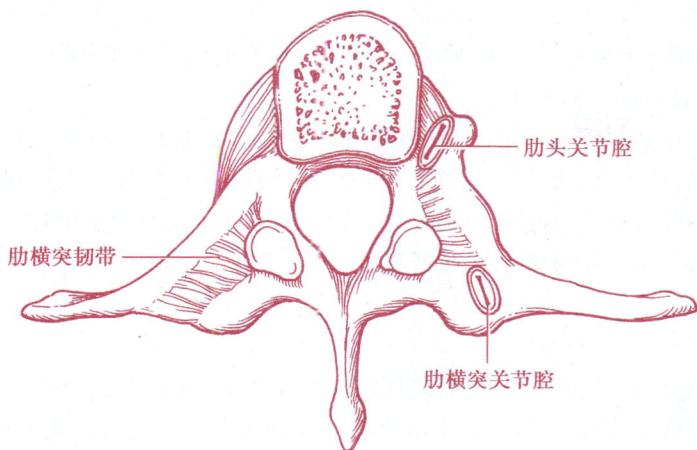

图 3-45　肋椎关节

肋头关节腔

肋横突韧带

肋横突关节腔

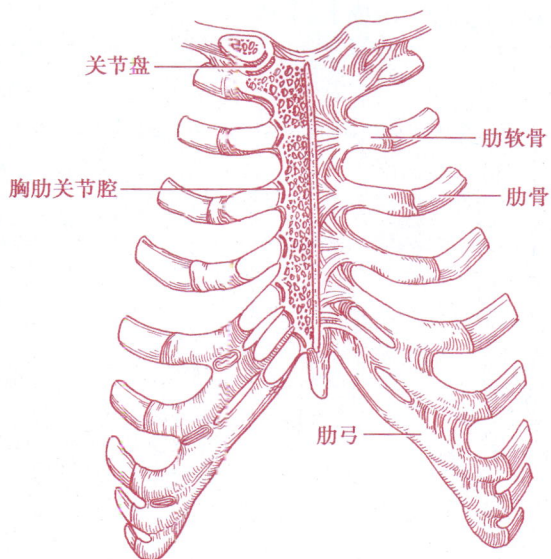

图 3-46　胸肋关节和胸锁关节

关节盘

肋软骨

胸肋关节腔

肋骨

肋弓

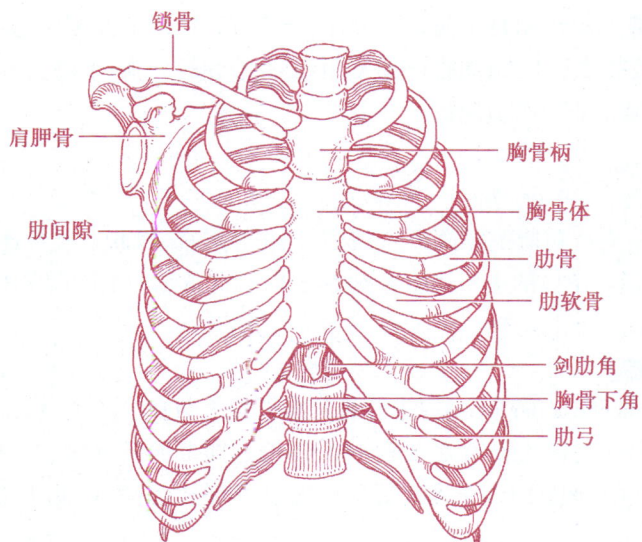

图 3-47　胸廓

锁骨

肩胛骨

胸骨柄

胸骨体

肋间隙

肋骨

肋软骨

剑肋角

胸骨下角

肋弓

Note:

胸椎和肋角内侧的部分肋骨构成。外侧壁最长,由肋骨体构成。相邻两肋之间的间隙称肋间隙 intercostal space。胸廓的形状有明显的个体差异,与年龄、性别和健康状况等因素有关。在严重肺气肿病人,胸廓前后径显著增大而形成"桶状胸"。

胸廓除保护和支持胸、腹腔器官外,主要参与呼吸运动。吸气时,真肋的前部抬高,胸骨伴随着上升,从而使胸廓的前后径增大;同时,由于假肋向外扩展,使横径也增大。因此,胸腔容积增大。呼气时,胸廓运动相反,胸腔容积减小。随着胸廓运动,胸腔容积的变化促进肺呼吸和血液循环。根据胸廓的形态和功能特点,可采用压胸法做人工呼吸。

三、颅骨的连结

颅盖各骨之间主要借缝相连,颅底各骨之间则以软骨连结。随着年龄的增长,有些缝和软骨连结转化成骨性结合。这些连结极为牢固,不能运动,只有下颌骨与颞骨之间形成能活动的颞下颌关节。

颞下颌关节 temporomandibular joint 通常又称下颌关节,是颅骨间唯一的滑膜关节,由颞骨的下颌窝、关节结节与下颌骨的下颌头构成(图 3-48)。其关节囊松弛,前壁较薄弱,后壁较厚,外侧壁有外侧韧带加强。囊内有关节盘将关节腔分隔成上、下两部。

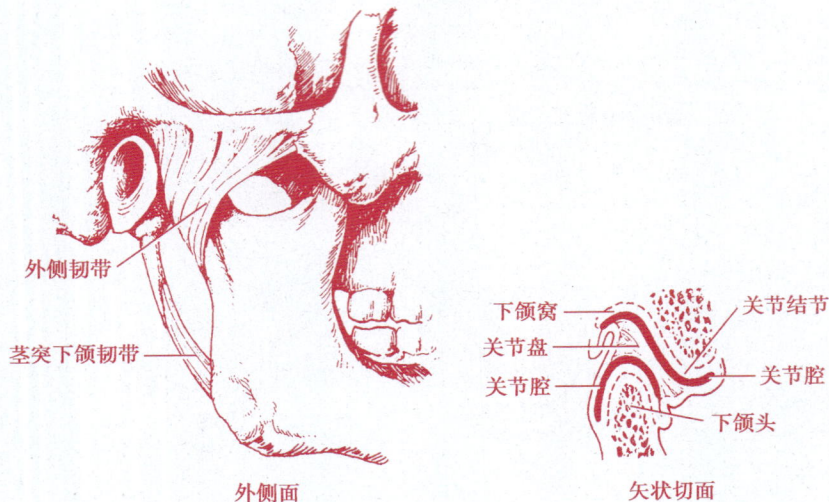

图 3-48 颞下颌关节

两侧颞下颌关节联合运动,可使下颌骨作上提、下降,前进、后退及侧方运动。当张口时,下颌头连同关节盘一起滑到关节结节下方;如张口过大,由于关节囊较松弛,下颌头可能滑至关节结节前方而无法退回关节窝,造成颞下颌关节脱位。

四、附肢骨的连结

直立使人类上肢从支持功能中解放出来,成为劳动的器官,因此上肢骨连结在功能上以运动为主,运动方式多样且灵活。下肢的主要功能为支持身体,因此从结构上就以保障运动的稳定为主。

(一)上肢骨连结

1. 上肢带骨的连结

(1)胸锁关节 sternoclavicular joint:是上肢骨与躯干骨之间唯一的关节,由锁骨的胸骨端与胸骨的锁切迹构成(图 3-49)。胸锁关节的关节囊坚韧,周围有韧带加强,囊内有关节盘。胸锁关节属于多轴关节,允许锁骨作小幅度的上、下、前、后和旋转以及环转运动,以此为支点,扩大上肢的活动范围。

(2)肩锁关节 acromioclavicular joint:由锁骨肩峰端与肩胛骨肩峰的关节面构成,属于平面关节,

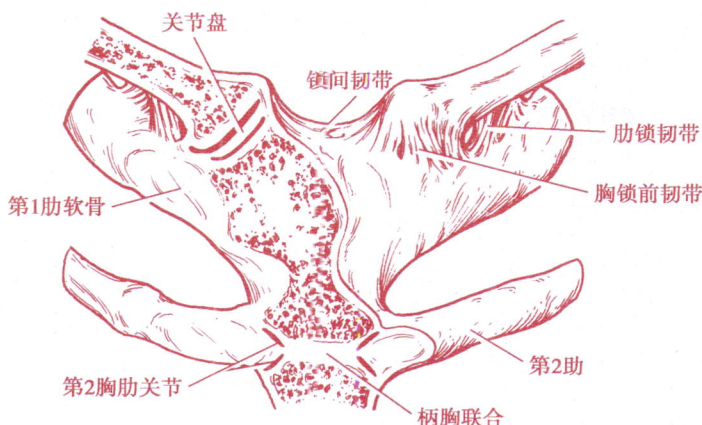

图 3-49 胸锁关节

可微动。

（3）喙肩韧带 coracoacromial ligament：连于喙突与肩峰之间，它与喙突、肩峰共同构成喙肩弓，架于肩关节上方，可防止肱骨头向上脱位（图 3-50）。

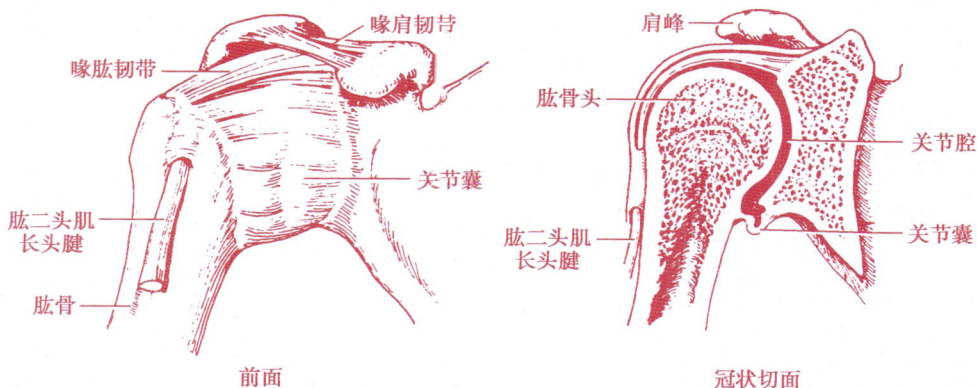

前面   冠状切面

图 3-50 肩关节（右侧）

2. 自由上肢骨的连结

（1）肩关节 shoulder joint：由肱骨头与肩胛骨关节盂构成（见图 3-50）。关节盂小而浅，周缘附着有纤维软骨构成的盂唇 glenoid labrum，使关节窝加深，但仍仅容纳关节头的 1/4~1/3。关节囊薄而松弛，一端附着于关节盂周缘；另一端附着于肱骨解剖颈。囊的上、前和后壁均有韧带加强或有肌腱的纤维编入关节囊的纤维层，以增加关节的稳固性，但囊的下壁没有韧带和肌腱，最为薄弱，故肩关节脱位以前下方脱位最为常见。此外，肱二头肌长头腱行于关节囊内并有一段被滑膜囊包绕，有稳定肩关节的作用。

肩关节是全身最灵活的关节，可作屈、伸、收、展、旋内、旋外及环转运动，运动幅度大。臂外展超过 40°~60°，继续抬高至 180°时，常伴随胸锁关节和肩锁关节的运动及肩胛骨的旋转运动。关节在长期固定或作关节融合手术时应保持的位置称关节的功能位。此功能位可以保证关节运动范围减小或关节融合后，肢体仍能维持其基本功能。肩关节的功能位为前屈 30°、外展 45° 和外旋 15°。

（2）肘关节 elbow joint：是由肱骨下端与尺、桡骨上端构成的复关节（图 3-51），包括三个关节：①由肱骨滑车和尺骨滑车切迹构成的肱尺关节 humeroulnar joint；②由肱骨小头和桡骨头关节凹构成的肱桡关节 humeroradial joint；③由桡骨环状关节面和尺骨桡切迹构成的桡尺近侧关节 proximal radio-ulnar joint。

Note:

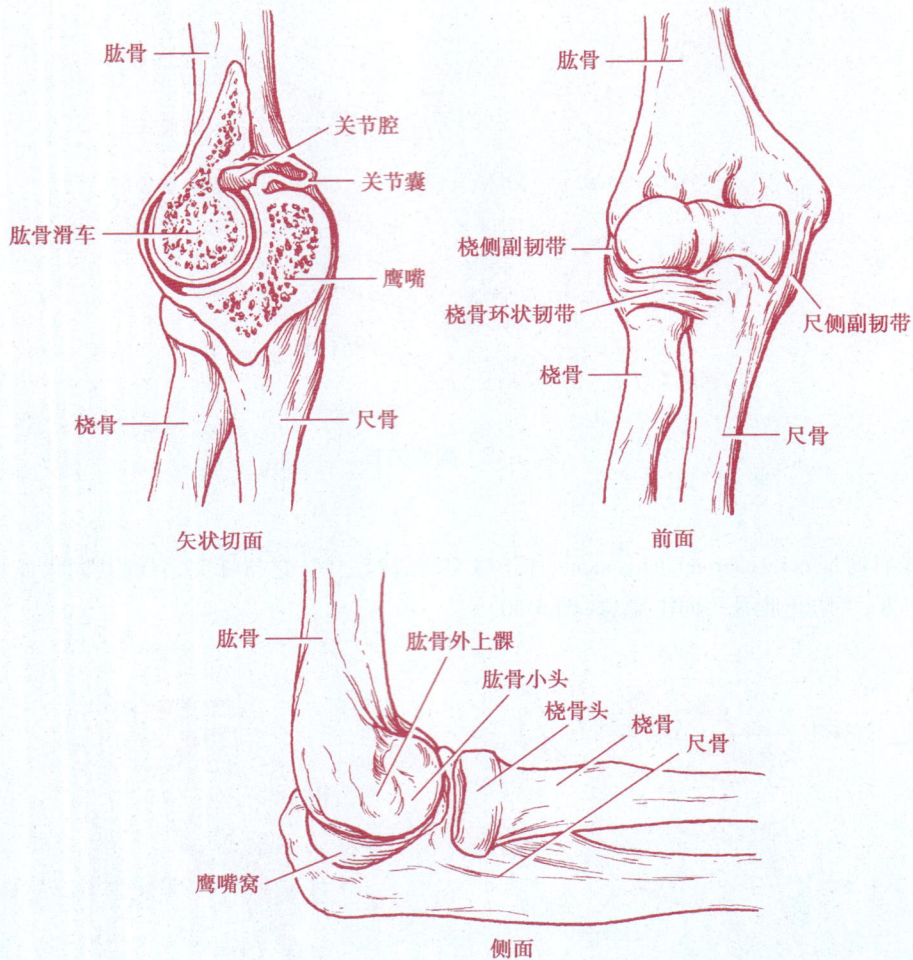

图 3-51 肘关节

上述三个关节共同包于一个关节囊内。囊的前、后壁薄而松弛,两侧壁厚而紧张,分别有桡侧副韧带和尺侧副韧带加强。囊的后壁最薄弱,故常见桡骨与尺骨向后脱位,并移向肱骨的后上方。在桡骨环状关节面周围有两端附着于尺骨桡切迹前、后缘的桡骨环状韧带 annular ligament of radius,与尺骨桡切迹共同构成骨纤维环,防止桡骨头脱出。4 岁以前的幼儿桡骨头尚未发育完全,环状韧带松弛,因而在肘关节伸直位猛力牵拉前臂时,桡骨头易被环状韧带卡住,或环状韧带部分夹在肱、桡骨之间,而发生桡骨头半脱位。

肘关节的运动以肱尺关节为主,肱尺关节属于滑车关节,主要作屈、伸运动,屈伸范围可达 140°。因肱骨滑车的长轴斜向下内,伸肘时,前臂偏向外侧,故肱骨长轴与前臂长轴形成向外开放的角度,约 165°~170°,称提携角,女性大于男性。肘关节的功能位为屈曲 90°。当伸肘时,肱骨内、外上髁与尺骨鹰嘴三点在一直线上;屈肘 90°时,此三点连成等腰三角形,称肘后三角。当肘关节后脱位时,此三点位置将发生改变,而肱骨髁上骨折时,三者位置关系不变。

(3) 前臂骨间的连结:桡骨与尺骨借桡尺近侧关节、桡尺远侧关节及前臂骨间膜相连(图 3-52)。

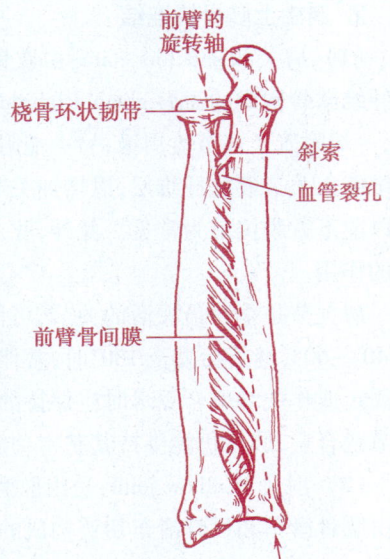

图 3-52 前臂骨的连结

1）桡尺近侧关节（见肘关节）。

2）桡尺远侧关节 distal radioulnar joint：由尺骨头环状关节面与桡骨的尺切迹及自其下缘延伸至尺骨茎突根部的关节盘共同构成。关节盘为三角形的软骨板，将尺骨头与腕骨隔开。

3）前臂骨间膜 interosseous membrane of forearm：是连结于桡骨和尺骨的骨间缘之间坚韧的纤维膜。当前臂处于半旋前位时，桡骨和尺骨间的距离最大，骨间膜也最紧张。因此，半旋前位是前臂的功能位，处理前臂骨折时，应将前臂固定于该位置，以防骨间膜挛缩，影响愈后的旋转功能。

桡尺近侧和远侧关节是联合关节，属于车轴关节。前臂可沿通过桡骨头中心至尺骨茎突根部的旋转轴作旋转运动。运动时肱桡关节的桡骨头在原位自转，而桡骨下端同关节盘一起绕尺骨头旋转。当桡骨转至尺骨前内，两骨的长轴线相交叉时，手背向前，称旋前；与此相反的运动称旋后。

（4）手关节：包括桡腕关节、腕骨间关节、腕掌关节、掌骨间关节、掌指关节和指骨间关节（图3-53）。腕骨间关节由相邻各腕骨之间连结而成，运动幅度不大。腕掌关节由远侧列腕骨和5个掌骨底连结而成，除拇指腕掌关节外，其余运动范围极小。掌骨间关节为第2~5掌骨底之间形成的关节，活动幅度小。掌指关节由掌骨头和近节指骨底连结构成，关节囊薄而松，可作各种运动。指间关节由各指指骨间构成，关节囊松弛，只能作屈伸运动。本书重点介绍桡腕关节和拇指腕掌关节。

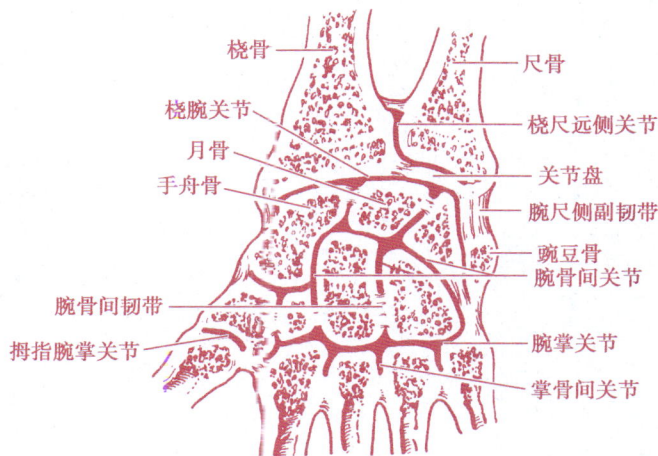

图 3-53　手关节（冠状切面）

1）桡腕关节 radiocarpal joint：也称腕关节 wrist joint，由桡骨下端的腕关节面和尺骨头下方的关节盘共同形成关节窝，与手舟骨、月骨和三角骨的近侧关节面共同组成的关节头相关节。关节囊松弛，但两侧及前后方均有韧带加强。该关节可作屈、伸、展、收及环转运动，其功能位是后伸 20°~30°。

2）拇指腕掌关节 carpometacarpal joint of thumb：由大多角骨与第1掌骨底构成，是典型的鞍状关节，为人类和灵长目所特有。可作屈、伸、展、收、环转和对掌运动。由于第1掌骨底的位置向内侧旋转了近90°，因而拇指的屈、伸运动发生在冠状面上；展、收运动发生在矢状面上。对掌运动是拇指掌侧面指尖与其余四指掌侧面指尖相接触的运动，该运动是进行握持和精细操作时所必需的动作。

（二）下肢骨连结

1. 下肢带骨的连结　下肢带骨的连结包括骶髂关节、骶棘韧带、骶结节韧带和耻骨联合（图3-54、图3-55）。

（1）骶髂关节 sacroiliac joint：由骶骨和髂骨的耳状面连结构成。该关节的关节面凹凸不平，关节囊紧张，附于关节面的周缘，并有韧带加强。此关节适应下肢支持体重、缓冲从下肢和骨盆传来的冲击和震动的功能，运动范围极小。

（2）骶棘韧带 sacrospinous ligament 和骶结节韧带 sacrotuberous ligament：是连结骶、尾骨与髂骨的韧带。骶棘韧带起于骶、尾骨侧缘，止于坐骨棘，其上部位于骶结节韧带的前面。骶结节韧带起于髂

前面

后面

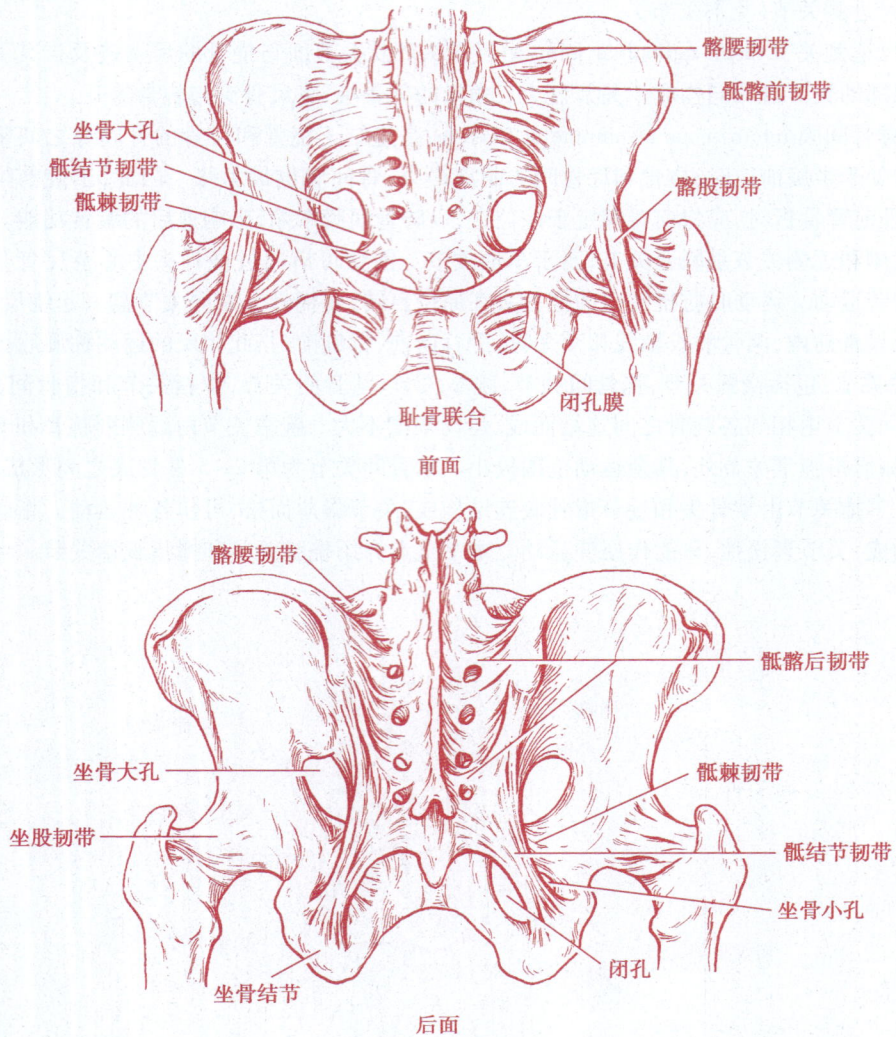

图 3-54 骨盆的韧带

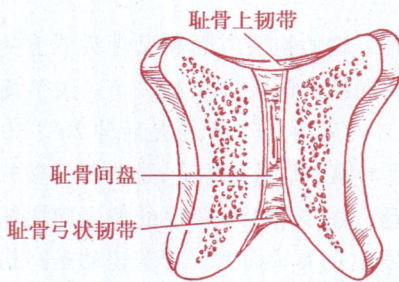

图 3-55 耻骨联合（冠状切面）

骨翼后缘和骶、尾骨的侧缘，行向外下，止于坐骨结节。此二韧带与坐骨大、小切迹分别围成坐骨大孔和坐骨小孔，有血管、神经和肌肉通过。

（3）耻骨联合 pubic symphysis：由两侧耻骨联合面借耻骨间盘连结而成（图 3-55）。耻骨间盘为纤维软骨，其内部正中常有一小裂隙。在耻骨联合的上、下方均有韧带加强。女性耻骨间盘较厚，其间的裂隙较大，以利于胎儿娩出。

（4）骨盆 pelvis：由左、右髋骨、骶骨和尾骨及其连结而成（图 3-56）。具有保护盆腔脏器和传导重力的作用。

骨盆被界线分为前上方的大骨盆和后下方的小骨盆。界线自后向前由骶骨岬、弓状线、耻骨梳、耻骨嵴和耻骨联合上缘依次连接而成。小骨盆有上、下两口，上口由界线围成；下口略呈菱形，由尾骨尖、骶结节韧带、坐骨结节、坐骨支、耻骨下支和耻骨联合下缘共同围成。两侧的坐骨支、耻骨下支连成耻骨弓，所成的夹角称耻骨下角。小骨盆上下口之间的腔为骨盆腔，也称固有盆腔。从青春期开始，骨盆出现性别差异。女性骨盆的形态特点与妊娠和分娩功能有密切关系。它与男性骨盆主要差别如表 3-2。

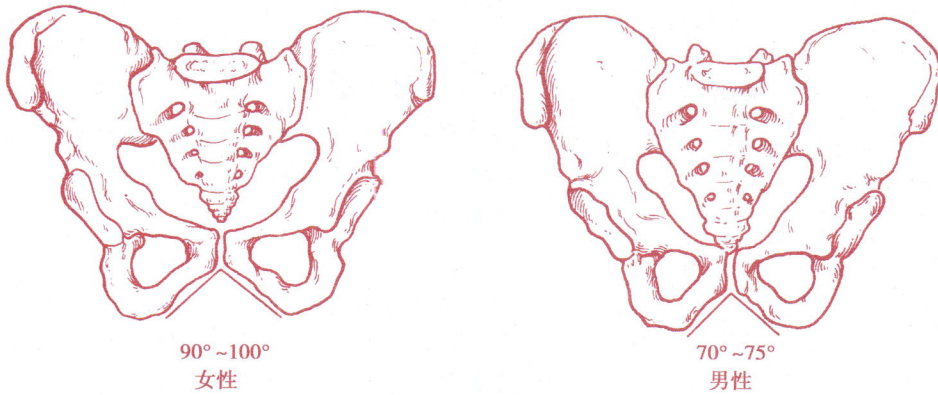

90°~100°
女性

70°~75°
男性

图 3-56 骨盆

表 3-2 骨盆的性别差异

	男性	女性
骨盆形状	窄而长	宽而短
骨盆上口	心形	椭圆形
骨盆下口	较狭小	较宽大
骨盆腔	高而窄,呈漏斗形	短而宽,呈椭圆形
骶骨	狭长,曲度大	宽短,曲度小
骶骨岬	前突明显	前突不明显
耻骨下角	70°~75°	90°~100°

2. 自由下肢骨的连结 自由下肢骨的连结包括髋关节、膝关节、小腿骨间的连结和足关节。

（1）髋关节 hip joint：由髋臼与股骨头连结构成，是典型的球窝关节（图 3-57、图 3-58）。髋臼周缘附着有纤维软骨形成的髋臼唇 acetabular labrum；髋臼切迹被髋臼横韧带封闭。股骨头几乎全部纳入髋臼内。髋关节的关节囊紧张而坚韧，上方附着于髋臼周缘和髋臼横韧带；下方附着于股骨颈，在前面达转子间线，后面仅包纳股骨颈的内侧 2/3，而外侧 1/3 露在囊外，故股骨颈骨折有囊内和囊外骨折之分。关节囊周围有韧带加强。其中以前上方的髂股韧带最为强大，该韧带上端起自髂前下棘，向

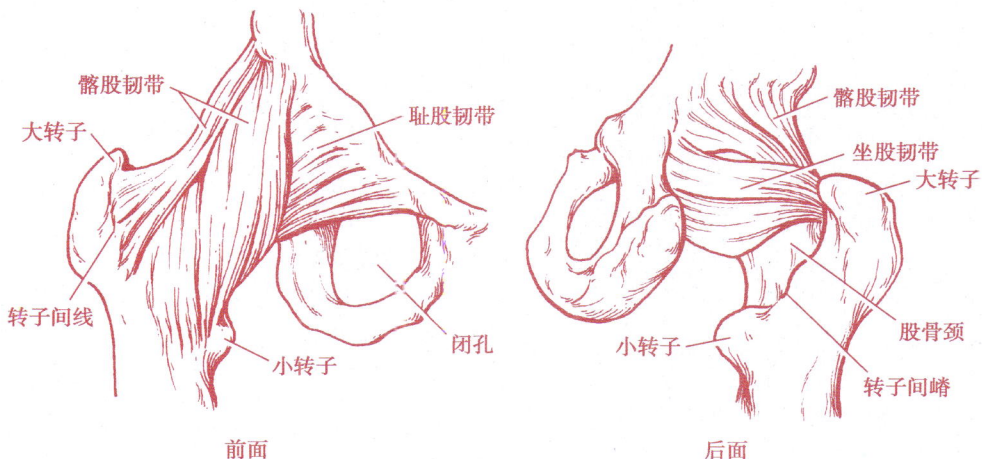

前面   后面

图 3-57 髋关节

Note:

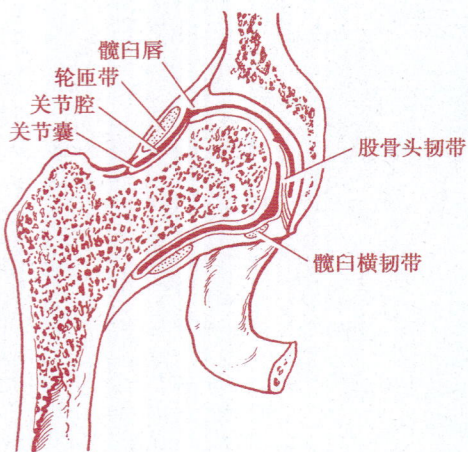

图 3-58 髋关节（冠状切面）

标注：髋臼唇、轮匝带、关节腔、关节囊、股骨头韧带、髋臼横韧带

下呈人字形，经关节囊前方止于转子间线，可防止髋关节过伸，对维持人体直立姿势有很大作用。关节囊的前下有耻股韧带，后部有坐股韧带。关节囊内还有连于髋臼横韧带与股骨头凹之间的股骨头韧带 ligament of the head of the femur（图 3-57），内含营养股骨头的血管。

髋关节可作屈、伸、收、展、旋内、旋外和环转运动。与肩关节相比，由于股骨头深藏于髋臼内，关节囊紧张，又有坚强的韧带限制，故髋关节的运动幅度远不及肩关节，而是具有较大的稳定性，以适应支持功能。髋关节的功能位为前屈 15°~20°、外展 10°~20° 和旋外 5°~10°。

（2）膝关节 knee joint：是人体最大、最复杂的关节，由股骨下端、胫骨上端和髌骨构成（图 3-59）。膝关节的关节囊薄而松弛，附于各关节面的周缘。囊的前壁有股四头肌腱、髌骨和髌韧带加强，内、外侧分别有胫侧副韧带和腓侧副韧带加强，增加了关节的稳固性。关节囊内有交叉韧带和半月板（图 3-59、图 3-60）。前交叉韧带 anterior cruciate ligament 起自胫骨髁间隆起的前方，斜向后上外方，附于股骨外侧髁的内侧面，在伸膝时最紧张，能防止胫骨前移；后交叉韧带 posterior cruciate ligament 起自胫骨髁间隆起的后方，斜向前上内方，附于股骨内侧髁的外侧面，在屈膝时最紧张，可防止胫骨后移。半月板 menisci 是纤维软骨构成的关节盘，内、外侧各一。半月板下面平坦，上面略凹陷，外侧缘肥厚，内侧缘锐薄，外侧缘与关节囊的纤维层紧密相接，内侧缘游离，前、后两端借韧带附着于胫骨髁间隆起。内侧半月板较大，呈 C 形；外侧半月板较小，近似 O 形。半月板的存在，一方面增大了关节窝的深度，加强了膝关节的稳定性；另一方面，半月板可同股骨一起对胫骨作旋转运动，因而也利于膝关节的运动；同时在跳跃和剧烈运动时，还具有缓冲震动和冲击的作用。膝关节的任一动作，都可使半月板或多或少地改变形状和位置。当膝关节骤然发生强力运动时，可能造成半月板撕裂等损伤。

膝关节的运动主要为屈、伸运动，在半屈膝时，还可作轻度的旋转运动。膝关节的功能位为屈曲 5° 左右。

（3）小腿骨间的连结：胫、腓骨间仅有微小的活动，两者间的连结包括 3 个部分：①胫骨外侧髁后

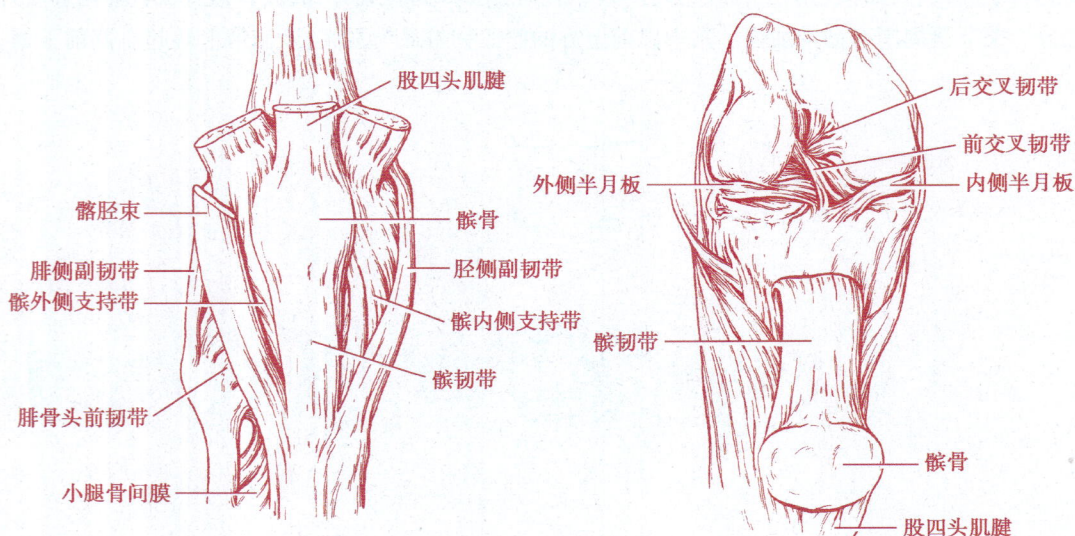

图 3-59 膝关节（前面）

标注：股四头肌腱、髂胫束、腓侧副韧带、髌外侧支持带、腓骨头前韧带、小腿骨间膜、髌骨、胫侧副韧带、髌内侧支持带、髌韧带、后交叉韧带、前交叉韧带、内侧半月板、外侧半月板、髌骨、股四头肌腱

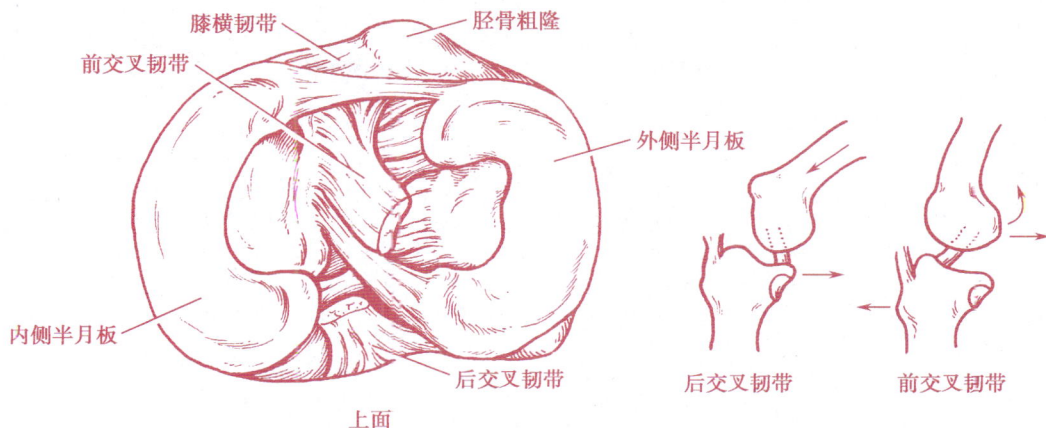

图 3-60　膝关节内韧带和软骨

下方的腓关节面与腓骨头关节面构成微动的胫腓关节；②胫腓两骨的下端借韧带形成连结；③两骨干的骨间缘之间借坚韧的小腿骨间膜相连。

（4）足关节：包括距小腿（踝）关节、跗骨间关节、跗跖关节、跖骨间关节、跖趾关节和趾骨间关节（图 3-61）。本书仅描述距小腿关节和足弓。

1）距小腿关节 talocrural joint：又名踝关节 ankle joint，由胫、腓骨下端的关节面和距骨连结构成。关节囊附着于各关节面的周围，前、后壁薄而松弛，两侧有韧带加强。内侧有内侧韧带（三角韧带），外侧有距腓前韧带、跟腓韧带和距腓后韧带。踝关节的主要运动是伸（背屈）和屈（跖屈）。距骨滑车前宽后窄，当背屈时，较宽的前部进入关节窝内，关节较稳定。但在跖屈时，由于较窄的后部进入关节窝内，足可作轻微的侧方运动即内翻和外翻。此时关节不够稳固，关节扭伤常在此情况下发生。一般踝关节的解剖学位置即为其功能位。

2）足弓 arch of foot：跗骨和跖骨借关节和韧带以及肌的牵拉，形成向上隆起的穹隆，称足弓（图 3-62）。足弓可分为前后方向的纵弓和内外方向的横弓。纵弓又可分为内侧纵弓和外侧纵弓。内侧和外侧纵弓后端的承重点都是跟骨结节，前端的承重点分别是第 1 和第 5 跖骨头。横弓由骰骨、3 块楔骨构成，最高点在中间楔骨。足弓是个有弹性的"三足架"，能维持和保证稳定的站立；亦可使足底的神经和血管免受压迫；同时可使地面作用于身体的冲击力大为减小，以保护体内的器官，特别是保护脑免受震荡；其弹性还有利于行走、跑和弹跳等活动。足弓的维持除靠骨连结和韧带外，小腿肌和足底肌的牵拉也起到十分重要的作用。

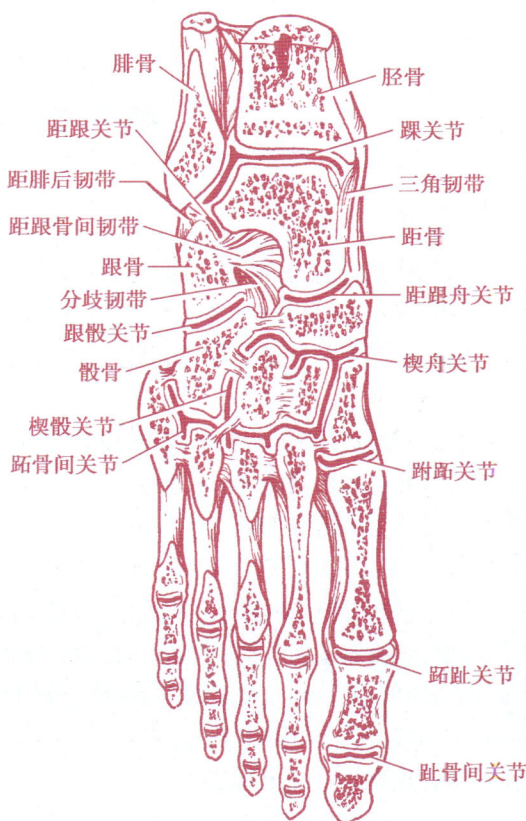

图 3-61　足关节（水平切面）

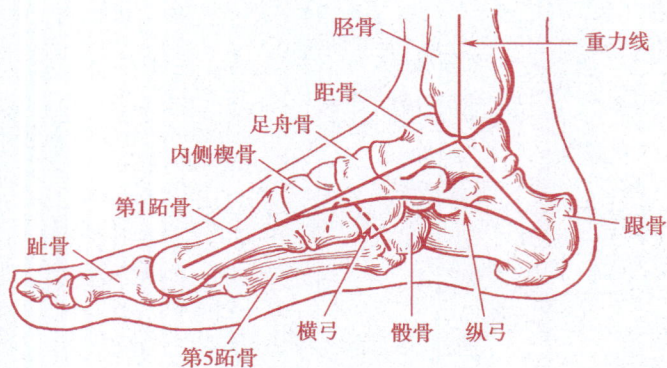

图 3-62　足弓

> ◆ **关节的异常声响和摩擦感**
>
> 　　关节活动评估时,除发现活动受限疼痛外,有时还可以听到异响或触及摩擦感。例如,在病人屈髋关节或伸髋关节运动时,可能听见大转子上方有明显"咯噔"声,是由紧张而肥厚的阔筋膜张肌与股骨大转子摩擦产生;如握住病人小腿做膝关节屈伸运动,如膝部有摩擦感,提示炎症后遗症或创伤性关节炎等导致膝关节面不光滑。

(武志兵)

第三节　骨　骼　肌

一、总论

　　运动系统的肌属于骨骼肌 skeletal muscle,是运动系统的动力部分。绝大多数附着于骨,少数附着于皮肤称皮肌。全身有 600 余块骨骼肌,约占体重的 40%。每块肌都具有一定的形态、结构,有较丰富的血管、淋巴管和神经分布,都执行一定的功能,故每块肌都是一个器官。

（一）肌的构造和形态

　　每块肌一般包含肌腹 muscle belly 和肌腱 tendon 两部分。肌腹主要由肌纤维构成,色较红且柔软,具有收缩和舒张的功能,为动力的来源。肌腱主要由致密结缔组织构成,色较白且强韧,无收缩功能,为肌附着和力的传导部分。

　　肌的形态多样,按其外形大致可分为长肌、短肌、扁肌和轮匝肌(图 3-63)。长肌多分布于四肢,收缩时可产生较大的运动幅度。某些长肌的起端可有两个或两个以上的头,而后聚成一个肌腹,分别称为二头肌、三头肌或四头肌;也有长肌的两个肌腹之间为中间腱,称二腹肌。短肌的肌腹短,收缩时引起的运动幅度小,但利于稳定关节,多见于躯干深层。扁肌的肌腹呈薄片状,肌腱呈薄膜状称腱膜 aponeurosis,多存在于胸腹部,除运动外还有保护内脏的功能。轮匝肌主要由环形的肌纤维构成,位于孔裂的周围,收缩时可关闭孔裂。

（二）肌的起止、配布和作用

　　一般肌的两端分别附于两块或两块以上的骨面,中间跨过一个或多个关节。肌收缩时两骨彼此靠近或分离而产生关节运动。运动时,一般为一块骨相对固定,而另一块或几块骨相对移动。肌附着于固定骨的一端称为定点,一般其接近身体中线或肢体近端的附着点,也称为肌的起点 origination;肌在运动骨的附着端称动点,也是远离身体中线或肢体近端的附着点,也称为肌的止点 insertion(图 3-64)。肌的定点和动点在一定条件下可相互转换。

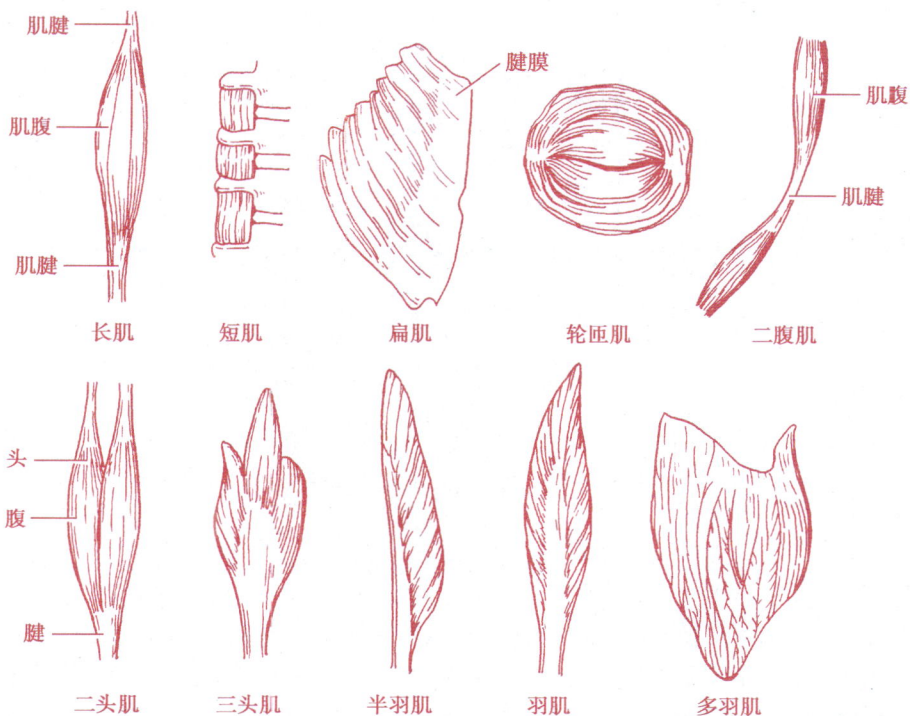

图 3-63 肌的各种形态

长肌　短肌　扁肌　轮匝肌　二腹肌

二头肌　三头肌　半羽肌　羽肌　多羽肌

肌在关节周围的配布与关节的运动轴密切相关。即在一个运动轴的相对侧配布有两组作用相反的肌或肌群。如肘关节只能沿冠状轴作屈、伸运动,则在关节的前后分别配布有屈肌群和伸肌群,他们的作用相互对抗称为拮抗肌;如腕关节为双轴关节,则在关节周围配有屈、伸、收和展运动的四组肌;如为多轴运动的肩关节,除有屈、伸、收和展肌外,还配布有旋内和旋外功能的肌。这些肌在神经系统的支配下,在功能上既相互拮抗,又相互协调和依存,共同作用才能完成关节的各种运动。

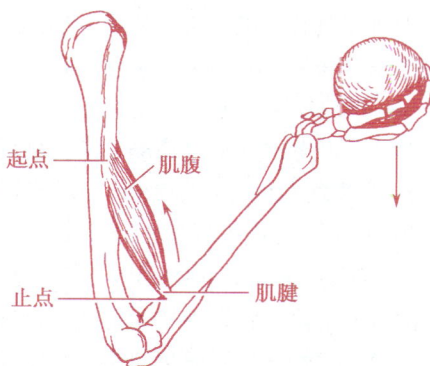

图 3-64 肌的起止点

(三)肌的命名

通常按肌的形态、大小、位置、起止点、作用和肌束方向等命名。如斜方肌、三角肌、梨状肌等是按其形态命名;肋间肌、闭孔内肌、肩胛下肌等是按其位置命名;胸锁乳突肌、喙肱肌等是按其起止点命名;旋后肌、拇收肌等是按其作用命名的。很多肌是根据上述原则综合命名的。

(四)肌的辅助装置

肌的辅助装置位于肌的周围,具有维持肌的位置、减少运动时摩擦等功能,对肌的正常运动具有重要意义,包括筋膜、滑膜囊和腱鞘等。

1. **筋膜 fascia** 筋膜分为浅筋膜和深筋膜(图 3-65)。

(1)浅筋膜 superficial fascia:也称皮下组织,位于真皮深面,包被全身各部,由疏松结缔组织构成,内多含有脂肪,故又称皮下脂肪。浅筋膜是一个贮存脂肪的"仓库",是"保温层",也是缓冲外力的"防震层"。其内所含脂肪的多少因人和部位而不同,并有性别差异,女性的乳房、腹壁下部、臀部和大腿上部的脂肪特别丰富,也是第二性征的表现。浅筋膜内还有丰富的浅动脉、皮下静脉、皮神经和浅淋巴管等。

Note:

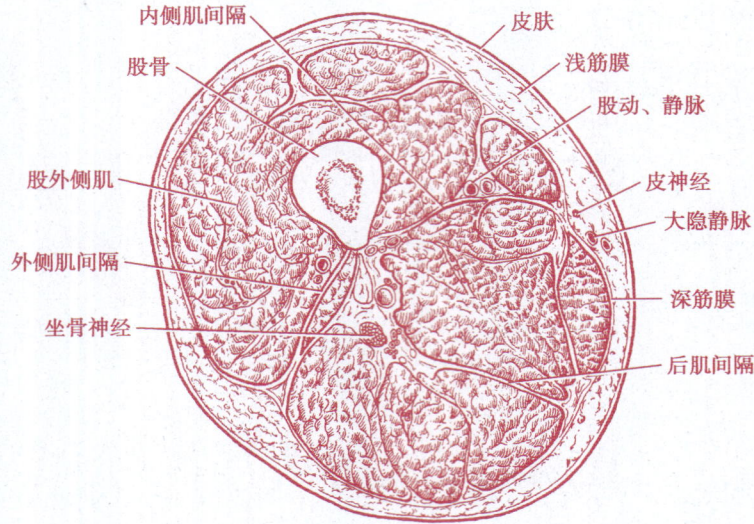

图 3-65　大腿中部水平切面（示筋膜）

（2）深筋膜 deep fascia：位于浅筋膜的深面，由致密结缔组织构成，包被体壁、肌、血管和神经等。深筋膜在不同的部位具有不同的特点。在手掌、足底和头皮等处的深筋膜，有纤维隔或纤维束穿过浅筋膜与真皮相连，使皮肤与深筋膜紧密连接。在四肢，由深筋膜深面发出筋膜隔伸入肌或肌群之间，并通过骨膜附着于骨或与骨膜融合，构成肌间隔 intermuscular septum（图 3-65）。肌间隔与深筋膜分隔肌群及各肌有利于肌群及各肌的活动。肌间隔与深筋膜和骨膜共同构成鞘状结构称骨筋膜鞘，鞘内容纳肌或肌群及出入肌的神经、血管和淋巴管等。在腕部和踝部深筋膜特别增厚形成支持带，起约束腱的位置和支持的作用。深筋膜和肌间隔还为肌提供附着点。包绕在血管和神经周围的深筋膜形成鞘 sheath，如颈鞘、腋鞘、股鞘等。掌握深筋膜的知识有助于寻找血管、神经。在病理情况下，根据筋膜鞘及其间隙的交通可推测感染的蔓延方向。

2. 滑膜囊 synovial bursa　滑膜囊为封闭的结缔组织囊，壁薄，内含少量滑液，多位于肌、腱与骨面相接触处，以减少两者之间的摩擦。在关节附近的滑膜囊有的与关节腔相通。

3. 腱鞘 tendinous sheath　腱鞘是包绕在长肌腱表面的鞘管，多见于腕、踝、手指和足趾等活动性大的肢体部位。腱鞘外层为纤维层，也称腱纤维鞘，是深筋膜增厚形成与骨共同构成的半环形骨纤维性管道，包含肌腱，对肌腱起滑车和约束作用；腱鞘内层为滑膜层，又称腱滑膜鞘，位于腱纤维鞘内，其内层贴绕于肌腱表面，称为脏层，外层衬贴于腱纤维鞘的内面，脏、壁二层相互移行，围成腔隙，腔内含有少量滑液，使肌腱能在鞘内灵活滑动。腱系膜是腱滑膜鞘从骨面移行到肌腱的部分，是营养肌腱的血管通过之处（图 3-66）。如手指和足趾等长期、过度及快速活动可使其腱鞘损伤，产生疼痛并影响活动，称为腱鞘炎。

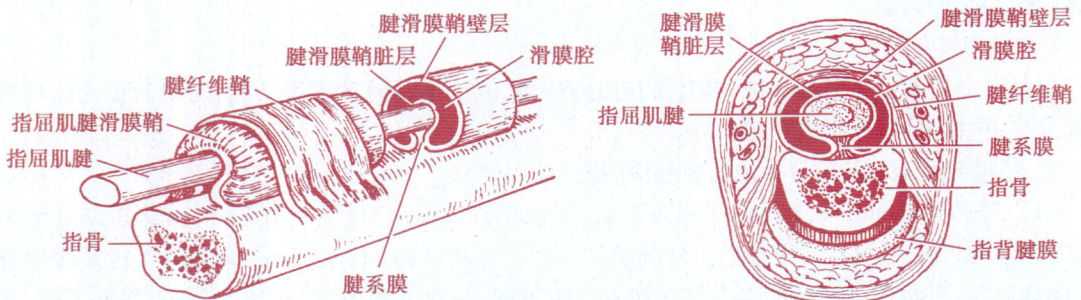

图 3-66　腱鞘示意图

二、头肌

头肌分为面肌和咀嚼肌两部分。

（一）面肌

面肌属于皮肌，大多起自颅骨，止于面部皮肤，主要分布于面部孔和裂的周围（图3-67）。其中环绕孔裂的为轮匝肌，位置较浅，收缩时缩小或关闭孔裂；以孔裂为中心呈放射状的为辐射状肌，位置较深，收缩时常扩大孔裂。面肌收缩还牵动面部皮肤，显示各种表情，故又称表情肌。

1. **枕额肌 occipitofrontalis** 枕额肌位于颅顶中线的两侧，肌腹分别位于额部和枕部皮下，即额腹和枕腹，两肌腹之间由宽阔的帽状腱膜连接。额腹收缩，形成额纹；枕腹收缩，向后牵拉帽状腱膜。

2. **眼轮匝肌 orbicularis oculi** 眼轮匝肌位于睑裂周围，肌束环绕睑裂，收缩时使睑裂闭合。该肌有少量肌束附着于泪囊后壁，收缩时可同时扩张泪囊。

3. **口轮匝肌 orbicularis oris** 口轮匝肌环绕于口裂周围，收缩时可使口裂闭合。口唇的上、下方还有一些辐射状肌，收缩时可向各方牵拉口唇和口角，如提上唇肌、提口角肌、降下唇肌、降口角肌、笑肌、颧肌、颏肌等。

4. **颊肌 buccinator** 颊肌位于颊部深面的口裂周围辐射状肌，收缩时使颊部紧贴牙和牙龈，协助咀嚼和吸吮。

（二）咀嚼肌

咀嚼肌是运动颞下颌关节的肌，包括颞肌、咬肌、翼内肌和翼外肌（图3-67、图3-68）。

1. **颞肌 temporalis** 颞肌呈扇形，起自颞窝，向下止于下颌骨的冠突。

2. **咬肌 masseter** 咬肌呈长方形，起自颧弓，止于下颌角的咬肌粗隆。

3. **翼内肌 medial pterygoid** 翼内肌起自蝶骨翼突，止于下颌角内面的翼肌粗隆。

4. **翼外肌 lateral pterygoid** 翼外肌起自翼突和蝶骨大翼，止于下颌颈和关节盘前缘。

颞肌、咬肌、翼内肌收缩均可上提下颌骨，作闭口运动；两侧翼外肌同时收缩，拉下颌头向前，协助张口；两侧翼外肌交替收缩，使下颌骨作侧方运动，上、下颌牙产生研磨运动。

三、颈肌

颈肌分为浅、深两群。

（一）浅群

位于颈部器官前方和侧方。

1. **颈阔肌 platysma** 颈阔肌位于颈前外侧部的浅筋膜中，为扁阔的皮肌，收缩时可降口角，并使颈部皮肤出现皱褶（图3-69）。

2. **胸锁乳突肌 sternocleidomastoid** 胸锁乳突肌位于颈部两侧，大部分被颈阔肌覆盖，起自胸骨柄和锁骨内侧端，两头会合后，斜向后上，止于颞骨乳突（图3-69、图3-70）。一侧收缩使头偏向同侧，面转向对侧；两侧同时收缩使头后仰。

3. **舌骨上肌群** 位于舌骨、下颌骨和颅底之间，每侧有二腹肌、下颌舌骨肌（图3-71）、颏舌骨肌和茎突舌骨肌4块肌。

4. **舌骨下肌群** 位于颈前、舌骨下方正中线两侧，喉、气管、甲状腺的前方，依其起止，每侧有胸骨舌骨肌、肩胛舌骨肌、胸骨甲状肌和甲状舌骨肌（图3-71）。

舌骨上、下肌群可使舌骨和喉上、下移动，并协助张口和吞咽。

（二）深群

颈深肌群位于脊柱颈段前方和两侧，颈部器官的后方。其中两侧的前、中、后斜角肌，均起自颈椎横突，前、中斜角肌止于第1肋，后斜角肌止于第2肋。前、中斜角肌与第1肋共同围成三角形间隙，称斜角肌间隙 scalene fissure（图3-72），有锁骨下动脉和臂丛通过。这些斜角肌可上提第1~2肋，协助深吸气，单侧收缩使颈侧屈。

Note:

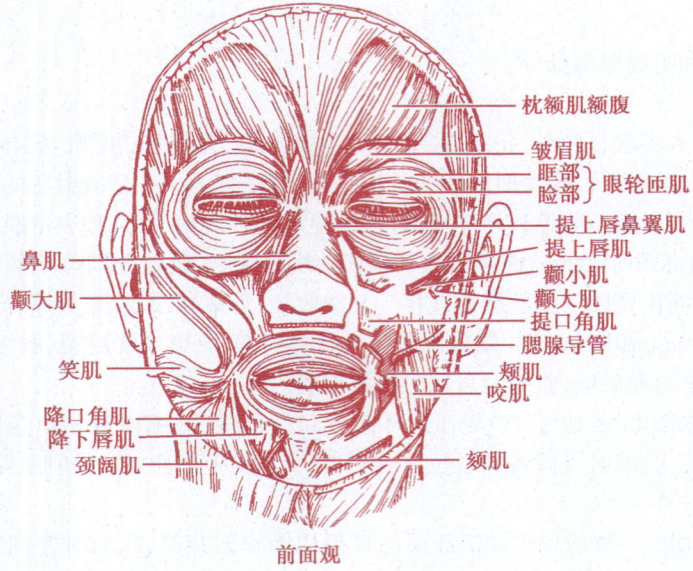

枕额肌额腹
皱眉肌
眶部
睑部 } 眼轮匝肌
提上唇鼻翼肌
提上唇肌
颧小肌
颧大肌
提口角肌
腮腺导管
颊肌
咬肌
颏肌

鼻肌
颧大肌
笑肌
降口角肌
降下唇肌
颈阔肌

前面观

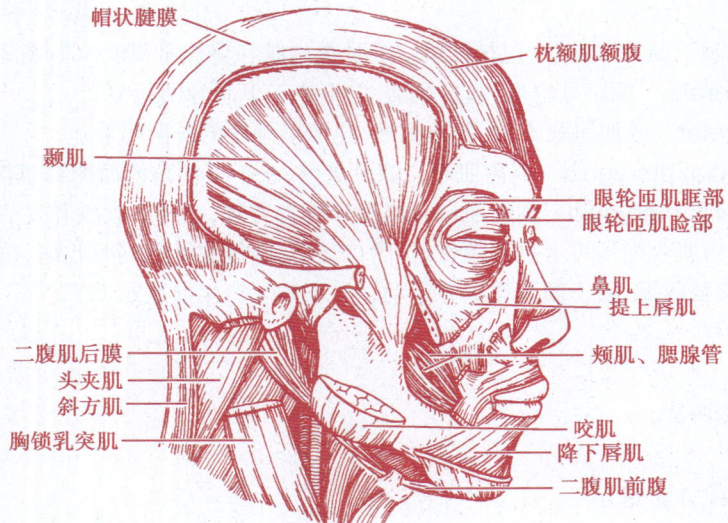

帽状腱膜
颞肌

枕额肌额腹

眼轮匝肌眶部
眼轮匝肌睑部
鼻肌
提上唇肌
颊肌、腮腺管

二腹肌后腹
头夹肌
斜方肌
胸锁乳突肌

咬肌
降下唇肌
二腹肌前腹

侧面观

图 3-67　头肌

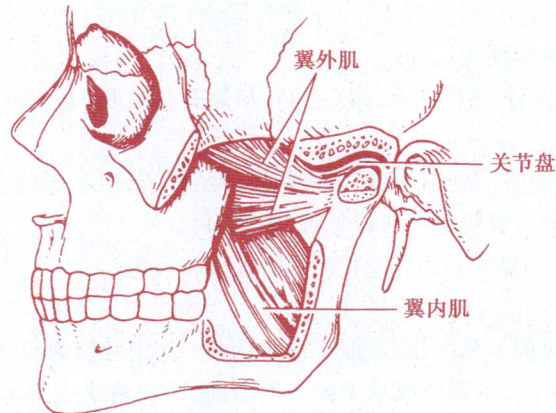

翼外肌
关节盘
翼内肌

图 3-68　翼内肌和翼外肌

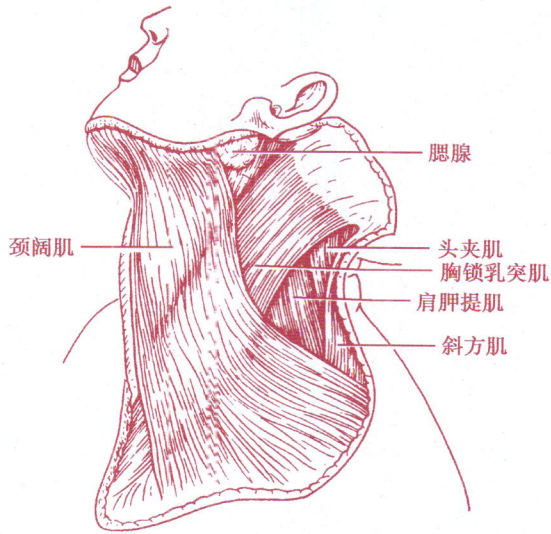

图 3-69　颈阔肌（侧面）

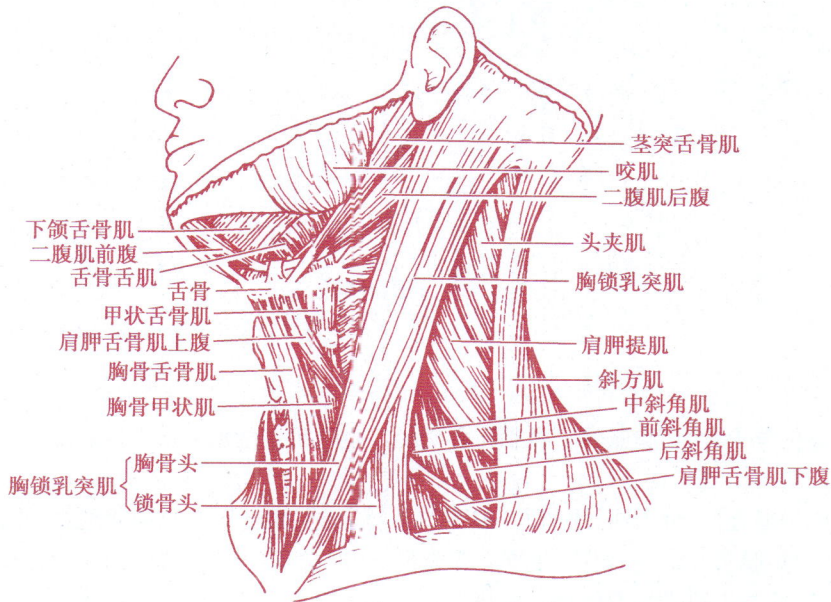

图 3-70　颈肌（侧面）

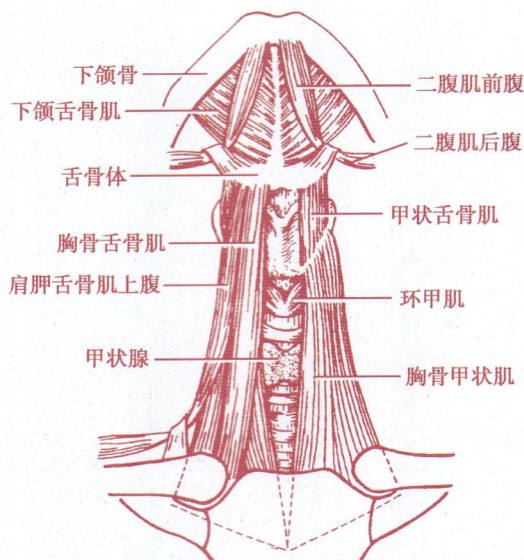

图 3-71 舌骨肌群

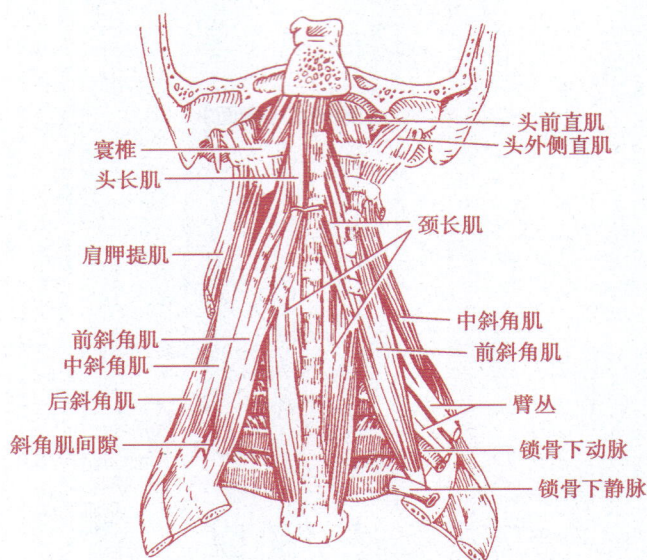

图 3-72 颈深肌群

四、躯干肌

按其所在部位分为背肌、胸肌、膈、腹肌和会阴肌。会阴肌在生殖系统中描述。

(一)背肌

背肌位于躯干的背面,分为浅、深两群(图 3-73)。浅群主要有斜方肌和背阔肌;深群位于脊柱两侧,又分为长肌和短肌,长肌位置较浅,主要有竖脊肌,短肌位于深部,与脊柱的韧带一起保持各椎骨之间的稳固连接,并与长肌维持人体直立姿势。

1. **斜方肌 trapezius** 位于项部和背上部浅层,为呈三角形的扁肌,两侧合在一起则呈斜方形(图 3-73)。该肌起自上项线、枕外隆凸、项韧带、第 7 颈椎和全部胸椎的棘突,上部肌束斜向外下,中部肌束水平向外,下部肌束斜向外上,全肌止于两侧锁骨外 1/3、肩峰和肩胛冈。该肌收缩使肩胛骨向脊柱靠拢,上部肌束可上提肩胛骨;下部肌束可使肩胛骨下降。当肩胛骨固定时,两侧斜方肌收缩可使头后仰;一侧收缩,使颈向同侧屈,面转向对侧。该肌瘫痪可产生"塌肩"。

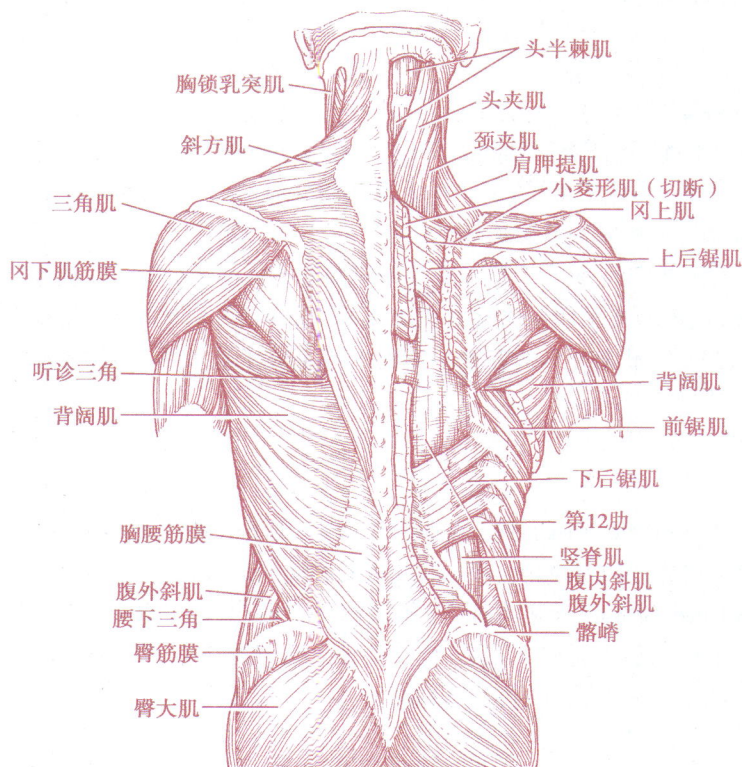

图 3-73　背肌

2. **背阔肌 latissimus dorsi**　位于背下部及胸部后外侧,为全身最大的扁肌(图 3-73)。该肌呈三角形,以腱膜起于下 6 个胸椎及全部腰椎的棘突、骶正中嵴及髂嵴后部等处,肌束行向上外,以扁腱止于肱骨小结节嵴。该肌收缩使臂内收、后伸及旋内;当上肢上举固定时,可引体向上。

3. **竖脊肌 erector spinae**　又称骶棘肌,是脊柱两侧最长、最粗大的肌(图 3-73)。该肌起自骶骨背面和髂嵴后部,上行肌束沿途分别止于椎骨和肋骨,上行可达颞骨乳突。该肌两侧同时收缩可使脊柱后伸和仰头;一侧收缩则使脊柱侧屈。

4. **胸腰筋膜**　背部深筋膜分为浅、深两层。浅层薄弱,覆盖于斜方肌和背阔肌表面;深层称胸腰筋膜 thoracolumbar fascia,包裹于竖脊肌和腰方肌的周围(图 3-73、图 3-74)。该筋膜分为浅、中、深三层。浅层位于竖脊肌的后面,与背阔肌的腱膜融合,向内附于腰椎棘突、骶正中嵴和棘上韧带;中层位于竖脊肌和腰方肌之间,向内附于腰椎横突尖;深层覆盖于腰方肌的前面,向内附于腰椎横突前面。胸腰筋膜的浅层和中层在竖脊肌外侧缘愈合,形成竖脊肌鞘,三层在腰方肌外侧缘

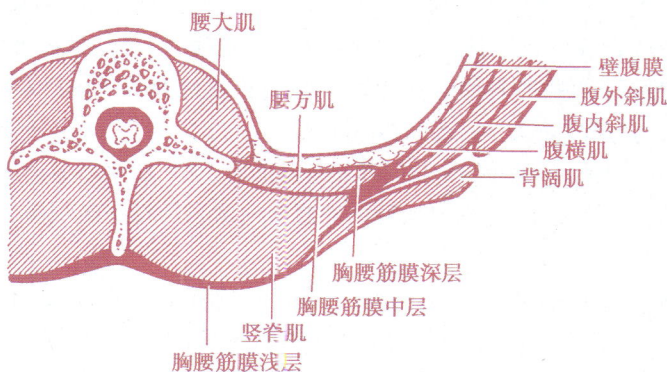

图 3-74　胸腰筋膜(水平面)

汇合,构成腹内斜肌和腹横肌的起点。由于腰部活动度大,在剧烈的活动中可导致胸腰筋膜的损伤,引起腰背疼痛。

◆ **听诊三角和腰下三角**

听诊三角是位于肩胛骨下角内侧的三角区,其内上界为斜方肌的外下缘,外侧界为肩胛骨的脊柱缘,下界为背阔肌上缘(见图 3-73)。底为薄层脂肪组织、深筋膜和第 6 肋间隙,表面覆以皮肤和浅筋膜,是背部听诊呼吸音最清楚的部位。

腰下三角位于腰部下方,其外上界为腹外斜肌后缘,内上界为背阔肌起始部的前缘,下界为髂嵴,底为腹内斜肌,表面有皮肤和浅筋膜所覆盖(见图 3-73)。此三角为腹后壁薄弱区,不仅可发生疝,腹膜后间隙脓肿也可由此穿破。右腰下三角前方与阑尾、盲肠相对应,故盲肠后位阑尾炎时,此三角区有明显压痛。

(二)胸肌

胸肌分为胸上肢肌和胸固有肌。胸上肢肌起于胸壁,止于上肢骨,包括胸大肌、胸小肌和前锯肌;胸固有肌参与胸壁的构成,主要有肋间外肌、肋间内肌和肋间最内肌。

1. **胸大肌 pectoralis major**　胸大肌位于胸前壁上份的浅层,呈扇形(图 3-75)。起自锁骨内侧半、胸骨和第 1~6 肋软骨,肌束向外侧汇集,止于肱骨大结节的下方。该肌收缩使肩关节内收、旋内和前屈。上肢固定时可上提躯干,也可提肋以助吸气。

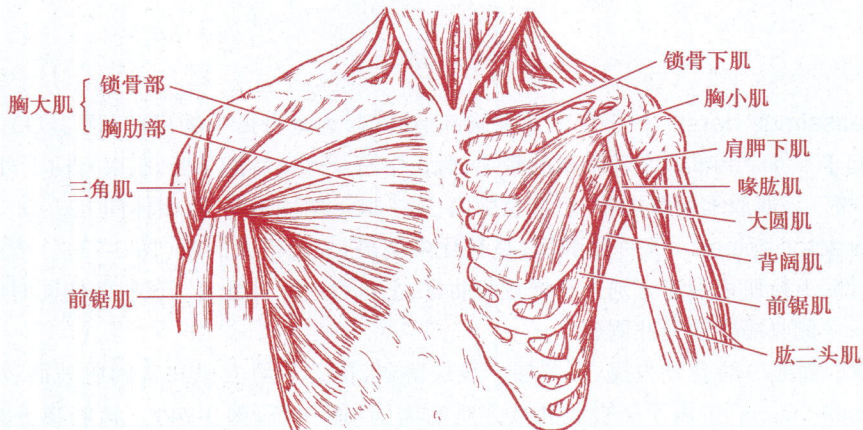

图 3-75　胸肌

2. **胸小肌 pectoralis minor**　胸小肌位于胸大肌深面,略呈三角形,起自第 3~5 肋骨,肌束斜向上外,止于肩胛骨喙突(见图 3-75)。收缩时可拉肩胛骨向前下方,也可提肋助吸气。

3. **前锯肌 serratus anterior**　前锯肌是位于胸外侧壁的宽大扁肌,以数个肌齿起自第 1~8 或 9 肋骨外侧面,肌束斜向后上,经肩胛骨的前方,止于肩胛骨内侧缘及其下角(图 3-76)。该肌收缩拉肩胛骨向前并贴紧胸壁;当肩胛骨固定时,可提肋助深吸气。

4. **肋间外肌 intercostales externi**　肋间外肌起自肋骨下缘,肌束斜向前下方,止于下一肋上缘(图 3-76、图 3-77)。在肋骨与肋软骨结合处,肋间外肌向内移行为结缔组织膜,称肋间外膜。肋间外肌提肋助吸气。

5. **肋间内肌 intercostales interni**　肋间内肌位于肋间外肌的深面,起止和肌束方向与肋间外肌相反(图 3-76、图 3-77)。肋间内肌在肋角处向后续为肋间内膜。肋间内肌降肋助呼气。

6. **肋间最内肌**　肋间最内肌位于肋间隙的中分,肌束方向与肋间内肌相同(图 3-77)。肋间最内肌降肋助呼气。

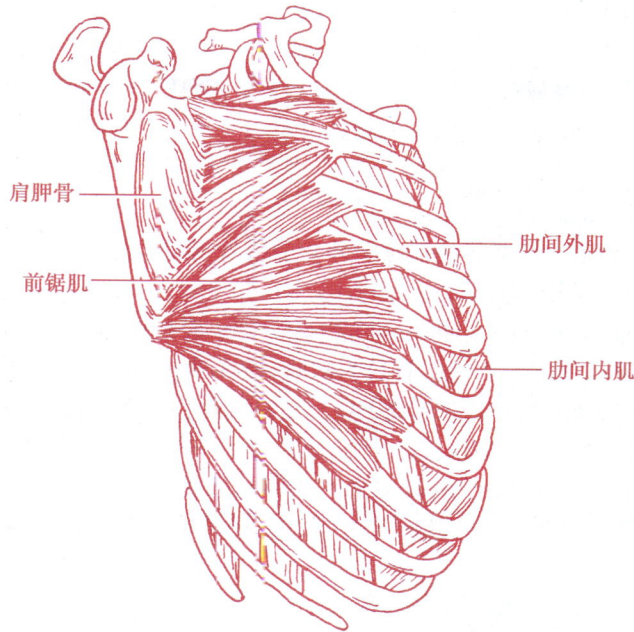

图 3-76 前锯肌

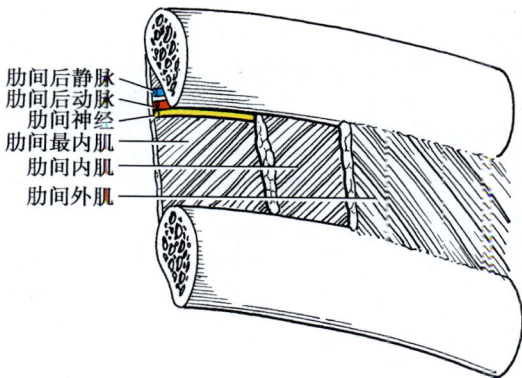

图 3-77 肋间肌（右侧）

（三）膈

膈 diaphragm 是位于胸腔和腹腔之间的扁肌，呈穹窿状，隆凸侧朝向胸腔（图 3-78）。右侧隆凸较左侧高，最高点达第 5 肋间隙。其中央腱性部为中心腱 central tendon；肌性部分为胸骨部、肋部和腰部。胸骨部起自剑突后面，肋部起自下 6 对肋，腰部的内侧肌束以左脚和右脚起自上 2~3 个腰椎体，外侧肌束起自内侧弓状韧带和外侧弓状韧带。肌性部的各部之间缺乏肌纤维，形成膈的薄弱区，其中胸肋三角 sternocostal triangle、腰肋三角 lumbocostal triangle 是膈疝的好发部位。

膈有三个裂孔，腔静脉孔 vena caval foramen 约平第 8 胸椎，在中心腱的后部，有下腔静脉通过。食管裂孔 esophageal hiatus 平第 10 胸椎，在肌柱部后份，有食管和迷走神经通过，是膈疝（食管裂孔

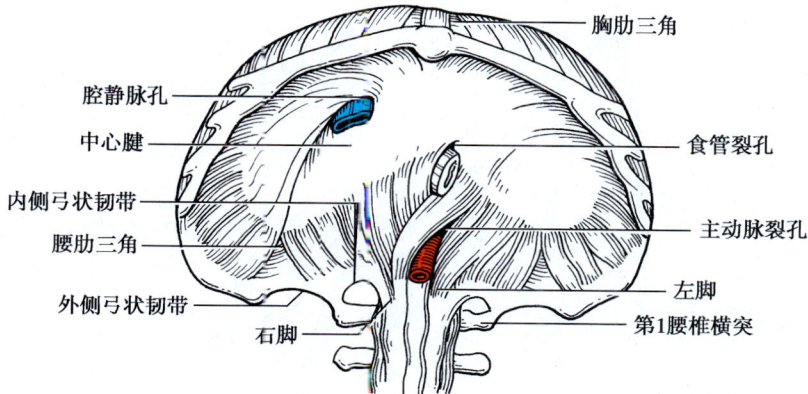

图 3-78 膈

Note:

疝)的好发部位之一。主动脉裂孔 aortic hiatus 在膈左、右脚和脊柱之间,平第 12 胸椎,有主动脉和胸导管通过。

膈为主要呼吸肌,收缩时穹窿顶下降,扩大胸腔上下径,助吸气;松弛时穹窿上升,胸腔容积减小,助呼气。膈与腹肌同时收缩,可使腹腔内压力增高。

(四) 腹肌

腹肌按其部位可分为腹前外侧群肌和腹后群肌。

1. 腹前外侧群肌　腹前外侧群肌包括位于外侧的腹外斜肌、腹内斜肌与腹横肌,三者由浅入深依次排列,腹前壁正中线两侧的腹直肌。

(1) 腹外斜肌 obliquus externus abdominis:起于下 8 个肋骨外面,肌纤维自外上向内下方斜行,约在第 9 肋软骨至髂前上棘之间的弧形线上移行为腱膜(图 3-79)。腱膜止于腹白线与髂嵴前部,并参与构成腹直肌鞘前层,其下缘的纤维附于髂前上棘与耻骨结节之间,并反折形成腹股沟韧带 inguinal ligament。腹股沟韧带内侧端有小部分纤维在耻骨结节处继续向下后方,并向外侧转折而形成腔隙韧带(陷窝韧带)lacunar ligament。腔隙韧带向外侧延续,附于耻骨梳构成耻骨梳韧带 pectineal ligament。腹外斜肌腱膜在耻骨嵴外上方形成一个三角形裂隙,即腹股沟管浅环 superficial inguinal ring(图 3-80、图 3-81)。

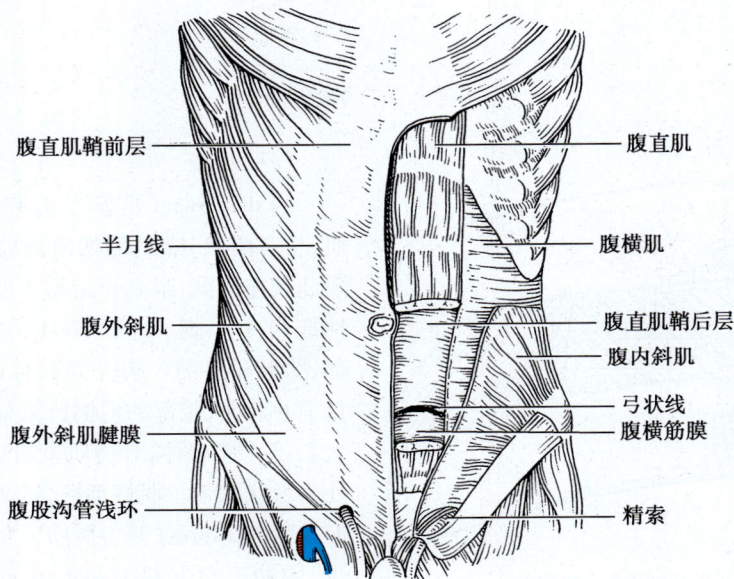

图 3-79　腹前外侧壁的肌

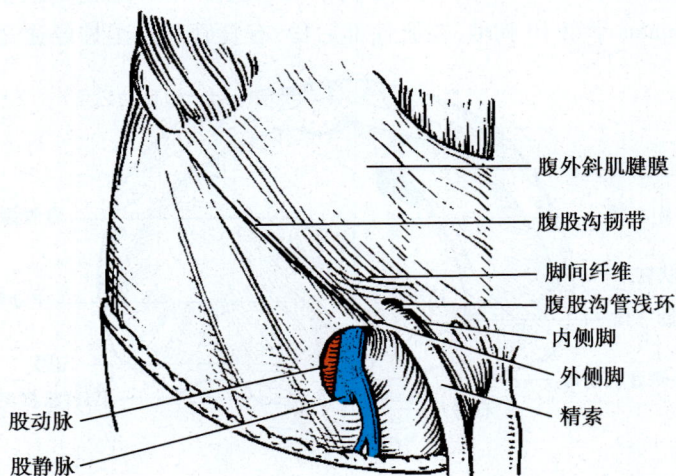

图 3-80　腹外斜肌腱膜及其形成的结构

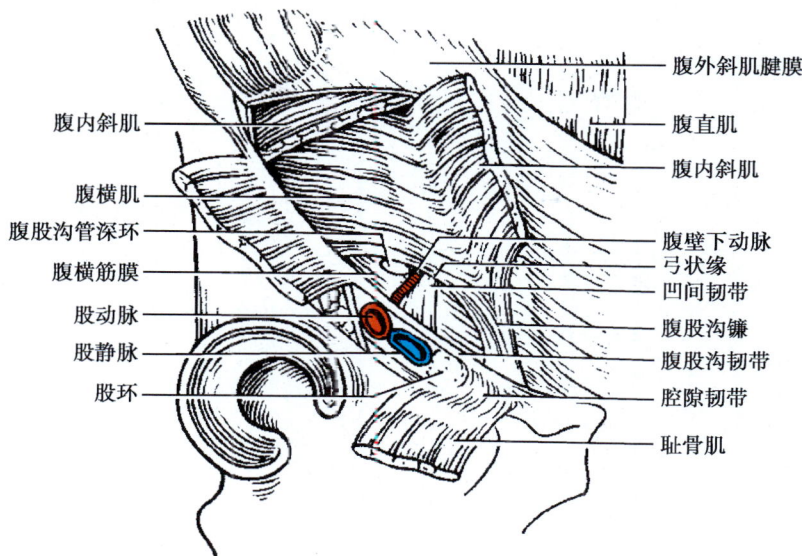

图 3-81 腹内斜肌、腹横肌及腹股沟镰

（2）腹内斜肌 obliquus internus abdominis：起于胸腰筋膜、髂嵴、腹股沟韧带外侧 1/2，肌纤维由外下向内上方斜行，而其下部纤维则向下内方斜行，至腹直肌外缘处移行为腱膜，止于腹白线、下 3 肋与耻骨梳韧带，并参与构成腹直肌鞘前、后层。腹内斜肌与腹横肌下部纤维分别起自腹股沟韧带的外侧 1/2 处或外侧 1/3 处，两肌下缘的纤维呈弓状，越过精索上方走向内侧，在腹直肌外侧缘附近呈腱性融合，称腹股沟镰 inguinal falx 或联合腱 conjoined tendon，经精索后方下行止于耻骨梳韧带（见图 3-81）。当两肌收缩时，弓状下缘即接近腹股沟韧带，增强腹股沟管处的抗压能力。两肌下缘发出菲薄的纤维包裹精索和睾丸，称提睾肌 cremaster，其收缩时可上提睾丸。

（3）腹横肌 transversus abdominis：起于胸腰筋膜、髂嵴、腹股沟韧带外侧 1/3，肌纤维自后向前横行，至腹直肌外缘处移行为腱膜，止于白线与耻骨梳韧带，并参与构成腹直肌鞘的后层（见图 3-81）。腹横肌下部纤维和腱膜下缘内侧部分参与构成提睾肌和腹股沟镰。

（4）腹直肌 rectus abdominis：位于白线两侧，被包在腹直肌鞘内，上宽下窄，起于耻骨联合与耻骨嵴，向上止于第 5~7 肋软骨及剑突前面，该肌前面由 3~4 条腱划分成多个肌腹（见图 3-79）。

腹前外侧群肌参与围成腹腔的前、侧壁，具有保护、固定腹腔脏器的作用，收缩时可增加腹压。

2. 腹后群肌 腹后群肌参与围成腹后壁，包括腰方肌和腰大肌，腰大肌在下肢中叙述。

腰方肌位于脊柱两侧，起自髂嵴后部，肌纤维向内上，止于第 12 肋和上 4 个腰椎的横突。在呼吸时可固定或下降第 12 肋，一侧收缩可使脊柱侧屈。

3. 腹横筋膜 腹横筋膜衬于腹横肌深面，在接近腹股沟韧带和腹直肌外侧缘处较致密。约在腹股沟韧带中点上方一横指处，腹横筋膜上有一卵圆形孔，为腹股沟管深环 deep inguinal ring。该筋膜在深环处包绕精索呈漏斗状向外突出，衬于提睾肌深面，构成精索内筋膜（见图 3-81）。

4. 腹直肌鞘 sheath of rectus abdominis 腹直肌鞘由腹前外侧壁 3 层扁肌的腱膜构成，包绕腹直肌，分为前、后两层，前层由腹外斜肌腱膜与腹内斜肌腱膜前层构成，后层由腹内斜肌腱膜后层与腹横肌腱膜构成。在脐以下 4~5cm 处 3 块扁肌的腱膜均参与构成腹直肌鞘的前层，鞘后层缺如，鞘后层下方的游离弓状下缘称弓状线 arcuate line（图 3-82）。

5. 白线 linea alba 白线由腹前外侧壁 3 块扁肌的腱膜在腹前正中线上交织而成，脐上宽、脐下较窄，坚韧而少血管（图 3-82）。

6. 腹股沟管 inguinal canal 腹股沟管位于腹股沟韧带内侧半的上方，是由外上方向内下方斜行的肌筋膜间裂隙，长 4~5cm，内有精索（男）或子宫圆韧带（女）通过（图 3-83）。腹股沟管前壁为腹

半月线　　白线　　腹直肌

腹横肌
腹内斜肌
腹外斜肌
壁腹膜　　腹膜下筋膜
腹横筋膜

弓状线以上断面

半月线　　白线　　腹直肌

腹横肌
腹内斜肌
腹外斜肌
壁腹膜
腹膜下筋膜
腹横筋膜

弓状线以下断面

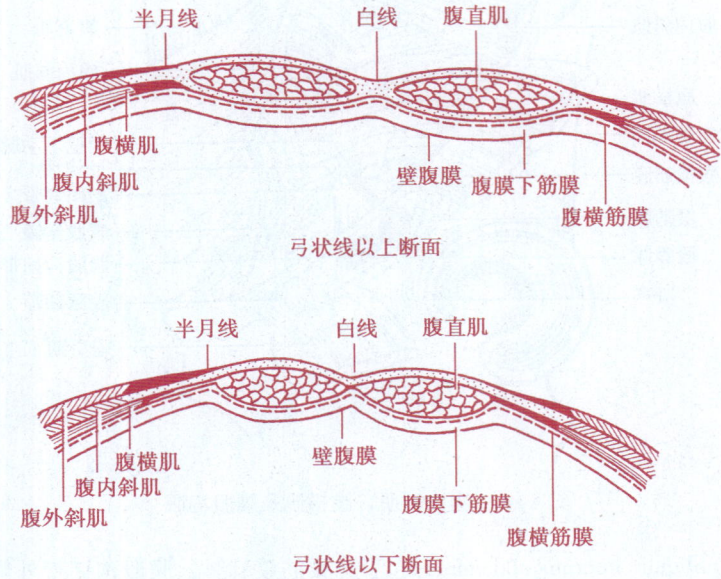

图 3-82　腹直肌鞘

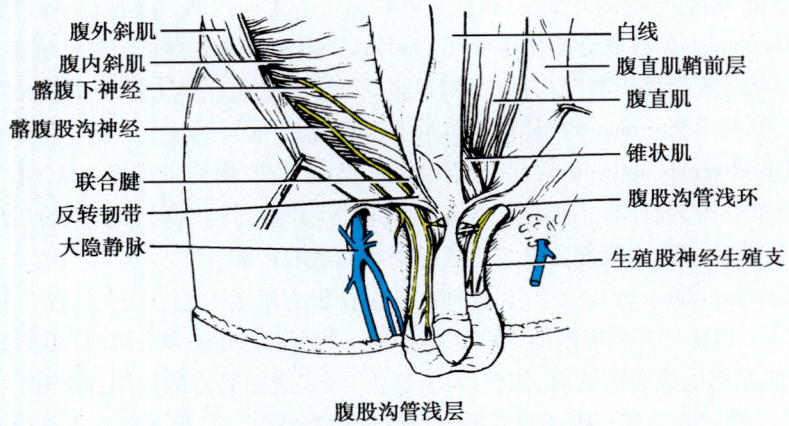

腹外斜肌
腹内斜肌
髂腹下神经
髂腹股沟神经
联合腱
反转韧带
大隐静脉

白线
腹直肌鞘前层
腹直肌
锥状肌
腹股沟管浅环
生殖股神经生殖支

腹股沟管浅层

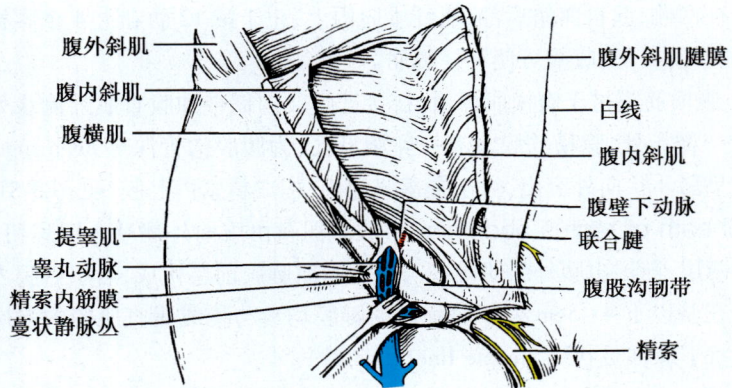

腹外斜肌
腹内斜肌
腹横肌
提睾肌
睾丸动脉
精索内筋膜
蔓状静脉丛

腹外斜肌腱膜
白线
腹内斜肌
腹壁下动脉
联合腱
腹股沟韧带
精索

腹股沟管深层

图 3-83　腹股沟管

外斜肌腱膜和腹内斜肌起始部;后壁为腹横筋膜和腹股沟镰;上壁为腹内斜肌与腹横肌的弓状下缘;下壁为腹股沟韧带。管的内口为腹股沟管深环,环的内侧有腹壁下动脉;管的外口为腹股沟管浅(皮下)环。

7. 腹股沟三角 inguinal triangle(Hesselbach 三角) 腹股沟三角由腹壁下动脉、腹直肌外侧缘和腹股沟韧带内侧半围成的三角形区域,是腹前外侧壁的一个薄弱区,腹股沟直疝即由此突出。

◆ **睾丸下降与腹股沟斜疝的关系**

胚胎早期睾丸位于脊柱两侧、腹后壁腹横筋膜和壁腹膜之间的腹膜外组织中,随胚胎发育睾丸以及与之相连的输精管、血管、神经逐渐向下移动。在胚胎 3 个月时,睾丸下降至髂窝内。7 个月时,睾丸接近腹股沟管深环处。一般在出生前睾丸降至阴囊内。如果出生后睾丸仍停留在腹后壁或腹股沟处,即为隐睾。在睾丸下降过程中,壁腹膜被向前推移形成的腹膜鞘突,随着睾丸引带的行径通过腹股沟管,在正常情况下,睾丸降入阴囊后,鞘突包绕睾丸部分形成睾丸固有鞘膜,其他部分则完全闭锁,形成鞘突剩件(鞘韧带)。如果腹膜鞘突未闭,仍与腹膜腔相通,则可形成先天性腹股沟斜疝或交通性鞘膜积液。由于右侧睾丸下降慢于左侧,鞘突闭合的时间也较晚,故临床上右侧斜疝多于左侧(图 3-84)。

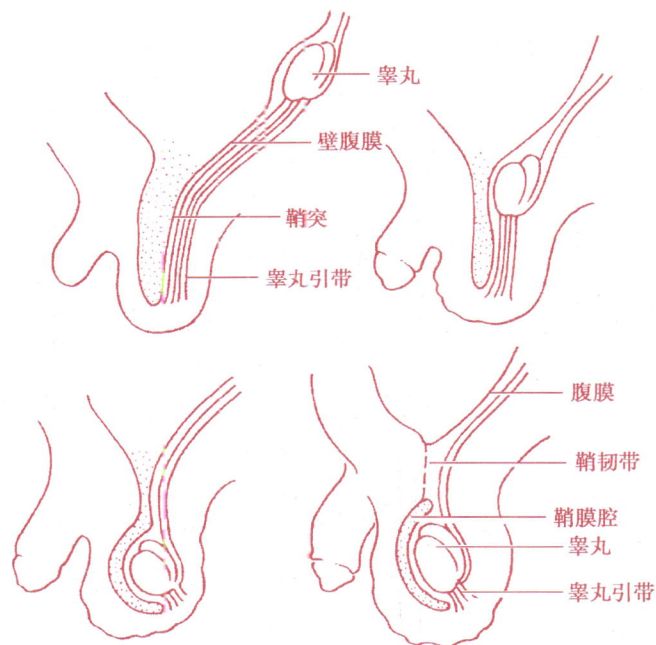

图 3-84 睾丸下降示意图

五、上肢肌

上肢肌按部位分为上肢带肌、臂肌、前臂肌和手肌。

(一)上肢带肌

上肢带肌又称为肩带肌,配布于肩关节周围,均起自上肢带骨,止于肱骨(图 3-85)。它们既能运动肩关节,又能增强肩关节的稳定性。

1. **三角肌 deltoid** 三角肌位于肩部,呈三角形。起自锁骨外侧段、肩峰及肩胛冈,肌束从前、外、后三方包裹肩关节,向下集中止于肱骨的三角肌粗隆。三角肌使肩部呈圆隆形;使肩关节外展,其前部肌束使肩关节前屈和旋内,后部肌束使肩关节后伸和旋外。

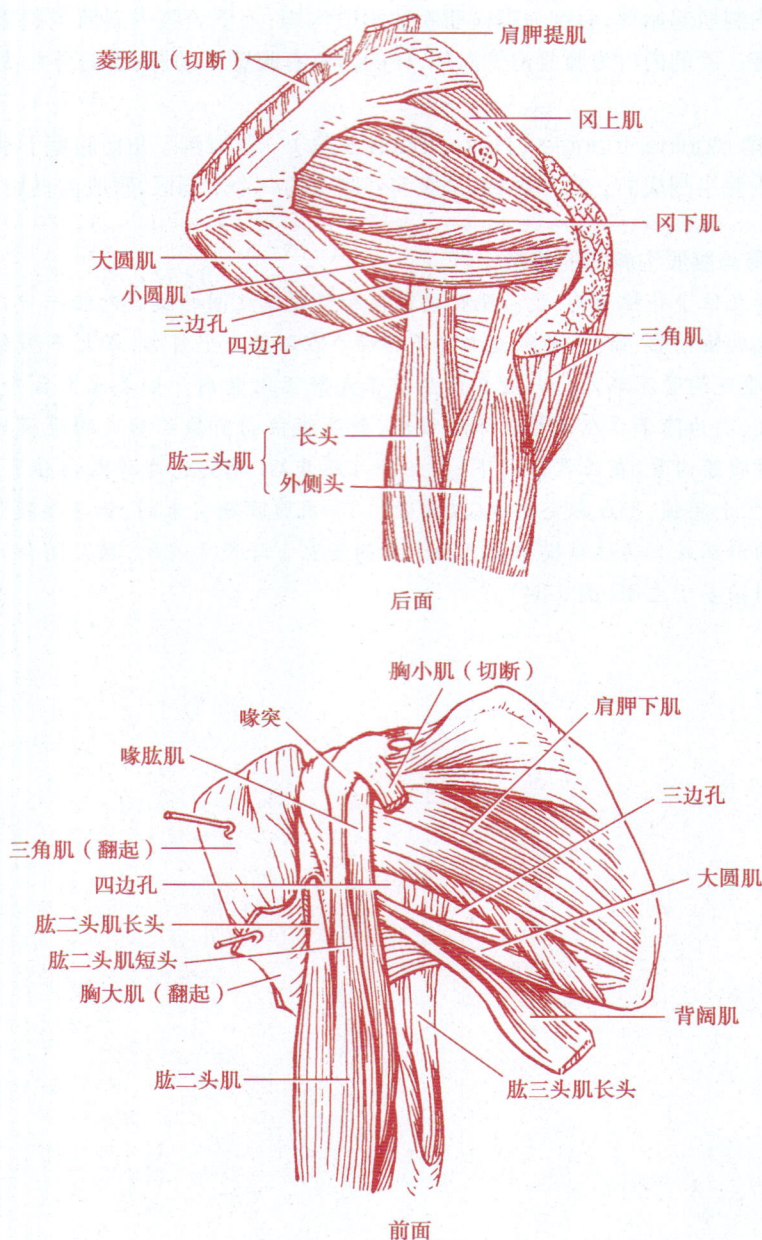

图 3-85　上肢带肌

2. **冈上肌**　冈上肌起自冈上窝,止于肱骨大结节的上部。其使肩关节外展。

3. **冈下肌**　冈下肌起自冈下窝,止于肱骨大结节的中部。其使肩关节旋外。

4. **小圆肌**　小圆肌起自肩胛骨外侧缘上部,止于肱骨大结节的下部。其使肩关节旋外。

5. **大圆肌**　大圆肌起自肩胛骨下角的背面,止于肱骨小结节嵴。其使肩关节内收和旋内。

6. **肩胛下肌**　肩胛下肌起自肩胛下窝,止于肱骨小结节。其使肩关节内收和旋内。

（二）臂肌

　　臂肌覆盖肱骨,以内、外侧两个肌间隔分隔成前、后两群。前群为屈肌,位于臂的前面,包括浅层的肱二头肌和深层的肱肌和喙肱肌。后群为伸肌,位于臂的后面,主要有肱三头肌(图 3-86)。

　　1. **肱二头肌 biceps brachii**　肱二头肌呈梭形,其长头位于外侧,起自关节盂的上方,通过关节囊,经结节间沟下降;短头在内侧,起自喙突。两头合成一个肌腹,向下移行为肌腱经肘关节前方止于桡骨粗隆。肱二头肌主要是屈肘关节;当前臂处于旋前位时,能使前臂旋后;还可协助屈肩关节。

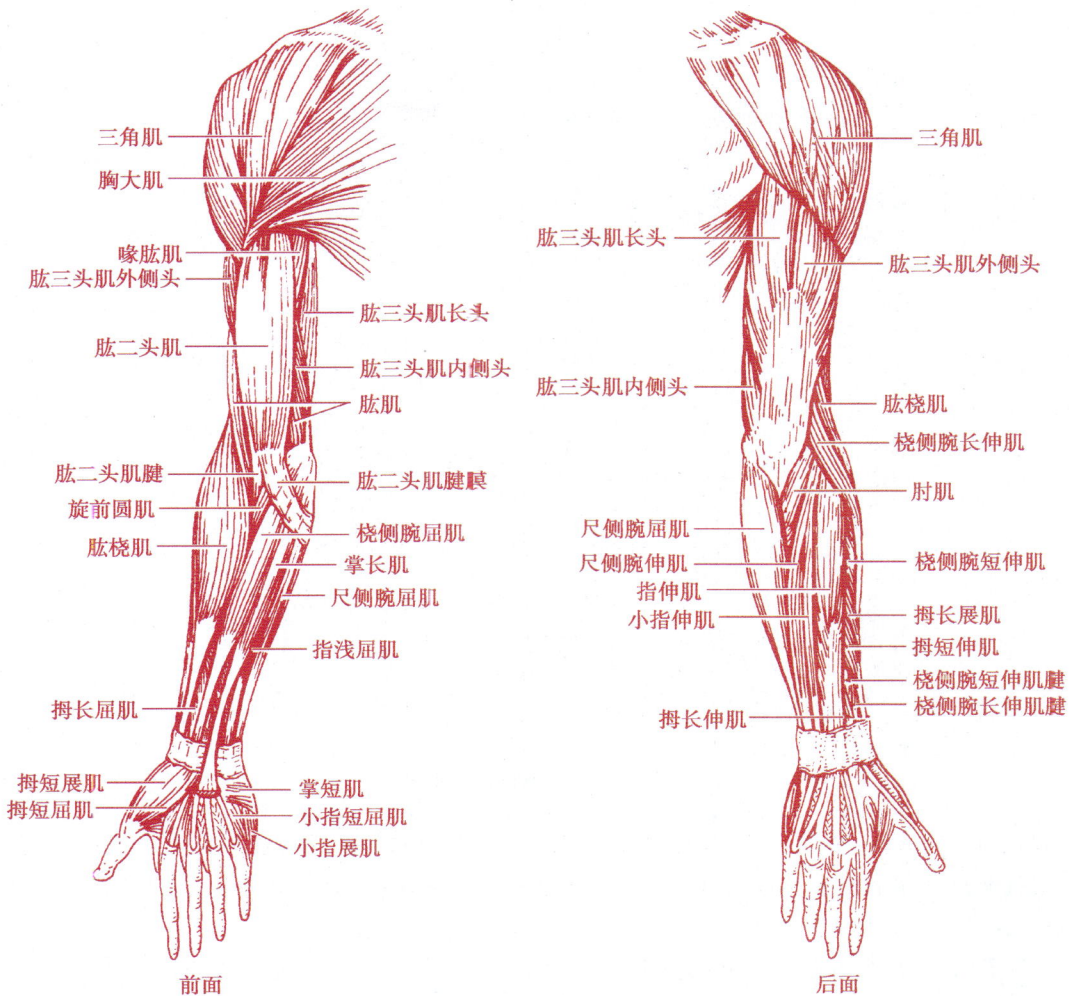

图 3-86 上肢浅层肌

2. **喙肱肌 coracobrachialis** 喙肱肌起自肩胛骨喙突,止于肱骨中部,其屈和内收肩关节。

3. **肱肌 brachialis** 肱肌起自肱骨,止于尺骨粗隆,其屈肘关节。

4. **肱三头肌 triceps brachii** 肱三头肌的长头起自关节盂下方,从大、小圆肌之间穿过;外侧头和内侧头均起自肱骨体的后面。3 个头向下会合形成肌腹,最后以一个坚韧的腱止于尺骨鹰嘴。收缩时伸肘关节,长头还可使臂后伸和内收。

(三)前臂肌

前臂肌位于尺、桡骨的周围,分为前、后两群,大多数是长肌,肌腹位于近侧,细长的肌腱位于远侧,故前臂的上半部膨隆,下半部逐渐变细(见图 3-86、图 3-87)。

1. **前群** 前群位于前臂的前面和外侧面,大多起自肱骨内上髁、前臂深筋膜、尺骨和桡骨前面及骨间膜,包括屈肘、屈腕、屈指以及前臂旋前的肌,共 9 块,分 4 层排列。

(1)第一层(浅层):有 5 块肌,自桡侧向尺侧依次是肱桡肌 brachioradialis、旋前圆肌 pronator teres、桡侧腕屈肌 flexor carpi radialis、掌长肌 palmaris longus 以及尺侧腕屈肌 flexor carpi ulnaris(图 3-86)。肱桡肌起于肱骨外上髁上方,其余 4 肌均起于肱骨内上髁。

(2)第二层:指浅屈肌 flexor digitorum superficialis 起自肱骨内上髁和尺、桡骨的前面,向下以 4 条腱经腕管和手掌,分别进入第 2~5 指的屈肌腱鞘,每条腱至近节指骨分为 2 脚,止于中节指骨两侧(见图 3-86、图 3-87)。该肌屈腕关节、掌指关节和近侧指骨间关节。

(3)第三层:有 2 块肌,即桡侧的拇长屈肌 flexor pollicis longus 和尺侧的指深屈肌 flexor digitorum

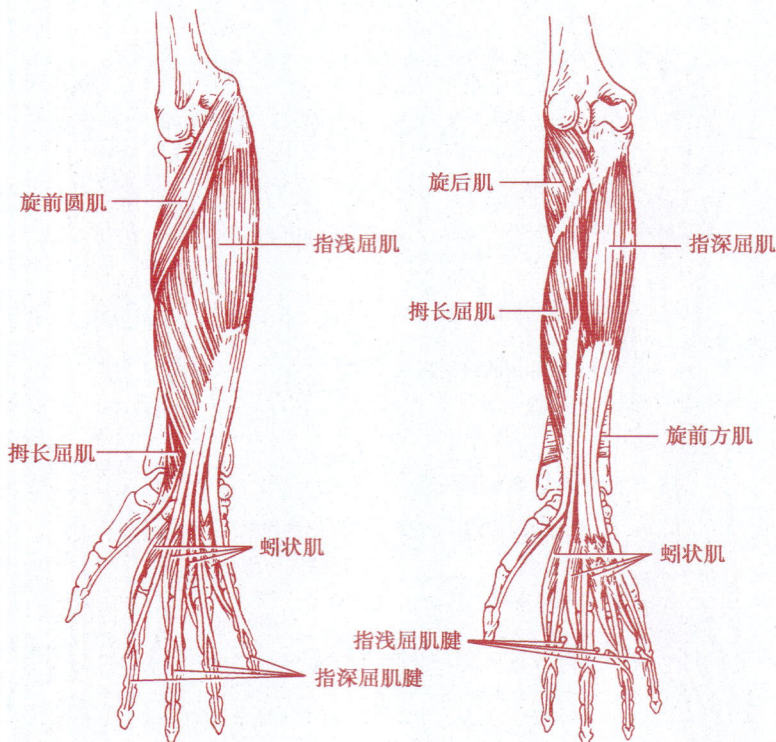

图 3-87　前臂前群深层肌

profundus（见图 3-87）。前者止于拇指远节指骨底。后者分成 4 条腱经腕管入手掌，分别进入第 2~4 指的屈肌腱鞘，在鞘内穿经指浅屈肌腱 2 脚之间，止于远节指骨底。故指深屈肌还可屈第 2~5 指的远侧指骨间关节。

（4）第四层：旋前方肌 pronator quadratus，四方形，位于尺、桡骨远端前面（见图 3-87）。

2. **后群**　后群位于前臂的后面，大多起自肱骨外上髁，为伸腕、伸指和前臂旋后的肌，共 10 块，分浅、深两层。

（1）浅层：有 5 块肌，自桡侧向尺侧依次为桡侧腕长伸肌 extensor carpi radialis longus、桡侧腕短伸肌 extensor carpi radialis brevis、指伸肌 extensor digitorum、小指伸肌 extensor digiti minimi 和尺侧腕伸肌 extensor carpi ulnaris。指伸肌向下分成四条腱，分别到达第 2~5 指背面扩展成指背腱膜，止于中节和远节指骨。

（2）深层：有 5 块肌，分别是旋后肌 supinator、拇长展肌 abductor pollicis longus、拇短伸肌 pollicis brevis、拇长伸肌 extensor pollicis longus 和示指伸肌 extensor indicis。

前臂肌除上述作用外，尺侧腕屈肌和尺侧腕伸肌收缩可内收腕关节，而桡侧腕屈肌、桡侧腕长伸肌与桡侧腕短伸肌收缩可外展腕关节。

（四）手肌

手肌是一些短小的肌，集中配布于手的掌面，主要运动手指，分为外侧、内侧和中间群，各肌作用可由其名称而知（图 3-88）。

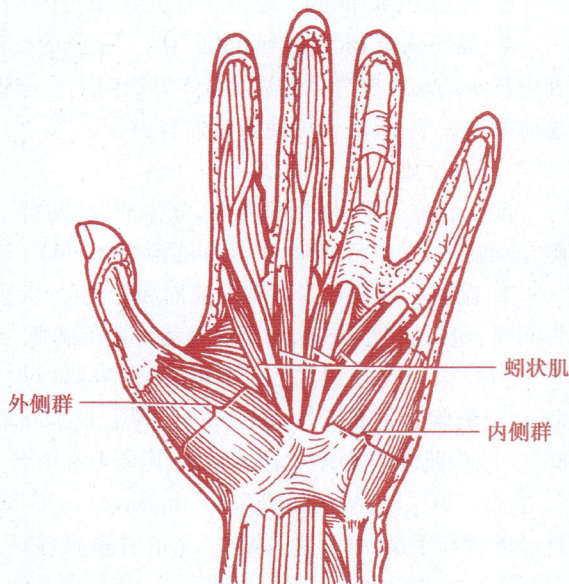

图 3-88　手肌（前面）

1. **外侧群** 手肌外侧群在拇指侧形成一个隆起,称鱼际,共 4 块肌,浅层由外向内为拇短展肌和拇短屈肌;深层由外向内为拇对掌肌和拇收肌。

2. **内侧群** 内侧群在小指侧也形成一个隆起,称小鱼际,为 3 块小肌,分别是小指展肌、小指短屈肌和小指对掌肌。

3. **中间群** 中间群位于手掌中间,皆可屈掌指关节、伸指间关节。其中蚓状肌 4 块;骨间掌侧肌 3 块,可使 2、4、5 指向中指靠拢,即内收;骨间背侧肌 4 块,可外展 2、4、5 指。

（五）上肢的重要局部解剖

1. **腋窝 axilla** 腋窝位于胸与上肢相连处、由肌及骨围成的锥状区域,是上肢的神经、血管和淋巴管通过之处。腋尖是位于第 1 肋、锁骨和肩胛骨上缘之间的三角形间隙;腋底由向上凹的皮肤和筋膜构成;前壁主要为胸大、小肌;后壁为肩胛骨、肩胛下肌、大圆肌和背阔肌;内侧壁为上部胸壁和前锯肌;外侧壁主要邻肱骨结节间沟。腋窝内除腋动、静脉和神经及淋巴管外,还有大量的脂肪和淋巴结。

2. **肘窝 cubital fossa** 肘窝位于肘前、尖向下的三角形凹窝。其上界为肱骨内、外上髁间的连线;内侧界为旋前圆肌;外侧界为肱桡肌(见图 3-86)。内有肱二头肌腱、肱动脉及其分支及正中神经。

◆ **三角肌注射**

三角肌是上肢较为肥厚的肌,包绕在肩关节的前、外、后三方,位置表浅,外侧部深面无大的血管和神经,为肌内注射的常用部位。一般可以两条水平线和两条垂线将三角肌分成 9 个区(图 3-89)。图中斜线区肌较厚,深面无大血管和神经走行,为注射的绝对安全区;点状区深面虽有腋神经分支,但较细小,且肌较厚,为注射的相对安全区;网格区深面有腋神经干通过,为危险区,不宜选作注射部位;空白区肌较薄,也不宜作注射部位。注射时针头经过皮肤、浅筋膜、深筋膜到达三角肌。三角肌注射的注意事项:①三角肌不发达者不宜选取此部位作肌内注射,以免针头刺至骨面,造成折针;②针尖不能朝向前内,以免伤及腋窝内的血管和神经;③针尖不能朝向后下,以免损伤桡神经。

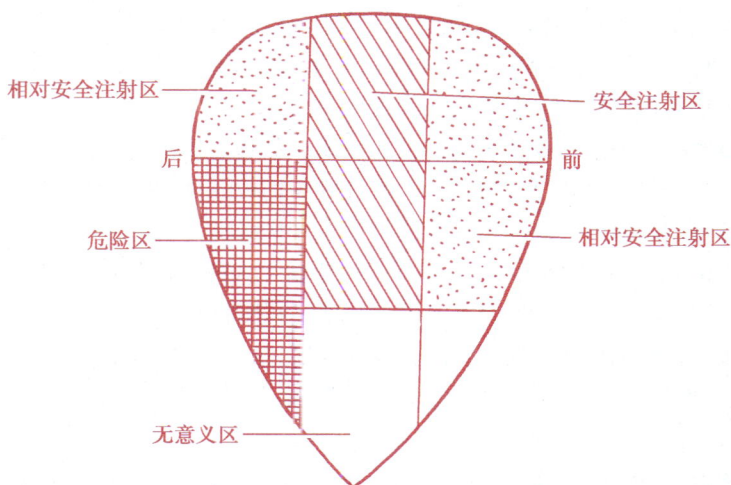

图 3-89 三角肌注射区九分法

六、下肢肌

下肢肌按部位分为髋肌、大腿肌、小腿肌和足肌(图 3-90)。由于下肢的主要功能是支持体重、维持直立姿势和行走,因此下肢肌较上肢肌数目少而粗壮。

Note:

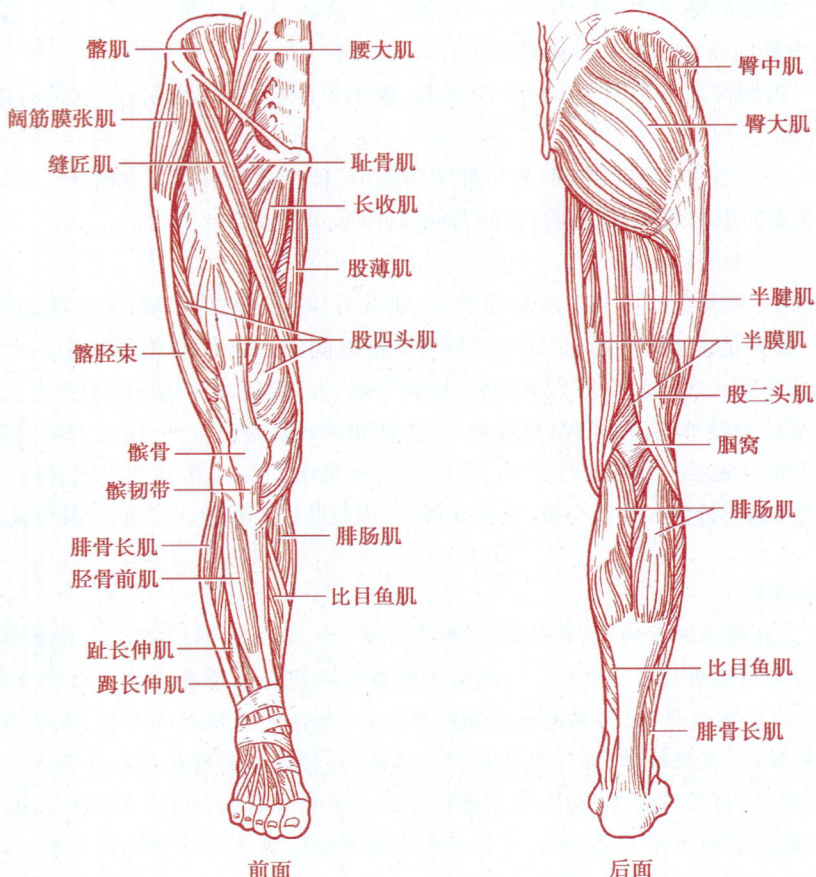

图 3-90 下肢浅层肌

（一）髋肌

起自骨盆或脊柱，止于股骨，主要运动髋关节。髋肌分为前群和后群。前群包括髂腰肌和阔筋膜张肌。后群又称臀肌，包括臀大肌、臀中肌、臀小肌、梨状肌以及闭孔内肌、闭孔外肌和股方肌等，这些肌除运动髋关节外，还对保持髋关节的稳定性具有重要作用。

1. **髂腰肌 iliopsoas** 髂腰肌由腰大肌和髂肌组成。前者起自腰椎体侧面和横突；后者位于腰大肌外侧，起自髂窝，呈扇形，向下与腰大肌合并，经腹股沟韧带深面，越过髋关节前方，止于股骨小转子。髂腰肌使大腿前屈和旋外；下肢固定时能使躯干和骨盆前屈。

2. **阔筋膜张肌 tensor fasciae latae** 阔筋膜张肌位于大腿上部外侧，起自髂前上棘，向下被阔筋膜两层包裹后移行为髂胫束，止于股骨外侧髁。其紧张阔筋膜并屈大腿。

3. **臀大肌 gluteus maximus** 臀大肌位于臀部浅层，呈方形，大而肥厚，形成特有的臀部隆起。该肌起自骶骨背面和髂骨外面，向下外越过髋关节后方，止于臀肌粗隆和髂胫束。其使髋关节后伸和旋外，在人体直立时，可防止躯干前倾。

4. **臀中肌 gluteus medius 和臀小肌 gluteus minimus** 臀中肌和臀小肌均位于臀大肌深面，起自髂骨翼外面，向下汇聚，越过髋关节外侧，共同止于股骨大转子。他们使大腿外展，前部肌束使髋关节旋内、后部肌束使髋关节外旋。

5. **梨状肌 piriformis** 梨状肌位于臀中肌内下方，起自骶骨前面，经坐骨大孔出骨盆，止于股骨大转子，收缩时使髋关节旋外。此肌将坐骨大孔分为梨状肌上孔和梨状肌下孔，孔内有神经、血管通过，是臀部深层重要的解剖标志。

（二）大腿肌

大腿肌位于股骨周围，分前、后、内侧 3 群，共 10 块肌（见图 3-90）。

1. **前群** 股前肌群位于大腿前面,包括股四头肌和缝匠肌。

（1）缝匠肌 sartorius:是人体最长的肌,呈扁带状,起自髂前上棘,斜向内下方,越过髋关节前方和膝关节内后方,止于胫骨上端内侧面。其屈髋关节和膝关节。

（2）股四头肌 quadriceps femoris:为体积最大的一块肌,有4个头,分别称为股直肌、股内侧肌、股外侧肌和股中间肌。除股直肌起自髂前下棘外,其余3头均起自股骨,4头合并向下移行为腱,包绕髌骨,并向下延为髌韧带,止于胫骨粗隆。该肌伸膝关节,股直肌还可屈大腿。

2. **内侧群** 股内侧肌群位于股内侧上部,共有5块肌,起自耻骨上、下支,止于股骨粗线。浅层有耻骨肌、长收肌和股薄肌,其中股薄肌呈长带状,位于股最内侧;深层有短收肌和大收肌 adductor magnus,其中大收肌最大,呈三角形,位于股内侧的深部,其下份肌腱与股骨之间形成一裂孔,称收肌腱裂孔,有下肢大血管穿过。内侧群肌使髋关节内收并旋外。

3. **后群** 股后肌群位于股骨的后方,主要作用是伸髋关节、屈膝关节。

（1）股二头肌 biceps femoris:位于股后外侧,长头起自坐骨结节,短头起自股骨后面,两头会合后,以长腱止于腓骨头。

（2）半腱肌 semitendinosus:位于股后内侧,起自坐骨结节,向下移行为细长的肌腱,约占肌长的一半,止于胫骨上端的内侧。

（3）半膜肌 semimembranosus:位于半腱肌深面,以扁腱膜起自坐骨结节,此腱膜几乎占该肌的一半,止于胫骨内侧髁的后面。

（三）小腿肌

小腿肌位于胫、腓骨周围,分前、后和外侧3群,共计10块(图3-91)。

1. **前群** 该群肌位于小腿的前面,有3块肌,由胫侧向腓侧依次为胫骨前肌 tibialis anterior、姆长伸肌 extensor hallucis longus 和趾长伸肌 extensor digitorum longus。3肌分别起自胫、腓骨上端和骨间膜前面,下端以长腱分别止于足内缘和趾背。他们使足背屈和内翻,并伸趾。

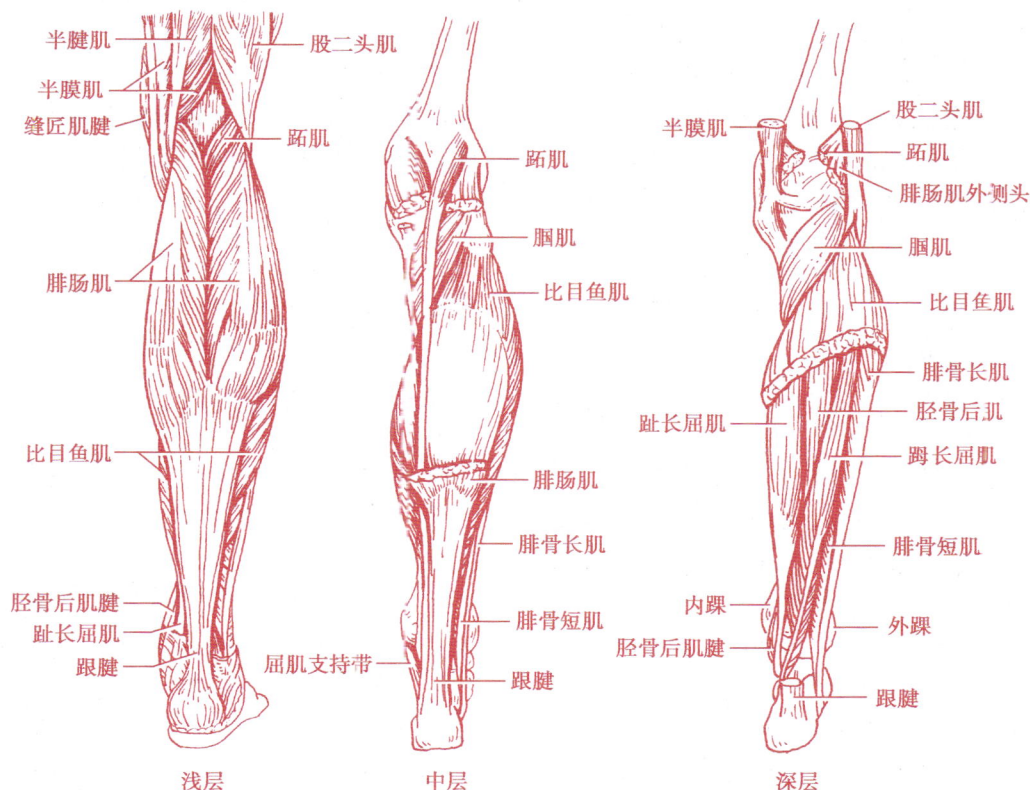

图3-91 小腿肌后群

2. 外侧群 此群位于腓骨外侧,浅层为腓骨长肌 peroneus longus,深层为腓骨短肌 peroneus brevis,二肌腱经外踝后方至足底,其中短肌止于足外侧缘,长肌达足底斜行向内,止于足内侧缘。他们使足外翻和屈踝关节(跖屈)。

3. 后群 该群位于小腿后方,分为浅、深两层。

(1)浅层:为小腿三头肌 triceps surae,很强大,包括腓肠肌 gastrocnemius 和比目鱼肌 soleus,前者以两个头分别起自股骨内、外侧髁后面;后者起自胫、腓骨上端的后面。二肌会合后,向下移行为跟腱tendo calcaneus,止于跟骨结节。小腿三头肌屈踝和屈膝关节。助步行、跑跳并维持直立姿势。

(2)深层:由胫侧向腓侧依次为趾长屈肌 flexor digitorum longus、胫骨后肌 tibialis posterior 和蹈长屈肌 flexor hallucis longus,三肌分别起自胫、腓骨和骨间膜后面,各以长腱绕过内踝后方至足底,止于足底内侧和各趾跖面。他们使足跖屈和内翻,并能屈趾和加强足弓。

(四)足肌

足肌分为足背肌和足底肌。足背肌较小,助伸趾。足底肌的配布和作用与手肌相似,并参与维持足弓。

(五)下肢的重要局部解剖

1. 股三角 femoral triangle 股三角位于股前的上部,其上界为腹股沟韧带,内侧界为长收肌内侧缘,外侧界为缝匠肌内侧缘(见图 3-90)。股三角底壁为髂腰肌、耻骨肌和长收肌,顶为阔筋膜。股三角的内容物由外向内有股神经、股动脉、股静脉、股管以及淋巴结。

2. 腘窝 popliteal fossa 腘窝位于膝关节后方,呈菱形,其上外侧界为股二头肌,上内侧界为半腱肌和半膜肌,下外侧界和下内侧界分别为腓肠肌的外侧头与内侧头,窝底为膝关节囊(见图 3-91)。窝内有腘血管、胫神经、腓总神经、淋巴结和脂肪组织。

◆ **臀大肌注射**

成年人臀大肌大而厚,为一般肌内注射的首选部位。臀大肌近似四方形,深面有神经、血管束走行,其中上内侧有臀上神经、血管经梨状肌上方出坐骨大孔,分布于臀中肌和臀小肌等处;下内侧有坐骨神经、臀下神经和血管、阴部神经及阴部血管等在梨状肌下方出坐骨大孔;下外侧有坐骨神经干经坐骨结节与大转子连线中点处下降至股后部。仅其上外侧深面无较大神经、血管束,因此,臀大肌注射的部位应选在臀部的上外侧区域进行(图 3-92)。婴儿臀区较小,肌肉不发达,不宜作臀大肌注射。

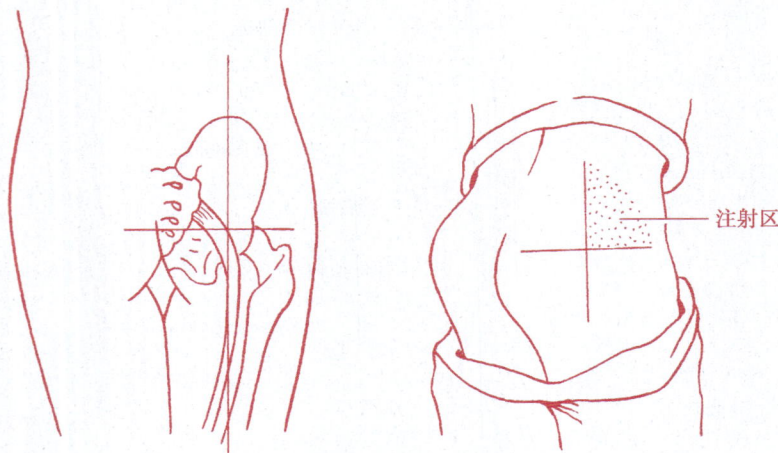

注射区

图 3-92 臀大肌注射部位

思 考 题

1. 运动系统包括什么？对人体有什么作用？
2. 简述骨的分类和基本构造。
3. 简述脑颅骨和面颅骨的组成和位置。
4. 滑膜关节的基本结构和辅助结构有哪些？
5. 简述膝关节的构成、结构特征及运动方式，并分析半月板损伤的原因。
6. 简述腹股沟管的解剖结构。
7. 参与呼吸运动的肌有哪些？各在呼吸中的作用如何？
8. 试述膈裂孔的名称、位置和各孔通过的结构以及膈的作用。
9. 臀肌包括哪些肌？臀大肌注射区如何定位？
10. 屈膝关节的肌有哪些？

（张雅芳）

Note：

URSING

第四章

消 化 系 统

04章

04 章　数字内容

──── 学 习 目 标 ────

● 知识目标

本章主要介绍消化管和消化腺的组成、形态与结构特征。

1. 掌握消化系统的组成及基本功能,上、下消化道的概念;舌的形态和黏膜特征,食管的位置、分部及三个狭窄,胃的位置、形态分部及幽门的构造特点;小肠的组成和功能,大肠的分部及特征性结构,盲肠和阑尾的位置、形态特点及阑尾根部的体表投影;肝的位置、形态、分叶,胆囊的位置、形态特点及胆囊底的体表投影。

2. 熟悉胸部、腹部的标志线及分区;口腔的境界、分部,腭和咽峡的构成,牙的形态、分类及数目,三对大唾液腺的位置及腮腺管开口部位;咽的位置、分部、交通及咽淋巴环的概念,十二指肠的形态、位置、分部及十二指肠大乳头的位置,空、回肠的位置,结肠各部、直肠和肛管的位置、形态特点及齿状线的概念;肝门、肝蒂的概念,肝外胆道的组成,胆汁的排出途径,胰的位置、形态分部。

3. 了解舌肌的组成和功能,胃、十二指肠、肝、胆总管、胰与周围器官的毗邻关系,肝的功能、体表投影及肝段的概念。

第一节 内 脏 学

内脏 viscera 包括消化系统、呼吸系统、泌尿系统和生殖系统。与内脏各器官密切相关的胸膜、腹膜和会阴等部分内容,也将在内脏学中叙述。内脏器官在形态结构、位置、功能和发生上,都具有密切的联系和某些相似之处。除个别器官外大部分内脏器官位于胸腔、腹腔和盆腔内,并通过一定的管道与外界相通。内脏器官的主要功能是进行物质代谢和繁衍后代,许多器官还具有内分泌功能。在神经体液的调节下,各系统、器官之间既相互联系,又相互制约,有条不紊地进行着正常生理活动,以保证人体各种复杂的生命过程。

一、内脏的一般结构

内脏各器官虽然各有其特征,但从基本构造上来看,可分为中空性器官和实质性器官两大类。

(一)中空性器官

此类器官呈管状或囊状,内部均有空腔,其管壁由数层组织构成,其中消化管主要器官的壁均由4层组织构成,呼吸道、泌尿道和生殖管道主要器官的壁由3层组织构成。

(二)实质性器官

此类器官内部没有特定的空腔,多属于腺组织,表面被覆结缔组织被膜或浆膜,如肝、胰、肾和生殖腺等。分布于实质性器官的血管、神经和淋巴管,以及该器官的导管出入器官之处,常为一处凹陷,称此处为该器官的门 hilum(或 porta)。

二、胸部标志线和腹部分区

为了便于描述胸、腹腔器官的位置和范围,或者从体表确定病变的部位,通常在胸部和腹部确定若干标志线和划分一些区域(图 4-1)。

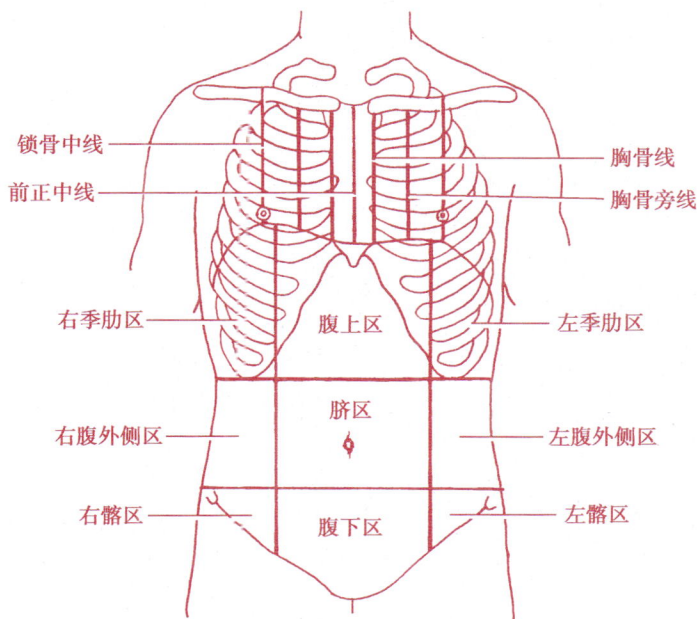

图 4-1　胸腹部的标志线和分区

(一)胸部标志线

1. **前正中线**　前正中线是沿身体前面中线所作的垂直线。
2. **锁骨中线**　锁骨中线是通过锁骨中点的垂直线,在男性大致与乳头线一致。
3. **腋前线**　腋前线是沿腋前襞向下的垂直线。

4. **腋中线** 腋中线是通过腋窝中点的垂直线。

5. **腋后线** 腋后线是沿腋后襞向下的垂直线。

6. **肩胛线** 肩胛线是通过肩胛下角的垂直线。

7. **后正中线** 后正中线是沿身体后面中线所作的垂直线。

（二）腹部标志线和分区

通常以两条水平线和两条垂直线将腹部划分成 9 个区,用以标示腹腔脏器的大致位置(图 4-1)。

1. **上水平线** 上水平线是通过两侧肋弓最低点的连线。

2. **下水平线** 下水平线是通过两侧髂结节的连线。

3. **垂直线** 垂直线是经两侧腹股沟韧带中点所作的垂直线,或沿两侧腹直肌外缘所作的垂直线。

经上述两条水平线和两条垂直线将腹部分成 9 个区,即腹上部的左、右季肋区和中间的腹上区;腹中部的左、右腹外侧(腰)区和脐区;腹下部的左、右腹股沟(髂)区和腹下(耻)区。

在临床上,有时可通过脐作水平线与垂直线,将腹部分为左上腹、右上腹、左下腹、右下腹 4 个区。

第二节　消化系统概述

消化系统 alimentary system 由消化管和消化腺两部分组成。

消化管 alimentary canal 是从口腔到肛门粗细不等的管道,包括口腔、咽、食管、胃、小肠(十二指肠、空肠和回肠)及大肠(盲肠、阑尾、结肠、直肠和肛管)。临床上常把从口腔到十二指肠称上消化道,空肠以下到肛门称下消化道(图 4-2)。

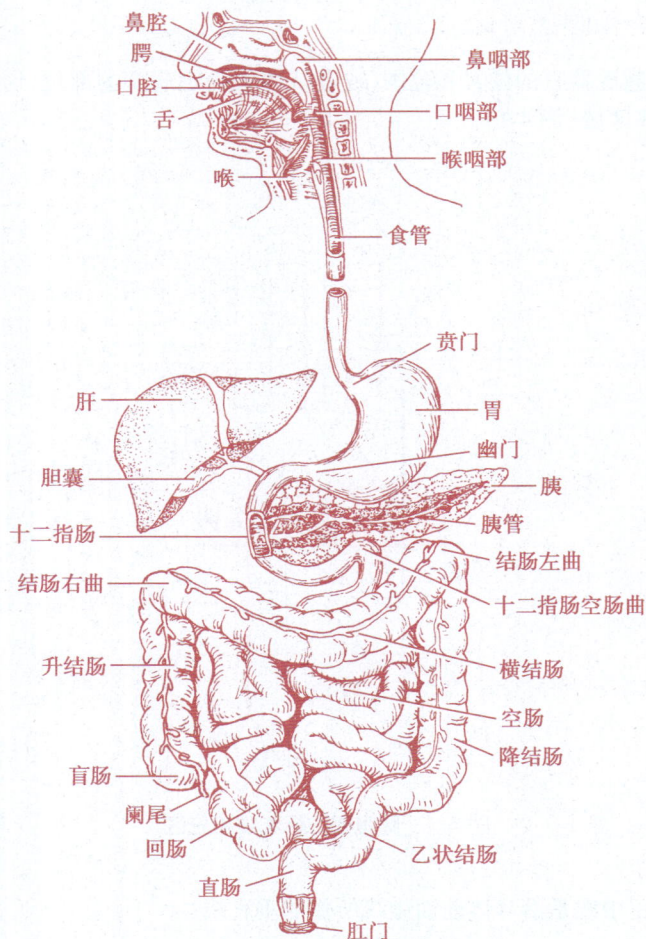

图 4-2　消化系统模式图

消化腺 alimentary gland　分为两类：壁内腺为小消化腺，分布于消化管壁内，如胃腺、肠腺等，其腺液直接排入消化管腔内；壁外腺为大消化腺，构成独立的器官，其腺液经导管排入消化管腔内，如大唾液腺、肝和胰。

消化系统的基本功能是摄取食物和水，对其进行消化，吸收营养物质和水分，排出消化吸收后剩余的食物残渣。其中小肠是最主要的吸收部位，大肠仅吸收少量水和无机盐。

第三节　口　腔

口腔 oral cavity 是消化管的起始部，向前经口裂通外界，向后借咽峡与咽交通。口腔前壁为上、下唇，在上唇外面正中线上有一纵行浅沟称为人中 philtrum。两侧壁为颊，上壁为腭，下壁为封闭口腔底的软组织。口腔内有牙、舌等器官，并有许多口腔腺导管开口于口腔壁。

一、腭

腭 palate 构成口腔的上壁，分隔鼻腔和口腔，其前 2/3 为硬腭，后 1/3 为软腭（图 4-3）。硬腭 hard palate 以骨腭覆以黏膜构成。软腭 soft palate 是硬腭向后延伸的部分，由骨骼肌和黏膜构成。其后份斜向后下称为腭帆 velum palatinum。腭帆后缘游离，中央有一可下的突起称腭垂 uvula 或称悬雍垂。自腭帆向两侧各有两条弓形皱襞，前方一条连于舌根前外侧，称腭舌弓；后方一条向下延至咽侧壁

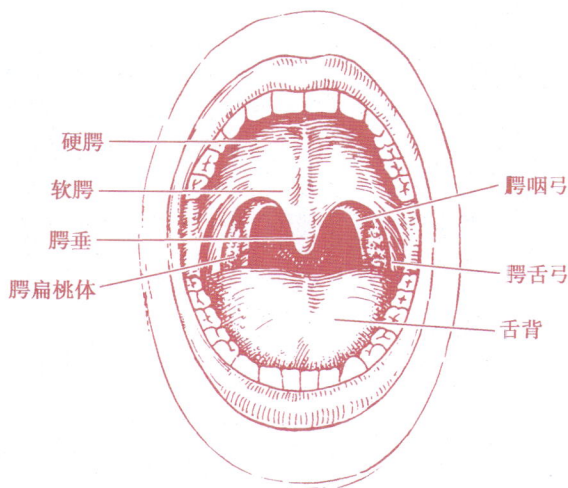

图 4-3　口腔与咽峡

称腭咽弓。腭垂、腭帆游离缘、两侧腭舌弓及舌根共同围成咽峡 isthmus of fauces，是口腔与咽的分界。

二、牙

（一）牙的形态

牙 teeth 嵌于上、下颌骨的牙槽内，是人体最坚硬的器官，用于咀嚼食物和协助发音等（图 4-4）。每个牙在外形上可分为牙冠、牙颈和牙根 3 部分。暴露在口腔内的部分称牙冠，嵌于上、下颌骨牙槽内的部分称牙根，介于牙冠与牙根交界部分称牙颈。每个牙根有牙根尖孔，通过牙根管与牙冠内的牙冠腔相通。牙根管与牙冠腔合称牙腔或牙髓腔。

（二）牙的构造

牙由牙质、牙釉质、牙骨质和牙髓组成。牙质构成牙的大部分，在牙冠部的牙质表面覆有坚硬洁白的牙釉质。在牙颈和牙根部牙质的外面包有牙骨质。硬度：牙釉质>牙质>牙骨质。牙腔内有牙髓，由神经、血管和结缔组织共同构成。牙髓炎时常可引起剧烈疼痛。

（三）牙的分类

根据牙的形态和功能，可分为切牙、尖牙和磨牙，其中恒牙有前磨牙和磨牙之分（图 4-5、图 4-6）。

人的一生中换牙一次。第 1 套牙称乳牙 deciduous teeth，一般在出生后 6~7 月开始陆续萌出，3 岁左右出全，共 20 个。第 2 套牙称恒牙 permanent teeth，6~7 岁时，乳牙开始脱落，恒牙中的第 1 磨牙首先长出，12~14 岁左右逐步出齐并替换全部乳牙，而第 3 磨牙萌出最迟称迟牙（又称智牙），到成年后才长出，有的甚至终生不出。因此恒牙数 28~32 个均属于正常。

Note:

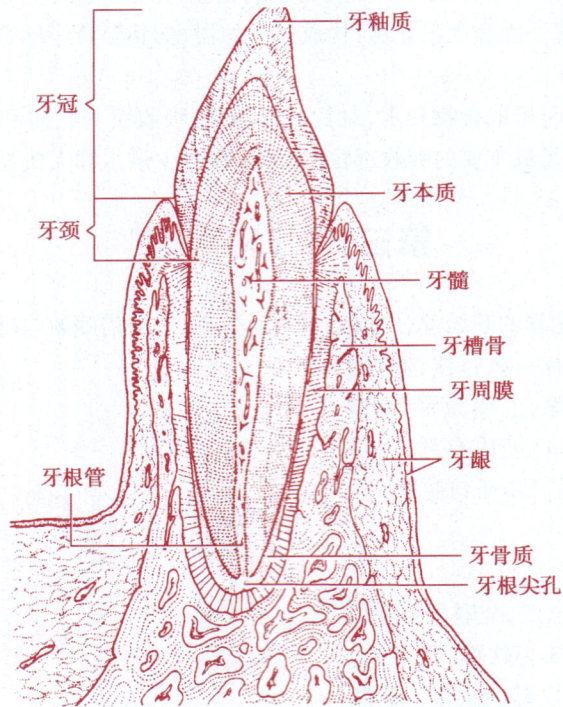

图 4-4　下颌切牙矢状切面模式图

牙釉质

牙冠

牙颈

牙本质

牙髓

牙槽骨

牙周膜

牙龈

牙根管

牙骨质

牙根尖孔

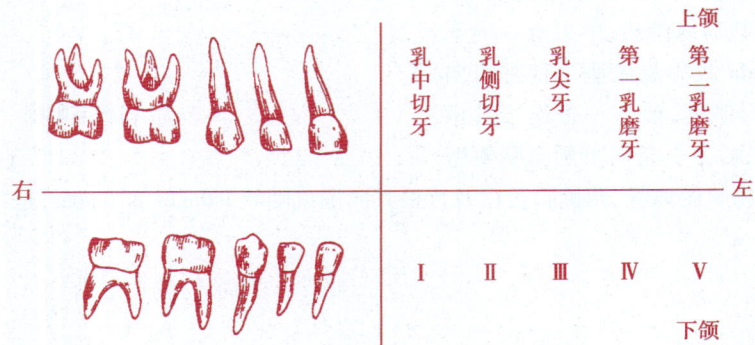

上颌

乳中切牙　乳侧切牙　乳尖牙　第一乳磨牙　第二乳磨牙

右 ——————————————— 左

Ⅰ　Ⅱ　Ⅲ　Ⅳ　Ⅴ

下颌

图 4-5　乳牙的名称及符号

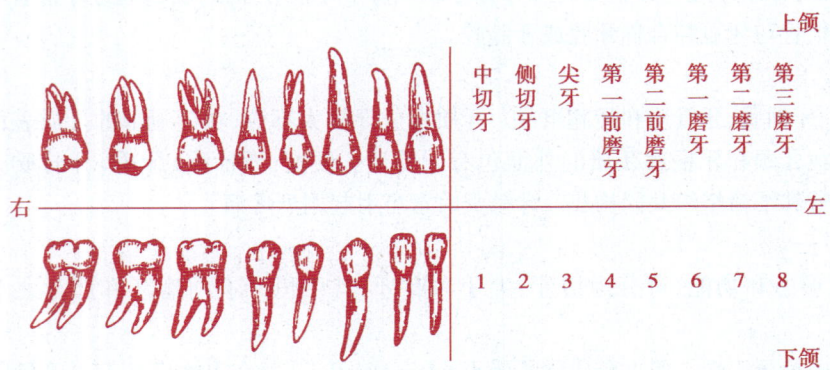

上颌

中切牙　侧切牙　尖牙　第一前磨牙　第二前磨牙　第一磨牙　第二磨牙　第三磨牙

右 ——————————————— 左

1　2　3　4　5　6　7　8

下颌

图 4-6　恒牙的名称及符号

（四）牙的排列

上、下颌左右各5颗乳牙，共20颗。上、下颌左右各8颗恒牙，共32颗。临床上为了记录牙的位置，常以病人的方位为准，用"+"记号划分4区，并以罗马数字Ⅰ～Ⅴ表示乳牙、阿拉伯数字1～8表示恒牙（见图4-5、图4-6）。如 Ⅳ| 表示左上颌第1乳磨牙。|4 表示右下颌第1前磨牙。

（五）牙周组织

牙周组织包括牙周膜、牙槽骨和牙龈三部分，对牙具有保护、固定和支持的作用（见图4-4）。牙周膜是连于牙根和牙槽骨之间的致密结缔组织，固定牙根，缓冲咀嚼时产生的压力。牙龈是口腔黏膜的一部分，血管丰富，包被牙颈，与牙槽骨的骨膜紧密相连。

三、舌

舌 tongue 是位于口腔底的肌性器官，表面覆以黏膜（图4-7、图4-8）。具有协助咀嚼、搅拌和吞咽食物、感受味觉及辅助发音等功能。

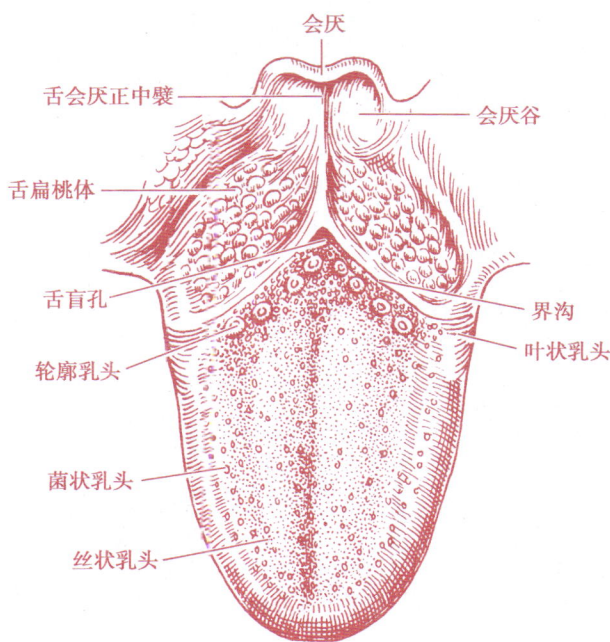

图4-7　舌背

（一）舌的形态

舌的上面称舌背，其后部可见"Λ"形界沟，将舌分为前2/3的舌体和后1/3的舌根，舌体的前端称舌尖。

（二）舌黏膜

舌黏膜呈淡红色，覆于舌的表面。在舌体背面黏膜上有许多小突起，称舌乳头 papillae of tongue，包括4种：丝状乳头、菌状乳头、轮廓乳头和叶状乳头。除丝状乳头外，其他舌乳头均含有味蕾，为味觉感受器。在舌根背面的黏膜内，有许多由淋巴组织集聚而成的突起称舌扁桃体。

舌下面的黏膜在舌的中线处形成一条连于口腔底的黏膜皱襞，称舌系带。在口底黏膜上，舌系带根部两侧有小圆形隆起称舌下阜，是下颌下腺管和舌下腺大管的开口处。由舌下阜向后外侧延续成舌下襞，舌下腺位于其深面，舌下腺小管开口于此襞上。

（三）舌肌

舌肌为骨骼肌，可根据起止分为舌内肌和舌外肌（图4-9）。舌内肌起止均在舌内，有纵肌、横肌和垂直肌，收缩时可改变舌的形态。舌外肌起自舌外，止于舌内，共有4对，其中颏舌肌起自下颌骨的

Note:

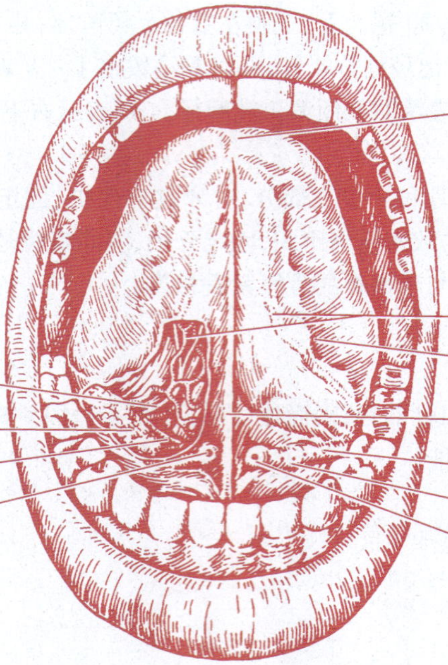

图 4-8 口腔底和舌下面

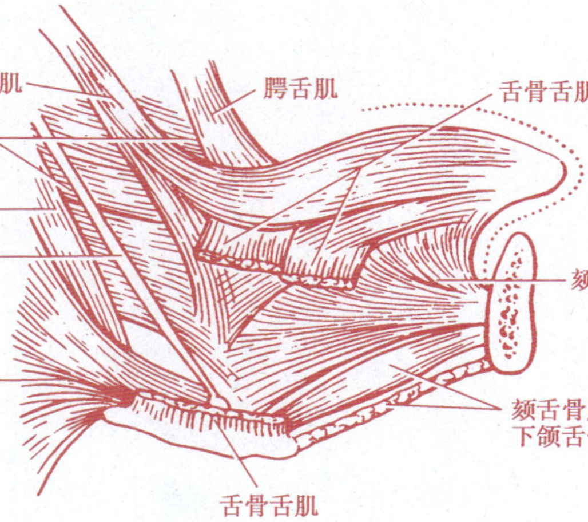

图 4-9 舌肌

颏棘,肌纤维呈扇状向后进入舌内,止于舌中线两侧。两侧颏舌肌同时收缩,拉舌向前下方(伸舌);一侧收缩时使舌尖偏向对侧。

四、口腔腺

口腔腺 oral glands 又称为唾液腺,分泌唾液,具有清洁口腔和帮助消化食物等功能(图 4-10)。可分大、小两种唾液腺。小唾液腺数目多,大唾液腺有 3 对,即腮腺、下颌下腺和舌下腺。腮腺 parotid gland 最大,位于耳郭前下方,腮腺管自腮腺前缘穿出,在颧弓下方一横指处向前,横过咬肌表面,穿颊肌,开口于平对上颌第 2 磨牙颊黏膜上的腮腺管乳头。下颌下腺 submandibular gland 位于下颌骨体内后方,其导管开口于舌下阜。舌下腺 sublingual gland 位于口底舌下襞深面,舌下腺小管约 10 条,开口于舌下襞;舌下腺大管 1 条,与下颌下腺管共同开口于舌下阜。

Note:

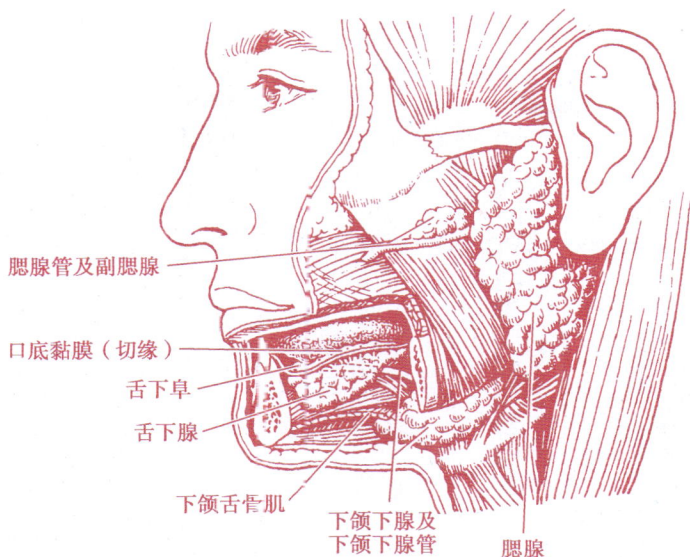

图 4-10 大唾液腺

第四节 咽

咽 pharynx 是一个前后略扁的漏斗形肌性管道,位于第 1~6 颈椎的前方,上起颅底,下至第 6 颈椎下缘移行为食管(图 4-11、图 4-12)。咽的后壁及侧壁完整,而前壁不完整,分别与鼻腔、口腔和喉腔相通。咽腔是消化管与呼吸道的共同通道,以腭帆游离缘和会厌上缘为界,分为鼻咽、口咽和喉咽 3 部分。

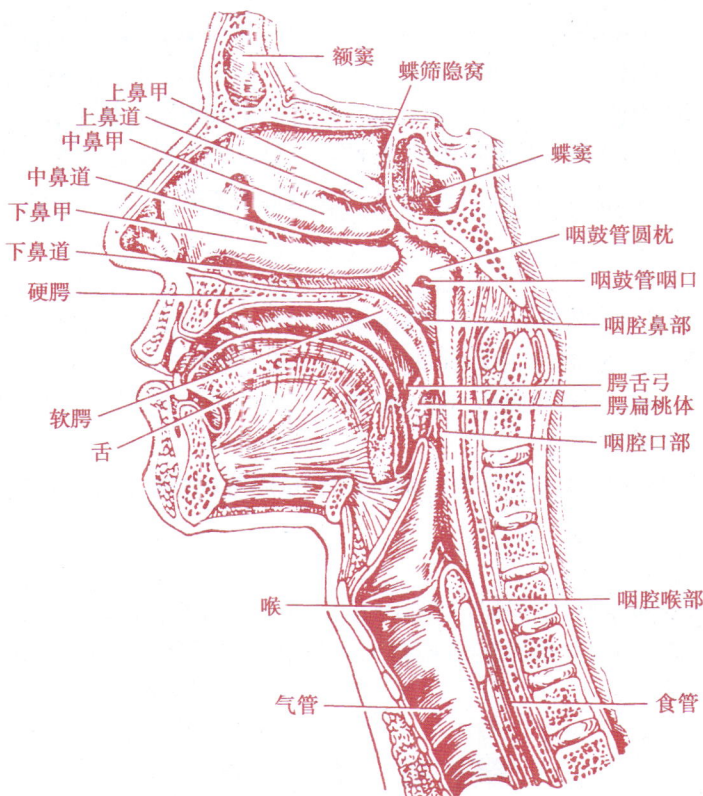

图 4-11 鼻腔、口腔、咽和喉的正中矢状面

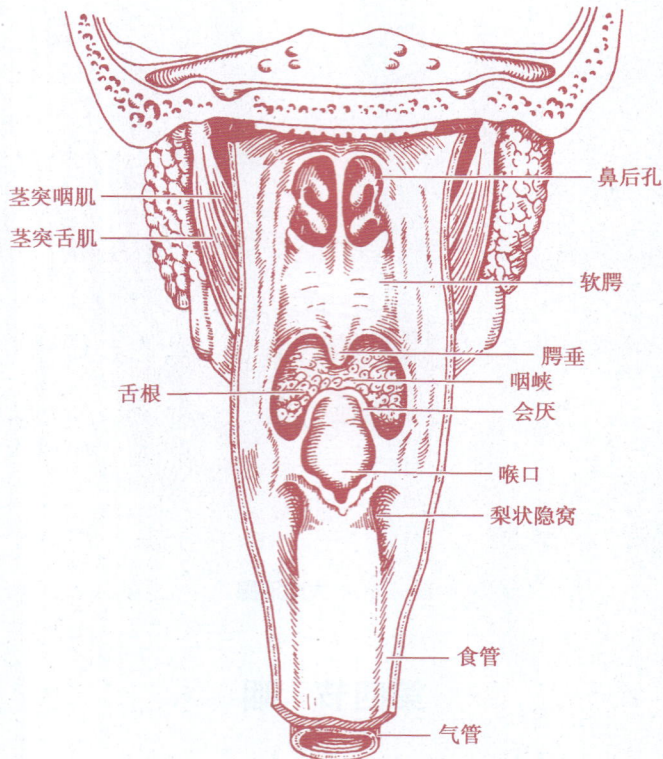

图 4-12 咽腔（后壁切开）

一、鼻咽

鼻咽 nasopharynx 位于鼻腔的后方,介于颅底与软腭之间,向前经鼻后孔与鼻腔相通。在鼻咽两侧壁相当于下鼻甲后方 1.5cm 处各有一个咽鼓管咽口,借咽鼓管通中耳鼓室。咽鼓管咽口前、上和后方的半环形隆起称咽鼓管圆枕,圆枕后上方与咽后壁之间的纵行深沟称咽隐窝,是鼻咽癌的好发部位。咽鼓管咽口周围至软腭之间存在许多颗粒状淋巴组织,称咽鼓管扁桃体。在鼻咽顶壁后部的黏膜下有丰富的淋巴组织构成咽扁桃体,在婴幼儿时期较为发达,6~7 岁后开始萎缩,10 岁后几乎完全退化。

二、口咽

口咽 oropharynx 位于口腔的后方,介于腭帆游离缘与会厌上缘之间,向前经咽峡通口腔。口咽的外侧壁,在腭舌弓与腭咽弓之间的凹陷称扁桃体窝,容纳腭扁桃体。

腭扁桃体 palatine tonsil 呈扁卵圆形,其内侧面朝向咽腔,表面有黏膜被覆;外侧面被结缔组织构成的扁桃体囊包绕,易与咽壁分离。

咽扁桃体、咽鼓管扁桃体、腭扁桃体和舌扁桃体等共同围成**咽淋巴环**,是呼吸道和消化管的防御结构。

三、喉咽

喉咽 laryngopharynx 位于喉的后方,上平会厌上缘,下至第 6 颈椎下缘平面与食管相续,向前经喉口通喉腔。喉咽是咽腔中最狭窄的部分,在喉口两侧与咽侧壁之间各有一个深窝,称梨状隐窝,常为异物滞留的部位。

第五节 食　　管

食管 esophagus 为前后扁平的肌性管道,长约 25cm(图 4-13)。上端在第 6 颈椎下缘与咽相接,下

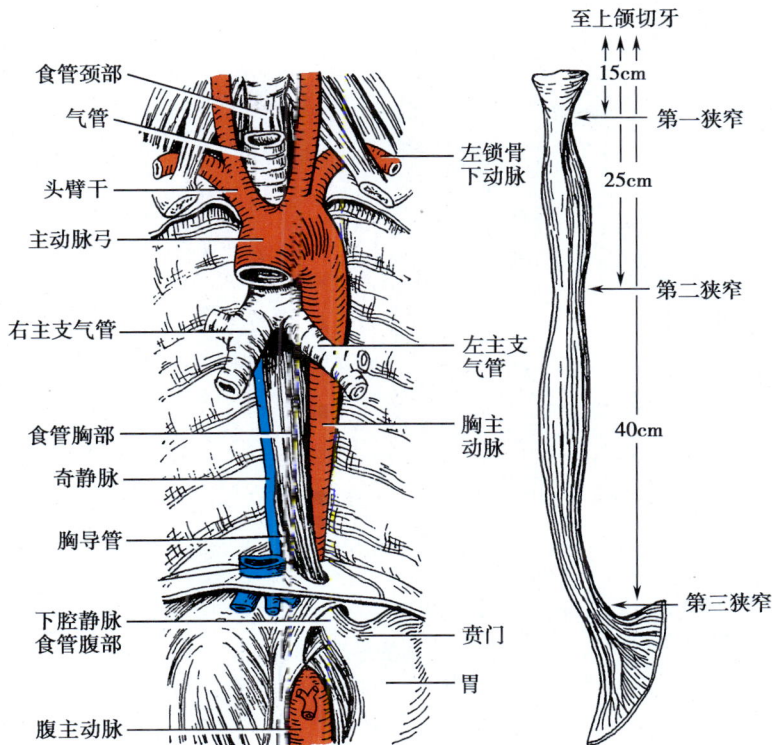

图 4-13　食管位置及三个狭窄

端约平第 11 胸椎高度终于胃贲门。食管以胸骨颈静脉切迹和膈食管裂孔为界分为颈部、胸部和腹部。

　　食管有 3 个狭窄部：第一狭窄位于食管与咽相续处，距中切牙约 15cm；第二狭窄位于左主支气管与食管交叉处，距中切牙约 25cm；第三狭窄位于食管穿过膈食管裂孔处，距中切牙约 40cm。这些狭窄是食管异物滞留和食管癌的好发部位。

第六节　胃

　　胃 stomach 是消化管最膨大部分，其容积随年龄的增长而变化，由出生时的 30ml 增长到青春期的 1 000ml，成年可达 1 500ml。

一、胃的形态和分部

　　胃的形态随胃的充盈程度、体位及体型不同而有很大的变化。胃可分为入、出两口，前、后两壁，上、下两缘。胃的入口称贲门 cardia，与食管腹部相接。在贲门左侧，食管左缘与胃底之间形成一锐角，称贲门切迹 cardiac incisure。胃的出口称幽门 pylorus，与十二指肠相连。胃前壁朝向前上方，胃后壁朝向后下方。胃的上缘凹而短，称胃小弯 lesser curvature of stomach，朝向右上方，其最低点弯曲呈角状，称角切迹 angular incisure。胃的下缘称胃大弯 greater curvature of stomach，凸而长，朝向左下方（图 4-14）。

　　胃通常分为四部分：近贲门附近的部分称为贲门部 cardiac part；贲门切迹平面以上膨出的部分称胃底 fundus of stomach；自胃底向下至角切迹的大部分称胃体 body of stomach；位于角切迹与幽门之间的部分称幽门部 pyloric part。幽门部大弯处有一浅沟，称中间沟，此沟将幽门部分为左侧的幽门窦 pyloric antrum 和右侧的幽门管 pyloric canal。幽门窦通常居胃的最低部，胃溃疡和胃癌多发生于幽门窦近胃小弯处。

Note：

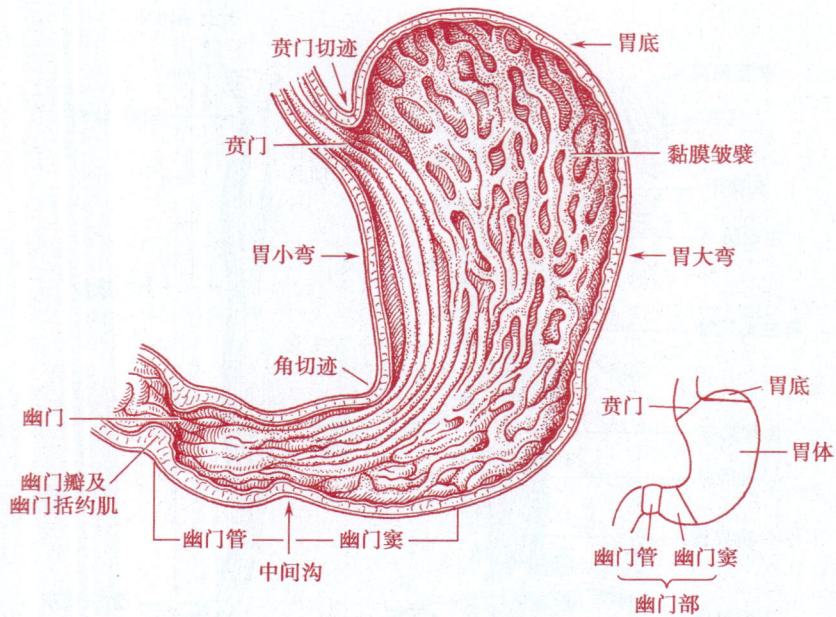

图 4-14   胃的形态和分部

二、胃的位置和毗邻

胃中度充盈时,大部分位于左季肋区,小部分位于腹上区。胃贲门在第 11 胸椎左侧,幽门在第 1 腰椎右侧。活体胃的位置常因体位、呼吸以及胃内容物的多少而变化,直立或胃内充盈时,胃向下移位,胃大弯可降至脐下,幽门有时可降至第 3 腰椎水平。胃前壁右侧份邻左半肝,左侧份上部邻接膈,两者下方的胃前壁邻贴腹前外侧壁,通常称胃前壁的游离区。胃后壁隔网膜囊与膈、脾、胰、左肾、左肾上腺、横结肠及其系膜等相毗邻(图 4-15)。

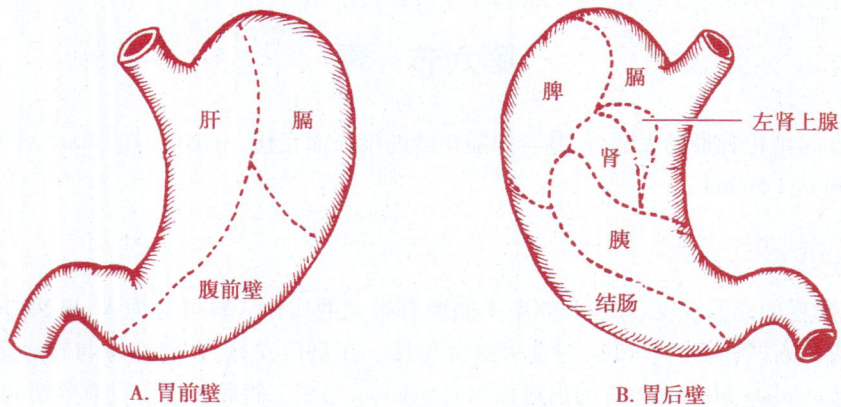

A. 胃前壁   B. 胃后壁

图 4-15   胃的毗邻

三、胃壁的结构

胃黏膜形成许多高低不一的黏膜皱襞,沿胃小弯处约有 4~5 条纵行皱襞,襞间的沟称胃道。胃的肌层由内斜、中环、外纵 3 层平滑肌构成,环形平滑肌在幽门处增厚,形成幽门括约肌 pyloric sphincter,此处的黏膜呈环状隆起,称幽门瓣 pyloric valve,有控制胃内容物排空和防止小肠内容物反流至胃的作用(图 4-14)。

Note:

◆ 管饲饮食

　　临床上对于多种原因造成的无法经口进食的病人,为保证其营养物质的摄取、消化、吸收,常经消化管插入导管,给病人提供必要的食物、营养液、水及药物的方法称为管饲饮食。根据导管插入的途径包括口胃管(导管由口插入胃内)和鼻胃管(导管经鼻腔插入胃内)等方法。施行口胃管时,应注意病人是否有义齿,有义齿者要取下义齿,防止脱落、误咽;消化管道从口至胃并非一粗细均匀笔直管道,故要注意其解剖学特征,插管时动作应轻柔,避免损伤消化道黏膜,尤其是通过食管3个狭窄部位时。

第七节　小　　肠

　　小肠 small intestine 是食物消化和吸收的重要场所,上起幽门,下接盲肠,成人小肠全长5~7m,可分为十二指肠、空肠和回肠三部分。

一、十二指肠

　　十二指肠 duodenum 长20~25cm。其上接幽门,下续于空肠,整体呈C形,环抱胰头,故胰头癌可压迫十二指肠引起变形或梗阻(图4-16)。

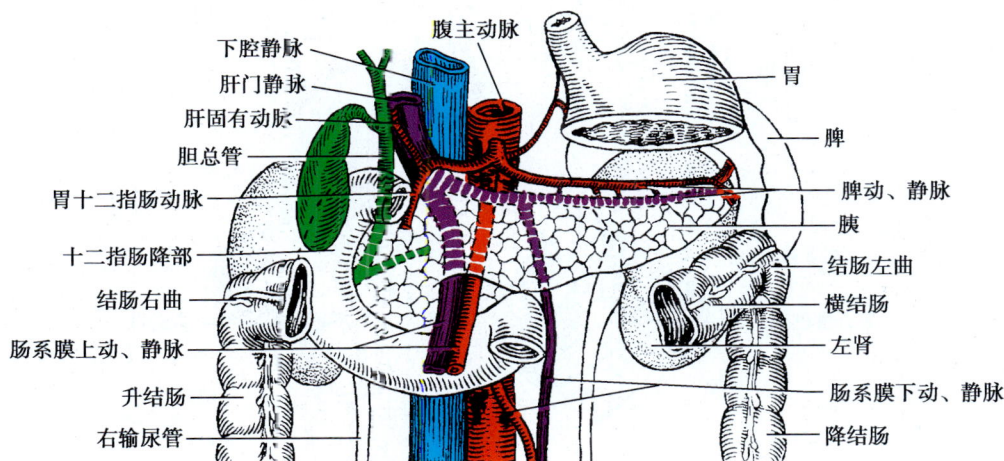

图4-16　十二指肠毗邻

(一)上部

　　上部长4~5cm,自幽门向右后,至肝门下方转向下,形成十二指肠上曲,续于降部。上部近侧段黏膜平坦无皱襞,肠壁薄,管腔大,临床常称其为十二指肠球 duodenal bulb,是十二指肠溃疡和穿孔的多发部位。

(二)降部

　　降部长7~8cm,自十二指肠上曲起,沿第2腰椎右侧下降至第3腰椎,折转向左形成十二指肠下曲,续于水平部。降部后内侧壁黏膜有1条十二指肠纵襞,其下端圆形隆起为十二指肠大乳头,约在降部中、下1/3交界处,为肝胰壶腹开口处。在其左上方约1cm处,常可见十二指肠小乳头,为副胰管的开口处。

(三)水平部

　　水平部长10~12cm,自十二指肠下曲水平向左,横过第3腰椎前方至其左侧,移行为升部。肠系膜上动、静脉在该部前面下行。

（四）升部

升部长仅 2~3cm,由水平部末端始向左上升至第 2 腰椎左侧急转向前下,形成十二指肠空肠曲,下续空肠。

二、空肠与回肠

空肠 jejunum 和回肠 ileum 上端起于十二指肠空肠曲,下端接续盲肠。肠管迂曲多袢,借肠系膜悬附于腹后壁,合称为系膜小肠。空肠和回肠间无明显分界,空肠占系膜小肠的近侧 2/5,主要位于腹腔左上部;回肠为系膜小肠的远侧 3/5,位于腹腔右下部,部分位于盆腔内。形态上空肠管壁较厚,管径较大,血供较丰富,颜色较红;回肠管壁较薄,管径较小,血供稍差,颜色较浅(图 4-17)。空肠与回肠的黏膜形成许多环状襞,空肠的环状襞密而高,回肠的环状襞疏而低。肠管黏膜层和黏膜下层内含有孤立淋巴小结和集合淋巴小结。前者分散于空肠与回肠黏膜内,后者多见于回肠下部。肠伤寒并发的肠穿孔或肠出血多发于集合淋巴小结。

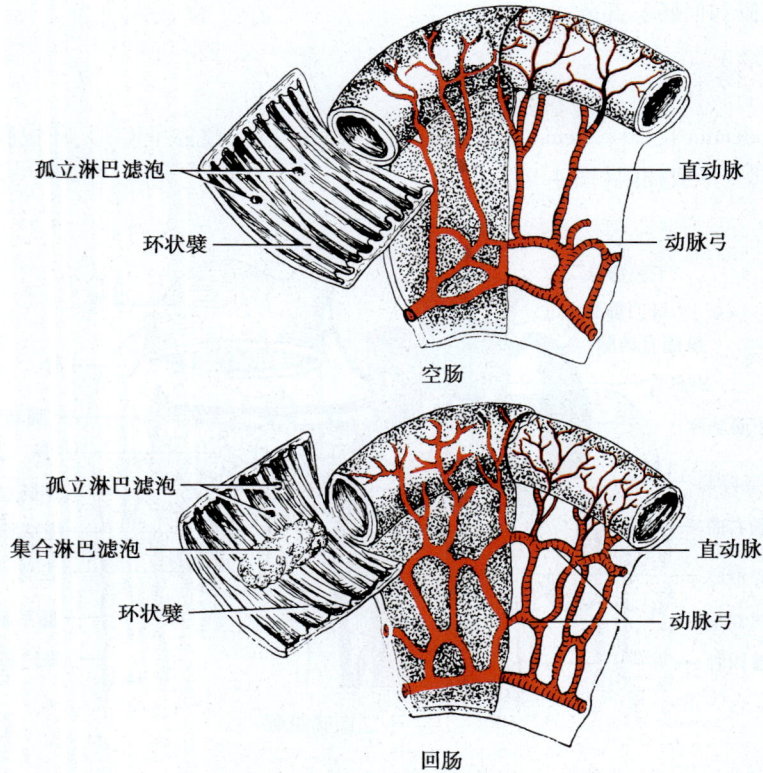

图 4-17　空肠和回肠

约有 2% 的成人在距回肠末端 30~100cm 处的回肠壁上有一囊状突起,称回肠憩室,又称 Meckel 憩室,是胚胎发生的遗迹。此憩室易发炎或合并溃疡穿孔,出现腹痛等症状。

第八节　大　　肠

大肠 large intestine 全长约 1.5m,弯曲围绕着小肠袢,主要功能是吸收水分和无机盐,并将食物的残渣形成粪便排出体外。大肠分为盲肠、阑尾、结肠、直肠和肛管。盲肠和结肠具有 3 种特征性结构:①结肠带 colic bands 沿大肠的纵轴排列,由肠壁的纵行平滑肌集聚而成;②结肠袋 haustra of colon 由于结肠带较肠管短,因而使肠管形成有许多横沟隔开的囊状隆起;③肠脂垂 epiploic appendices 沿结肠带两侧散在的脂肪突起(图 4-18)。

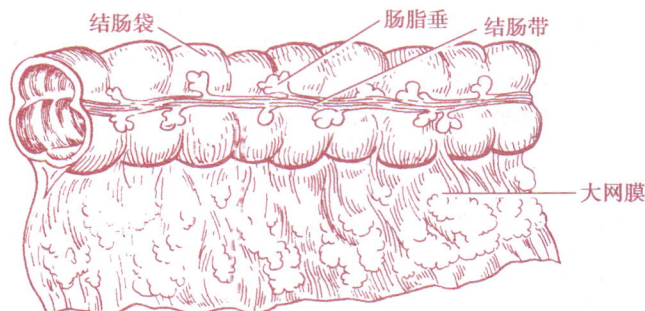

图 4-18 结肠的特征性结构（横结肠）

一、盲肠

盲肠 cecum 为大肠的起始部，长 6~8cm，左侧连回肠末端，以回盲口平面为界上接升结肠。回肠末端、盲肠、阑尾合称回盲部。盲肠多在右髂窝内，直立时可垂入盆腔，小儿盲肠位置较高。回肠末端突入盲肠腔，形成上、下两襞，称回盲瓣，可防止结肠内容物反流，并控制回肠内容物进入盲肠（图 4-19）。

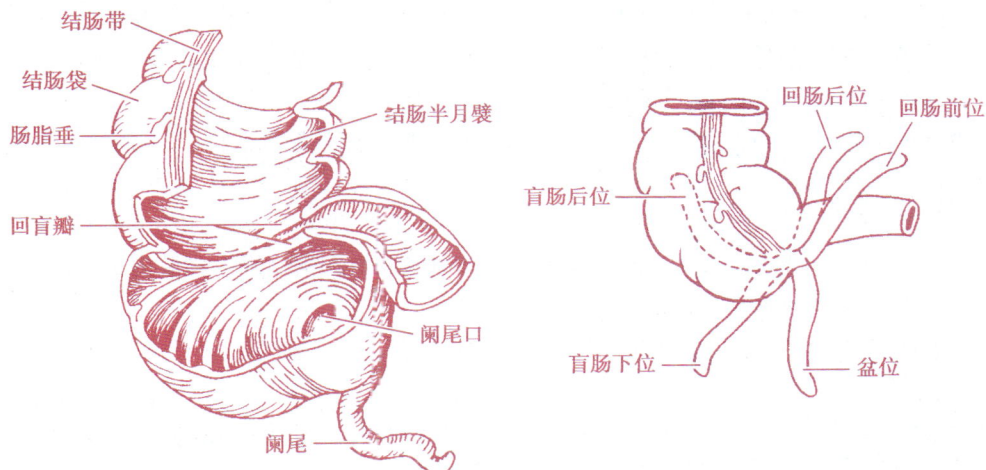

图 4-19 盲肠和阑尾

二、阑尾

阑尾 vermiform appendix 为附于盲肠后内侧壁近下端的蚓状盲突，长 5~7cm，直径 0.5~1.0cm，经阑尾口通盲肠腔。三角形的阑尾系膜差于肠系膜的下部，系膜内含有血管、淋巴与神经。阑尾壁淋巴组织丰富，肌层薄，故易发炎，也易穿孔。

阑尾根部的位置比较固定，附着处为 3 条结肠带的汇合点，此为手术中寻找阑尾的标志。其体表投影点常位于脐与右髂前上棘连线的中、外 1/3 交界处，称 McBurney 点（麦氏点），或左、右髂前上棘连线的右、中 1/3 交界处，称 Lanz 点。阑尾体部的位置个体差异较大（图 4-19）。

三、结肠

结肠 colon 在右髂窝起自盲肠，至第 3 骶椎平面续直肠。结肠分为升结肠、横结肠、降结肠和乙状结肠，整体似 M 形，将空、回肠框于其内（图 4-20）。

（一）升结肠

升结肠 ascending colon 长约 15cm，始于盲肠，沿腹腔右外侧区上行，至肝右叶下方转向左，形成结

Note：

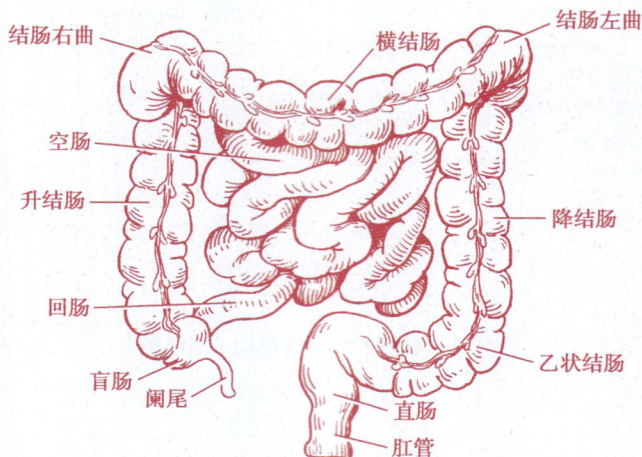

图 4-20　小肠和大肠

肠右曲(或称肝曲),续于横结肠。

（二）横结肠

横结肠 transverse colon 长约 50cm,始于结肠右曲,向左呈下垂的弓形横过腹腔中部,至脾前方转折向下形成结肠左曲(或称脾曲),续接降结肠。横结肠由横结肠系膜连于腹后壁,活动度较大。

（三）降结肠

降结肠 descending colon 长约 25cm,始于结肠左曲,沿腹腔左外侧区下行,于左髂嵴水平续于乙状结肠。

（四）乙状结肠

乙状结肠 sigmoid colon 长约 40cm,接降结肠,呈乙状弯曲沿左髂窝降入盆腔内,平第 3 骶椎平面续接直肠。乙状结肠系膜较长,活动度较大。

四、直肠

直肠 rectum 长 10~14cm,位于小骨盆腔的后部、骶骨的前方。自第 3 骶椎前方起,向下沿骶骨、尾骨前面下行,穿过盆膈而移行于肛管。在矢状面上有两个弯曲,上方称直肠骶曲,距肛门 7~9cm,凸向后方,与骶骨的弯曲相一致;下方称直肠会阴曲,凸向前方,绕过尾骨尖前面转向后下方,距肛门 3~5cm(图 4-21)。在冠状面上也有 3 个凸向侧方的弯曲,但不恒定,一般中间较大的一个凸向左侧。

直肠与乙状结肠连接处管径较细,向下明显扩大,至直肠下部膨大成为直肠壶腹。直肠内面可见由直肠黏膜及环行肌共同形成的三个直肠横襞。最上方者接近其起始处,位于其左壁;中间者大而位置恒定,位于其右壁,距肛门约 7cm;最下方者常缺如,多位于直肠左壁(图 4-22)。

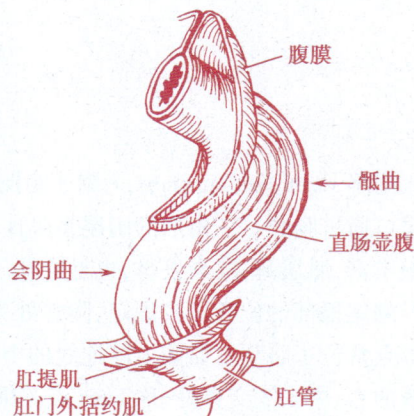

图 4-21　直肠与肛管

五、肛管

肛管 anal canal 长 3~4cm,是大肠的末段,起自盆膈平面,止于肛门。

肛管内面,黏膜形成 6~10 条纵行皱襞,称肛柱,肛柱下端之间,彼此借半月形的黏膜皱襞相连,该黏膜皱襞称为肛瓣 anal valve。肛瓣与相邻肛柱共同围成开口向上的小隐窝,称肛窦,深 3~5mm,肛腺开口于窦底(图 4-22)。窦内易积存粪渣,引起感染发生肛窦炎。

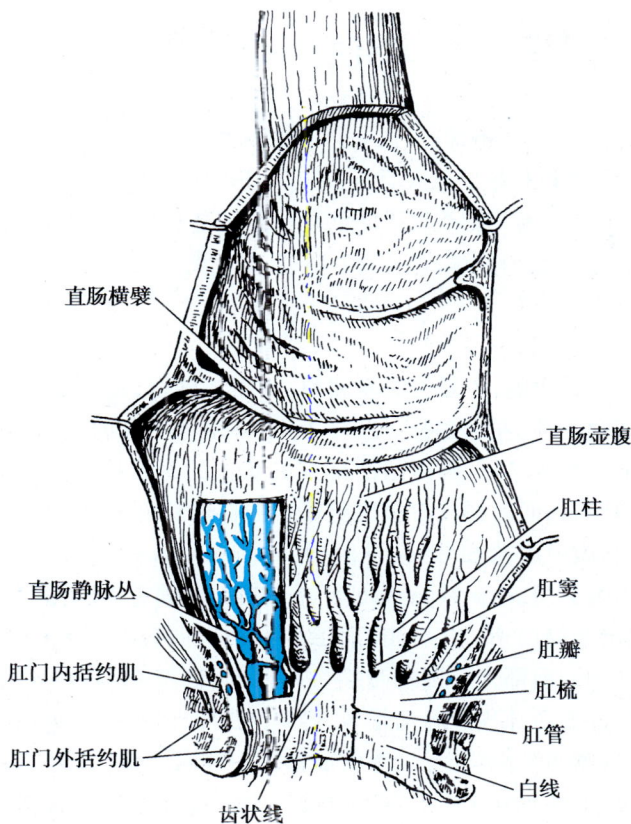

图 4-22 直肠和肛管腔面的形态

各肛柱上端的连线称肛直肠线 anorectal line, 是直肠与肛管的分界线。各肛瓣与肛柱下端互相连成锯齿状环形线, 称齿状线 dentate line(或肛皮线)。由于齿状线上、下两部分的胚胎来源不同, 所以这两部分在血液供应、淋巴引流和神经分布等方面都有差异, 以齿状线为界, 痔分为内痔和外痔。

齿状线下方有一宽约 1cm 的环形区域, 称肛梳 anal pecten 或痔环, 其表面光滑微呈蓝色, 深面有静脉丛, 是临床上痔的好发部位。在肛梳下缘, 距肛门 1~1.5cm 处有一环形白线 white line, 此线相当于肛门内、外括约肌的分界线, 肛门触诊可触及一环形浅沟, 称括约肌间沟。肛门 anus 是肛管的下口, 为前后纵行的裂孔, 周围皮肤呈暗褐色, 富有汗腺和皮脂腺。

肛门周围有肛门内、外括约肌等。肛门内括约肌 sphincter ani internus 是平滑肌, 由肠壁环行肌增厚形成, 有协助排便的作用。肛门外括约肌 sphincter ani externus 为横纹肌, 围绕在肛门内括约肌的外面, 分皮下部、浅部和深部, 后两部是控制排便的重要肌束。

肛门外括约肌的浅部和深部、直肠下份的纵行肌、肛门内括约肌及肛提肌等, 共同构成一围绕肛管的强大肌环, 称肛直肠环, 对肛管起着极重要的括约作用, 若手术损伤将导致大便失禁(见图 4-22)。

◆ 灌肠法

灌肠法是将一定量的液体用导管自肛门插入直肠灌入结肠, 以达到确定诊断和治疗目的的方法。灌肠法能刺激肠蠕动, 软化、清除粪便, 并有降温、催产、稀释肠内毒物、减少吸收的作用。此外, 亦可达到供给药物、营养、水分等治疗目的。在临床操作过程中应结合结肠至肛门的解剖学特征进行, 特别在直肠要注意其两个弯曲和腔内的 3 个横襞, 避免粗暴操作造成消化管结构的损伤。不保留灌肠时成人插入直肠 7~10cm, 小儿插入 4~7cm; 保留灌肠插入肛门 15~20cm; 肛管排气插入直肠 15~18cm。

Note:

第九节　肝

肝 liver 是人体内最大的实质性器官,也是体内最大的消化腺。我国成人肝的重量占体重的 1/50～1/40。新生儿肝的相对体积较成人大,可占腹腔体积的一半以上,重量可达体重的 1/20 左右。

肝的主要功能是分泌胆汁,参与脂类物质的消化。肝又是进行物质代谢的重要器官,参与糖、脂肪、蛋白质和维生素的合成、转化和分解,并具有吞噬、防御和解毒的功能。胚胎时还有造血功能。

一、肝的形态

新鲜的肝呈红褐色,质软而脆,受暴力时易破裂,且不易缝合,加之血液供应丰富,可引起大出血。肝呈楔形,其右端宽阔圆钝,左端扁窄。肝分为上、下两面。肝的上面膨隆,与膈相贴,故又称膈面 diaphragmatic surface(图 4-23)。膈面的前部被矢状位的镰状韧带 falciform ligament 分为大而厚的右叶和小而薄的左叶。膈面后部没有被腹膜覆盖的部分称肝裸区 bare area of live。肝的下面朝向后下方,凹凸不平,与腹腔脏器相邻,又称脏面 visceral surface(图 4-24)。脏面中部有略呈 H 形的沟,位于中部的横沟为肝门 porta hepatis,是肝左、右管,肝固有动脉左、右支,肝门静脉左、右支和肝的淋巴管及神经进出肝的门户。出入肝门的结构被结缔组织包绕,构成肝蒂 hepatic pedicle。肝门左侧的纵沟窄而深,沟的前部称肝圆韧带裂,内有肝圆韧带 ligamentum teres hepatis,是胎儿时期脐静脉闭锁后的遗迹;沟的后部称静脉韧带裂,容纳静脉韧带 ligamentum venosum,由胎儿时期静脉导管闭锁形成。肝门右侧的纵沟宽而浅,沟的前部为一浅窝,称胆囊窝 fossa for gallbladder,容纳胆囊;后部为腔静脉沟 sulcus for vena cava,容纳下腔静脉。腔静脉沟向后伸入膈面,在其上端处,有 3 条肝静脉注入下腔静脉,故临床上称此处为第二肝门 secondary porta of liver。肝的脏面被 H 形沟分为 4 个叶:左纵沟以左的部分称左叶;右纵沟以右的部分为右叶;左、右纵沟之间,横沟之前的部分称方叶;横沟之后的部分称尾状叶。肝的下缘薄而锐利,在胆囊窝处有胆囊切迹,肝圆韧带通过处有肝圆韧带切迹。

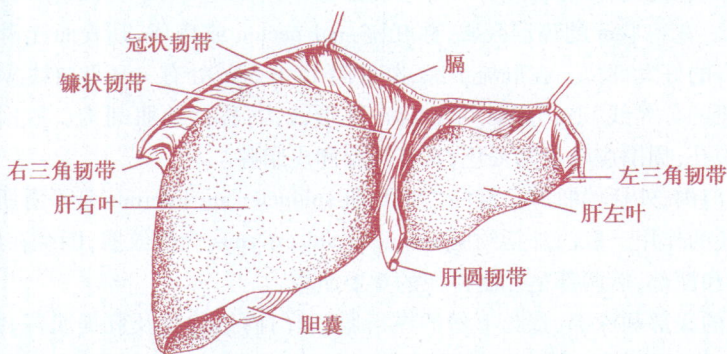

图 4-23　肝(膈面)

二、肝的分叶与分段

除了上述肝的 4 叶分法,临床上常根据肝内的管道分布规律进行肝叶和肝段划分。

肝内有 4 套管道,形成两个系统。肝门静脉、肝固有动脉及肝管的各级分支、属支均相互伴行,并由纤维囊(Glisson 囊)所包裹,组成 Glisson 系统,似树枝状分布于肝内,常依其 1 级分支划分左、右半肝,2 级分支划分肝叶,3 级分支划分肝段。在相邻的 3 级分支之间,形成一些缺乏上述管道的裂隙,肝静脉及其属支常走行于这些裂隙内。依据 Glisson 系统的分支与分布和肝静脉的走行划分肝叶与肝段,已被肝脏外科广泛应用(图 4-25)。

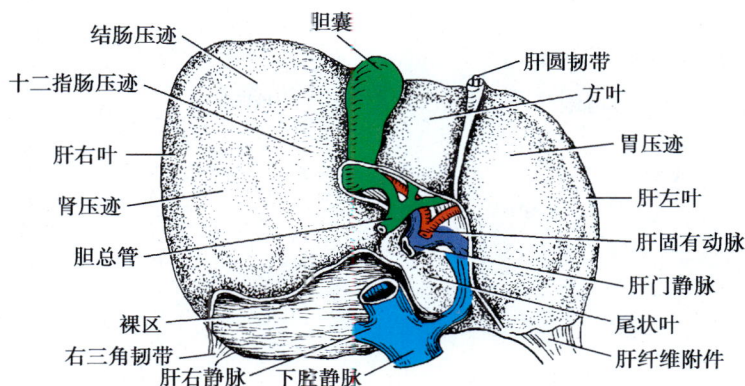

图 4-24 肝（脏面）

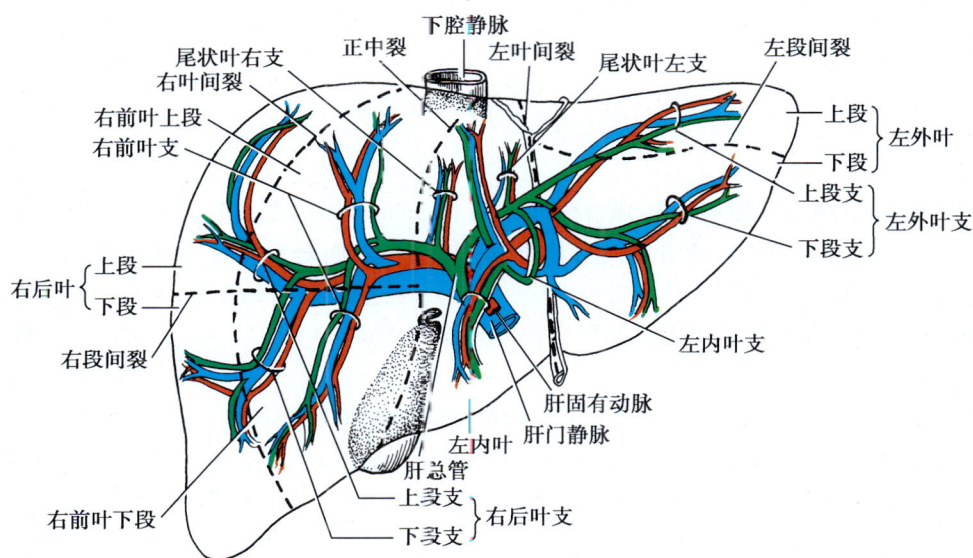

图 4-25 Glisson 系统在肝内的分布

三、肝的位置和毗邻

肝大部分位于右季肋区与腹上区,小部分位于左季肋区,除在腹上区的部分,其余均被胸廓等所遮掩。

肝上方为膈,肝右叶下面与右肾上腺、右肾、十二指肠上部及结肠右曲相邻;肝左叶下面与胃前面和食管腹部相邻。

肝的体表投影:上界:与膈穹窿一致,在右锁骨中线与第 5 肋交点、前正中线上与剑胸结合线交点、左锁骨中线与第 5 肋间隙交点三点连线水平;下界:右段与右肋弓大体一致(故正常成人在右肋弓下不能触及肝),中部距剑突下约 3cm。小儿肝下缘右段常低于右肋弓下 1.5~2.0cm,7 岁后正常情况在右肋弓下不能触到肝。

四、肝外胆道

肝外胆道系指在肝门之外,将肝分泌的胆汁输送到十二指肠的管道,包括胆囊和输胆管道(图 4-26)。

(一)胆囊

胆囊 gallbladder 是一长梨形的囊状器官,长 8~12cm,宽 3~5cm,容积为 30~50ml,其主要功能为

Note:

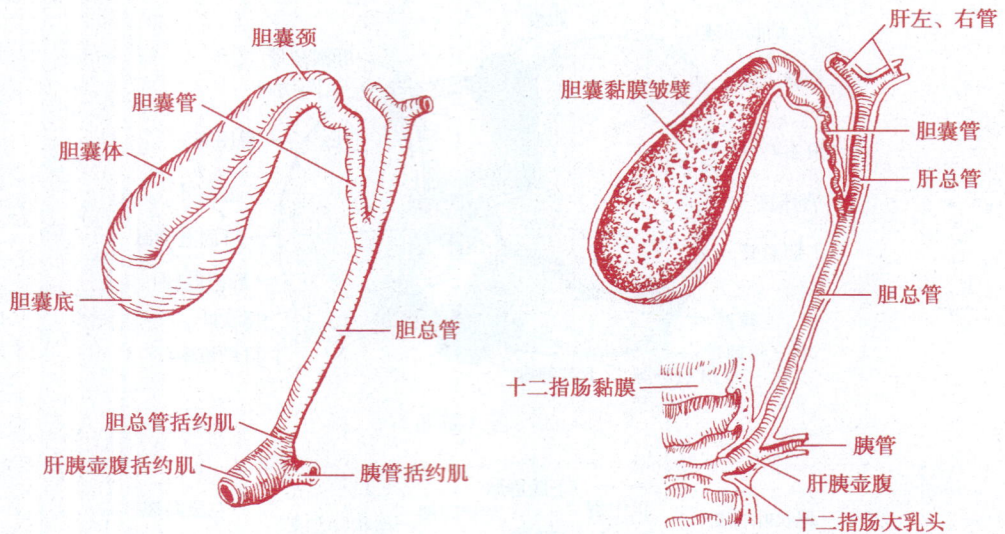

图 4-26 胆囊与输胆管道

储存和浓缩胆汁。

胆囊可分为底、体、颈、管 4 部分。胆囊底 fundus of gallbladder 为胆囊膨大而圆钝的盲端,突向右前下方。胆囊底的投影位于右锁骨中线与右肋弓的交点处。胆囊发炎时,该处可有压痛。胆囊体 body of gallbladder 构成胆囊的主体部分,与底无明显分界,它在肝门处变细,移行为胆囊颈 neck of gallbladder,以直角向左下方弯曲,延续为胆囊管。胆囊管 cystic duct 长 3~4cm,与其左侧的肝总管汇合成为胆总管。

胆囊内面被覆黏膜,胆囊颈及胆囊管近侧段的黏膜皱襞呈螺旋状突入腔内,形成螺旋襞 spiral fold,可调节胆汁的进入与排放,胆结石亦可因螺旋襞阻碍而滞留此处。胆囊管、肝总管和肝的脏面共同围成一个三角区,称胆囊三角(Calot 三角),胆囊动脉多经过此三角分布于胆囊(图 4-27)。

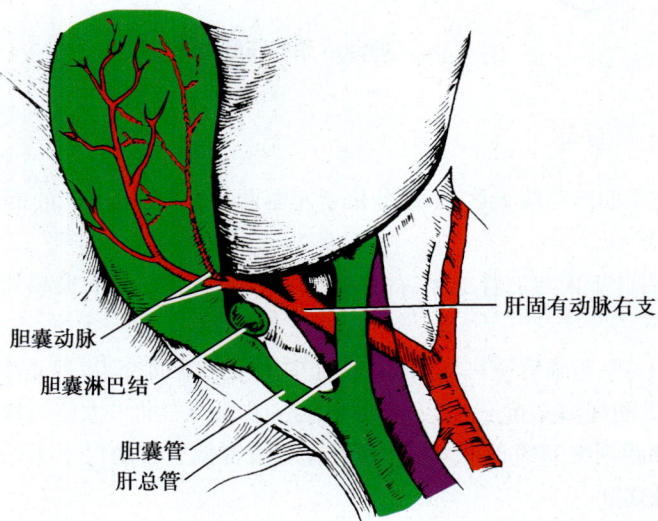

图 4-27 胆囊三角

(二)输胆管道

输胆管道由肝左、右管、肝总管和胆总管组成。

1. 肝左管 left hepatic ducts 和肝右管 right hepatic ducts 肝左管和肝右管分别由左、右半肝内的小叶间胆管汇合而成,出肝门后合成肝总管。

2. 肝总管 common hepatic duct 肝总管长约3cm,与胆囊管呈锐角相交,汇合成胆总管。

3. 胆总管 common bile duct 胆总管由肝总管和胆囊管汇合而成,长约7.5cm,管径约6mm,在肝固有动脉右侧、肝门静脉的前方下行于肝十二指肠韧带内,向下经十二指肠上部后方,至胰头与十二指肠降部之间(也可经胰头后方)进入十二指肠降部的后内侧壁,在此处与胰管汇合,形成略膨大的肝胰壶腹 hepatopancreatic ampulla(Vater 壶腹),开口于十二指肠大乳头。在肝胰壶腹周围有肝胰壶腹括约肌 sphincter of hepatopancreatic ampulla(Oddi 括约肌)包绕,此肌收缩时,可防止十二指肠内容物逆流入胆总管和胰管,并对胆汁和胰液的排放进行调节。此外,在胆总管和胰管末端也有少量平滑肌包绕。

第十节 胰

胰 pancreas 是人体内重要的消化腺,呈长棱柱形,长17~20cm,色灰红,质地柔软而致密,由外分泌和内分泌两部组成(图4-28)。其外分泌部分泌含有多种消化酶的胰液,由导管排入十二指肠,用于食物消化;内分泌部是散在于胰实质内的胰岛,分泌激素,参与调节血糖浓度。

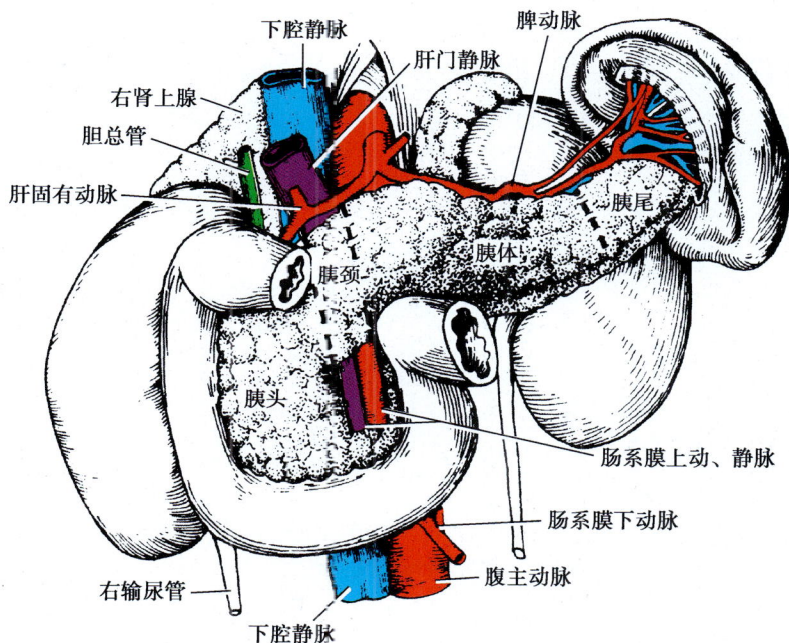

图4-28 胰的分布与毗邻

胰位于腹后壁,在腹上区与左季肋区,横过第1、2腰椎前方。胰的前方隔网膜囊与胃相邻,后邻下腔静脉、胆总管、肝门静脉和腹主动脉等,其右端胰头被十二指肠环抱,左端胰尾邻接脾门。

通常将胰分为头、颈、体、尾4部。

胰头 head of pancreas 是胰右端膨大的部分,其上、下、右三方被十二指肠包绕。胆总管的胰腺段位于胰头后方的沟内,常埋于胰腺组织内。胰头下部有绕经肠系膜上动、静脉后方、向左突出的钩突。胰头癌或慢性胰腺炎等胰头明显肿大时,可压迫胆总管出现梗阻性黄疸和十二指肠受压或变形。

胰颈 neck of pancreas 是胰头与胰体之间较狭窄的部分,长2~2.5cm。其前上方为胃幽门,上方有胆总管,后面有肠系膜上静脉与脾静脉汇合成肝门静脉。

胰体 body of pancreas 略呈三棱柱形,占胰的大部分,横位于第1腰椎体前面,其前面隔网膜囊邻胃后壁,上方有脾动、静脉紧贴胰体行向脾门。

胰尾 tail of pancreas 是胰左端狭细的部分,末端达脾门。

　　胰管 pancreatic duct 位于胰实质内，起于胰尾，横穿胰腺，并收纳各小叶导管，到达胰头右缘时，常与胆总管汇合成肝胰壶腹，开口于十二指肠大乳头。有时在胰头上部，可见一小管走行于胰管上方，称副胰管 accessory pancreatic duct，主要引流胰头前上部的胰液，开口于十二指肠小乳头。

思 考 题

1. 简述牙的形态、构造和分类。
2. 食管的狭窄有哪些？临床意义如何？
3. 简述阑尾根部的体表投影。
4. 简述肝外胆道的组成、胆囊三角及临床意义。

（杨慧科）

URSING

呼 吸 系 统

05章 数字内容

学 习 目 标

- **知识目标**

  本章主要介绍呼吸系统的组成、各器官的位置、形态和结构。

  1. 掌握呼吸系统的组成,上、下呼吸道的构成;鼻旁窦的名称、位置和开口;喉的位置、喉腔的形态分部及婴幼儿时期的特点;气管位置、毗邻,左、右主支气管的形态特点及临床意义;肺的位置、形态和分叶;胸膜腔和肋膈隐窝的构成及临床意义;纵隔的定义和分区。
  2. 熟悉鼻黏膜分部及功能;胸膜的配布规律及其分部。
  3. 了解鼻的形态结构;喉的构成、气管、支气管的形态;肺的血供、肺段的概念;纵隔各部的主要内容。

呼吸系统 respiratory system 由呼吸道和肺两大部分组成（图 5-1）。呼吸道是气体进出肺的通道，由鼻、咽、喉、气管和各级支气管组成。临床上通常把鼻、咽、喉称为上呼吸道；将气管及各级支气管称为下呼吸道。呼吸道管壁以骨或软骨作为支架，保证了气体畅通。肺是气体交换的场所，由支气管及其分支、肺泡、血管、淋巴管、神经和结缔组织共同构成。呼吸系统的主要功能是进行气体交换，即空气由呼吸道吸入肺内，在肺泡内 O_2 透过肺泡扩散入肺毛细血管，同时血液中 CO_2 扩散入肺泡，再由呼吸道呼出体外。

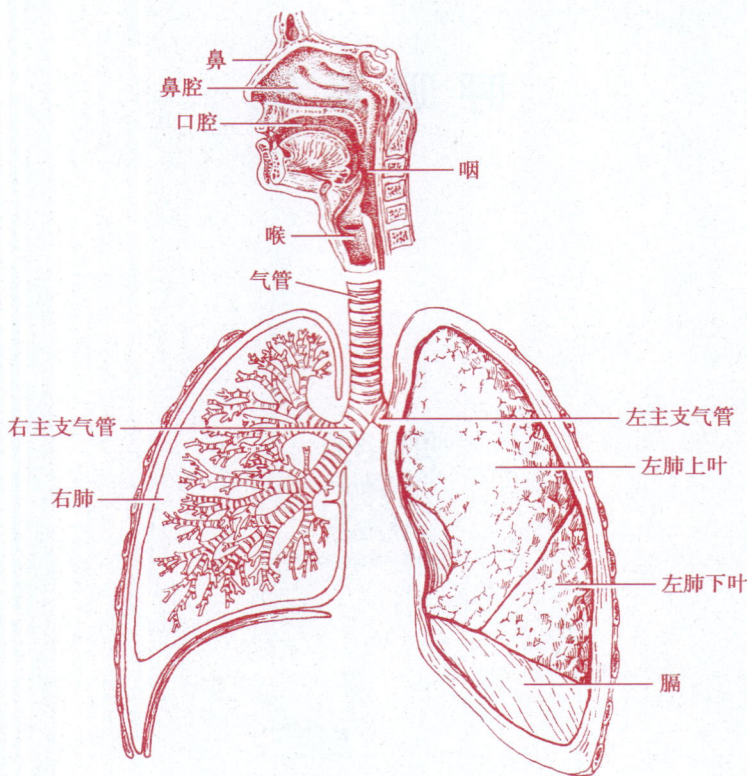

图 5-1 呼吸系统全貌

第一节 鼻

鼻 nose 是呼吸道的起始部，也是嗅觉器官，并有辅助发音的功能。由外鼻、鼻腔和鼻旁窦组成。

一、外鼻

外鼻 external nose 是以鼻骨和软骨为支架，外覆皮肤、鼻肌和少量皮下组织构成。外鼻上端位于两眼之间较窄的部分称鼻根，下端为鼻尖，两者之间为鼻背。鼻尖两侧扩展为鼻翼，在呼吸困难时，可见鼻翼扇动。鼻翼与颊交界处的浅沟称鼻唇沟。鼻尖和鼻翼处的皮肤较厚，且富含皮脂腺和汗腺，与深部软骨膜之间连接紧密，易于发炎形成疖肿，同时局部肿胀造成末梢神经受压，可引起较剧烈疼痛。

二、鼻腔

鼻腔 nasal cavity 是位于鼻中隔两侧狭长的腔隙，由骨和软骨围成，内衬皮肤和黏膜。鼻腔经鼻孔通外界，由鼻后孔与咽相通。鼻腔分为鼻前庭和固有鼻腔两部分。

（一）鼻前庭

鼻前庭是鼻腔前下方、鼻翼内面较宽大的部分，内衬以皮肤，长有鼻毛，并借此滤过、净化空气。

其以鼻阈与固有鼻腔交界,鼻阈也是皮肤与鼻黏膜的分界标志。

(二)固有鼻腔

固有鼻腔是鼻腔的主要部分。其内侧壁为鼻中隔 nasal septum,由犁骨、筛骨垂直板和鼻中隔软骨构成支架,覆以黏膜而成(图 5-2)。鼻中隔垂直居正中者较少,常偏向一侧。鼻中隔前下部黏膜有一处血管丰富的区域,受外伤或干燥刺激易引起出血,故称为易出血区(Little 区),临床上约 90% 的鼻出血发生于此。鼻腔的外侧壁自上而下有上、中、下鼻甲突向鼻腔,各鼻甲下方的间隙称为上、中、下鼻道(图 5-3)。在上鼻甲的后上方与蝶骨体之间有一凹窝,称蝶筛隐窝。上、中鼻道及蝶筛隐窝分别有鼻旁窦的开口,下鼻道前部有鼻泪管的开口。

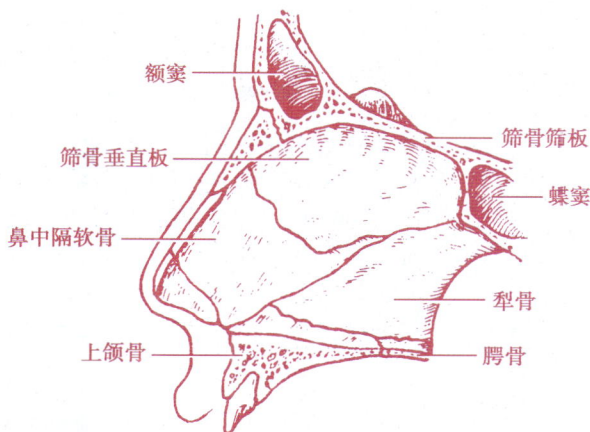

图 5-2 鼻中隔

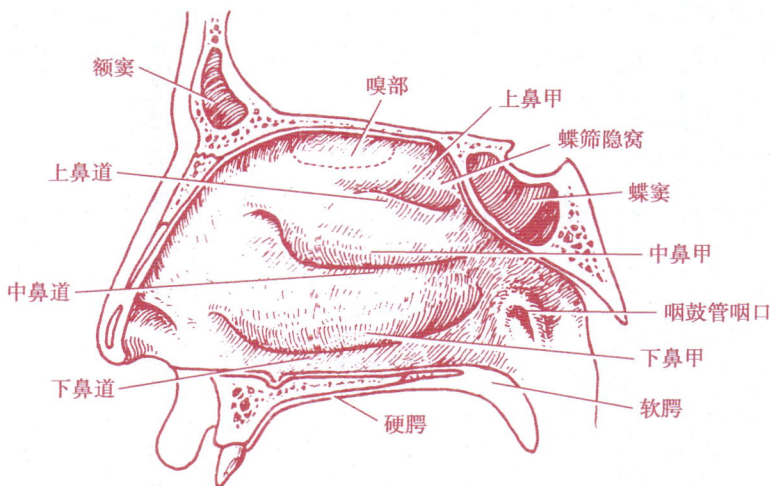

图 5-3 鼻腔外侧壁(右侧)

固有鼻腔的黏膜按其功能可分为嗅区与呼吸区。嗅区被覆于上鼻甲及与其相对应的鼻中隔上,活体颜色淡黄或较苍白,内含有嗅细胞,能感受气味的刺激。呼吸区范围较大,覆盖除嗅区以外的部分,呈粉红色,黏膜内有丰富的毛细血管和腺体,上皮有纤毛,具有净化、温暖和湿润空气作用。

三、鼻旁窦

鼻旁窦 paranasal sinuses 由骨性鼻旁窦衬以黏膜而成,能调节吸入空气的温度和湿度,对发音起共鸣作用。鼻旁窦共四对,即上颌窦、额窦、筛窦和蝶窦,位于同名的骨内,分别开口于鼻腔(具体见颅骨之骨性鼻腔)。由于鼻旁窦黏膜与鼻腔黏膜相延续,故鼻腔炎症可蔓延至鼻旁窦引起炎症(图 5-4)。

上颌窦是鼻旁窦中最大的一对,容积约 14ml,由于内侧壁的窦口高于窦底,故发炎后引流不畅,易造成窦内积脓。因为窦底邻近上颌磨牙牙根,此处骨质较薄,牙根感染常波及上颌窦引起上颌窦炎。临床上以上颌窦炎最为多见。

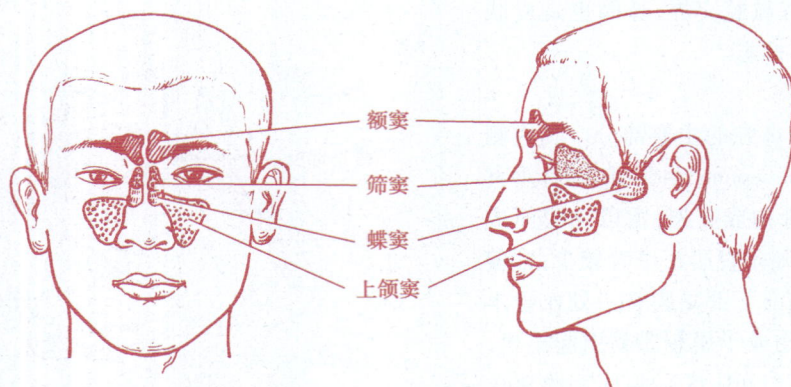

图 5-4 鼻旁窦体表投影

第二节 喉

喉 larynx 既是呼吸道也是发音的重要器官,位于颈前部,平第 4~6 颈椎,女性略高于男性,儿童略高于成人。喉向上借甲状舌骨膜与舌骨相连,向下借韧带连于气管,故可随吞咽上下移动。喉的前面覆以皮肤、颈筋膜和舌骨下肌群,后面紧邻咽,两侧为颈部的大血管、神经和甲状腺侧叶。喉以软骨为支架,外贴附肌,内衬黏膜而成。

一、喉的软骨

喉软骨包括不成对的甲状软骨、环状软骨、会厌软骨和成对的杓状软骨等(图 5-5)。

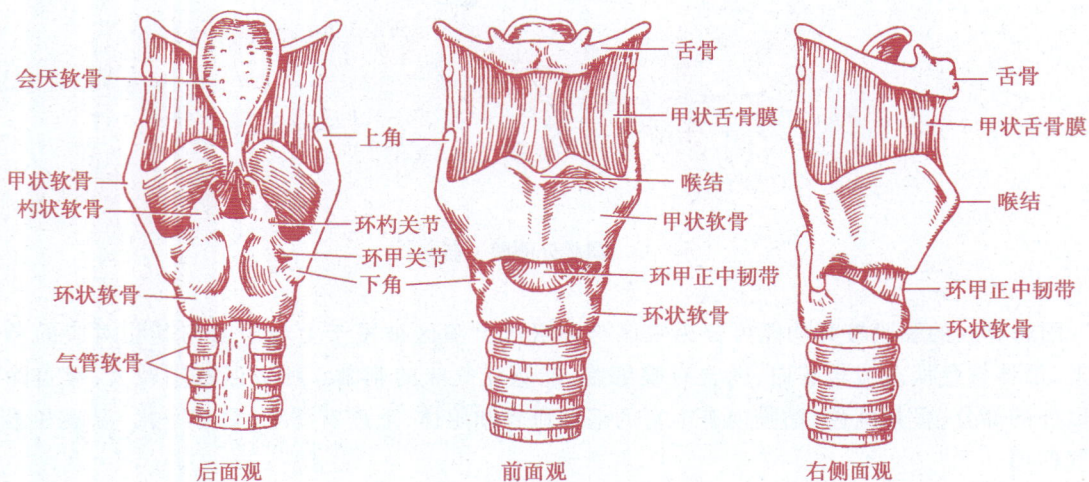

图 5-5 喉软骨及其连结

（一）甲状软骨

位于舌骨下方,是最大的一块喉软骨,由两侧的甲状软骨板融合而成。甲状软骨板的前缘融合处称为前角,其上端向前突出,称喉结,在成年男子尤为明显。其后缘向上、下延伸出上角和下角。

（二）环状软骨

位于甲状软骨下方,状似戒指,由前部低窄的环状软骨弓和后部高宽的环状软骨板构成。环状软骨平对第 6 颈椎,是颈部的重要标志之一。环状软骨也是唯一完整呈环形的喉软骨,对维持呼吸道的通畅有重要作用,若损伤易引起喉腔狭窄。

（三）会厌软骨

形如树叶,上宽下窄。上端游离,下端借韧带连于甲状软骨前角内面。会厌软骨前、后面覆以黏膜,构成会厌。吞咽时,喉上提,会厌向下遮盖喉口,可防止食物误入喉腔。

（四）杓状软骨

为一对近似三棱锥形的软骨。尖向上,底朝下与环状软骨板上缘构成环杓关节,由底向前和外侧伸出声带突和肌突。

二、喉的连结

喉软骨之间借关节、结缔组织膜或韧带连结在一起。

（一）环甲关节

由甲状软骨下角和环状软骨板外侧的关节面构成。它能使甲状软骨沿冠状轴作前倾和复位运动,有紧张或松弛声带的作用。

（二）环杓关节

由杓状软骨基底和环状软骨板上缘的关节面构成。杓状软骨可沿其垂直轴作旋转运动,也可作内侧和外侧滑动,从而缩小或开大声门。

（三）弹性圆锥

又称环甲膜,是由弹性纤维结缔组织构成的膜状结构,上窄下宽,呈圆锥状。下缘附着于环状软骨上缘和杓状软骨,上缘游离,张于甲状软骨前角与杓状软骨声带突之间,称声韧带,是构成声带的基础。弹性圆锥张于甲状软骨下缘与环状软骨弓上缘之间部分较厚,称环甲正中韧带(图5-6)。当急性喉阻塞时,可在此作穿刺或切开,建立暂时的通气道,以挽救病人生命。

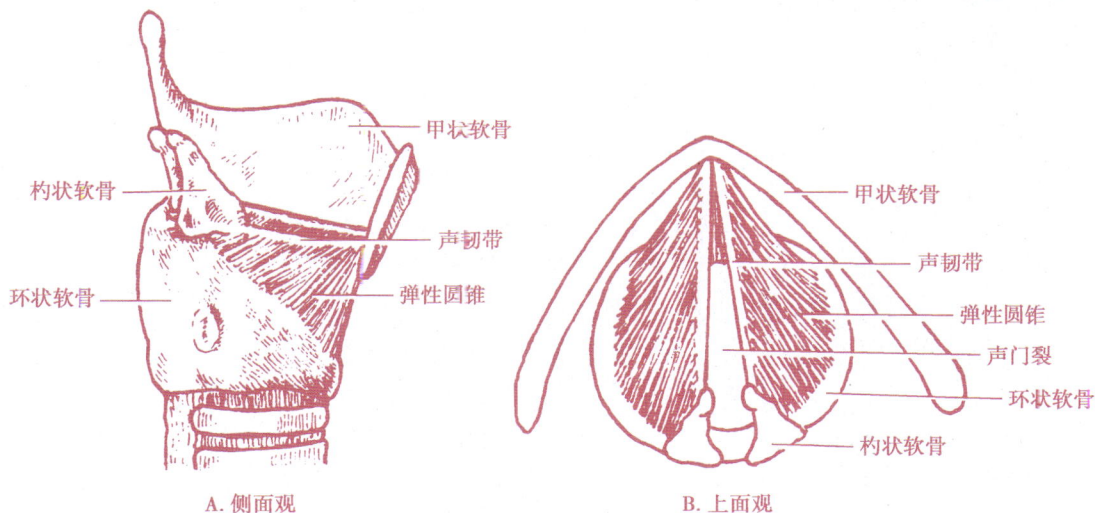

图5-6 弹性圆锥

（四）方形膜

方形膜附着于甲状软骨前角和会厌软骨两侧以及杓状软骨之间的结缔组织膜样结构,其下缘游离形成前庭韧带,是构成前庭襞的基础。

三、喉肌

喉肌均为细小的骨骼肌,包括环甲肌、环杓侧肌、环杓后肌和甲杓肌等,按功能可分为两群(图5-7)。其中一群作用于环甲关节,使声带紧张或松弛,以调节发音时音调的高低;另一群作用于环杓关节,使声门裂或喉口开大或缩小,调控气体交换的量。

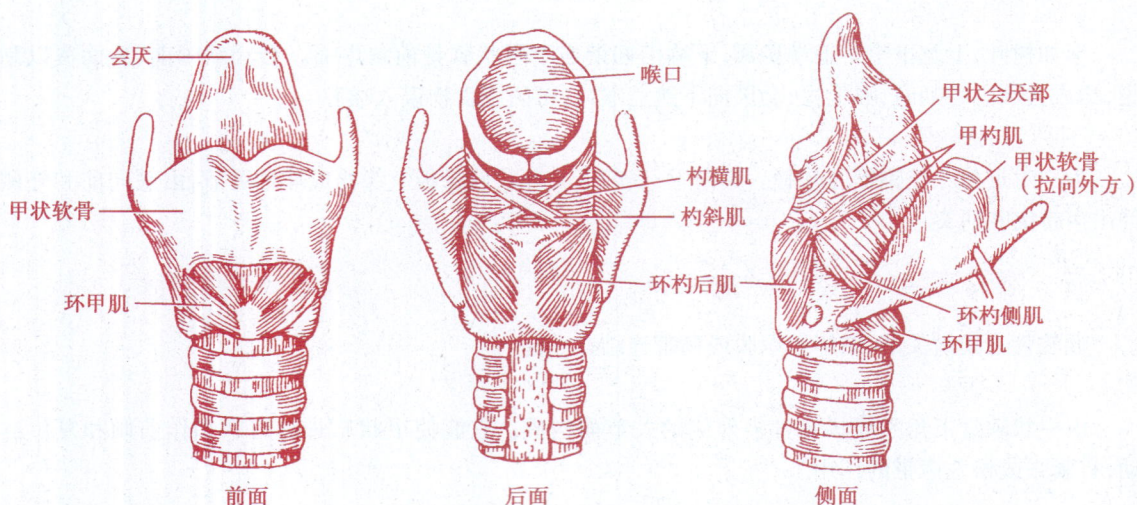

图 5-7 喉肌前面、后面及侧面

四、喉腔

喉腔 laryngeal cavity 上经喉口通喉咽,下与气管相延续(图 5-8、图 5-9)。喉口朝向后上方,由会厌上缘、杓状会厌襞和杓间切迹围成。在喉腔中部的两侧壁上有两对突入腔内、呈前后走向的黏膜皱襞,其中上一对称前庭襞 vestibular fold,活体呈粉红色,左、右前庭襞间的裂隙称前庭裂;下一对称声襞 vocal fold,活体颜色较苍白,比前庭襞更为突向喉腔。左、右声襞及杓状软骨基底部之间的裂隙,称声门裂,是喉腔最狭窄的部位。通常所称的声带 vocal cord 是由声襞及其深面的声韧带和声带肌构成,是发音的结构基础。

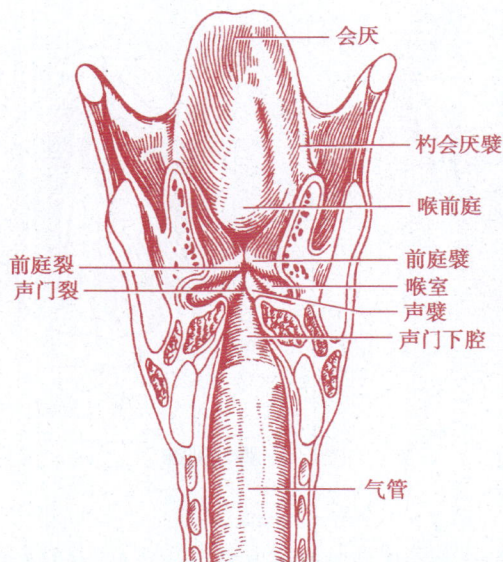

图 5-8 喉的冠状切面

喉腔借两对黏膜皱襞分为三部分,即前庭裂平面以上部分称为喉前庭;介于前庭裂与声门裂之间的称喉中间腔,是容积最小的部分,喉中间腔向两侧突出的隐窝称喉室;声门裂以下部分称声门下腔。声门下腔的黏膜下组织较疏松,炎症时易引起水肿。由于幼儿喉腔较窄小,如发生喉水肿易引起喉阻塞,导致呼吸困难。

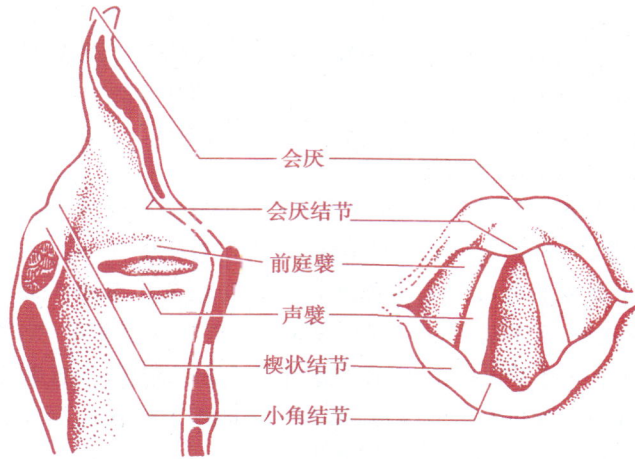

图 5-9　喉正中矢状切面（左侧面观）及喉镜检查所见（上面观）

第三节　气管与支气管

一、气管

气管 trachea 位于食管前方，上端约平第 6 颈椎体下缘与喉相接，下端在胸骨角平面附近分叉形成左、右主支气管，分叉处称气管杈 bifurcation of trachea（图 5-10）。在支气管杈内面由软骨和黏膜等形成的向上呈半月形隆起称为气管隆嵴 carina of trachea（图 5-11），它是支气管镜检查时辨认左、右主

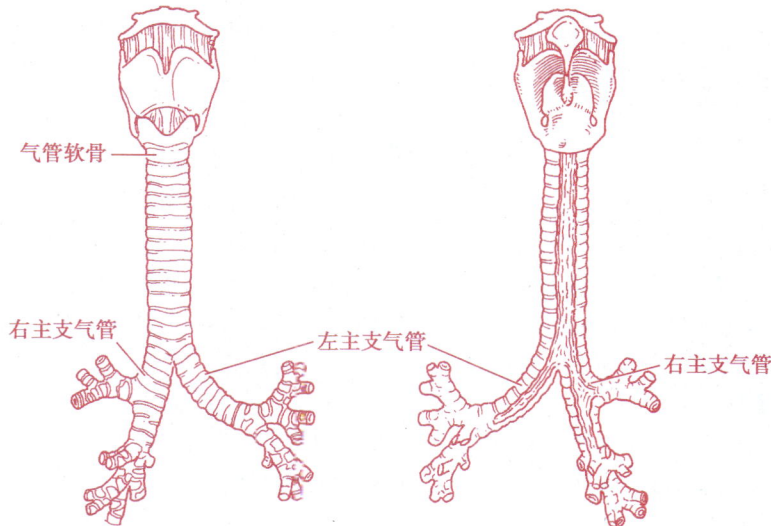

图 5-10　气管与主支气管

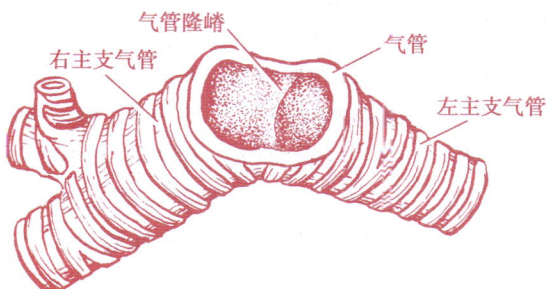

图 5-11　气管隆嵴

Note:

支气管起点的标志。成年男性气管长度约为 10.3cm,女性约为 9.7cm。气管全长以颈静脉切迹为界,分为颈部和胸部。气管由气管软骨、平滑肌、结缔组织和黏膜构成。气管软骨由 14~17 个缺口向后、呈 C 形的透明软骨环组成。

> ◆ 气管切开术与气管切开安全三角
>
> 临床上气管切开术是病人因呼吸道阻塞等原因而重建气体通道常用的手段。气管切开安全三角的上界为环状软骨,两侧为胸锁乳突肌前缘,尖向下为颈静脉切迹。气管颈段位于颈部正中、食管前方,成人气管颈段长约 6.5cm,横径为 1.5~2.5cm,有 6~8 个气管软骨环。气管颈段的前面,由浅入深依次为皮肤、浅筋膜、封套筋膜、胸骨上间隙及颈静脉弓、舌骨下肌及气管前筋膜等,在第 2~4 气管软骨前方有甲状腺峡,峡的下方有甲状腺下静脉、甲状腺奇静脉丛及可能存在甲状腺最下动脉等。幼儿时期可能还有胸腺、左头臂静脉或主动脉弓等高出颈静脉切迹达气管颈段的前方,故行气管切开术时应注意避免损伤上述结构。

二、支气管

支气管 bronchi 是气管分出的各级分支,左、右主支气管是气管的第一级分支(见图 5-10)。

(一) 左主支气管

左主支气管 left principal bronchus 细长而倾斜,长 4.5~4.8cm,管径为 1.3~1.4cm,下缘与气管延长线的夹角较大。

(二) 右主支气管

右主支气管 right principal bronchus 粗短而陡直,长 1.9~2.1cm,管径为 1.4~1.5cm,下缘与气管延长线的夹角较小。

由于左、右主支气管的上述区别,若发生气管内异物,就容易进入右主支气管。临床上行支气管镜检查或插管时也易置入右主支气管。

第四节　肺

肺 lung 位于胸腔内,左右各一。肺的表面包被光滑的胸膜,可见许多呈多角形的肺小叶轮廓。成人肺的重量约占体重的 1/50。幼儿肺的颜色为淡红色,随着年龄的增长,空气中的烟尘颗粒沉积于肺内,使肺的颜色逐渐变为暗红色或深灰色。吸烟者和从事采煤等职业的工人的肺可呈棕黑色。

> ◆ 肺组织密度
>
> 正常人的肺组织由于肺泡内含大量气体,密度相对较小,因此入水不沉,能浮于水面。胎儿和未经呼吸过的新生儿由于肺内不含气体,因此肺的密度相对较大,故入水则下沉。这些差别在法医学鉴定中具有非常重要意义。

一、肺的形态

肺呈半圆锥形,左肺较细长,右肺较粗短。肺有一尖、一底、两面和三缘(图 5-12、图 5-13)。肺尖 apex of lung 圆钝,经胸廓上口突入颈根部,其最高点距锁骨内侧 1/3 上方 2~3cm。肺底 base of lung 又称膈面,向上凹陷。胸肋面圆凸,对向胸壁。纵隔面即肺的内侧面,其中部凹陷处称肺门 hilum of lung,是主支气管、肺血管、淋巴管和神经出入肺的部位。出入肺的这些结构被结缔组织包裹,形成肺根 root of lung。肺的前缘较锐利。左肺前缘下部有心切迹,切迹下方的突起称左肺小舌。后缘较钝圆,邻近脊柱。下缘较锐利,位置随呼吸运动而上下变化。

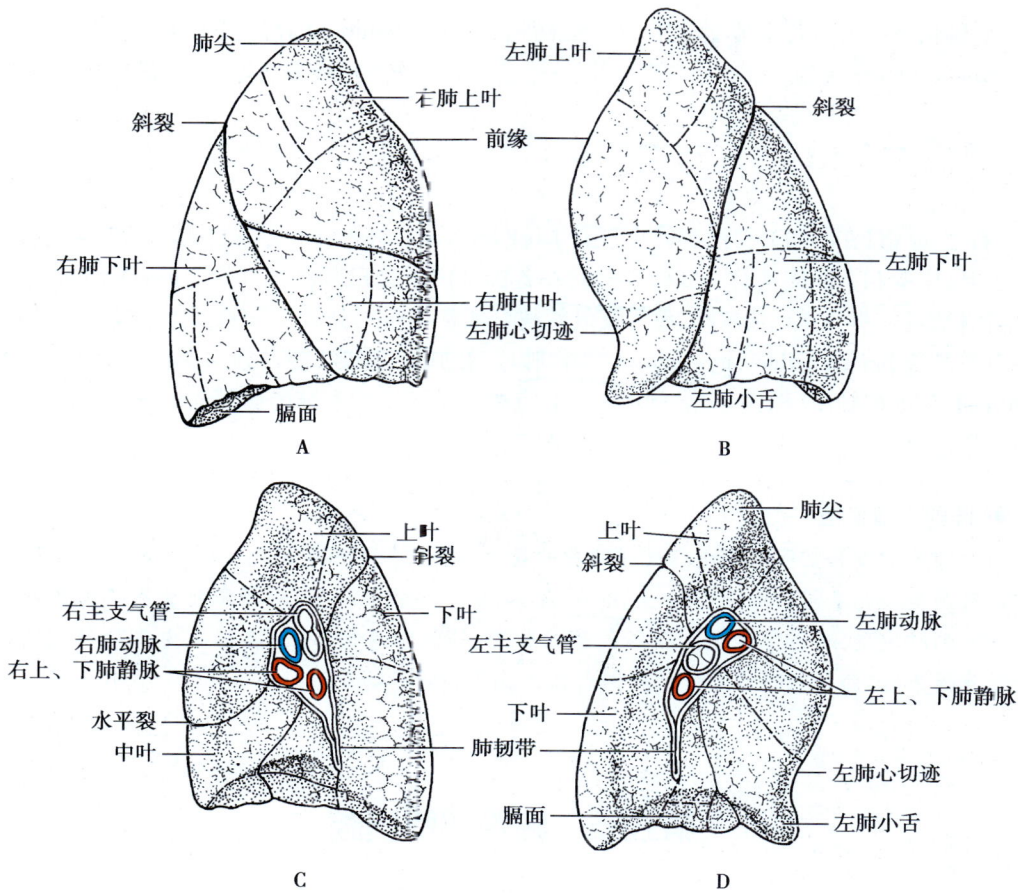

A   B

C   D

图 5-12 肺的形态

A. 右肺肋面；B. 左肺肋面；C. 右肺纵隔面；D. 左肺纵隔面。

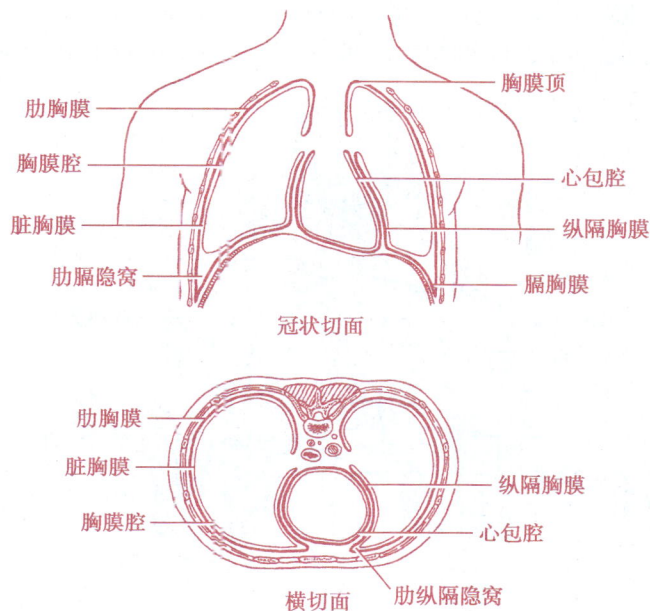

冠状切面

横切面

图 5-13 胸膜和胸膜腔

Note:

二、肺的分叶

左、右肺借肺裂分为若干肺叶。其中左肺被斜裂 oblique fissure 分为上、下两叶。右肺借斜裂和水平裂 horizontal fissure 分为上、中、下三叶(图 5-12)。有时肺裂也可能发育不全,或出现额外的肺裂或肺叶。

三、肺内支气管和支气管肺段

左、右主支气管在肺门处分出肺叶支气管 lobar bronchus,进入肺叶。左肺有上叶和下叶支气管;右肺有上叶、中叶和下叶支气管。肺叶支气管在各肺叶内再分出肺段支气管 segmental bronchus。肺段支气管继续进一步分支形成树状,称为支气管树。通常将每一肺段支气管及其分支所包含的肺组织称支气管肺段 bronchopulmonary segment,简称肺段,是肺形态和功能的独立单位。肺段呈锥形,底位于肺表面,尖朝向肺门(图 5-13)。肺段之间含有少量结缔组织和肺静脉属支。通常右肺分 10 段,左肺分 8 段。

> ◆ 肺的血液供应
>
> 由于肺是血液和空气之间进行气体交换的场所,因此肺的血液供应与其他器官有明显不同。在肺内有两套功能不同的血管,其一是肺动、静脉,称为功能性血管,肺动脉将含有二氧化碳的静脉血运送到肺泡壁,进行气体交换后形成动脉血,由肺静脉送回心脏;其二是支气管动、静脉,是肺的营养性血管,向肺组织本身提供代谢所需的氧气和营养物质。

第五节 胸膜和胸膜腔

一、胸膜

胸膜 pleura 是衬贴于胸壁内面、膈上面、纵隔两侧和肺表面的一层浆膜。依衬贴部位不同分为脏胸膜和壁胸膜。脏胸膜 visceral pleura 包被于肺的表面,与肺紧密结合(图 5-14)。壁胸膜 parietal pleura 贴附于胸壁内面、膈上面和纵隔侧面,故壁胸膜又分为肋胸膜 costal pleura、膈胸膜 diaphragmatic pleura、纵隔胸膜 mediastinal pleura 和胸膜顶 cupula of pleura 四部分。胸膜顶与肺尖一起突入颈根部,

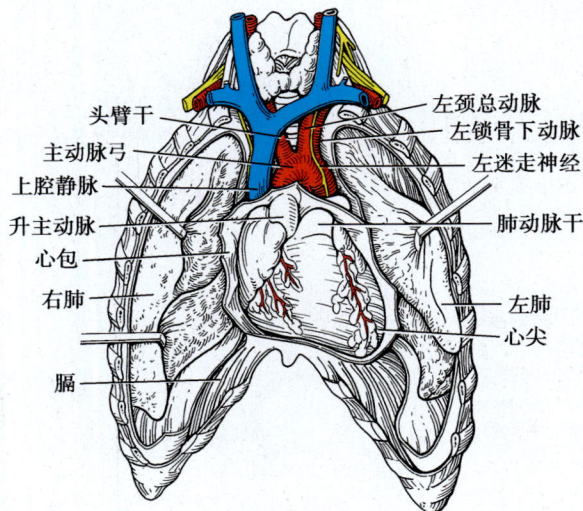

图 5-14 纵隔前面观

头臂干
主动脉弓
上腔静脉
升主动脉
心包
右肺
膈

左颈总动脉
左锁骨下动脉
左迷走神经
肺动脉干
左肺
心尖

最高点位于锁骨内侧 1/3 上方 2~3cm。

脏胸膜和壁胸膜在肺根处相互移行,并在其下方两层胸膜相贴形成肺韧带 pulmonary ligament。肺韧带连于肺与纵隔之间,呈三角形,有固定肺的作用。

二、胸膜腔

脏、壁胸膜在肺根处相互移行形成的密闭、潜在的间隙称胸膜腔 pleural cavity(见图 5-13)。胸膜腔左、右各一,呈负压状态,内含有少量浆液。当气胸、胸膜腔积液或胸膜粘连时,可影响呼吸功能。

不同部位的壁胸膜相互转折处的胸膜腔,称为胸膜隐窝 pleural recess,即使深吸气时肺缘也不能深入间隙内。其中肋胸膜与膈胸膜转折形成半环形的肋膈隐窝,该隐窝是人体直立时胸膜腔的最低部位,胸膜腔少量积液常积聚于此。

第六节　纵　　隔

纵隔 mediastinum 指两侧纵隔胸膜之间的所有器官、组织和结构的统称。

一、境界与位置

纵隔呈矢状位,位于胸腔正中偏左,上窄下宽,前短后长。纵隔的前界为胸骨,后界为脊柱,两侧为纵隔胸膜,上为胸廓上口,下为膈(见图 5-14)。正常情况下,纵隔的位置固定。当发生气胸时,纵隔向对侧移位。

二、纵隔分区

纵隔分区方法较多,常用四分法,即以胸骨角平面分为上纵隔和下纵隔,下纵隔又以心包为界分为前纵隔、中纵隔和后纵隔(图 5-15)。

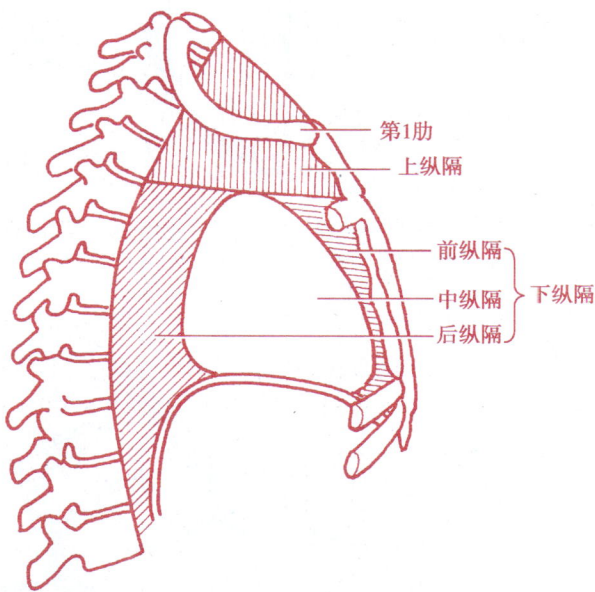

图 5-15　纵隔的分区

三、纵隔内的器官结构

(一) 上纵隔

上纵隔 superior mediastinum 位于胸骨角平面以上的部分,根据器官结构配布分为三层。前层有胸腺、头臂静脉和上腔静脉。中层为主动脉弓及其分支、膈神经和迷走神经。后层有气管、食管和胸导管等。

(二) 前纵隔

前纵隔 anterior mediastinum 位于胸骨与心包之间,内有胸腺下部、纵隔前淋巴结和疏松结缔组织等。

(三) 中纵隔

中纵隔 middle mediastinum 内有心包、心、出入心的大血管根部、膈神经和心包膈血管等。

(四) 后纵隔

后纵隔 posterior mediastinum 位于心包与脊柱之间,内有食管、迷走神经、胸主动脉、奇静脉系、胸导管、胸交感干和纵隔后淋巴结等(图 5-16、图 5-17)。

左锁骨下动脉 —
胸廓内动脉 —
左膈神经 —
左迷走神经 —
动脉韧带 —
左肺动脉 —
心包膈动、静脉 —
左上肺静脉 —
左下肺静脉 —
食管丛 —
心包 —
食管 —

— 左颈总动脉
— 胸导管
— 副半奇静脉
— 主动脉弓
— 肋间后动脉
— 左喉返神经
— 胸主动脉
— 左主支气管
— 内脏大神经
— 半奇静脉
— 交感干

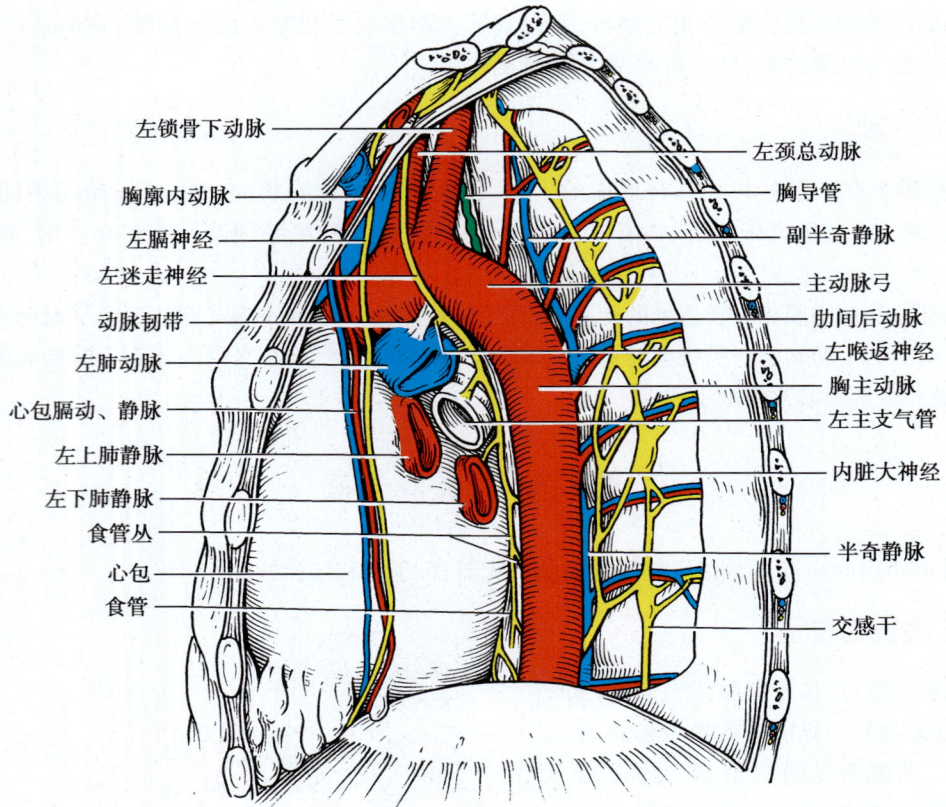

图 5-16　纵隔左侧面观

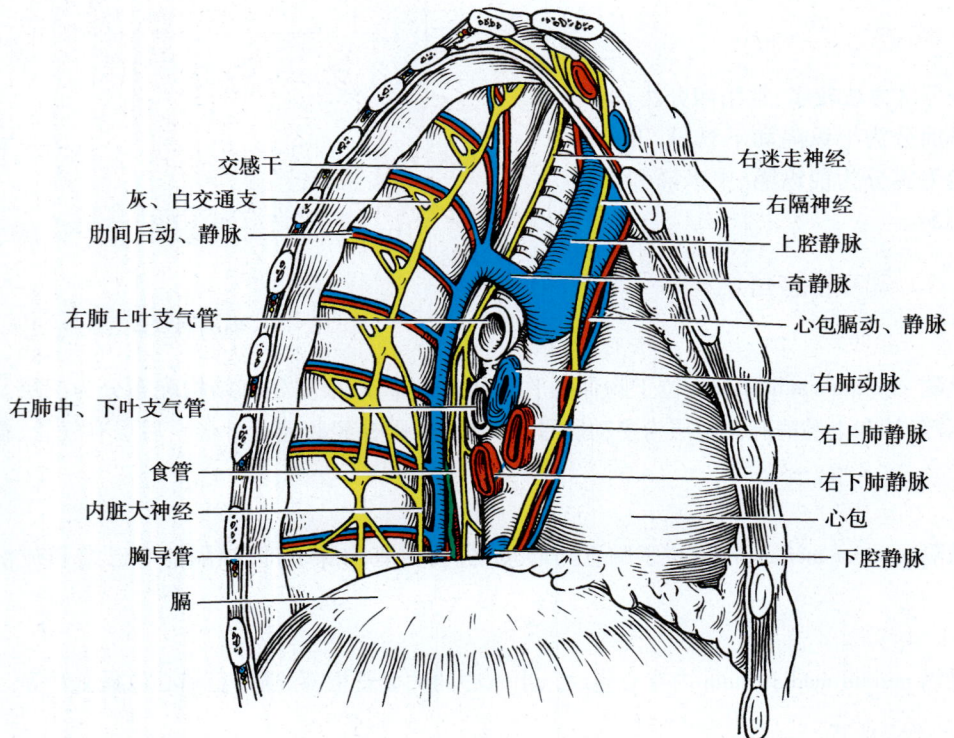

交感干 —
灰、白交通支 —
肋间后动、静脉 —
右肺上叶支气管 —
右肺中、下叶支气管 —
食管 —
内脏大神经 —
胸导管 —
膈 —

— 右迷走神经
— 右膈神经
— 上腔静脉
— 奇静脉
— 心包膈动、静脉
— 右肺动脉
— 右上肺静脉
— 右下肺静脉
— 心包
— 下腔静脉

图 5-17　纵隔右侧面观

思 考 题

1. 呼吸道由哪几部分结构组成？上、下呼吸道如何划分？
2. 简述鼻旁窦的名称、位置及其开口部位。
3. 简述左、右主支气管的特点及其临床意义。
4. 经鼻或口气管插管分别经哪些部位到达气管？从解剖学角度分析插管时的注意事项。
5. 何为肺门？穿经肺门的管道有哪些？

（黄海辉）

NURSING

第六章

泌 尿 系 统

06章 数字内容

学 习 目 标

- 知识目标

本章介绍泌尿系统各器官包括肾、输尿管、膀胱及尿道的结构及主要功能。

1. 掌握肾的位置、形态和剖面结构特点、肾门、肾蒂、肾窦的概念；输尿管的分部和三个狭窄的位置；膀胱的位置和分部、膀胱三角的位置和形态特点及临床意义；女性尿道的形态特点及临床意义。

2. 熟悉泌尿系统的组成和基本功能、尿液排出的路径和肾的被膜。

3. 了解肾的毗邻关系和肾门的体表投影。

泌尿系统 urinary system 由肾、输尿管、膀胱及尿道组成（图6-1），主要功能是排出机体在新陈代谢过程中产生的废物（如尿素、尿酸）、多余的水分和某些无机盐类。这些物质经脉管系统运送至肾生成尿液，经输尿管输送至膀胱储存。当膀胱内的尿液储存到一定量时，在神经系统的调控下，经尿道排出体外。肾不仅是排泄器官，对调节机体内环境的稳定和电解质平衡也起重要作用。

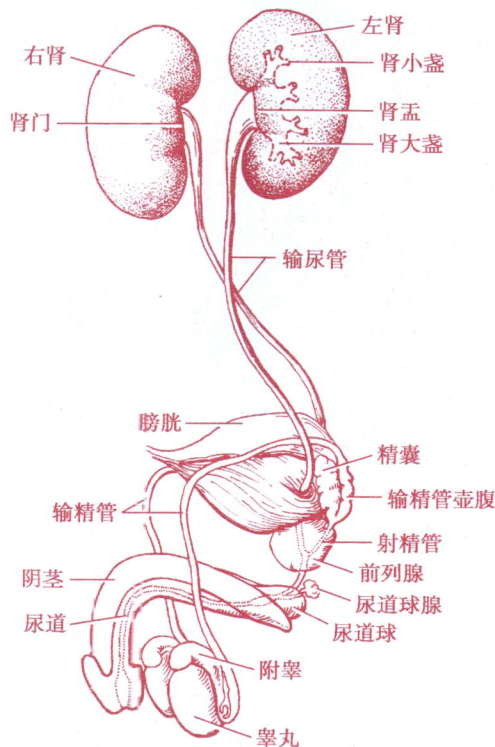

图 6-1　男性泌尿生殖系统

◆ 尿毒症

尿毒症是肾衰竭导致的机体内代谢产生的含氮代谢产物和其他毒性物质不能被排出体外而在体内蓄积，从而导致水电酸碱平衡紊乱而产生的一系列复杂的综合征。肾衰竭的常见原因主要是肾脏本身的疾病和损伤，称肾性肾衰竭。若由心力衰竭或其他原因引起血压下降或血管内容量不足导致肾灌注不良可引起肾前性肾衰竭；肾后性肾衰竭主要与尿路梗阻和尿液反流等原因有关。

第一节　肾

一、肾的形态

肾 kidney 是成对的实质性器官，左、右各一，形似蚕豆，贴附于腹后壁，表面光滑，质地柔软，新鲜时呈红褐色。正常成年男性肾脏平均长约10cm，宽约6cm，厚约4cm。男性肾一般大于女性肾（图6-2）。

肾分上、下两端，前、后两面和内、外两缘。上端宽薄，下端窄厚；前面较凸，朝向前外侧，后面较平坦，紧贴腹后壁；外侧缘凸隆，内侧缘中部凹陷，是肾的血管、淋巴管、神经及肾盂的出入之处，称为肾

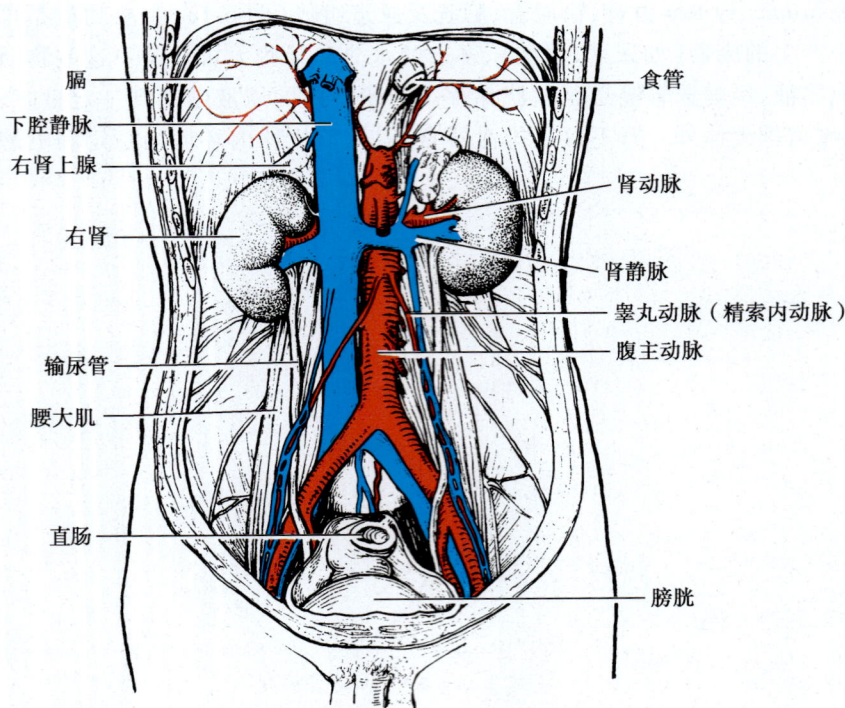

图 6-2　肾和输尿管

门 renal hilum。出入肾门的这些结构被结缔组织包裹在一起称肾蒂 renal pedicle。肾蒂内主要结构的排列关系，由前向后依次为肾静脉、肾动脉和肾盂，自上而下依次为肾动脉、肾静脉和肾盂。肾门向肾内延伸扩大形成的不规则腔隙，称为肾窦 renal sinus，其内含有肾动脉、肾静脉、肾小盏、肾大盏、肾盂及神经、淋巴管和脂肪组织等（图 6-3）。

二、肾的位置与毗邻

　　肾位于腹后壁脊柱两旁，前面覆盖有腹膜，为腹膜外位器官（图 6-4）。肾可随呼吸运动和体位改变而向上、下移动。左肾上端平第 11 胸椎体下缘，下端平第 2 腰椎体下缘。受肝脏影响，右肾略低于左肾。右肾上端约平第 12 胸椎体上缘，下端约平第

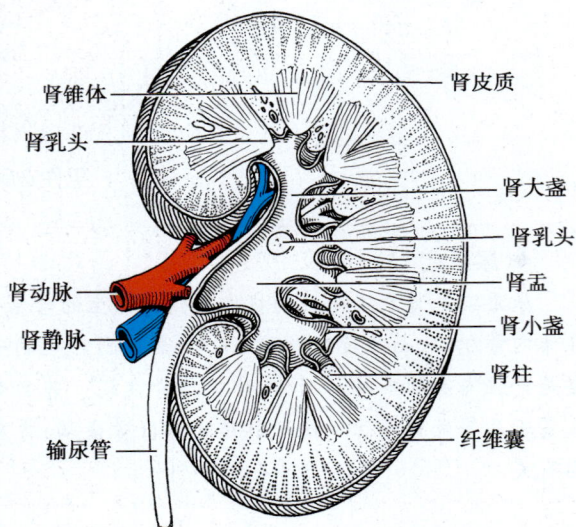

图 6-3　右肾冠状切面（后面观）

3 腰椎体上缘。两肾上端相距较近，下端相距较远，经肾上下端所做长轴向外下方倾斜。左侧第 12 肋斜过左肾后面的中部，右侧第 12 肋斜过右肾后面的上部。肾门约平第 1 腰椎体，其体表投影点位于竖脊肌外侧缘与第 12 肋之间的夹角处，称肾区 renal region，肾患某些疾病时，该处可有压痛或叩击痛。

　　肾的毗邻：上方紧邻肾上腺，内下方以肾盂续于输尿管，左肾内侧邻腹主动脉，右肾内侧邻下腔静脉。双肾后面上部 1/3 部与膈和肋膈隐窝相邻、中部邻接第 12 肋、下部自内向外分别与腰大肌、腰方肌及腹横肌相邻（见图 6-2）。

三、肾的构造

肾实质包括位于表层的肾皮质和深层的肾髓质(见图 6-3)。肾皮质 renal cortex 主要由肾小体和肾小管构成。由于血管丰富,在新鲜标本呈红褐色,其内可见有细小的红色点状颗粒,肾髓质 renal medulla 位于肾实质深层,约占肾实质的 2/3,血管较少,呈淡红色,可见 15~20 个由许多小管道平行排列呈放射条纹状的肾锥体 renal pyramid,这些肾锥体颜色较深、呈圆锥形,结构致密有光泽,底部朝向皮质、尖端钝圆伸向肾窦。深入肾锥体之间的肾皮质部分,称为肾柱 renal column。肾锥体的条纹由集合管和血管平行排列形成,2~3 个肾锥体的尖端合并为一个肾乳头 renal papillae,并突入肾小盏。每肾有 7~12 个肾乳头。肾乳头上有 10~30 个小孔,称为乳头孔,为乳头管的开口。肾产生的终尿经乳头孔流入肾小盏内。

肾小盏 minor renal calice 为漏斗状膜管,每肾有 7~8 个,其边缘包绕在肾乳头周围。有时一个肾小盏可包绕 2~3 个肾乳头,故肾小盏相对肾乳头数目较少。相邻的 2~3 个肾小盏合并为 1 个肾大盏

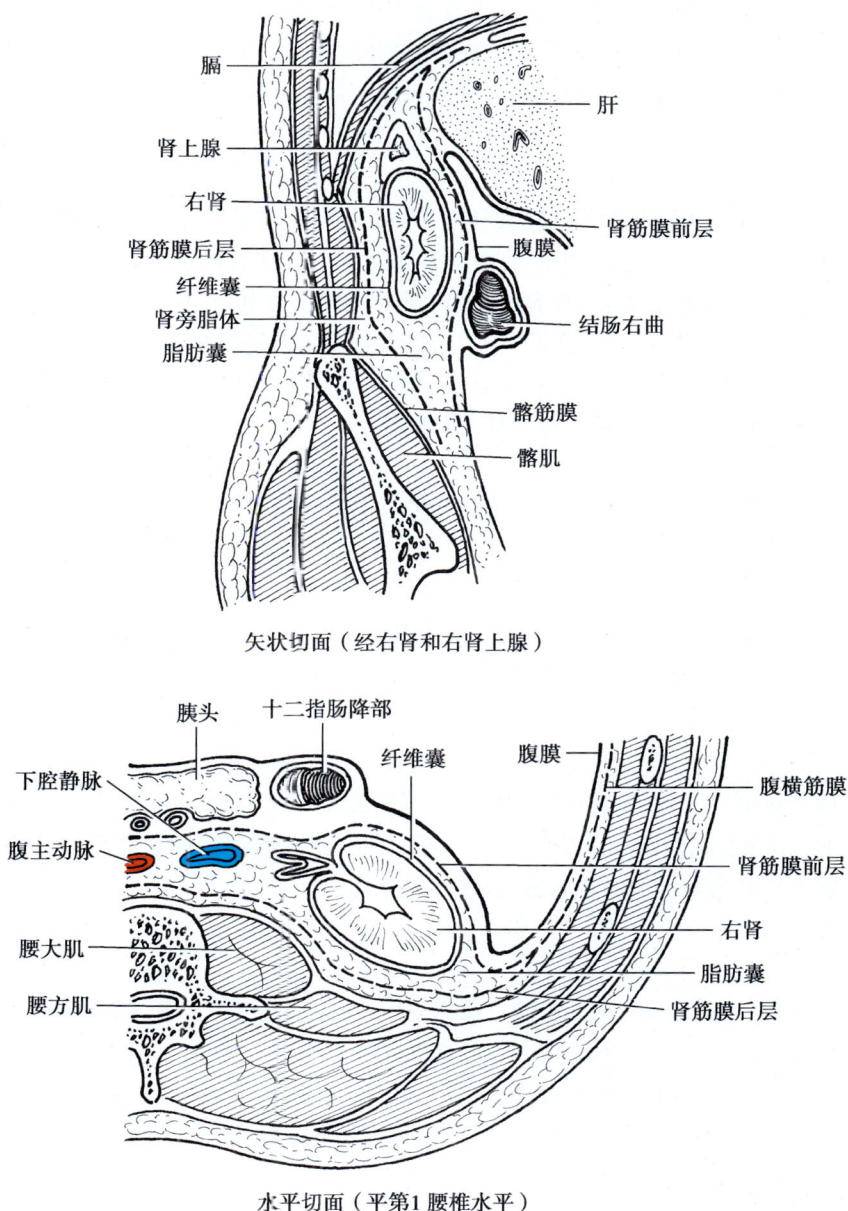

矢状切面（经右肾和右肾上腺）

水平切面（平第1腰椎水平）

图 6-4　肾的被膜

Note：

major renal calice，每侧肾有 2~3 个肾大盏，在肾窦内再合并成一个呈漏斗状的扁囊，称为肾盂 renal pelvis。肾盂出肾门后，向下弯行，逐渐变细，平肾下端处移行为输尿管。

四、肾的被膜

肾表面包被有平滑肌纤维和结缔组织构成的肌织膜 muscular tunica，它与肾实质连结紧密。此外，肾表面自内向外还有 3 层被膜包裹，它们与肾血管、腹膜、腹内压及邻近器官等因素共同维持肾脏的正常解剖位置（见图 6-4）。

（一）纤维囊

纤维囊 fibrous capsule 贴在肾实质表面，由致密结缔组织和少量弹性纤维构成，薄而坚韧。正常状态下，纤维膜与肾实质连结疏松，容易剥离，但在病理状态下，纤维膜与肾实质发生粘连而导致剥离困难。

（二）脂肪囊

脂肪囊 fatty capsule 又称为"肾床"，是包裹在肾周围的脂肪层，位于纤维囊外周。此囊在肾的边缘部发育良好，肾的后部要比前部稍厚。成人脂肪囊的厚度可达 2cm，脂肪囊内的脂肪经肾门进入肾窦，充填于肾窦内容物的间隙内，对肾起承托、支持和保护作用。临床上进行肾囊封闭时，就是将药物注入此囊内。

（三）肾筋膜

肾筋膜 renal fascia 位于脂肪囊外，由腹膜外组织发育而来，包裹肾和肾上腺等。肾筋膜分为肾前筋膜和肾后筋膜，二者在肾的外侧缘和肾上腺上方相互融合。在肾的上方，肾筋膜与膈下筋膜相延续；在肾的外侧缘与腹横筋膜相连接；在肾的下方，肾筋膜两层分开，输尿管在其间穿过，肾后筋膜与髂筋膜融合，肾前筋膜则消失于腹膜外组织中；在肾的内侧，肾前筋膜覆盖于肾血管、腹主动脉和下腔静脉前面，并与对侧的肾前筋膜相连续，肾后筋膜向内侧与腰大肌和腰方肌表面的筋膜相融合，并经肾血管和输尿管等结构的后方，附着于腰椎体和椎间盘。

第二节 输 尿 管

输尿管 ureter 左、右各一，是细长的肌性管道，属于腹膜外位器官。起自肾盂，止于膀胱（见图 6-1）。全长 25~30cm，管径平均为 0.5~1.0cm。输尿管通过节律性蠕动，使尿液不断地流入膀胱。根据输尿管的走行位置，可以将输尿管分为腹部、盆部和壁内部。

一、输尿管腹部

输尿管腹部 abdominal part of ureter 位于腹膜后面，起自肾盂下端，分别经睾丸血管（男性）或卵巢血管（女性）后面、沿腰大肌前面降至小骨盆上口附近。左侧输尿管越过左髂总动脉末端前面，右侧输尿管则经右髂外动脉起始部前面进入盆腔，移行为盆部。

二、输尿管盆部

输尿管盆部 pelvic part of ureter 的长度比腹部略短，在腹膜外组织内沿盆腔侧壁行向下后外方至坐骨棘平面。男性输尿管转向前内方达膀胱底，在输精管后外方与之呈直角交叉；女性输尿管在子宫颈两侧 1.5~2.0cm 处（恰在阴道穹侧部的外上方），从子宫动脉后下方绕至膀胱底并穿入膀胱。子宫手术需要结扎子宫动脉时，应注意这一位置关系，以免损伤输尿管。

三、输尿管壁内部

输尿管壁内部 intramural part of ureter 是位于膀胱壁内一段长约 1.5cm 的斜行部分，开口于膀胱内面的输尿管口。膀胱充盈时,升高的膀胱内压可以促使壁内部的管腔闭合,加上输尿管的蠕动,可阻止尿液从膀胱反流入输尿管。

　　输尿管全长口径粗细不一,有三处明显的狭窄部:①肾盂输尿管移行处;②越过骨盆上口与髂血管交叉处;③输尿管壁内部。狭窄部口径平均只有 0.2~0.3cm,是结石等异物易滞留的地方。

第三节　膀　　胱

　　膀胱 urinary bladder 是储存尿液的囊状肌性器官,伸缩性很大,其形状、位置、大小和壁的厚度均因尿液充盈程度的不同而不同,其容量大小也与年龄、性别及个体差异有关。正常成人的膀胱平均容量为 350~500ml,最大容量可达 800ml,新生儿的膀胱容量约为成人的 1/10,老年人由于膀胱肌张力减低而容量增大,女性膀胱容量较男性稍小。

一、膀胱的形态

　　空虚的膀胱近似锥体形,可分为膀胱体、膀胱底、膀胱尖和膀胱颈四部分,各部之间无明显界线(图 6-5)。膀胱尖 apex of bladder 朝向前上方,膀胱底 fundus of bladder 呈三角形,朝向后下方,膀胱体 body of bladder 为尖与底之间的部分,膀胱颈 neck of bladder 位于膀胱最下部,在男性为尿道内口紧接前列腺的部分,在女性为尿道内口邻接尿生殖膈的部分。

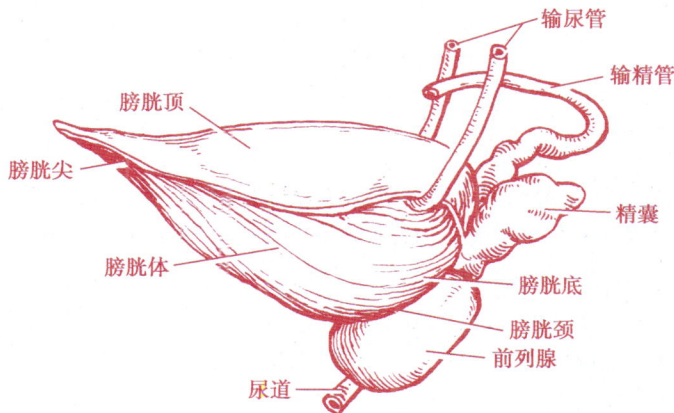

图 6-5　空虚膀胱左侧面观

二、膀胱的位置和毗邻

　　膀胱的位置因年龄及充盈程度的不同而发生变化。空虚时膀胱全部位于盆腔内,膀胱尖一般不超过耻骨联合,男性膀胱底的上部有腹膜覆盖,膀胱底的外下部与精囊、输精管壶腹和直肠相邻,膀胱颈下方邻接前列腺(图 6-5)。女性膀胱底没有腹膜覆盖,借富有静脉的疏松结缔组织与阴道前壁和子宫颈相邻,膀胱上面则几乎全部被腹膜覆盖,膀胱颈直接与尿生殖膈相接(图 6-6)。

　　膀胱随尿液充盈程度的加大逐渐向上伸展,腹膜也随之上移。当膀胱充盈时,膀胱尖可超过耻骨联合上缘,膀胱与腹前外侧壁之间的腹膜反折线可上移至耻骨联合上方,此时可在耻骨联合上缘处行膀胱穿刺术,腹膜不会受损,腹膜腔也不会被污染(图 6-6)。

　　新生儿的膀胱位置比成年人高,尿道内口可至耻骨联合上缘平面,故膀胱大部位于腹腔内。随着年龄的增长,膀胱位置逐渐下降,约 6 岁时降入盆腔,青春期可达成人位置。老年人因盆底肌收缩力减弱,膀胱位置一般较成人低。

Note:

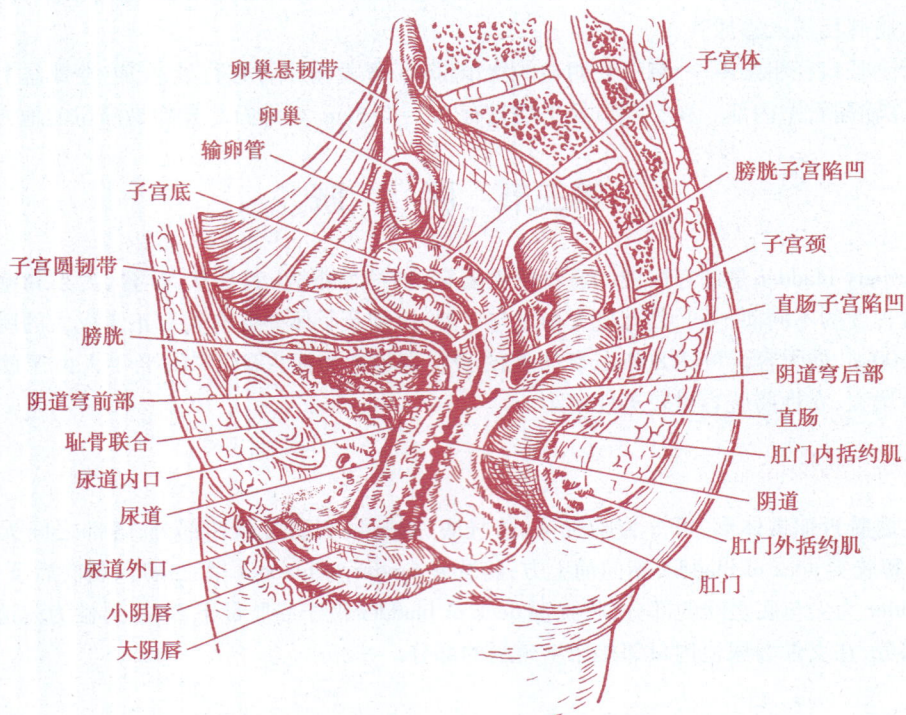

图 6-6　女性盆腔正中矢状面

三、膀胱内面的结构

膀胱内面被覆有黏膜,大部分黏膜与肌层连结疏松,故膀胱空虚时,在膀胱内面可出现很多黏膜皱襞;当膀胱充盈时,这些黏膜皱襞消失。但在两输尿管口与尿道内口之间的三角形区域内,由于无黏膜下组织,黏膜与肌层紧密相连,故无论在膀胱充盈或空虚时,均无黏膜皱襞,称该三角区域为膀胱三角 trigone of bladder,是膀胱结核、肿瘤的好发部位(图 6-7)。膀胱三角的底部,各有一裂隙状的开口,称输尿管口,两口之间的横行黏膜皱襞为输尿管间襞 interureteric fold,膀胱镜检时表现为一条苍白带,是临床寻找输尿管口的标志。

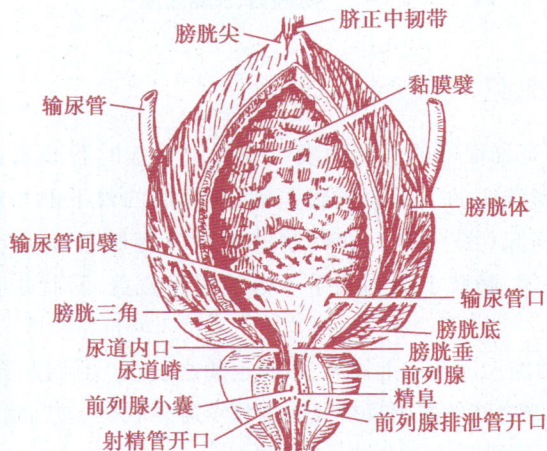

图 6-7　膀胱和前列腺（前面）

第四节　尿　　道

男性和女性尿道的结构及功能不完全相同。男性尿道除有排尿功能外,兼具排精作用,该部分将在男性生殖器中详述。

女性尿道 female urethra 起自尿道内口,斜向前下方,穿尿生殖膈,开口于阴道前庭处的尿道外口。女性尿道短而直,长 3~5cm,直径约 0.6cm,易于扩张。尿道内口约平耻骨联合下缘。尿道后壁借结缔组织形成尿道阴道隔,与阴道前壁结合紧密。尿道外口位于阴道口前方,阴蒂后方约 2.5cm 处。尿道在穿尿生殖膈处,其周围有尿道阴道括约肌(又称尿道外括约肌)环绕,该肌为横纹肌,可受意识支配(见图 6-6)。

思 考 题

1. 请叙述泌尿系统构成及其功能。
2. 何谓肾窦?内有哪些结构?
3. 男性肾盂结石排出体外需经哪些器官和狭窄?
4. 简述男、女性尿道形态特点及其临床意义。

(黄海辉)

第七章

生 殖 系 统

07章 数字内容

━━━━━━━ 学 习 目 标 ━━━━━━━

● 知识目标

本章主要介绍生殖系统,包括男性生殖系统和女性生殖系统,还包括附属的乳房和会阴、腹盆部内脏的附属结构腹膜及腹膜腔。

1. 掌握男、女性生殖系统的组成;睾丸的位置、形态和功能、附睾的位置和功能、输精管的分部及精索的概念;男性尿道的起止、分部、狭窄和弯曲;卵巢的位置、输卵管的位置、形态、分部及临床意义;子宫的形态、位置及固定装置;阴道穹、阴道前庭的位置。

2. 熟悉男性各附属腺的组成、位置及前列腺的形态特点;阴囊、阴茎的形态和构造特点;精液排出的路径;卵巢的形态、功能;腹膜与腹膜腔、网膜囊及系膜的概念。

3. 了解子宫内腔的分部、交通关系和临床意义;男、女性腹膜腔陷凹及临床意义;乳房的位置、形态、构造特征及临床意义;盆膈和狭义会阴的概念及临床意义。

生殖系统 reproductive system 包括男性生殖系统和女性生殖系统。二者均由内生殖器和外生殖器构成。内生殖器多位于盆腔内,主要包括生殖腺、输送管道和附属腺;外生殖器露于体表,主要为性的交接器官。生殖系统的功能是繁殖后代,形成并保持第二性征,结构因性别而不同(表7-1)。

表7-1　男、女性生殖系统的组成简表

组成		男性生殖系统	女性生殖系统
内生殖器	生殖腺	睾丸	卵巢
	输送管道	附睾、输精管、射精管、男性尿道	输卵管、子宫、阴道
	附属腺	精囊、前列腺、尿道球腺	前庭大腺
外生殖器		阴囊、阴茎	女阴

第一节　男性生殖系统

男性生殖系统 male reproductive system 由内、外生殖器构成。内生殖器包括睾丸、输精管道和附属腺。睾丸是男性生殖腺,能够产生精子和分泌雄性激素;输精管道由附睾、输精管、射精管及尿道构成,具有贮存和运送精子的作用;附属腺由精囊、前列腺及尿道球腺构成,其分泌液参与组成精液,能够供给精子营养并有利于精子活动。外生殖器包括阴囊和阴茎(图7-1)。

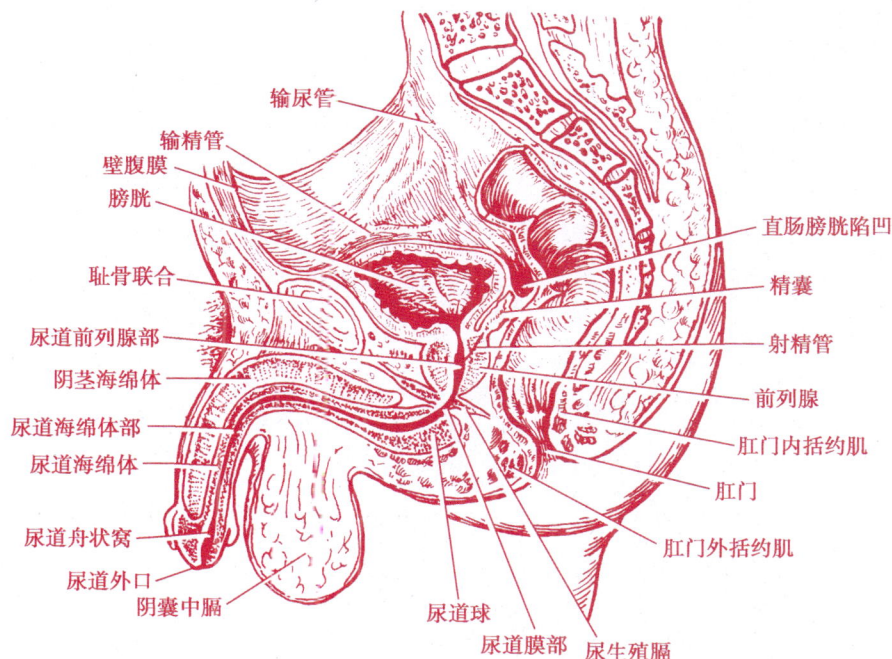

图7-1　男性盆腔正中矢状切面

一、内生殖器

(一)睾丸

睾丸 testis 位于阴囊内,左、右各一,一般左侧睾丸比右侧略低。

睾丸表面光滑,呈内外稍扁的椭圆形,分内、外侧两面,前、后两缘及上、下两端。前缘游离,后缘有血管、神经和淋巴管出入,并与附睾和输精管睾丸部相接触。性成熟期以前,发育较慢,性成熟期迅速发育增大,老年期则随性功能的衰退而逐渐萎缩变小(图7-2)。

Note:

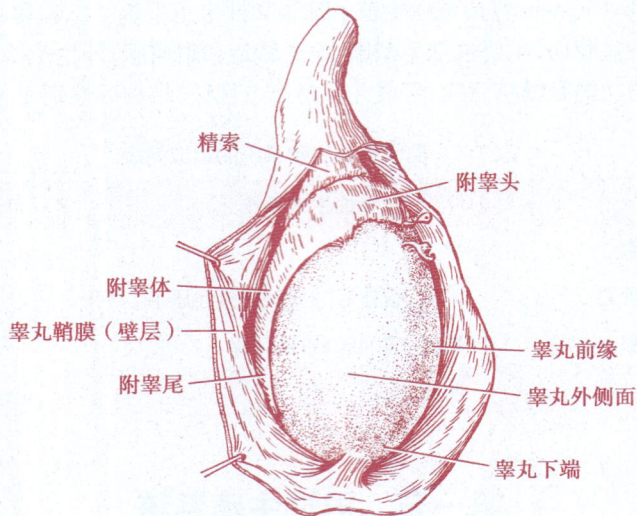

图 7-2 右侧睾丸及附睾

睾丸表面包有一层坚韧的白膜,白膜在睾丸后缘增厚并凸入睾丸内构成睾丸纵隔,睾丸纵隔发出许多睾丸小隔伸入睾丸实质内,将睾丸实质分为 100~200 个睾丸小叶。睾丸小叶内含有生精小管,其上皮能产生精子。生精小管汇成精直小管,进入睾丸纵隔内相互交织成睾丸网。由睾丸网发出 12~15 条睾丸输出小管,经睾丸后缘上部进入附睾头(图 7-3)。

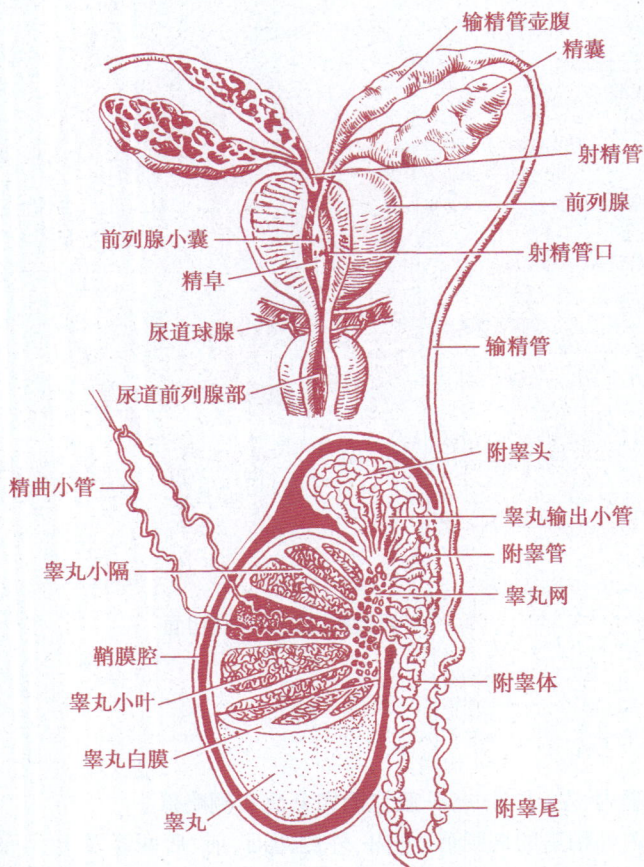

图 7-3 睾丸和附睾的结构及排精路径模式图

（二）附睾

附睾 epididymis 紧贴睾丸的上端和后缘,呈新月状。上端膨大部为附睾头,中部为附睾体,下端为附睾尾,附睾尾弯向内上移行为输精管。

附睾头由睾丸输出小管弯曲盘绕而成。睾丸输出小管末端汇合形成一条附睾管,盘曲形成附睾体和附睾尾。附睾具有暂时贮存精子的功能,还能分泌附睾液,营养精子并促进精子进一步成熟(图7-3)。

（三）输精管和射精管

输精管 ductus deferens 长约50cm,活体触摸时呈坚实的圆索状。全程分为四部分:①睾丸部起自附睾尾,沿睾丸后缘上行至睾丸上端;②精索部介于睾丸上端与腹股沟管皮下环之间,此部位置表浅,易于触及,是进行输精管结扎常取部位;③腹股沟部位于腹股沟管内;④盆部沿盆侧壁向后下,行经输尿管末端的前上方到达膀胱底的后面,此处两侧输精管末端逐渐靠近并膨大形成输精管壶腹。输精管壶腹下端逐渐变细,与精囊的排泄管汇合成射精管 ejaculatory duct,长约2cm,向前下穿入前列腺实质,开口于尿道前列腺部(图7-3)。

精索 spermatic cord 为一对柔软的圆索状结构,由腹股沟管腹环经腹股沟管延至睾丸上端。精索的主要成分是输精管、睾丸动脉和蔓状静脉丛(图7-2)。

（四）精囊

精囊 seminal vesicle 又称精囊腺,位于膀胱底后方,是一对长椭圆形的囊状器官,其排泄管与输精管末端汇合成射精管。精囊分泌的液体参与组成精液(图7-4)。

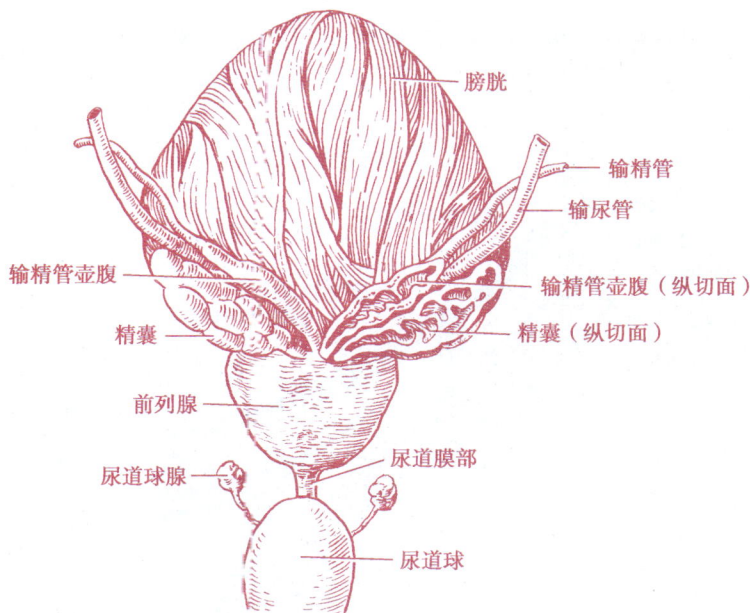

图7-4 膀胱、前列腺、精囊和尿道球腺（后面）

（五）前列腺

前列腺 prostate 位于膀胱和尿生殖膈之间,是不成对的实质性器官,由腺组织和肌组织构成,表面包有前列腺囊(图7-4、图7-5)。

前列腺呈前后稍扁的栗子形,上端宽大称前列腺底;下端尖细,称前列腺尖,朝向前下,位于尿生殖膈上。底与尖之间的部分称前列腺体,体的后面较平坦,在正中线上有一纵行浅沟,称前列腺沟。活体可经肛门、直肠前壁触及前列腺后面及前列腺沟,也可触及精囊及输精管壶腹。前列腺的排泄管开口于尿道前列腺部的后壁,其分泌物是精液的主要成分。

Note:

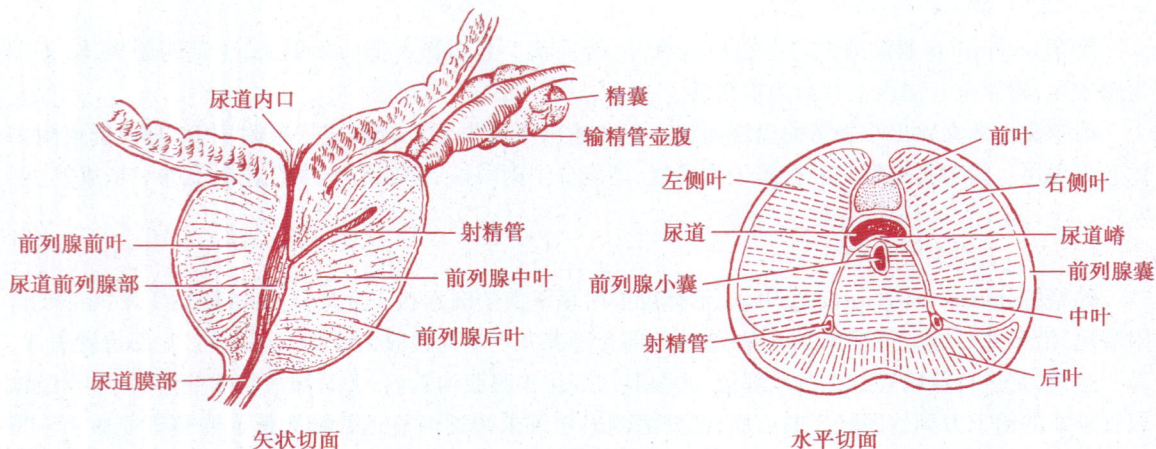

图 7-5　前列腺分叶

前列腺一般分为五个叶，即前叶、中叶、后叶和两个侧叶。

小儿前列腺甚小，性成熟期生长迅速。老年人前列腺组织萎缩，腺体内结缔组织增生而形成前列腺增生（多见于中叶和侧叶）。当前列腺增生时，前列腺沟变浅或消失，压迫尿道可引起排尿困难。

（六）尿道球腺

尿道球腺 bulbourethral gland 是一对豌豆大的球形腺体，位于尿生殖膈的会阴深横肌内。排泄管开口于尿道球部（图 7-4）。

精液 spermatic fluid 由输精管道各部及附属腺体，尤其是前列腺和精囊腺的分泌液组成，内含精子。呈乳白色，弱碱性，适于精子的生存与活动。正常成年男子一次射精 2~5ml，含精子 3 亿~5 亿个。

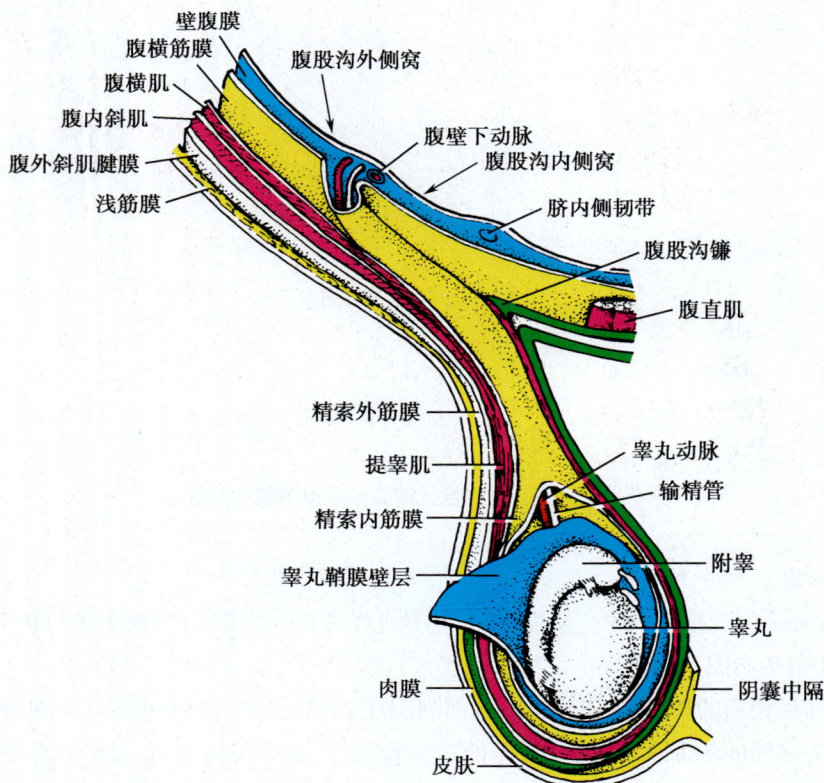

图 7-6　阴囊结构及其内容物模式图

二、外生殖器

（一）阴囊

阴囊 scrotum 是位于阴茎根部下方的囊袋状结构（图7-6）。阴囊壁由皮肤和肉膜组成。皮肤薄而柔软,肉膜是阴囊的浅筋膜,含有平滑肌纤维。平滑肌可随外界温度的变化而舒缩,进而调节阴囊内的温度,以利于精子的发育。阴囊皮肤表面正中线上有一条纵行的阴囊缝,其对应的肉膜向阴囊深部发出阴囊中隔将阴囊分为左、右两个腔隙,分别容纳两侧的睾丸和附睾。

阴囊深面有包被睾丸和精索的被膜,由外向内依次为以下结构:

1. **精索外筋膜**　精索外筋膜是腹外斜肌腱膜的延续。

2. **提睾肌**　提睾肌来源于腹内斜肌和腹横肌。

3. **精索内筋膜**　精索内筋膜来源于腹横筋膜。

4. **睾丸鞘膜**　睾丸鞘膜来源于腹膜,分为壁层和脏层,脏层贴于睾丸和附睾的表面,在睾丸后缘处移行反折成为壁层,紧贴于精索内筋膜内侧。两层之间形成鞘膜腔,内含少量浆液。

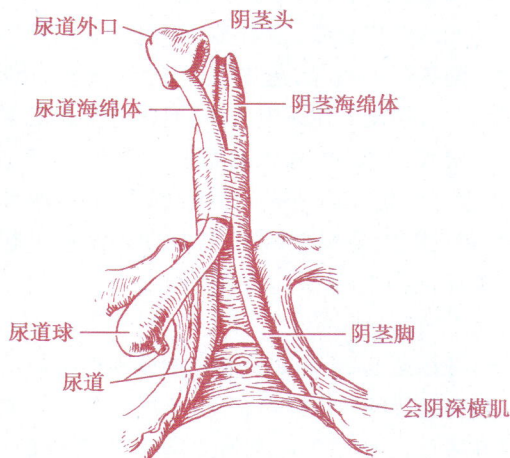

图 7-7　阴茎的海绵体

（二）阴茎

阴茎 penis 分为头、体、根三部。后端为阴茎根,固定于耻骨下支和坐骨支。中部为阴茎体,以韧带悬于耻骨联合的前下方。阴茎前端膨大为阴茎头,头的尖端有矢状位的尿道外口,头与体的移行部较细称为阴茎颈（图7-7、图7-8）。

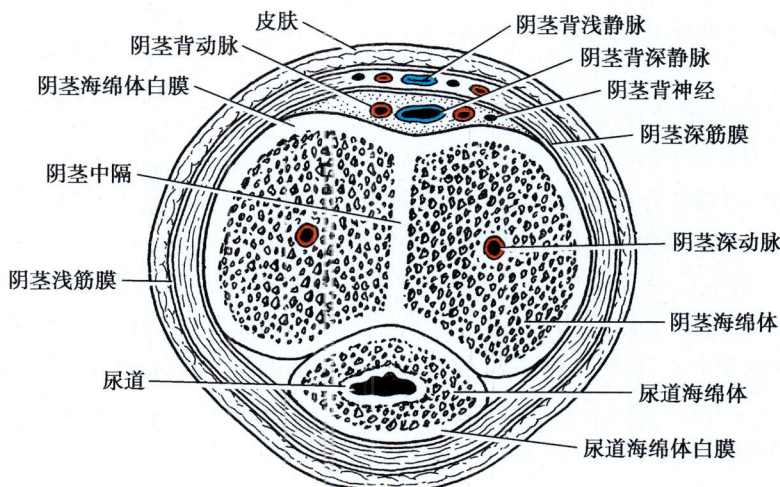

图 7-8　阴茎中部横切面

阴茎主要由两个阴茎海绵体和一个尿道海绵体构成,外面包被着筋膜和皮肤。阴茎海绵体位于阴茎背侧,左、右各一。其前端嵌入阴茎头后面的凹窝内。后端分离为左、右阴茎脚,分别附着于两侧的耻骨下支和坐骨支。尿道海绵体位于阴茎海绵体的腹侧,尿道贯穿其全长。其前端膨大构成阴茎头,后端膨大称尿道球。尿道球位于两个阴茎脚之间,固定于尿生殖膈的下方。每个海绵体外面均包

Note:

有一层厚而致密的白膜。海绵体由许多海绵体小梁和腔隙组成,腔隙与血管相通。当这些腔隙充血时,阴茎即变粗变硬而勃起。

三个海绵体表面共同包有深、浅阴茎筋膜和皮肤。阴茎皮肤薄而柔软,富有伸展性,容易活动。皮肤自阴茎颈部向前反折游离,形成双层皮肤的环形皱襞,包绕阴茎头,称阴茎包皮,包皮的前端围成包皮口。阴茎包皮与阴茎头腹侧中线之间连有一条皮肤皱襞,称包皮系带。

幼儿的包皮较长,包着整个阴茎头,包皮口较小。随年龄的增长,包皮逐渐退缩,包皮口逐渐扩大。若包皮盖住尿道外口,但能上翻露出尿道外口和阴茎头时,称包皮过长。若包皮口过小,包皮完全包住阴茎头时,称包茎。上述两种情况,包皮腔内易积存污物,若长期刺激易引起阴茎头炎,也可能是阴茎癌的诱因之一。

（三）男性尿道

男性尿道 male urethra 兼有排尿和排精的功能。起自膀胱的尿道内口,开口于尿道外口。成年男性尿道长 16~22cm,管径平均为 5~7mm(见图7-1)。全长分为前列腺部、膜部和海绵体部三部分。临床上把前列腺部和膜部称为后尿道,海绵体部称为前尿道(图7-9)。

1. **前列腺部** 前列腺部是尿道穿过前列腺的部分,管径最宽。后壁上有一纵行隆起,称尿道嵴。嵴中部隆起的部分为精阜。精阜中央有凹陷,称前列腺小囊,囊的两侧有一对细小的射精管口。精阜及附近的黏膜上有许多前列腺排泄管的开口。

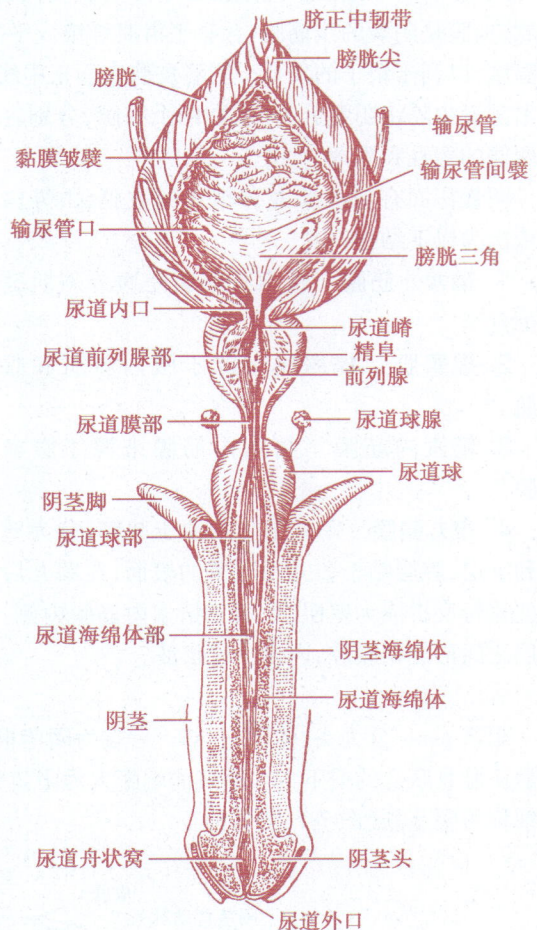

图7-9 男性尿道

2. **膜部** 膜部是尿道穿过尿生殖膈的部分,管径最窄。周围有尿道括约肌环绕。此段位置比较固定。

3. **海绵体部** 海绵体部是尿道穿过尿道海绵体的部分。行于尿道球内的尿道较宽,称尿道球部,尿道球腺开口于此。在阴茎头处的尿道扩大称尿道舟状窝。

男性尿道在行程中粗细不一,有 3 个狭窄、3 个扩大和 2 个弯曲(见图7-1)。3 个狭窄分别在尿道内口、膜部和尿道外口。3 个扩大为尿道前列腺部、尿道球部和尿道舟状窝。2 个弯曲:耻骨下弯位于耻骨联合下方,凹向前上方,包括前列腺部、膜部和海绵体部的起始段,此弯曲恒定无变化;耻骨前弯位于耻骨联合的前下方,阴茎根与体之间,凹向后下方。如将阴茎向上提起,此弯曲可以消失,临床上进行膀胱镜检或导尿时常采取这种位置。

第二节 女性生殖系统

女性生殖系统 female reproductive system 由内、外生殖器构成。内生殖器包括卵巢、输卵管、子宫及阴道。卵巢是女性生殖腺,可产生卵子和分泌女性激素。输卵管为输送卵子的管道和卵子受精的部位。子宫是孕育胎儿的器官并可定期产生和排出月经。阴道为性交、月经排出和胎儿娩出的通道。外生殖器包括阴阜、大阴唇、小阴唇、阴蒂、前庭球、前庭大腺和阴道前庭(见图6-6)。

一、内生殖器

（一）卵巢

卵巢 ovary 位于盆腔内，髂内、外动脉夹角处（见图 6-6）。

1. **卵巢的形态**　为成对的实质性器官，左、右各一，呈灰红色。有内、外侧两面，前、后两缘，上、下两端。内侧面与小肠相邻，外侧面与盆腔侧壁相贴；后缘游离，前缘借系膜附着于子宫阔韧带后层，其中部有血管、神经等出入称卵巢门；上端与输卵管末端相接触，为输卵管端，下端借韧带连于子宫，为子宫端（图 7-10）。

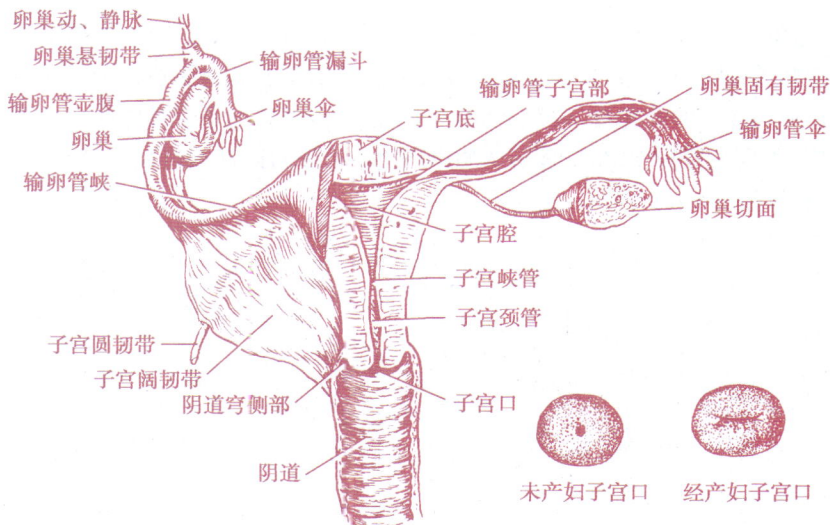

图 7-10　**女性内生殖器（前面观）**

卵巢的形态与大小随年龄而异。幼年时卵巢较小，表面光滑。性成熟期卵巢体积最大，但由于排卵，其表面形成瘢痕，变得凹凸不平。35～40 岁时卵巢逐渐缩小，50 岁左右随月经停止逐渐萎缩。

2. **固定装置**　卵巢借韧带保持其在盆腔的位置。卵巢悬韧带也称骨盆漏斗韧带，由腹膜形成，起自骨盆侧缘，向下连至卵巢的输卵管端，内含卵巢血管、淋巴管、神经以及少量结缔组织和平滑肌纤维，是寻找卵巢动、静脉的标志。卵巢固有韧带（又称卵巢子宫索）由结缔组织和平滑肌束构成，自卵巢下端连于子宫与输卵管结合处的后下方（见图 7-10）。

（二）输卵管

输卵管 uterine tube 为输送卵子的肌性管道，左右各一，长 10～14cm，连于子宫底两侧（见图 7-10）。输卵管由内侧向外侧分为以下四部：

1. **输卵管子宫部**　输卵管子宫部是位于子宫壁内的一段，管径最细，约 1mm，以输卵管子宫口通子宫腔。

2. **输卵管峡**　输卵管峡短而狭窄，壁较厚，血管分布较少，为输卵管结扎术的常选部位。

3. **输卵管壶腹**　输卵管壶腹是输卵管最长的一段，管壁薄而管腔较大，弯曲而行，自卵巢下端的高度沿卵巢前缘向上，再弯曲向后包绕卵巢上端，移行为漏斗部。卵子通常在此部受精，向内侧经输卵管进入子宫着床。若受精卵未能移入子宫，而在输卵管或腹膜腔内发育，称宫外孕。

4. **输卵管漏斗**　输卵管漏斗是输卵管末端扩大的部分，呈漏斗状。游离缘有许多细长突起，称输卵管伞，覆盖于卵巢表面。其中有一较长的突起连于卵巢称卵巢伞。漏斗末端的中央有输卵管腹腔口，开口于腹膜腔。

（三）子宫

子宫 uterus 是供胎儿生长发育的肌性器官。

1. **子宫的形态**　成人子宫呈前后略扁的倒置梨形,长7~9cm,最宽径约4cm,厚2~3cm。子宫分为三部分:位于两侧输卵管子宫口水平以上的部分称子宫底;下端长而狭窄的部分为子宫颈;底与颈之间的部分为子宫体。子宫颈在成人长2.5~3.0cm,其下1/3伸入阴道内的部分称为子宫颈阴道部,阴道以上的部分称为子宫颈阴道上部。子宫颈阴道上部与子宫体相接处较狭细,称为子宫峡,在非妊娠期长约1cm,妊娠期间,子宫峡逐渐伸展、变长,形成子宫下段,妊娠末期子宫峡可延至7~11cm,其壁逐渐变薄,产科常在此处进行剖宫取胎术(见图7-10)。

子宫内腔较狭窄,在子宫底和子宫体内的腔,呈前后略扁倒置的三角形,称为子宫体腔;子宫颈内的腔,称为子宫颈管,呈梭形,下口通阴道,称为子宫口。未产妇的子宫口呈圆形,边缘平滑;分娩以后为横裂状。

2. **位置**　子宫位于盆腔的中央,膀胱与直肠之间,子宫底位于骨盆入口平面以下,子宫颈在坐骨棘平面稍上方接阴道,两侧有输卵管和卵巢。成人子宫正常呈前倾前屈位。前倾是指子宫的长轴与阴道长轴之间形成向前开放的夹角,稍大于90°;前屈是指子宫体与子宫颈之间弯曲形成的向前开放的钝角,约170°。子宫位置异常,是女性不孕的原因之一。子宫的活动度较大,膀胱和直肠充盈程度可影响子宫的位置(图7-11)。

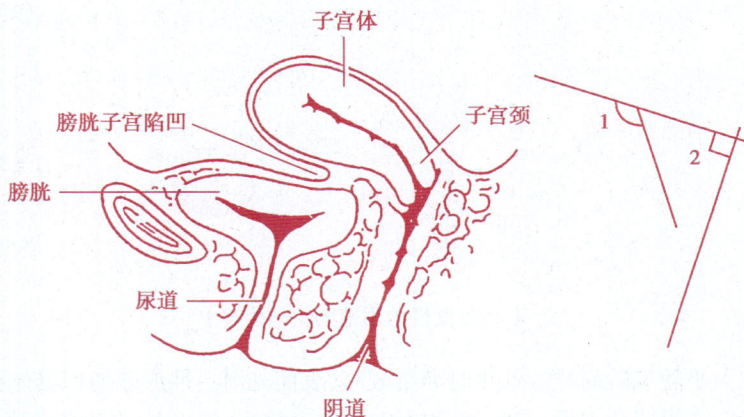

图 7-11　子宫前倾前屈
1. 前屈角;2. 前倾角。

3. **固定装置**　子宫借韧带、阴道和盆底肌等维持其正常位置,子宫的韧带有4对(图7-12):

(1) 子宫阔韧带:由双层腹膜组成,位于子宫两侧,略呈冠状位,自子宫侧缘向两侧移行至盆腔侧壁和盆底,主要作用是限制子宫向两侧移位。其上缘游离,包裹输卵管,韧带后层包有卵巢和卵巢固有韧带,前、后两层之间有子宫圆韧带以及血管、淋巴管、神经和结缔组织。

(2) 子宫圆韧带:由平滑肌和结缔组织构成,呈圆索状。起自子宫与输卵管结合处的前下方,在阔韧带内向前外侧弯行,经腹股沟管,最终分散为纤维止于阴阜和大阴唇的皮下。其作用是维持子宫的前倾位。

(3) 子宫主韧带:亦称子宫颈旁组织。由子宫阔韧带下部的结缔组织和平滑肌纤维构成,自子宫颈连至盆腔侧壁。其作用是固定子宫颈,阻止子宫向下脱垂。

(4) 骶子宫韧带:又名直肠子宫韧带。由平滑肌和结缔组织构成,自子宫颈后面的上外侧,向后绕过直肠两侧,止于骶骨前面的筋膜。其作用是牵引子宫颈向后上,协助维持子宫的前倾前屈位。

除上述韧带外,盆底肌和子宫周围的结缔组织对子宫的固定也起很大作用。如果这些固定装置薄弱或损伤,可导致子宫位置异常,或出现不同程度的子宫脱垂。严重者子宫可脱出阴道。

新生儿子宫高于骨盆上口,而输卵管和卵巢位于髂窝,子宫颈的长度约为子宫体长的2倍,且较粗。性成熟前期,子宫迅速发育,壁增厚。性成熟期,子宫颈和子宫体的长度几乎相等。经产妇的子宫,除各径都增大外,重量可增加一倍。绝经期后,子宫缩小,壁也变薄。

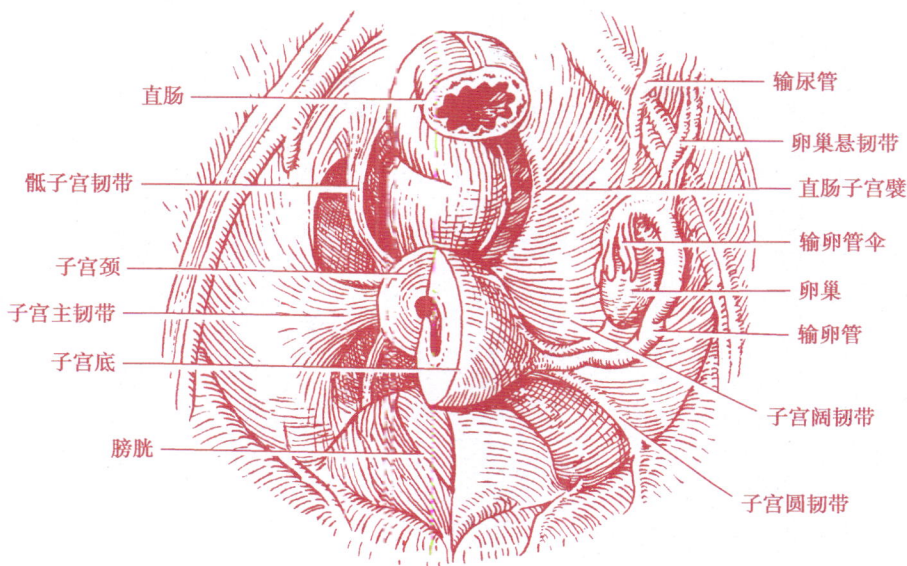

图 7-12　子宫的固定装置

（四）阴道

阴道 vagina 为前后略扁的肌性管道，富伸展性，连接子宫和外生殖器，是女性的交接器官，也是排出月经和娩出胎儿的管道（见图 6-6、图 7-10）。阴道经常处于前后壁相接触的塌陷状态。阴道的下部较窄，下端以阴道口 vaginal orifice 开口于阴道前庭。处女的阴道口周围有处女膜附着，可呈环形、半月形、伞状或筛状。处女膜破裂后，阴道口周围留有处女膜痕。阴道的上端宽阔，包绕子宫颈阴道部，在二者之间形成环形凹陷，称为阴道穹 fornix of vagina，可分为前部、后部及两个侧部。以阴道穹后部最深，并与直肠子宫陷凹紧密相邻，二者间仅隔以阴道壁和一层腹膜。临床上有较大的实用意义，可经后穹穿刺引流凹陷内的积液或积血。

阴道前方邻膀胱和尿道，后方邻直肠。临床上可隔直肠壁触诊前方的直肠子宫陷凹、子宫颈和子宫口的情况。阴道下部穿经尿生殖膈，膈内的尿道阴道括约肌和肛提肌的内侧肌纤维束均对阴道有括约作用。

二、外生殖器

女性外生殖器，即女阴 vulva，包括以下结构（图 7-13、图 7-14）：

（一）阴阜

阴阜 mons pubis 是位于耻骨联合前面的皮肤隆起，内含较多的脂肪组织，性成熟期以后，生有阴毛。

（二）大阴唇

大阴唇 greater lips of pudendum 为一对纵行隆起的皮肤皱襞。两侧大阴唇的前、后端连合，分别称为唇前连合和唇后连合。

（三）小阴唇

小阴唇 lesser lips of pudendum 位于大阴唇的内侧，是一对纵行较薄的皮肤皱襞，表面光滑无毛，富有弹性。两侧小阴唇的后端彼此连合形成阴唇系带。小阴唇前端延伸形成阴蒂包皮和阴蒂系带。

（四）阴道前庭

阴道前庭 vaginal vestibule 是位于两侧小阴唇之间的裂隙。其前部有尿道外口，后部有阴道口。阴道口两侧各有 1 个前庭大腺管的开口。

（五）阴蒂

阴蒂 clitoris 由两个阴蒂海绵体（相当于男性的阴茎海绵体）构成。以阴蒂脚附着于耻骨下支和

Note:

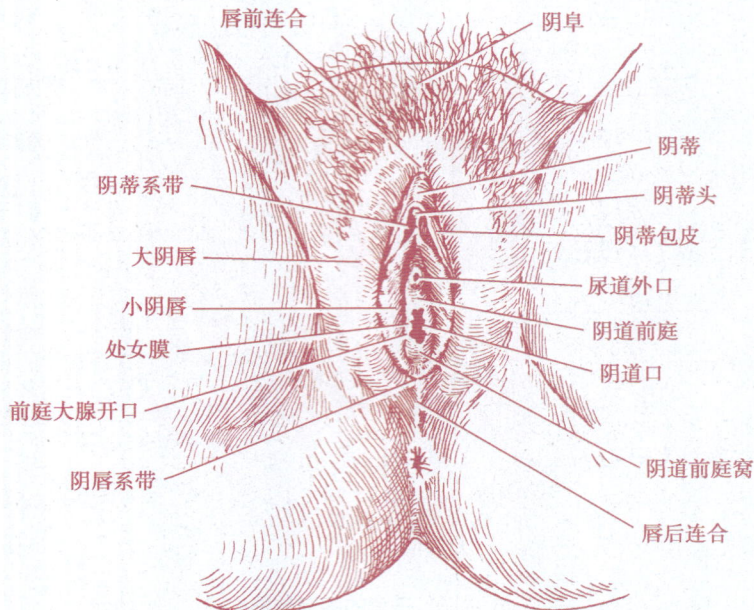

图 7-13 女性外生殖器

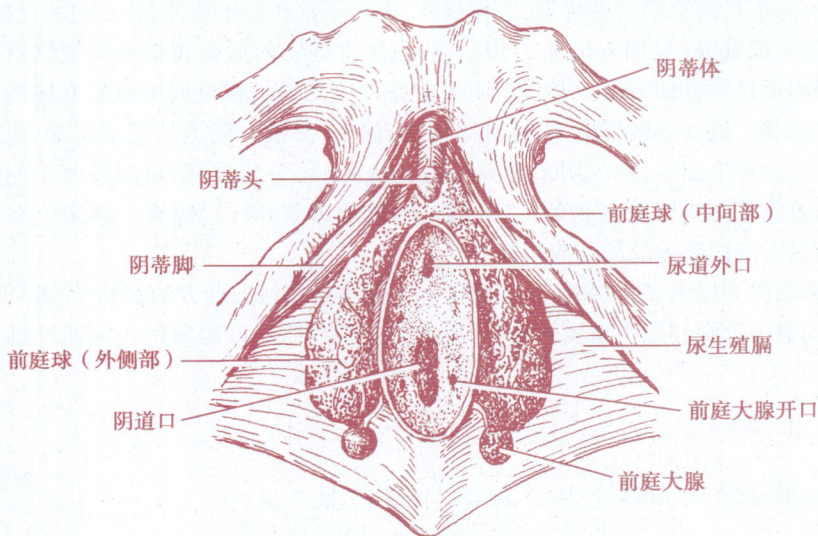

图 7-14 阴蒂、前庭球及前庭大腺

坐骨支,向前两侧会合,构成阴蒂体,表面被阴蒂包皮所覆盖,露于包皮表面的称阴蒂头,富有神经末梢。

（六）前庭球

前庭球 bulb of vestibule 相当于男性的尿道海绵体,分为较细的中间部和两个较大的外侧部。外侧部前端细小,后端大而圆钝,位于大阴唇的皮下,中间部位于尿道外口与阴蒂体之间的皮下。

（七）前庭大腺

前庭大腺 greater vestibular gland 位于阴道口的两侧,前庭球后端的深面,形如豌豆,导管向内侧开口于阴道前庭,可分泌少量液体润滑阴道。如因炎症引起导管阻塞,可形成囊肿。

【附】 乳房

乳房 mamma 为哺乳动物和人类特有的结构。男性不发达,但乳头的位置较恒定,多位于第 4 肋间隙。女性在青春期后开始发育成长。妊娠和哺乳期有分泌活动(图 7-15)。

1. **位置** 乳房位于胸前部,胸大肌和胸肌筋膜的表面,平第 2～6 肋高度,胸骨旁线和腋中线之间。未产妇的乳头平对第 4 肋间隙或第 5 肋。

2. **形态** 成年未产妇的乳房呈半球形,紧张而有弹性,乳房表面中央有乳头。乳头周围的皮肤环形区富含色素称乳晕,表面有许多小突起,其深面的乳晕腺可分泌脂状物润滑乳头。女性乳房的形态和大小变化较大,妊娠和哺乳期乳腺增生,乳房明显增大。停止哺乳后,乳腺萎缩,乳房变小。老年妇女乳房萎缩退化,逐渐被结缔组织替代。

3. **结构** 乳房由皮肤、乳腺和脂肪组织构成。乳腺被脂肪组织隔成 15～20 个乳腺叶,每个乳腺叶又分为若干个乳腺小叶。每个乳腺叶有一根输乳管,末端开口于乳头。乳腺叶和输乳管以乳头为中心呈放射

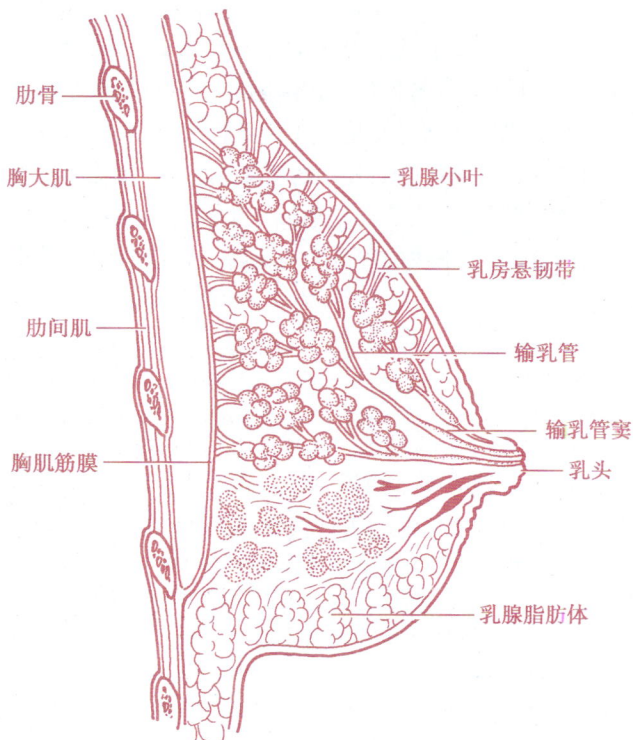

图 7-15　女性乳房(矢状切面)

状排列,故乳房手术时宜作放射状切口,以免损伤输乳管。乳房结缔组织中有许多纤维束,两端分别附着于皮肤和胸肌筋膜,称乳房悬韧带 suspensory ligament of breast 或 Cooper 韧带。乳腺癌时,由于纤维组织增生,乳房悬韧带变短,皮肤形成许多小凹陷。另外,淋巴回流受阻引起皮肤淋巴水肿。因此,局部皮肤呈橘皮样外观,这是乳腺癌早期常见的体征。

【附】 会阴

会阴 perineum 有狭义和广义之分。狭义的会阴即产科会阴,指肛门和外生殖器之间的区域。妇女分娩时要保护此区,以免造成会阴撕裂。广义的会阴为封闭骨盆下口的所有软组织,呈菱形,其前方为耻骨联合下缘,后方为尾骨尖,两侧界为耻骨下支、坐骨支、坐骨结节和骶结节韧带。以两侧坐骨结节之间的连线为界,将会阴分为前、后两个三角形区域。前方为尿生殖区 urogenital region,又称为尿生殖三角,男性有尿道通过,女性有尿道和阴道通过;后方为肛门区 anal region,又称为肛门三角,有肛管通过。会阴区的结构,除男女外生殖器外,主要为肌及其筋膜(图 7-16)。

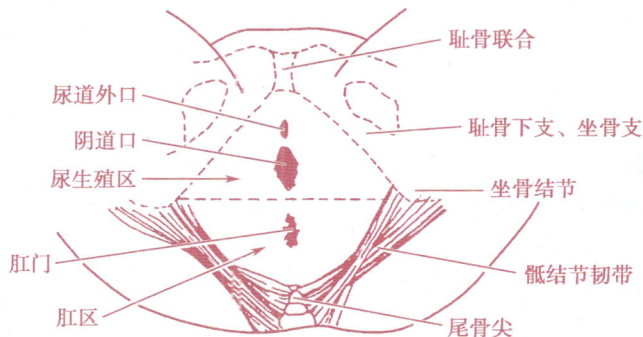

图 7-16　会阴的分界（女）

（一）肛门三角

1. 肛门三角的肌 ①肛提肌 levator ani 为一对宽而薄的肌,起自小骨盆侧壁的筋膜,两侧会合成漏斗状,从下方封闭骨盆。在两侧肛提肌前内缘之间有三角形的盆膈裂孔,该孔被尿生殖膈从下方封闭。肛提肌的作用主要是加强和提起盆底,承托盆腔脏器。有些纤维呈袢状从后面套绕直肠,可向前牵引肛门,协助肛门内、外括约肌紧缩肛门,在女性也可紧缩阴道口。②尾骨肌 coccygeus 起自坐骨棘盆面和骶棘韧带,肌纤维呈扇形止于骶、尾骨的外侧缘。③肛门外括约肌 sphincter ani externus 为环绕肛门的骨骼肌,由浅向深分为皮下部、浅部和深部(图 7-17)。

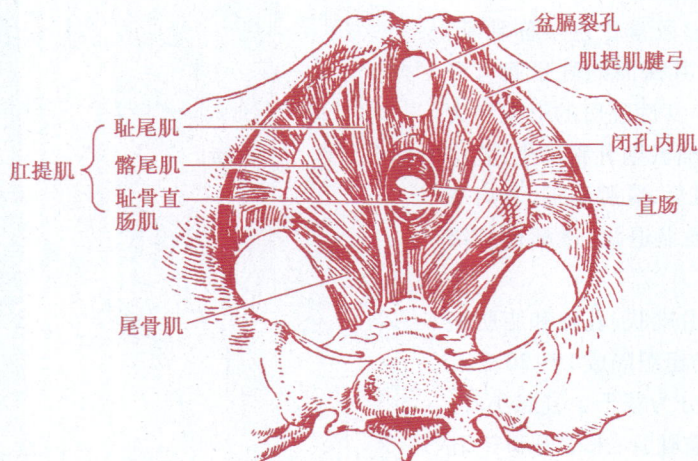

图 7-17 肛提肌和尾骨肌(上面)

2. 坐骨肛门窝 ischioanal fossa 坐骨肛门窝位于坐骨结节与肛门之间,为底朝下的锥形间隙。窝内有大量脂肪组织和会阴部的血管、神经及淋巴组织。肛周脓肿和肛瘘多发生于此(图 7-18)。

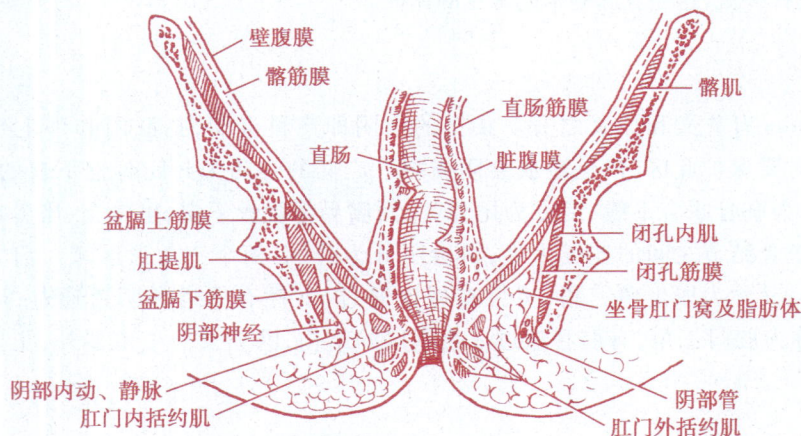

图 7-18 盆腔冠状切面模式图(通过直肠)

3. 盆膈 盆膈筋膜包括浅、深筋膜,浅筋膜为含有大量脂肪的疏松结缔组织,充填于坐骨肛门窝内。深筋膜为臀筋膜向会阴的延续,覆于坐骨肛门窝各壁。紧贴于肛提肌和尾骨肌下面的部分,称盆膈下筋膜。盆膈肌的盆面,有盆筋膜的一部分覆盖在肛提肌和尾骨肌上面,称盆膈上筋膜(图 7-18)。

肛提肌、尾骨肌和覆盖在此二肌上、下面的盆膈上筋膜与盆膈下筋膜共同组成盆膈 pelvic diaphragm。盆膈不仅封闭肛门三角,还覆盖在尿生殖三角的上方。但在中线上有一个三角形的盆膈裂孔,此孔在男性有尿道通过,女性有尿道和阴道通过。

（二）尿生殖三角

1. 尿生殖三角的肌　尿生殖三角的肌分为浅、深两层,浅层肌包括会阴浅横肌、球海绵体肌和坐骨海绵体肌。深层肌包括会阴深横肌和尿道膜部括约肌(图 7-19、图 7-20)。会阴中心腱 perineal central tendon 又称会阴体,是狭义会阴深面的一个腱性结构,有许多会阴肌附着于此,可协助加强盆底,在女性此结构较大且有韧性和弹性,在分娩时具有重要临床意义。

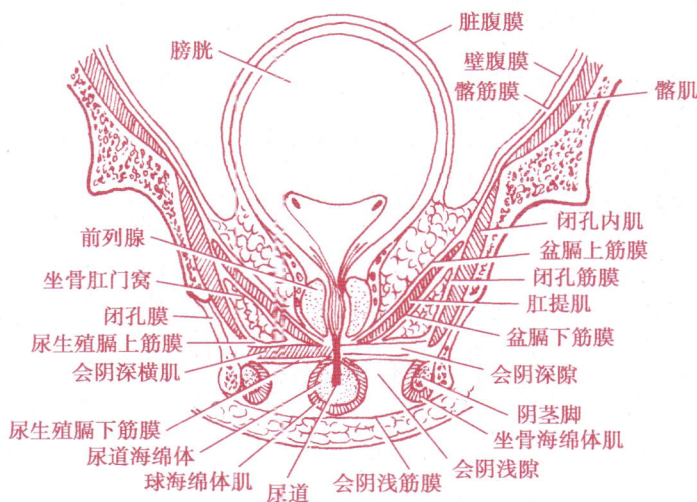

图 7-19　男性盆腔冠状切面模式图（通过膀胱）

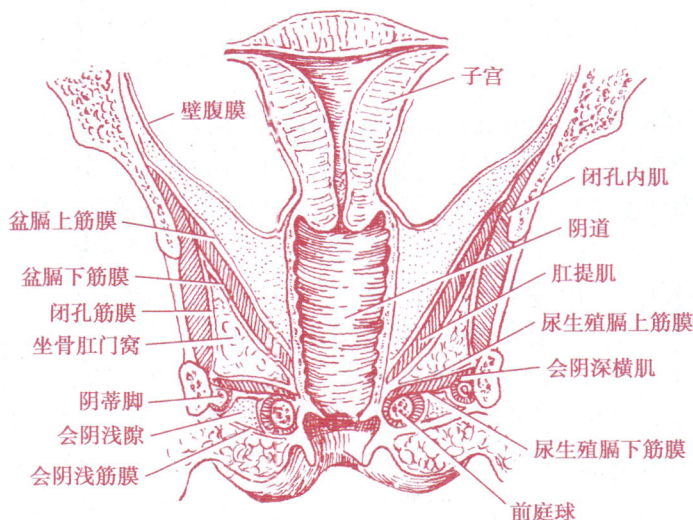

图 7-20　女性盆控冠状切面模式图（通过膀胱）

2. 尿生殖膈 urogenital diaphragm　尿生殖膈由会阴深横肌、尿道膜部括约肌及覆盖在肌上、下方的深筋膜(尿生殖膈上、下筋膜)共同组成,在肛提肌前部的下方,封闭盆膈裂孔以及整个尿生殖三角的区域(图 7-19、图 7-20)。

【附】　腹膜

（一）腹膜和腹膜腔的概念

腹膜 peritoneum 是由间皮和少量结缔组织构成的一层薄而光滑的浆膜,呈半透明状。依其覆盖的部位可分为壁腹膜 parietal peritoneum 和脏腹膜 visceral peritoneum。壁腹膜衬于腹、盆壁的内面和

Note:

膈的下面,脏腹膜覆盖于腹、盆腔脏器的表面。脏、壁腹膜在一定部位相互延续、移行,围成潜在的不规则的腔隙,称腹膜腔 peritoneal cavity。男性腹膜腔是密闭的腔隙,女性腹膜腔则借输卵管漏斗末端的腹腔口,经输卵管、子宫腔和阴道与外界相通。壁腹膜较厚,由腹膜外结缔组织疏松地连接于腹、盆壁。脏腹膜紧贴于脏器表面,从组织结构和功能方面均可视为器官的一部分,如胃、肠壁最外层的浆膜(图7-21)。

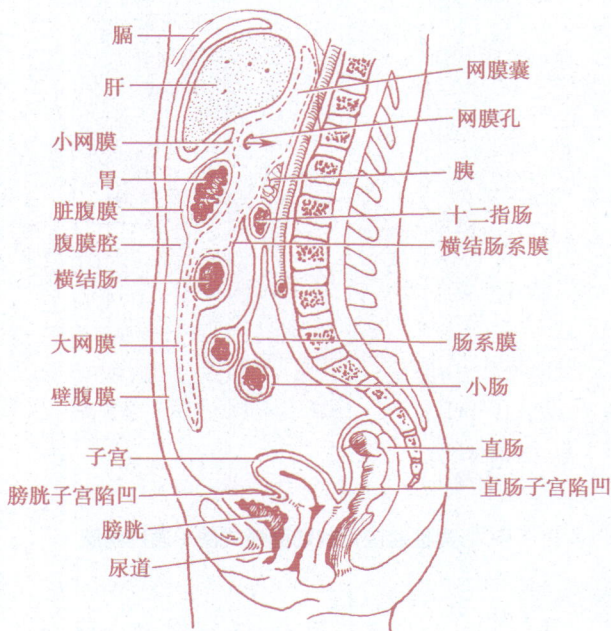

图 7-21　腹膜腔矢状切面模式图(女)

　　腹膜能够分泌少量浆液,减少腹腔脏器之间的摩擦,对腹腔脏器起着润滑和保护的作用。腹膜具有吸收能力,能吸收腹膜腔内的液体和空气等,由于膈下腹膜面积较大,加之呼吸运动的影响,上腹部腹膜吸收能力较强,而下腹部腹膜吸收能力较差,所以腹膜腔炎症或腹部手术后的病人多采取半卧位,使炎性渗出液流至下腹部,以减缓腹膜对有害物质的吸收。腹膜所形成的韧带、系膜等结构对腹腔脏器起着支持和固定的作用。腹膜腔内的浆液中含有大量巨噬细胞,可吞噬细菌和有害物质,具有防御功能。腹膜还具有很强的修复和再生能力,所分泌的浆液中含有纤维素,其粘连作用可促进伤口的愈合和炎症的局限化。总之,腹膜具有分泌、吸收、支持、固定、保护、防御和修复等功能。

　　腹腔和腹膜腔在解剖学上是两个不同而又相关的概念。腹腔是指小骨盆上口以上由腹壁围成的腔,而腹膜腔则是脏、壁腹膜之间的潜在性腔隙,其中含少量的浆液。

◆ 腹膜透析

　　腹膜透析是将配制好的透析液经导管灌入病人的腹膜腔,利用腹膜作为透析膜,把灌入腹膜腔的透析液与血液分开。腹膜具有半透膜性质,且面积大、毛细血管丰富,浸泡在透析液中的腹膜毛细血管腔内的血液与透析液进行广泛的物质交换,通过腹膜腔透析液不断地更换,以达到清除体内代谢产物和毒物,纠正水电解质、酸碱平衡失调的目的。

(二)腹膜与腹、盆腔脏器的关系

　　根据脏器被脏腹膜覆盖的范围不同,可将腹、盆腔脏器分为三种类型,即腹膜内位、间位和外位器官(图7-22)。

　　1. 腹膜内位器官　腹膜内位器官指各面均被腹膜覆盖的器官,譬如,胃、十二指肠上部、空肠、回

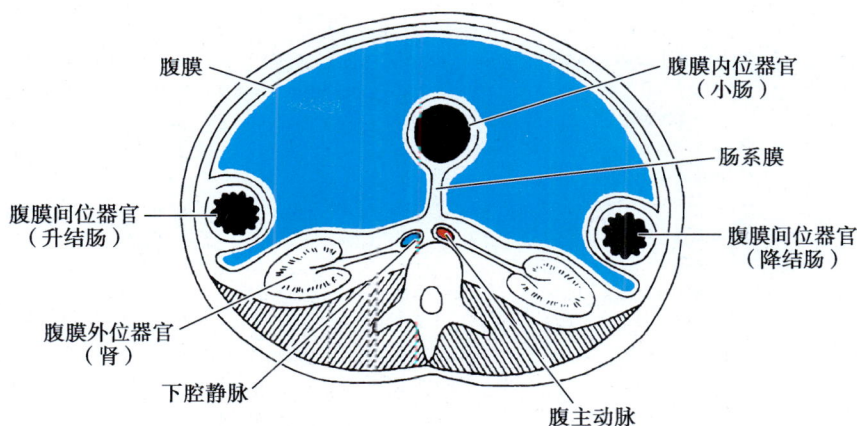

图 7-22　腹膜与脏器的关系示意图（水平切面）

肠、盲肠、阑尾、横结肠、乙状结肠、脾、卵巢和输卵管（女性）。

2. **腹膜间位器官**　腹膜间位器官指三个面或大部分被腹膜覆盖的器官，譬如，肝、胆囊、升结肠、降结肠、直肠上段、充盈的膀胱、子宫（女性）等。

3. **腹膜外位器官**　腹膜外位器官指仅一面被腹膜覆盖的器官，譬如，肾、肾上腺、输尿管、空虚的膀胱、胰、十二指肠降部和水平部、直肠中、下部等。

了解腹膜与脏器的关系有重要的临床意义，如肾、输尿管等腹膜外位器官的手术，可不通过腹膜腔而在腹膜外进行，以避免腹膜腔的感染和术后脏器的粘连。但对腹膜内位器官进行手术时，则必须通过腹膜腔进行。

（三）腹膜形成的结构

腹膜由腹、盆壁内面移行于脏器表面或由一个脏器移行至另一个脏器表面的过程中，形成了网膜、系膜、韧带、隐窝、陷凹等结构。

1. **网膜 omentum**　网膜是连于胃大、小弯之间的双层腹膜，其间夹有血管、神经等，包括大网膜、小网膜。

（1）小网膜 lesser omentum：连于肝门至胃小弯和十二指肠上部之间的双层腹膜，右缘游离。分为两部分，即左侧份的肝胃韧带 hepatogastric ligament 和右侧份的肝十二指肠韧带 hepatoduodenal ligament。肝胃韧带内含有胃左、右血管，胃上淋巴结及胃的神经。肝十二指肠韧带内有位于右前方的胆总管，位于左前方的肝固有动脉，位于前两者后方的肝门静脉，以及肝神经丛及淋巴结等（图 7-23）。

（2）大网膜 greater omentum：连于胃大弯和十二指肠起始部至横结肠之间的四层腹膜。由胃大弯和十二指肠起始部下延形成大网膜的前两层，其降至脐平面稍下方，向后反折向上形成后两层，连于横结肠。在成人，大网膜四层常已愈合，大网膜由胃大弯至横结肠的部分形成胃结肠韧带 gastrocolic ligament（图 7-23）。

（3）网膜囊 omental bursa：又称小腹膜腔，是位于小网膜、胃后壁与腹后壁的腹膜之间的扁窄间隙，属于腹膜腔的一部分。网膜孔 omental foramen 是网膜囊与腹膜腔其余部分之间的唯一通道，其上界是肝尾状叶，下界是十二指肠上部，前界是肝十二指肠韧带，后界为覆盖下腔静脉前面的壁腹膜（图7-24）。

2. **系膜 mesentery**　将器官（主要为中空性器官）固定于腹、盆壁的双层腹膜结构称系膜，其内含有出入器官的血管、神经及淋巴管和淋巴结等（图 7-25）。有系膜的脏器活动度较大，容易或为疝的内容物，或因器官扭转导致系膜内血管血流阻断，造成局部坏死、穿孔。

（1）肠系膜 mesentery：将空、回肠固定于腹后壁的双层腹膜结构。附于腹后壁的部分称肠系膜根，长约15cm，自第 2 腰椎左侧斜向右下，止于右骶髂关节前方。

（2）阑尾系膜 mesoappendix：三角形，是肠系膜下端延续至阑尾的部分。

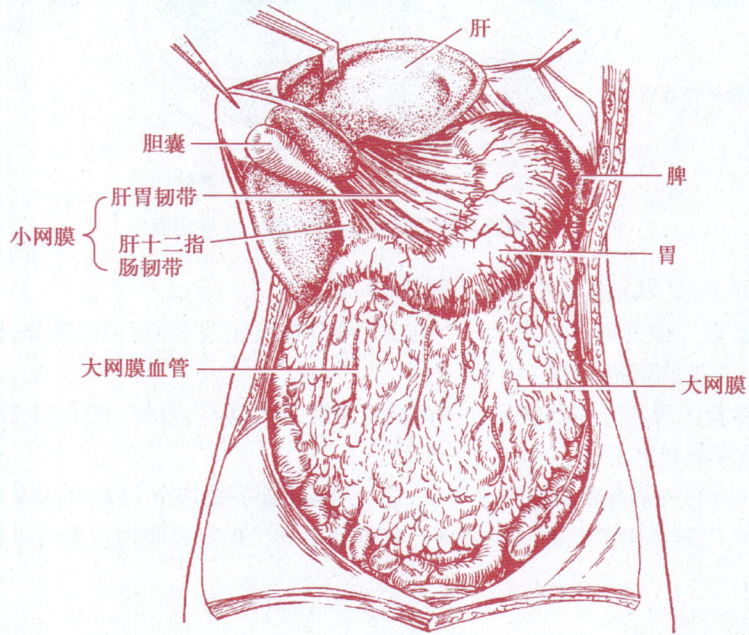

图 7-23 网膜

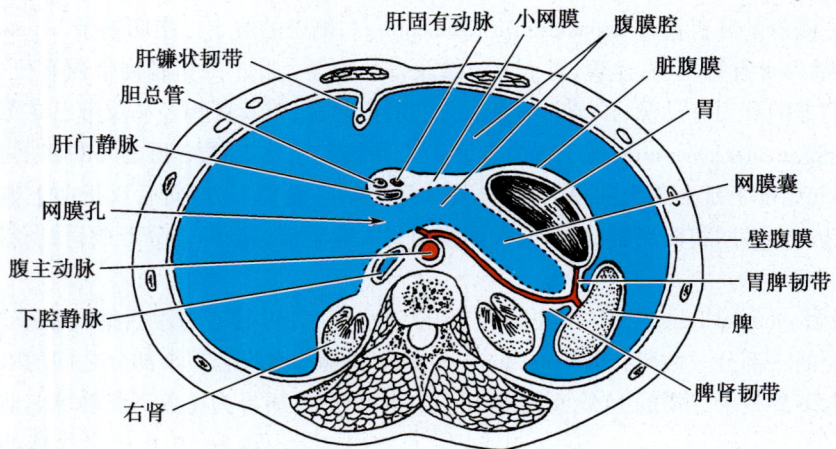

图 7-24 网膜囊和网膜孔（通过第 1 腰椎水平切面）

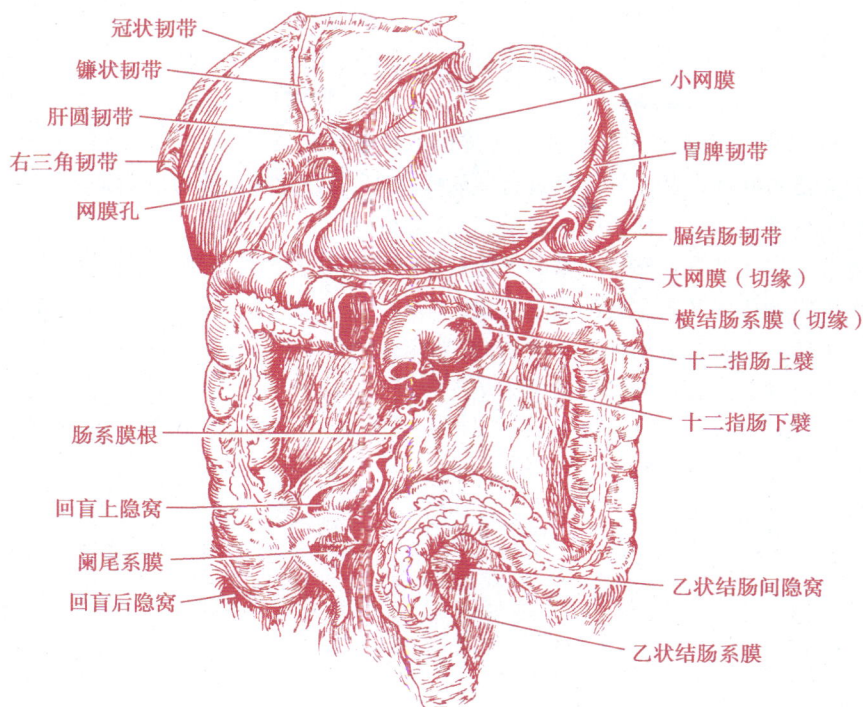

冠状韧带
镰状韧带
肝圆韧带
右三角韧带
网膜孔
肠系膜根
回盲上隐窝
阑尾系膜
回盲后隐窝

小网膜
胃脾韧带
膈结肠韧带
大网膜（切缘）
横结肠系膜（切缘）
十二指肠上襞
十二指肠下襞
乙状结肠间隐窝
乙状结肠系膜

图 7-25　腹膜形成的结构

（3）横结肠系膜 transverse mesocolon：将横结肠系于腹后壁的双层腹膜结构。

（4）乙状结肠系膜 sigmoid mesocolon：将乙状结肠系于左下腹部的双层腹膜结构。

在盆腔内，女性还有卵巢系膜、子宫系膜、输卵管系膜等。

3. 韧带　是连接腹、盆壁与脏器之间或连接相邻脏器之间的腹膜结构，多数为双层。有的韧带内含血管和神经，对脏器有固定作用。

（1）肝的韧带：肝下方有肝胃韧带和肝十二指肠韧带（前面已述及），肝上方有镰状韧带、冠状韧带和左、右三角韧带。镰状韧带 falciform ligament 是由脐、腹前外侧壁和膈至肝膈面的双层腹膜结构，其下缘游离，内有脐静脉闭锁而形成的肝圆韧带。冠状韧带 coronary ligament 是呈冠状位由膈连至肝膈面的双层腹膜，其右侧份前、后两层分离，二者之间的肝表面未被腹膜覆盖的区域称为肝裸区。左、右三角韧带 left, right triangular ligament 分别是冠状韧带延伸至肝的左、右两端，前、后两层合并、增厚所形成。

（2）胃的韧带：包括肝胃韧带、胃结肠韧带、胃脾韧带与胃膈韧带。胃膈韧带 gastrophrenic ligament 是胃贲门左侧、食管腹段连于膈下面的腹膜结构。

（3）脾的韧带：胃脾韧带 gastrosplenic ligament 是连于胃底与脾门之间的双层腹膜结构；脾肾韧带 splenorenal ligament 是脾门至左肾前面的双层腹膜结构；膈脾韧带 phrenicosplenic ligament 是由脾肾韧带向上连于膈下面的腹膜结构。

4. 腹膜襞、隐窝和陷凹　腹膜襞是脏器之间或脏器与腹、盆壁之间的腹膜形成的隆起，其深面常有血管等结构走行。腹膜襞之间或皱襞与腹、盆壁之间的凹陷称隐窝，较大的隐窝称陷凹。腹膜腔主要的陷凹位于盆腔内，男性在膀胱与直肠之间有直肠膀胱陷凹 rectovesical pouch（见图 7-1）。女性在直肠与之子宫之间有直肠子宫陷凹 rectouterine pouch，也称 Douglas 腔，较深，与阴道后穹间仅隔以薄的阴道后壁和腹膜（图 7-21）。女性在子宫与膀胱之间为膀胱子宫陷凹 vesicouterine pouch（见图 7-21）。站立或半卧位时，男性的直肠膀胱陷凹和女性的直肠子宫陷凹是腹膜腔最低处，故积液多积存于这些陷凹内，临床上可经直肠前壁或阴道后穹穿刺抽取积液进行诊断和治疗。

Note:

思 考 题

1. 请说出男、女性生殖系统的组成及各部分包括的器官？
2. 在临床上给男性病人插入导尿管进行导尿操作时，需注意哪些狭窄和弯曲？
3. 男性尿道分哪几部分？什么是前尿道、后尿道？
4. 输卵管分为哪几部分？卵子受精的部位及输卵管结扎的部位分别位于哪里？
5. 请说出子宫的位置及其主要的固定装置？
6. 乳房脓肿切开术时常采用什么样的切口，为什么？
7. 腹膜腔主要的陷凹有哪些？有何临床意义？

（倪秀芹）

第八章

脉 管 系 统

08 章　数字内容

学 习 目 标

● 知识目标

本章介绍脉管系统,包括心血管系统和淋巴系统。

1. 掌握脉管系统的组成和基本功能;心血管系统的组成,心的外形、位置和各心腔的主要结构特点;主动脉、冠状动脉、颈总动脉、锁骨下动脉、肱动脉、桡动脉、尺动脉、腹腔干、肠系膜上动脉、肠系膜下动脉、股动脉、腘动脉及足背动脉的起止、行程、主要分支和供血区域;上、下肢主要浅静脉的名称、位置及临床意义,锁骨下静脉、颈内静脉及上、下腔静脉的位置、起止和收纳血液的范围;面部危险三角、肝门静脉系的概念。

2. 熟悉心间隔的形态和薄弱区,心传导系的组成、位置及功能,心包的构成和心包腔的概念;静脉角、冠状窦的概念;肝门静脉的属支和门腔静脉吻合部位;淋巴系统的组成,全身淋巴干的名称和收纳范围,淋巴导管的行程、引流范围和临床意义;脾的位置和形态特点。

3. 了解血液循环及体循环、肺循环的概念和作用,动脉和静脉的区别;心壁的结构;动脉导管的位置及临床意义;全身动脉干体表触摸及压迫止血的部位;全身主要淋巴结群的名称、位置及引流关系。

第一节 概　述

脉管系统又称**循环系统**,是分布于人体各部的封闭管道系统,包括心血管系统和淋巴系统。心血管系统由心、动脉、毛细血管和静脉组成,血液在其内循环流动。淋巴系统包括淋巴管道、淋巴器官和淋巴组织,淋巴液沿淋巴管道向心流动,最后汇入静脉,故淋巴管道可视为静脉的辅助管道。

脉管系统的主要功能是物质运输,即将经消化管吸收的营养物质和经肺获取的氧运送至全身器官的组织和细胞,同时将组织和细胞的代谢产物、多余水分和二氧化碳等运送至肾、肺和皮肤等并排出体外,以保证人体持续不断的新陈代谢。脉管系统还输送内分泌系统产生的激素和其他生物活性物质,作用于相应的靶器官,实现体液调节。淋巴系统可产生淋巴细胞和抗体,参与机体的免疫反应。脉管系统对维持人体内环境的相对稳定和实现防御功能等均有重要作用。

一、心血管系统的组成

心血管系统 cardiovascular system 包括心、动脉、毛细血管和静脉。

1. **心 heart**　心主要由心肌构成,是心血管系统的"动力泵"。心的内部被分隔为左、右心房和左、右心室,心房连于静脉,心室连于动脉,同侧心房与心室借房室口相通。在房室口和动脉口处均有瓣膜,保证血液定向流动。

2. **动脉 artery**　动脉是输送血液离心的血管,自心室发出后,行程中不断分支,愈分愈细,最后移行为毛细血管。动脉多行于身体的屈侧或深部等安全隐蔽之处,常与静脉和神经伴行,并被结缔组织包裹构成血管神经束。

3. **毛细血管 capillary**　毛细血管是连接动、静脉末梢间的微小血管,数量多,分布广,彼此吻合成网;管壁薄,通透性大,是血液与组织液进行物质交换的场所。

4. **静脉 vein**　静脉是输送血液回心的血管,始自毛细血管,在向心回流的过程中不断接受属支,逐渐增粗,最后注入心房。

二、血液循环

在神经、体液的调节下,血液自心室流入动脉,再经毛细血管、静脉回流至心房,这一周而复始的循环流动称血液循环 blood circulation。根据循环途径不同,可分为两部分(图 8-1)。

1. **肺循环 pulmonary circulation**　血液自右心室搏出,经肺动脉干及其各级分支至肺泡壁的毛细血管进行气体交换,静脉血变成动脉血,再经肺静脉流入左心房。肺循环的特点是路径短,只通过肺,故又称小循环。

2. **体循环 systemic circulation**　血液自左心室搏出,经主动脉及其各级分支至全身的毛细血管,血液在此与周围的组织、细胞进行物质和气体交换,动脉血变成静脉血,再经各级静脉回流,最后经上、下腔静脉和冠状窦流入右心房。体循环的特点是路程长,流经范围广,故又称大循环。

三、血管吻合

人体血管除经动脉-毛细血管-静脉相通外,动脉与动脉之间、静脉与静脉之间、动脉与静脉之间均可借血管支彼此连结,形成血管吻合 vascular anastomosis。动脉间吻合包括动脉网(如关节网)和动脉弓(如掌浅弓)等;静脉间吻合更为丰富,常在脏器周围或脏器壁内形成静脉丛;动静脉吻合则是小动脉与小静脉间直接连通(图 8-2)。

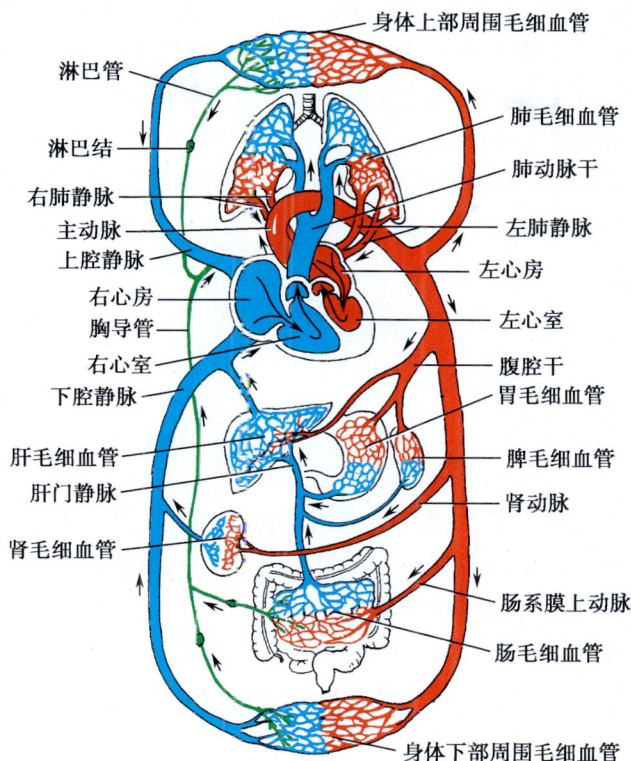

图 8-1　血液循环示意图

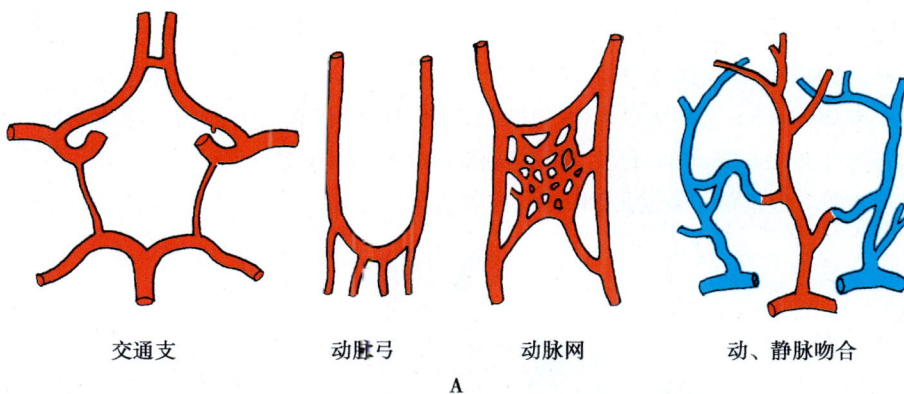

交通支　　　动脉弓　　　动脉网　　　动、静脉吻合

A

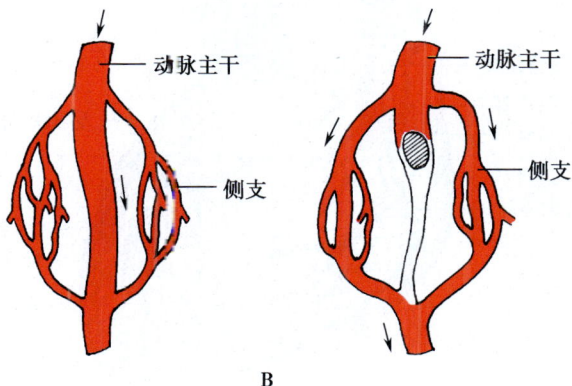

B

图 8-2　血管吻合和侧支循环示意图
A. 血管吻合形式；B. 侧支吻合和侧支循环。

Note：

发自血管主干不同部位的侧副管彼此吻合称侧支吻合。侧副管在正常情况下较细小,血流量少,但当主干阻塞时,侧副管逐渐增粗,血液可经其流至阻塞部位以下的血管主干,使血管受阻区的血液循环得到不同程度的恢复,这种通过侧支建立的循环称侧支循环 collateral circulation,对于保证病理状态下的器官血供具有重要意义(图 8-2)。

人体少数器官内的动脉与相邻动脉间无吻合,一旦阻塞,可致供血区的组织缺血甚至坏死,这种动脉称终动脉,如视网膜中央动脉。

第二节 心

一、心的外形、位置和毗邻

(一)心的外形

心是中空的肌性纤维性器官,形似倒置的、前后稍扁的圆锥体,大小与本人拳头相近。心重可因年龄、身高、体重和体力活动等因素而有所不同,正常男性为 284g±50g,女性为 258g±49g。心可分为一尖、一底、两面、三缘,表面还有 4 条沟(图 8-3、图 8-4)。

心尖 cardiac apex 朝向左前下方,圆钝、游离,由左心室构成。

心底 cardiac base 朝向右后上方,大部分由左心房、小部分由右心房构成,与上、下腔静脉和左、右肺静脉相连。

胸肋面朝向前上方,大部分由右心房和右心室、小部分由左心耳和左心室构成。升主动脉和肺动脉干在胸肋面上部分别起自左、右心室。膈面近水平位,稍向前下方倾斜,大部分由左心室、小部分由右心室构成。

左缘较钝,大部分由左心室构成,仅上方小部分由左心耳构成。右缘亦钝,近垂直位,由右心房构成。下缘较锐,近水平位,由右心室和心尖构成。

冠状沟 coronary sulcus 又称房室沟,呈冠状位,近似环形,仅在前方被肺动脉干中断,是右上方的心房和左下方的心室在心表面的分界。前室间沟 anterior interventricular groove 和后室间沟 posterior interventricular groove 分别位于胸肋面和膈面,自冠状沟向下至心尖右侧,两沟分别与室间隔前、后缘

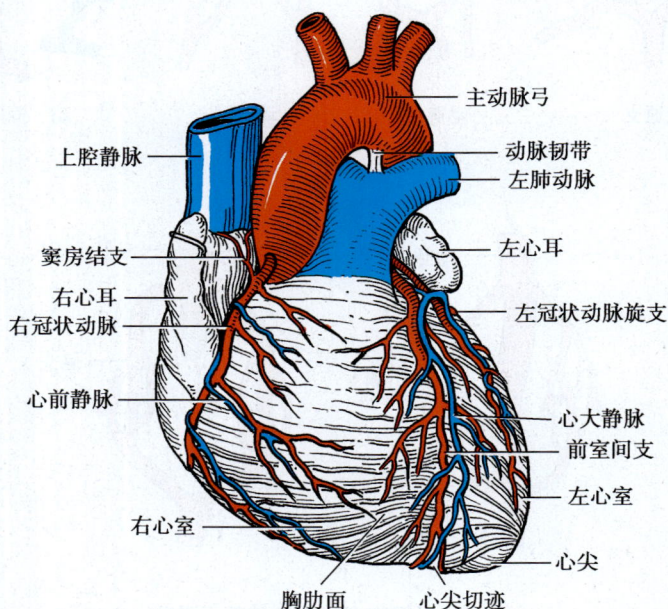

主动脉弓
上腔静脉
动脉韧带
左肺动脉
窦房结支
左心耳
右心耳
右冠状动脉
左冠状动脉旋支
心前静脉
心大静脉
前室间支
左心室
右心室
心尖
胸肋面
心尖切迹

图 8-3 心的外形和血管(前面)

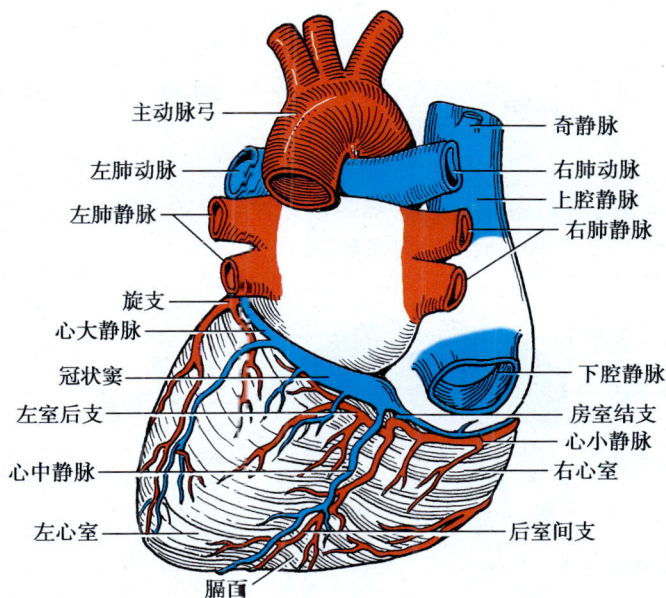

图 8-4　心的外形和血管（后面）

一致，是左、右心室在心表面的分界。前、后室间沟在心下缘会合处稍凹陷，称心尖切迹 cardiac apical incisure。冠状沟和前、后室间沟被血管和脂肪组织等填充。在心底，右心房与右肺静脉交界处的浅沟与房间隔后缘一致，称后房间沟 posterior interatrial groove，是左、右心房在心表面的分界。后房间沟、后室间沟和冠状沟的会合处称房室交点 crux。

（二）心的位置和毗邻

心位于胸腔中纵隔内，周围裹以心包，约 2/3 位于正中矢状面左侧，1/3 位于右侧（图 8-5）。左心房和左心室居于左后方，右心房和右心室居于右前方。心的位置常受呼吸、姿势等因素的影响而有所变化。

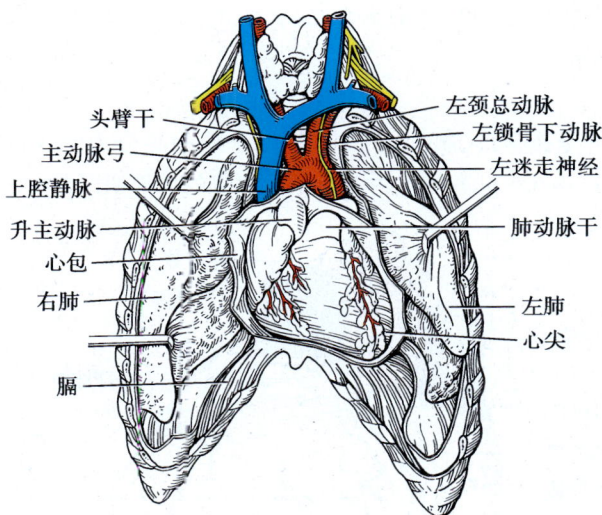

图 8-5　心的位置

心的胸肋面隔心包与胸骨体和第 2～6 肋软骨相对，其中大部分被胸膜和肺遮盖，仅小部分与胸骨体下部和左侧第 4～6 肋软骨毗邻，称为心包裸区。膈面借心包和膈与下方的胃底和肝左叶相对。心的后方借心包与主支气管和食管等毗邻。

二、心腔

心被房间隔和室间隔分为互不相通的左、右两半,每半又分为心房和心室,同侧心房和心室借房室口相通。

（一）右心房

右心房 right atrium 呈垂直的卵圆形,以界嵴为界分为腔静脉窦和固有心房(图 8-6)。界嵴是右心房腔面的纵行肌隆起,与右心房表面的界沟相对应。

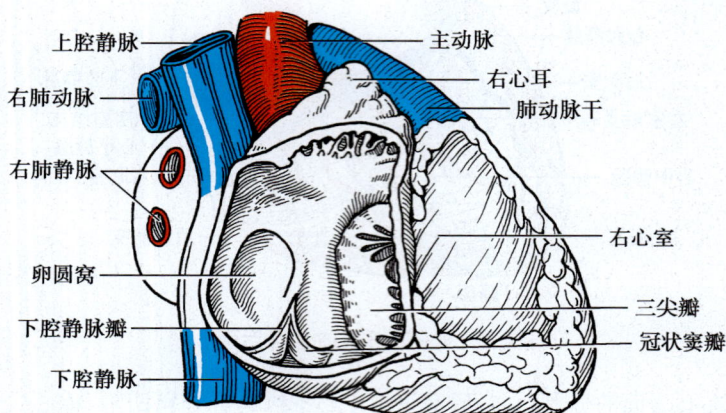

图 8-6　右心房

1. **腔静脉窦**　构成右心房的后部,腔面光滑,上、下方分别有上腔静脉口 orifice of superior vena cava 和下腔静脉口 orifice of inferior vena cava,后者前缘处有下腔静脉瓣附着。下腔静脉口和右房室口之间有冠状窦口 orifice of coronary sinus,其下缘处多有冠状窦瓣。

2. **固有心房**　构成右心房的前部,向前上方的突出部为右心耳 right auricle。腔面凹凸不平,有许多平行的梳状肌,自界嵴向前走行,止于右房室口。右心耳处的肌束交织成网状。固有心房的左前下方借右房室口 right atrioventricular orifice 通右心室。

在房间隔右侧面的下部有一浅凹,称卵圆窝 fossa ovalis,是胚胎时期卵圆孔闭锁后的遗迹。卵圆窝是房间隔缺损的好发部位。

（二）右心室

右心室 right ventricle 呈锥体形,斜向前下方,以室上嵴为界分为流入道(窦部)和流出道(漏斗部)(图 8-7)。室上嵴 supraventricular crest 为右心室后上部的弓形肌隆起。

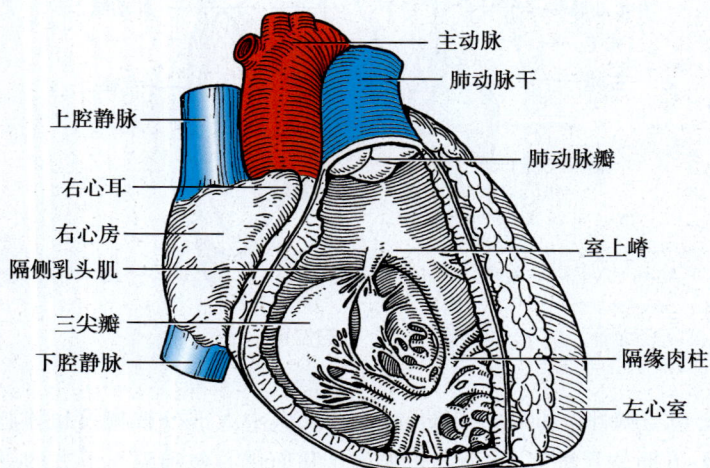

图 8-7　右心室

1. **流入道**　流入道自右房室口延至右心室尖。腔面凹凸不平,内有三尖瓣、腱索、乳头肌和肉柱等结构。三尖瓣 tricuspid valve 又称右房室瓣,按位置分为前尖、后尖和隔侧尖。瓣尖基底部相互连接,附着于右房室口处的三尖瓣环。腱索由致密结缔组织构成,呈细条索状,连接三尖瓣与乳头肌尖部。乳头肌 papillary muscle 是室壁突入腔内的锥体状肌隆起,分为前、后和隔侧 3 群,每群乳头肌通过腱索连于两个相邻瓣尖。肉柱为室壁腔面纵横交错的肌隆起。自室间隔下部横过室腔至前乳头肌根部的粗大肉柱称隔缘肉柱 septomarginal trabecula,可限制右心室过度扩张,故又称节制索 moderator band。

当右心室收缩时,由于三尖瓣环缩小以及血液推动,使三尖瓣关闭,但乳头肌收缩和腱索牵拉使三尖瓣不致翻向右心房。三尖瓣环、三尖瓣、腱索和乳头肌在结构和功能上构成一个整体,称三尖瓣复合体 tricuspid valve complex,共同保证血液单向流动。

2. **流出道**　流出道又称为动脉圆锥,位于流入道左上方,腔面光滑,向上借肺动脉口 orifice of pulmonary trunk 通向肺动脉干。肺动脉瓣 pulmonary valve 为 3 个半月形的瓣膜,附着于肺动脉口处的肺动脉瓣环。瓣膜与肺动脉壁围成开口向上的肺动脉窦 sinus of pulmonary trunk。

当右心室收缩时,三尖瓣关闭,肺动脉瓣开放,血液进入肺动脉干;右心室舒张时,肺动脉瓣关闭,三尖瓣开放,血液自右心房流入右心室。

（三）左心房

左心房 left atrium 呈立方形,分为前部的左心耳和后部的左心房窦(图 8-8)。左心耳 left auricle 较右心耳细长,突向左前方,部分覆盖肺动脉干根部。左心房窦的腔面光滑,后壁的两侧各有一对肺静脉的开口,前下部有左房室口 left atrioventricular orifice 通向左心室。

（四）左心室

左心室 left ventricle 近似圆锥形,其壁厚约为右心室的 3 倍。左心室腔以二尖瓣前尖为界,分为左后方的流入道(窦部)和右前方的流出道(主动脉前庭)(图 8-8)。

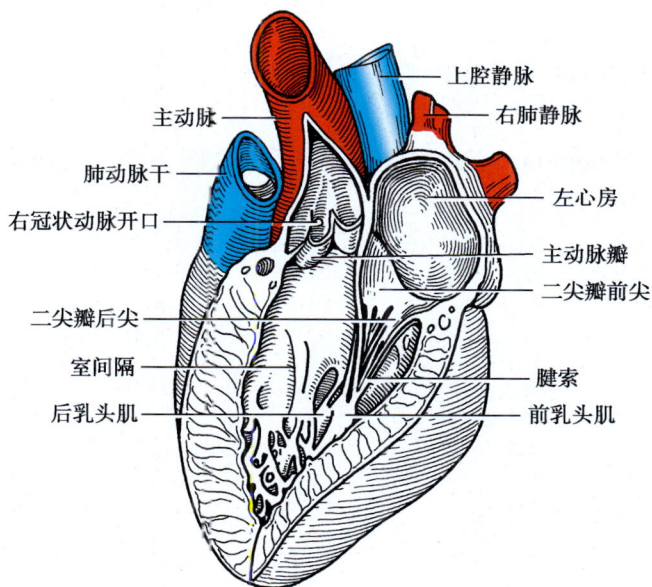

图 8-8　左心房和左心室

1. **流入道**　流入道自左房室口延至左心室尖,内有二尖瓣、腱索、乳头肌和肉柱等结构。二尖瓣 mitral valve 又称左房室瓣,分为前尖和后尖,瓣尖基底部相互延续,附着于左房室口处的二尖瓣环。前尖较大,呈半卵圆形,位于前内侧,介于左房室口与主动脉口之间;后尖较小,多呈四边形,位于后外侧。乳头肌较粗大,前、后乳头肌分别位于左心室前外侧壁的中部和后壁的内侧部。每组乳头肌借腱索连于两个瓣尖。左心室的肉柱细小。二尖瓣环、二尖瓣、腱索和乳头肌在结构和功能上构成二尖瓣复合体 mitral complex。

2. **流出道**　流出道呈漏斗状,腔面光滑,无肉柱,向右后上方经主动脉口 aortic orifice 通向主动脉。主动脉瓣 aortic valve 为 3 个较厚的半月形瓣膜,是附着于主动脉口处的主动脉瓣环。每个瓣膜与主动脉壁围成开口向上的主动脉窦 aortic sinus。当左心室收缩时,二尖瓣关闭,主动脉瓣开放,血液进入主动脉;左心室舒张时,主动脉瓣关闭,二尖瓣开放,血液自左心房流入左心室。

三、心的构造

(一)心纤维性支架

心纤维性支架由致密结缔组织构成,是心瓣膜和心肌纤维的附着处,包括 4 个纤维环、左、右纤维三角和室间隔膜部。二尖瓣环、三尖瓣环、主动脉瓣环和肺动脉瓣环分别位于左、右房室口、主动脉口和肺动脉口的周缘,左纤维三角位于主动脉瓣环与二尖瓣环之间,右纤维三角位于二尖瓣环、三尖瓣环和主动脉瓣环之间(图 8-9)。

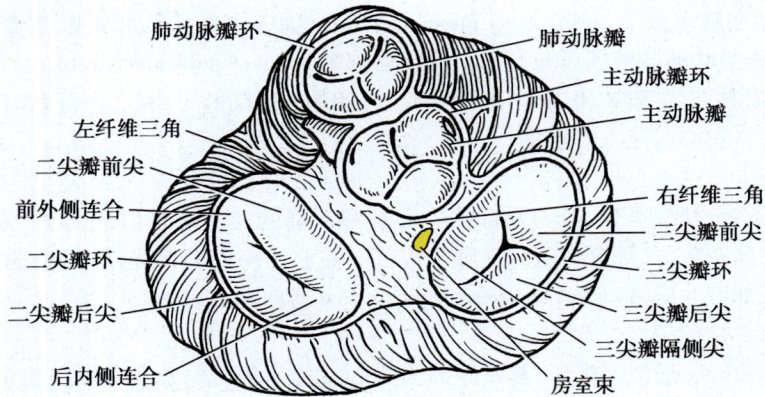

图 8-9 心纤维性支架

(二)心壁

心壁由心内膜、心肌膜和心外膜构成(见第十六章)。

(三)房间隔和室间隔

1. **房间隔 interatrial septum** 房间隔位于左、右心房之间,由两层心内膜及其间的结缔组织和少量心房肌纤维构成(图 8-10)。

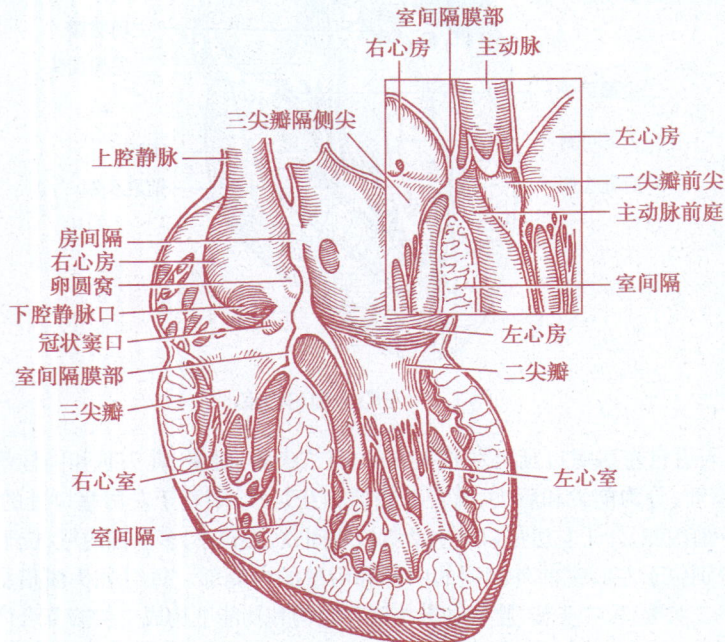

图 8-10 房间隔和室间隔

2. 室间隔 interventricular septum 室间隔位于左、右心室之间,侧面观呈三角形,顶朝向心尖。在心的冠状切面上,室间隔凸向右侧,故右心室呈新月形。室间隔可分为肌部和膜部,肌部主要由心肌构成,位于左前下方;膜部较薄,位于右后上方、心房与心室交界处,缺乏心肌,是室间隔缺损的好发部位(图8-10)。

四、心传导系

心传导系由特殊分化的心肌细胞构成,包括窦房结、结间束、房室结、房室束以及左、右束支和浦肯野(Purkinje)纤维网(图8-11)。窦房结产生自律性兴奋,经结间束传至房室结,同时传至心房肌。房室结再将兴奋信号经房室束及其分支传至心室肌。由于房室结传导速度缓慢,心房收缩之后心室才开始收缩。

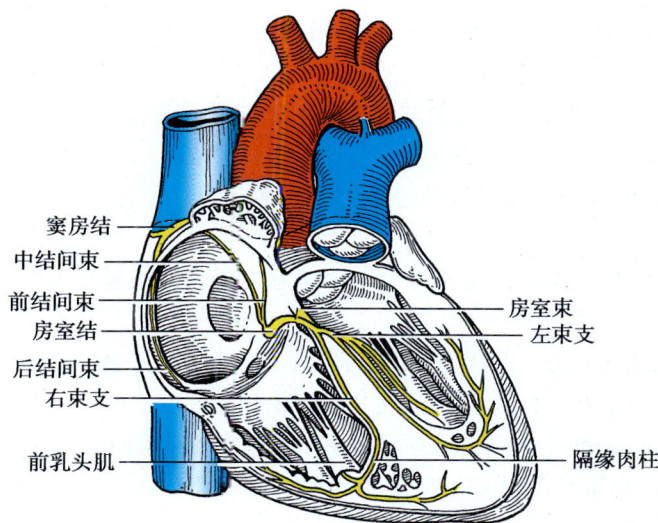

图 8-11 心传导系

1. 窦房结 sinuatrial node 窦房结是心的正常起搏点,多呈长梭形,位于上腔静脉与右心房交界处的心外膜深面。

2. 结间束 internodal tract 结间束包括前、中、后结间束,可将窦房结的兴奋传至房室结,但迄今尚缺乏形态学证据。

3. 房室结 atrioventricular node 房室结呈扁椭圆形,位于冠状窦口前上方的心内膜下,功能是将窦房结的兴奋延搁下传至心室,使心房肌和心室肌依次交替收缩。如房室结位置及周围区域过分刺激可引起心律失常。

4. 房室束 atrioventricular bundle 房室束又称为 His 束,起自房室结前端,穿右纤维三角,经室间隔膜部的后下缘前行至肌部的上缘,分为左、右束支。

5. 左束支 left bundle branch 左束支呈扁带状,在室间隔左侧心内膜下前行,至室间隔上、中1/3 交界处分支分布于左心室壁和前、后乳头肌等。

6. 右束支 right bundle branch 右束支呈条索状,在室间隔右侧面行向左前下方,经隔缘肉柱至前乳头肌根部并发出许多分支,分布于右心室壁。

7. Purkinje 纤维网 Purkinje 纤维网由左、右束支的细小分支交织而成,Purkinje 纤维与心肌纤维相连,将兴奋传至整个心室。

五、心的血管

(一)动脉
心的血液供应来自左、右冠状动脉(见图8-3、图8-4)。

1. **左冠状动脉 left coronary artery** 左冠状动脉起自主动脉左窦,经左心耳与肺动脉干之间左行,随即分为前室间支和旋支。

(1) 前室间支 anterior interventricular branch:又称前降支,为左冠状动脉的直接延续,沿前室间沟下行,并绕心尖切迹至后室间沟,与右冠状动脉的后室间支相吻合。前室间支分布于左心室前壁、部分右心室前壁和室间隔前 2/3 等。

(2) 旋支 circumflex branch:沿冠状沟行至膈面,多在心左缘与房室交点之间的中点附近分支而终。旋支分布于左心房、左心室左侧壁和下壁等。

2. **右冠状动脉 right coronary artery** 右冠状动脉起自主动脉右窦,经右心耳与肺动脉干之间右行,沿冠状沟行至房室交点附近,分为后室间支和右旋支。右冠状动脉主干分支分布于右心房、右心室大部分和室间隔后 1/3。

(1) 后室间支 posterior interventricular branch:沿后室间沟下行,分布于后室间沟附近的左、右心室下壁和室间隔后 1/3 等。

(2) 右旋支 right circumflex branch:向左越过房室交点,至房室交点与心左缘之间,分布于左心室的部分下壁。

窦房结动脉约 60% 起自右冠状动脉,40% 起自左冠状动脉旋支。房室结动脉约 90% 起自右冠状动脉。

(二) 静脉

心的静脉分浅、深两组,其间吻合非常丰富。浅静脉主要经冠状窦注入右心房,深静脉则直接注入各心腔。

1. **冠状窦 coronary sinus** 冠状窦位于心膈面、左心房与左心室间的冠状沟内,收集心的绝大部分静脉血,经冠状窦口注入右心房,属支见图 8-3、图 8-4。

(1) 心大静脉 great cardiac vein:在前室间沟内伴左冠状动脉前室间支上行,进入冠状沟后与左冠状动脉旋支伴行,注入冠状窦始端,沿途收集左、右心室前壁、左心房前壁和室间隔前部的静脉血。

(2) 心中静脉 middle cardiac vein:在后室间沟内伴右冠状动脉后室间支上行,在房室交点处注入冠状窦末端,沿途收集左、右心室下壁和心尖等处的静脉血。

(3) 心小静脉 small cardiac vein:起自心右缘,在冠状沟内与右冠状动脉伴行,向左注入冠状窦末端,沿途收集右心室前壁、下壁的静脉血。

2. **心前静脉 anterior cardiac vein** 心前静脉有 1~4 支,起自右心室前壁,向上越过冠状沟直接注入右心房(见图 8-3)。

3. **心最小静脉 smallest cardiac vein** 心最小静脉位于心壁内,数量多,直径约 1mm,直接开口于各心腔。

六、心包

心包 pericardium 为圆锥形纤维浆膜囊,包裹心和出入心的大血管根部,可分为纤维心包和浆膜心包(图 8-12)。纤维心包 fibrous pericardium 由坚韧的致密结缔组织构成,位于浆膜心包外面,向上与大血管外膜相续,向下与膈的中心腱愈着。浆膜心包 serous pericardium 分为壁、脏两层,壁层紧贴于纤维心包内面,脏层包于心肌表面,即心外膜。

浆膜心包的壁、脏两层在大血管根部反折移行,围成心包腔 pericardial cavity,内有少量浆液,

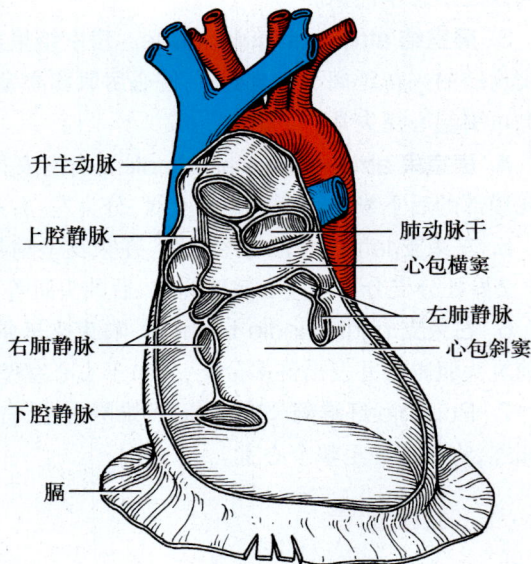

升主动脉
上腔静脉
肺动脉干
心包横窦
左肺静脉
心包斜窦
右肺静脉
下腔静脉
膈

图 8-12 心包

起润滑作用。在心包腔,浆膜心包壁、脏两层反折处的间隙称心包窦 pericardial sinus,主要有:①心包横窦 transverse sinus of pericardium,位于肺动脉干和升主动脉的后方、左心房和上腔静脉的前方;②心包斜窦 oblique sinus of pericardium,位于左心房后壁与心包后壁之间,两侧为左、右肺静脉和下腔静脉,呈向下开口的盲囊;③心包前下窦 anterior inferior sinus of pericardium,位于心包前壁与下壁的反折处,深1~2cm,是心包腔的最低处,心包积液常积聚于此。

七、心的体表投影

心外形的体表投影可用4点连线法来确定(图8-13)。左上点位于左侧第2肋软骨下缘、距胸骨侧缘约1.2cm处,右上点位于右侧第3肋软骨上缘、距胸骨侧缘约1cm处,右下点位于右侧第7胸肋关节处,左下点位于左侧第5肋间隙、锁骨中线内侧1~2cm处。心的上界为左、右上点的连线,下界为左、右下点的连线,左界为左上、左下点之间微向左凸的弧线,右界为右上、右下点之间微向右凸的弧线。

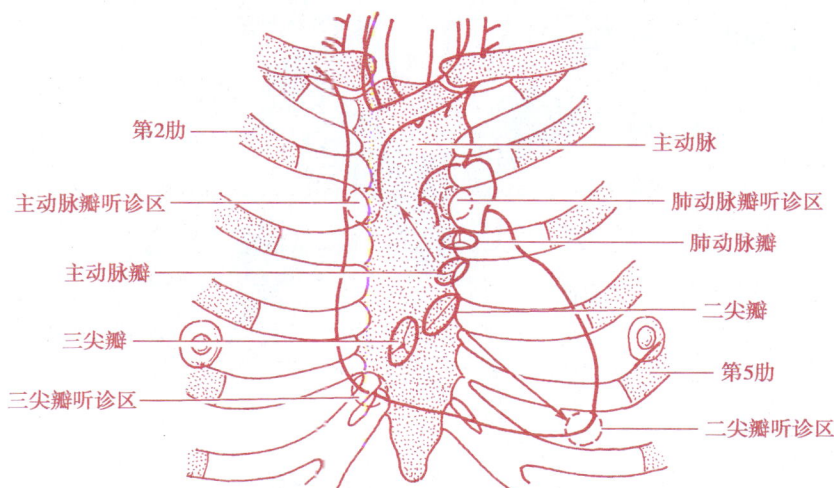

图8-13 心的体表投影

心瓣膜的体表投影(图8-13):①二尖瓣,位于左侧第4胸肋关节处;②三尖瓣,位于前正中线与第4肋间隙交点处;③主动脉瓣,位于胸骨左侧缘第3肋间隙处;④肺动脉瓣,位于左侧第3胸肋关节处。

◆ 心瓣膜的听诊区

心瓣膜的听诊区与其体表投影有所不同(图8-13)。①二尖瓣听诊区,位于左侧第5肋间隙、距前正中线7~9cm处,即心尖的体表投影处;②三尖瓣听诊区,位于右侧第6胸肋关节处;③主动脉瓣听诊区,位于右侧第2胸肋关节的稍下方;④肺动脉瓣听诊区,位于左侧第2胸肋关节的稍下方。

◆ 心包腔穿刺术和心内注射

心包腔穿刺进针部位通常在左侧第5肋间隙心浊音界的内侧2cm处或左剑肋角处,此处为心包裸区,可避免损伤胸膜。在左侧第5肋间隙处,穿刺针依次经过皮肤、浅筋膜、深筋膜、胸大肌、肋间肌、胸内筋膜、纤维心包和浆膜心包壁层,进入心包腔。在左剑肋角处,穿刺针依次经过皮肤、浅筋膜、深筋膜、腹直肌、胸内筋膜、纤维心包和浆膜心包壁层,进入心包腔。

心内注射进针部位通常在胸骨左缘、第4肋间隙处,可免损伤胸膜和肺。穿刺针依次经过皮肤、浅筋膜、深筋膜、胸大肌、肋间肌、胸内筋膜、心包和右心室壁,进入右心室腔。

(庞 刚)

Note:

第三节　动　　脉

一、肺循环的动脉

肺动脉干 pulmonary trunk 起自右心室,经升主动脉的前方斜向左上方,在主动脉弓下方分为左肺动脉 left pulmonary artery 和右肺动脉 right pulmonary artery(图 8-14)。在左肺动脉起始部与主动脉弓下缘连有一致密结缔组织索,称动脉韧带 arterial ligament,是胚胎时期动脉导管闭锁后的遗迹。动脉导管若在出生后 1 年内仍未闭锁,称动脉导管未闭。

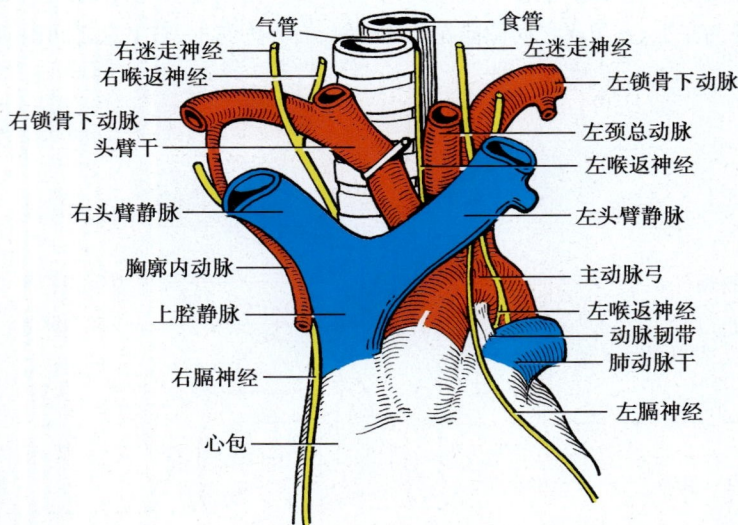

图 8-14　主动脉弓和上腔静脉

二、体循环的动脉

主动脉 aorta 由左心室发出,是体循环的动脉主干,按行程可分为升主动脉、主动脉弓和降主动脉。

升主动脉 ascending aorta 起自左心室,向右前上方斜行,至右侧第 2 胸肋关节后方移行为主动脉弓(图 8-15)。升主动脉发出左、右冠状动脉。

主动脉弓 aortic arch 呈弓形弯向左后方,至第 4 胸椎体下缘的左侧移行为降主动脉。主动脉弓凸侧自右向左分别发出头臂干 brachiocephalic trunk、左颈总动脉和左锁骨下动脉。头臂干向右上方斜行至右胸锁关节后方分为右颈总动脉和右锁骨下动脉。左颈总动脉和左锁骨下动脉发出后行向左上方至颈部。

主动脉弓壁外膜下有丰富的神经末梢,称压力感受器,可感受血压的变化。主动脉弓下方近动脉韧带处有 2~3 个粟粒样小体,称主动脉小球,为化学感受器,可感受循环血液中氧、二氧化碳、氢离子的浓度变化。

降主动脉 descending aorta 以膈的主动脉裂孔为界分为胸主动脉和腹主动脉(图 8-15),在第 4 腰椎体下缘续为左、右髂总动脉,后者沿腰大肌内侧下行至骶髂关节处分为髂内动脉 internal iliac artery 和髂外动脉 external iliac artery。

(一)颈总动脉

颈总动脉 common carotid artery 为颈部的动脉主干,左侧起自主动脉弓,右侧起自头臂干。两侧均经胸锁关节后方进入颈部,沿气管、喉、食管和咽的外侧上行,在平甲状软骨上缘处分为颈内动脉和颈

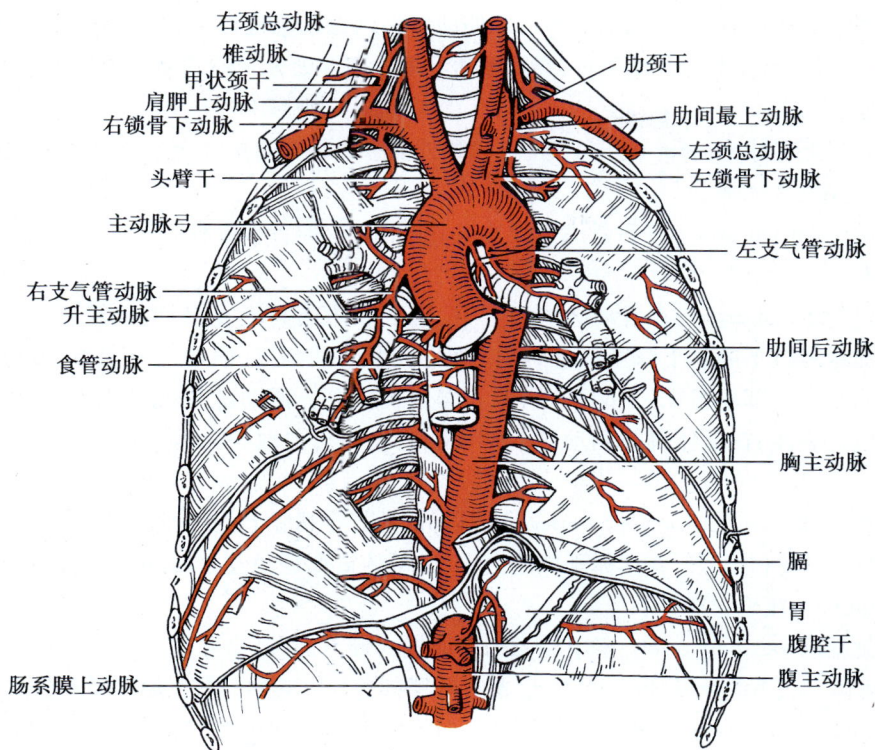

图 8-15　胸主动脉及其分支

外动脉。颈总动脉与颈内静脉、迷走神经三者包在颈动脉鞘内。在颈总动脉分叉处及其附近有颈动脉窦和颈动脉小球两个重要结构(图 8-15)。颈动脉窦 carotid sinus 为颈总动脉末端及颈内动脉起始处的膨大,壁内有压力感受器,可感受血压的变化。颈动脉小球 carotid glomus 是扁椭圆形小体,位于颈总动脉分叉处的内后方,以结缔组织连于动脉壁上,功能与主动脉小球相同,属于化学感受器。当头面部大量失血时,可在胸锁乳突肌前缘,平环状软骨高度,将颈总动脉向后压向第 6 颈椎的颈动脉结节(即第 6 颈椎横突前结节),进行急救止血。

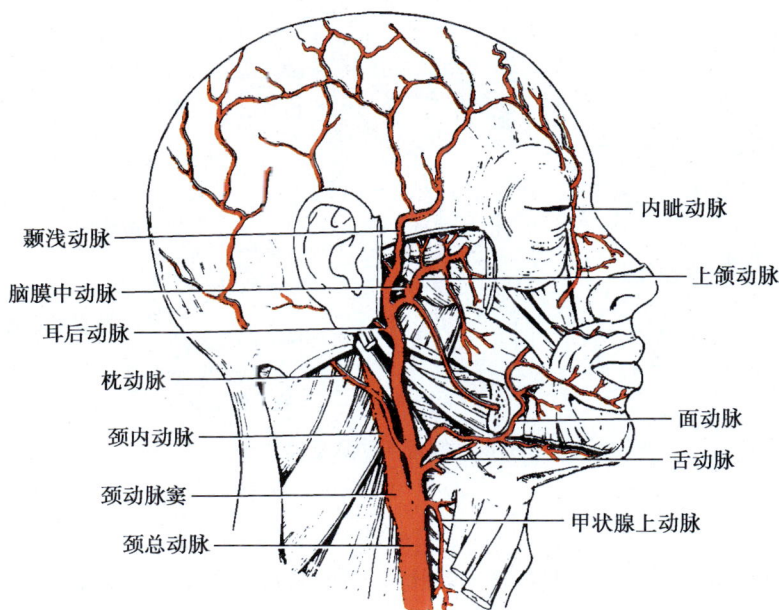

图 8-16　颈外动脉及其分支

1. **颈外动脉 external carotid artery**　颈外动脉自颈总动脉发出后,初位于颈内动脉的前内侧(图 8-16),后由前绕至其前外侧上行,穿腮腺达下颌颈高度处分为颞浅动脉和上颌动脉两终末支。其主要分支有:

(1) 甲状腺上动脉 superior thyroid artery:自颈外动脉的起始处发出,行向前下至甲状腺侧叶的上端,分布于甲状腺上部和喉。

(2) 舌动脉 lingual artery:平舌骨大角处发出,行向前内,经舌骨舌肌的深面至舌,分布于舌、舌下腺和腭扁桃体。

(3) 面动脉 facial artery:在舌动脉的稍上方、平下颌角的高度发出,向前经下颌下腺深面,在咬肌止点的前缘越过下颌骨下缘至面部,经口角和鼻翼的外侧,迂曲向上至内眦,改称内眦动脉。面动脉分支分布于面部软组织、下颌下腺、咽和腭扁桃体等。面动脉在咬肌止点前缘与下颌骨下缘的相交处位置表浅,在活体可摸到动脉的搏动。当面部出血时,可在此处将面动脉压向下颌骨进行止血。

(4) 颞浅动脉 superficial temporal artery:在耳屏的前方穿腮腺上行,越颧弓根至颞区,分支分布于额、颞、顶部的软组织和腮腺。在活体耳屏前上方、颧弓的根部可触及该动脉的搏动。当头前外侧部出血时,可在此进行压迫止血。

(5) 上颌动脉 maxillary artery:经下颌颈的深面进入颞下窝,沿途分支分布于外耳道、中耳、硬脑膜、颊、腭扁桃体、上、下颌牙及牙龈、咀嚼肌、鼻腔和腭部等处。其中分布至硬脑膜的分支称脑膜中动脉 middle meningeal artery,由下颌颈的深面发出,向上穿棘孔至颅中窝,分前、后两支分布于硬脑膜。其中前支在翼点内面穿经骨沟或骨管,当颞骨骨折时易受损而引起硬脑膜外血肿。

2. **颈内动脉 internal carotid artery**　颈内动脉由颈总动脉发出后,垂直上行至颅底,穿颈动脉管入颅腔,分支分布于脑和视器(图 8-17)。颈内动脉在颈部无分支,其颅内分支见本书中枢神经系统内容。

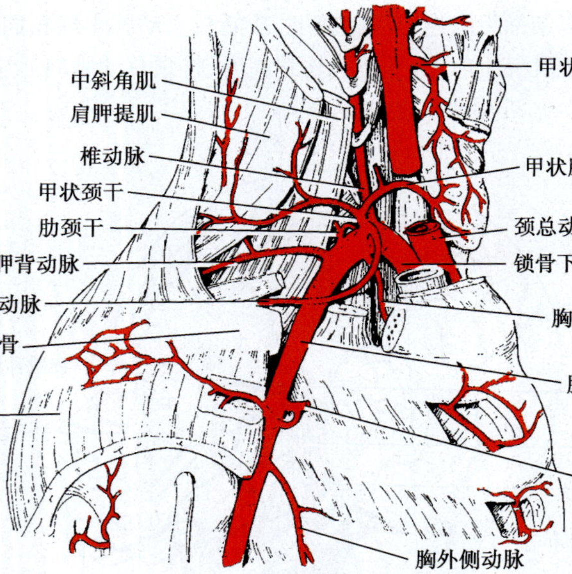

图 8-17　锁骨下动脉及其分支

（二）锁骨下动脉

锁骨下动脉 subclavian artery 左侧起自主动脉弓,右侧起自头臂干。锁骨下动脉经胸锁关节后方斜向外行至颈根部,弓形跨过胸膜顶的前上方,穿斜角肌间隙,在第 1 肋外缘移行为腋动脉(图 8-17)。当上肢出血时,可在锁骨中点上方的锁骨上窝处将锁骨下动脉向后下压向第 1 肋进行止血。

　　锁骨下动脉的主要分支：①椎动脉 vertebral artery，在前斜角肌内侧起始于锁骨下动脉，向上穿第6至第1颈椎横突孔，由枕骨大孔入颅腔后左、右椎动脉汇合形成一条基底动脉，分支分布于脑和脊髓。②胸廓内动脉 internal thoracic artery，与椎动脉起始处相对发出，向下经胸廓上口进入胸腔，贴第1至第6肋软骨后面，沿胸骨外侧缘约1cm处下行，至第6肋间隙处形成肌膈动脉和腹壁上动脉两终末支（图8-18）。肌膈动脉至下5个肋间隙，分布于肋间肌、腹肌和膈。腹壁上动脉穿膈进入腹直肌鞘，在腹直肌深面下行并营养该肌。胸廓内动脉主干发出6条肋间支至第1至第6肋间隙和乳房。胸廓内动脉上段发出心包膈动脉，与膈神经伴行，分支分布于胸前壁、乳房、心包和膈等处。③甲状颈干 thyrocervical trunk，为一短干，在椎动脉外侧、前斜角肌内侧缘附近起自锁骨下动脉，分支分布于颈、肩等处。其中，甲状腺下动脉 inferior thyroid artery 自甲状颈干发出后行向上内方，经颈动脉鞘后方至甲状腺侧叶下端，分支营养甲状腺、咽、食管、喉和气管。甲状颈干发出的肩胛上动脉行向外下至冈上窝和冈下窝，分布于冈上肌、冈下肌和肩胛骨。

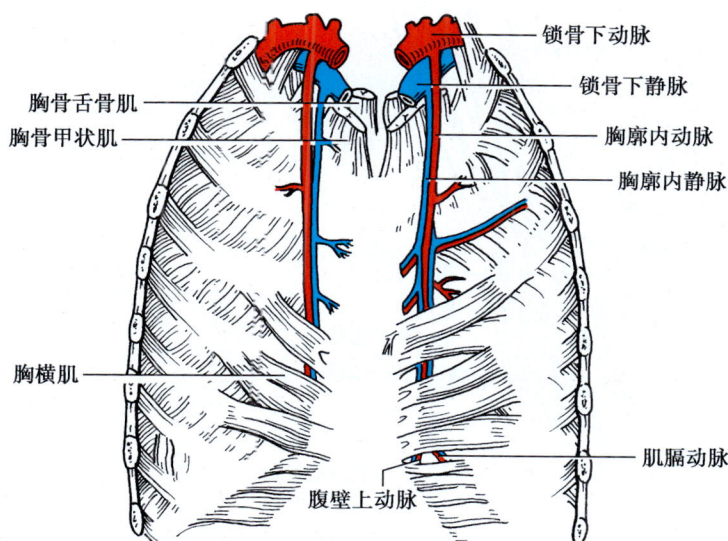

图8-18　胸廓内动脉及其分支

　　腋动脉为锁骨下动脉的直接延续，是上肢的主要动脉干（图8-19）。

　　1. 腋动脉 axillary artery　腋动脉自第1肋外缘续于锁骨下动脉，行于腋窝深部，在背阔肌腱的下缘移行为肱动脉。腋动脉的主要分支包括：

　　（1）胸肩峰动脉：为腋动脉发出的一条短干，在胸小肌上缘处起始于腋动脉，随即分成数支分布于肩部（三角肌）和胸前壁的上份（胸大肌、胸小肌）。

　　（2）胸外侧动脉：沿胸小肌下缘走行，分布于前锯肌、胸大肌、胸小肌和乳房。

　　（3）肩胛下动脉，又分为胸背动脉和旋肩胛动脉。前者至背阔肌和前锯肌；后者穿三边孔至冈下窝附近诸肌，并与肩胛上动脉吻合。

　　（4）旋肱后动脉，伴腋神经穿四边孔，绕肱骨外科颈至三角肌和肩关节等处。

　　2. 肱动脉 brachial artery　肱动脉自背阔肌腱下缘续于腋动脉，沿肱二头肌内侧与正中神经伴行至肘窝，平桡骨颈水平分为桡动脉和尺动脉。在肘窝处肱二头肌腱的内侧可扪及其搏动，此处可作为测量血压时的听诊部位。前臂大出血时，可于臂中段将肱动脉压向肱骨以暂时止血。肱动脉最主要的分支是肱深动脉，该动脉自大圆肌下缘处发出后伴桡神经行于桡神经沟内，分支分布于臂后份，其终末支参与肘关节网的形成。

　　3. 桡动脉 radial artery　桡动脉平行于桡骨下降，先经肱桡肌与旋前圆肌之间，继而在肱桡肌与桡侧腕屈肌腱之间行至桡骨下端，沿途分支营养前臂的桡侧。绕桡骨茎突，经拇指背侧3个长肌腱深

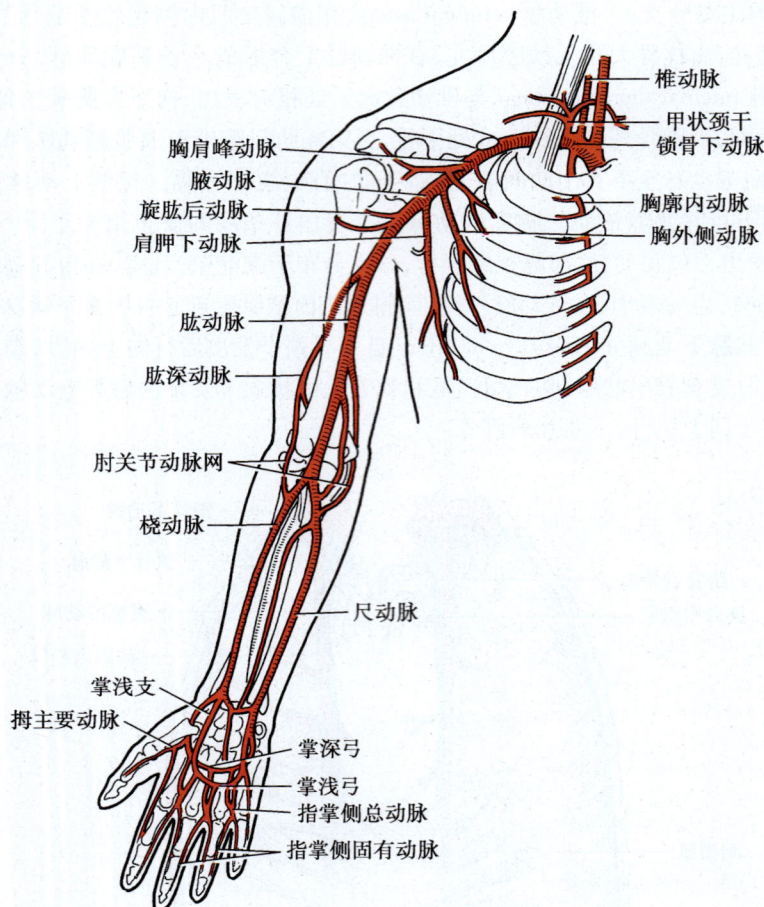

图 8-19　上肢的动脉

面至手背,穿第 1 掌骨间隙至手掌深面,发出拇主要动脉。拇主要动脉分为 3 支,分布于拇指掌面两侧和示指的桡侧缘。桡动脉下段在桡骨下端前外侧的位置表浅,是临床触摸脉搏的部位。

4. **尺动脉 ulnar artery**　尺动脉在指浅屈肌和尺侧腕屈肌之间下行,经豌豆骨外侧进入手掌,沿途分支营养前臂的尺侧部。骨间总动脉为其主要分支,肘窝处起始后,在前臂骨间膜上缘处分为前、后两支,分别下行于骨间膜的前面和后面,分支营养前臂前、后群的深层肌。

5. **掌浅弓和掌深弓**

（1）掌浅弓 superficial palmar arch:由尺动脉的终支与桡动脉的掌浅支吻合形成,位于掌腱膜与指浅屈肌腱和正中神经之间。自弓的凸缘发出 4 支,1 支小指尺侧动脉分布于小指尺侧缘,3 支指掌侧总动脉行至掌指关节附近,分别分为 2 支指掌侧固有动脉,分别供应 2~5 指的相对缘。指掌侧固有动脉均行于手指两侧,故手指出血时可在手指的两侧进行压迫止血。

（2）掌深弓 deep palmar arch:由桡动脉的终支与尺动脉的掌深支吻合形成,位于指屈肌腱与骨间掌侧肌之间,弓的凸缘在掌浅弓近侧,发出 3 条掌心动脉,行至掌指关节附近,分别注入相应的指掌侧总动脉。

手在抓握工具时易受压,手掌动脉弓可使手掌或手指的掌侧面在受压的情况下仍能获得充分的血液供应。

（三）胸主动脉

胸主动脉 thoracic aorta 平第 4 胸椎体下缘处续于主动脉弓,沿脊柱和食管左侧下行,逐渐转行至脊柱的前方和食管的后方,在平第 12 胸椎处穿膈的主动脉裂孔,续为腹主动脉(见图 8-15)。胸主动脉的分支包括壁支和脏支。

1. 壁支

（1）肋间后动脉和肋下动脉：从胸主动脉后壁发出 9 对肋间后动脉和 1 对肋下动脉。这些动脉在脊柱两侧各分为前、后两支，前支沿肋沟的内侧前行，分布至第 3 肋以下的胸壁及腹壁的上部，与胸廓内动脉的分支吻合；后支主要分布在脊髓及其被膜、背部的肌肉及皮肤。

（2）膈上动脉：有 2~3 支，分布于膈的后部。

2. 脏支　脏支包括支气管动脉、食管动脉和心包动脉，分布于同名器官。

（四）腹主动脉

腹主动脉 abdominal aorta 在膈的主动脉裂孔处续于胸主动脉，沿脊柱左前方下降，至第 4 腰椎的下缘处分为左、右髂总动脉 common iliac artery。髂总动脉沿腰大肌的内侧向外下方斜行，至骶髂关节的前方分为髂内动脉和髂外动脉（图 8-20）。腹主动脉的分支可分为壁支和脏支。

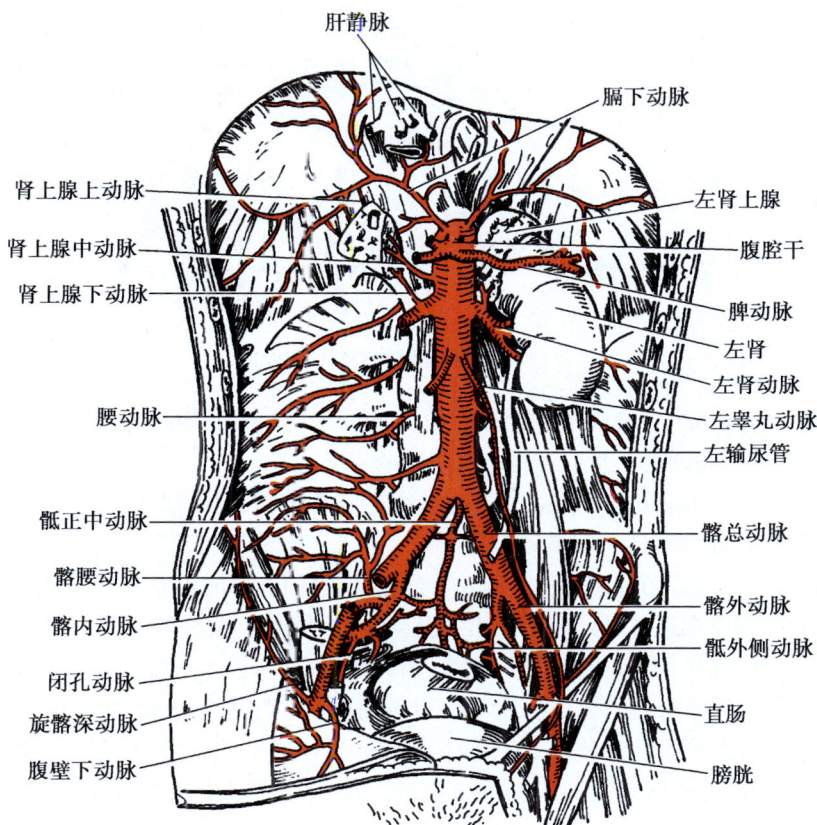

图 8-20　腹主动脉及其分支

1. 壁支　壁支包括腰动脉、膈下动脉、骶正中动脉，分布于腹后壁、脊髓、膈下面、肾上腺和盆腔后壁等处。

2. 脏支

（1）成对的脏支

1）肾动脉 renal artery：在平第 1~2 腰椎椎间盘高度处起自腹主动脉，横行向外侧，在肾门附近分为前、后两干，经肾门入肾，入肾前多发出肾上腺下动脉至肾上腺。右肾动脉比左侧稍长。常有 1~2 支肾副动脉（约占 30%）在肾动脉的上方或下方发自腹主动脉，在肾门的上方或下方入肾。

2）睾丸动脉 testicular artery：细而长，在肾动脉起始处稍下方起自腹主动脉前壁，沿腰大肌前面斜向外下，穿腹股沟管，参与构成精索，分布于睾丸和附睾（见图 8-20）。在女性为卵巢动脉 ovarian artery，行至小骨盆上缘处进入卵巢悬韧带内下行，分布于卵巢和输卵管壶腹部。

3）肾上腺中动脉：分布于肾上腺，与肾上腺上动脉和肾上腺下动脉吻合。

（2）不成对的脏支

1）腹腔干 celiac trunk：为一粗大短干，长约 1.25cm，在膈的主动脉裂孔稍下方起自腹主动脉前壁，随即分为胃左动脉、肝总动脉和脾动脉（图 8-21）。

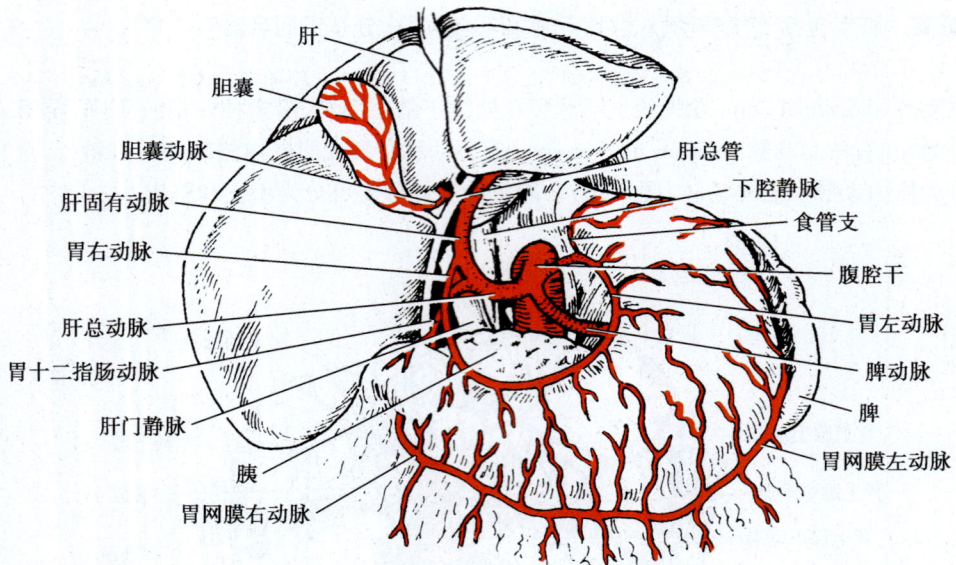

图 8-21　腹腔干及其分支（胃前面）

①胃左动脉 left gastric artery：较细，行向左上方，至胃的贲门附近转向右，沿胃小弯在小网膜两层之间走行，沿途分支至食管腹部、贲门和胃小弯附近的胃壁。

②肝总动脉 common hepatic artery：沿胰头的上缘行向右前方，至十二指肠上部的上方分为肝固有动脉 proper hepatic artery 和胃十二指肠动脉。

肝固有动脉在肝十二指肠韧带内位于胆总管的左侧、肝门静脉的前方，上行至肝门，分为左、右支进入肝的左、右叶。右支在进入肝门前常发出胆囊动脉，经胆囊三角至胆囊颈，分布于胆囊。肝固有动脉尚发出胃右动脉，在小网膜内行至幽门上缘，沿胃小弯向左与胃左动脉吻合，沿途发出分支分布于十二指肠上部和胃小弯附近的胃壁。胃十二指肠动脉经十二指肠上部的后方下降，在十二指肠上部的下缘分为胃网膜右动脉和胰十二指肠上动脉。胃网膜右动脉在大网膜前两层之间沿胃大弯行向左，沿途发出胃支和网膜支至胃壁和大网膜。胰十二指肠上动脉较细，分前、后两支，在胰头与十二指肠降部之间下行，与来自肠系膜上动脉发出的胰十二指肠下动脉吻合，分布于胰头和十二指肠。

③脾动脉 splenic artery：为腹腔干最粗大的分支，沿胰的上缘行向左，经脾肾韧带达脾门，分数支入脾。脾动脉在行程中发出多条细小的胰支至胰体和胰尾。脾动脉在脾门附近发出 3~5 条胃短动脉，经胃脾韧带至胃底。还发出胃网膜左动脉沿胃大弯右行，与胃网膜右动脉吻合，发出胃支和网膜支至胃壁和大网膜。

2）肠系膜上动脉 superior mesenteric artery：约在第 1 腰椎高度发自腹主动脉的前壁，经胰头和胰体交界处后方下行，越过十二指肠水平部的前面进入肠系膜根，斜向右下至右髂窝，主要分布于十二指肠至结肠左曲的肠管（图 8-22）。其分支如下：

①空肠动脉 jejunal artery 和回肠动脉 ileal artery：有 13~18 支，发自肠系膜上动脉的左侧壁，行于小肠系膜内，各支动脉反复发出分支吻合形成多级动脉弓。空肠通常有 1~3 级动脉弓，回肠有 3~5 级动脉弓。最后一级动脉弓发出直动脉进入肠壁，分布于空肠和回肠。

②中结肠动脉 middle colic artery：在胰下缘附近起始，向前并稍偏右侧进入横结肠系膜，分为左、

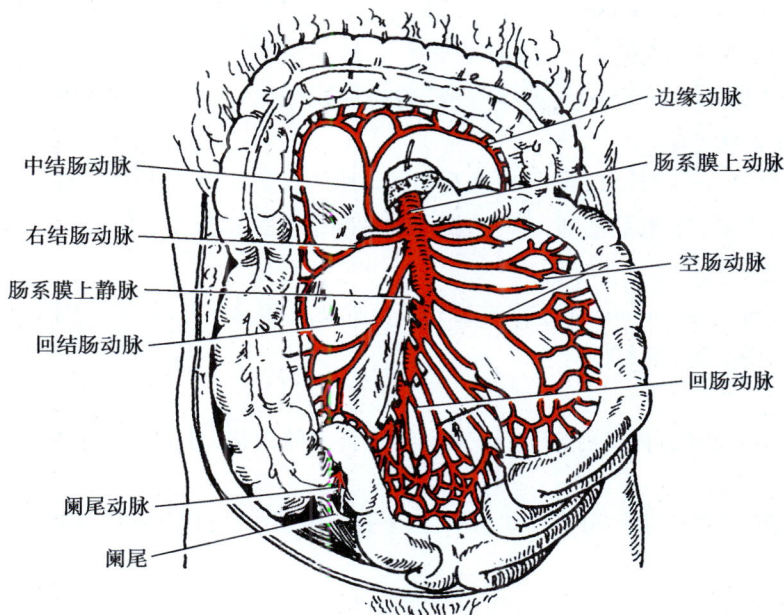

图 8-22 肠系膜上动脉及其分支

右支,分别与左、右结肠动脉吻合,分布于横结肠。

③右结肠动脉 right colic artery:在回结肠动脉的上方发出,横行向右,分为升、降两支,分别与中结肠动脉和回结肠动脉吻合,分布于升结肠。

④回结肠动脉 ileocolic artery:是肠系膜上动脉右侧壁发出的最下分支,斜向右下至盲肠附近,分数支营养回肠末端、盲肠、阑尾及升结肠。其中至阑尾的分支称为阑尾动脉 appendicular artery,经回肠末端的后方进入阑尾系膜,沿系膜的游离缘行至阑尾尖端,沿途分支营养阑尾。

3)肠系膜下动脉 inferior mesenteric artery:约平第 3 腰椎高度起自腹主动脉前壁,在壁腹膜后行向左下,主要分布于结肠左曲至直肠上部的肠管(图 8-23)。其分支如下:

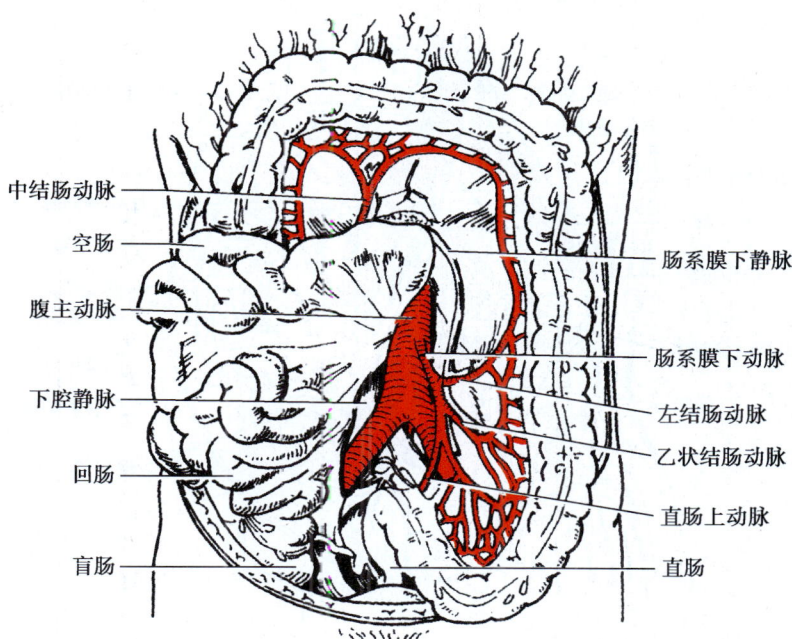

图 8-23 肠系膜下动脉及其分支

Note:

①左结肠动脉 left colic artery：横行向左，至降结肠附近分为升、降两支，分别与中结肠动脉和乙状结肠动脉吻合，分布于降结肠。

②乙状结肠动脉 sigmoid arteries：有2~3条，斜向左下方进入乙状结肠系膜内，各支之间相互吻合成动脉弓，分布于乙状结肠。

③直肠上动脉 superior rectal artery：是肠系膜下动脉的直接延续，至第3骶椎水平处分为两支，沿直肠的两侧下行，分布于直肠的上部，并与直肠下动脉吻合。

（五）髂内动脉

髂内动脉 internal iliac artery 短而粗，在骶髂关节处发自髂总动脉，沿盆腔侧壁下行，分支分布于盆壁和盆腔脏器（图8-24、图8-25）。

1. 壁支

（1）闭孔动脉：沿骨盆侧壁行向前下，穿闭膜管至大腿内侧，分支分布于大腿的内侧肌群及髋关节。

（2）臀上动脉和臀下动脉：分别穿梨状肌上、下孔至臀部，分支营养臀肌及髋关节。

2. 脏支

（1）脐动脉：是胎儿时期的动脉干，出生后其远侧段闭锁形成脐内侧韧带。脐动脉可发出2~3支膀胱上动脉，分布于膀胱中、上部。

（2）膀胱下动脉：在男性分布于膀胱底、精囊和前列腺，在女性分布于膀胱和阴道。

（3）子宫动脉 uterine artery：沿盆腔侧壁下行，进入子宫阔韧带底部两层腹膜之间，在子宫颈外侧约2cm处从输尿管的前方跨过，在子宫颈两侧缘分成上、下两支，上支沿子宫侧缘迂曲上升至子宫底，分布于子宫、输卵管及卵巢；下支主要营养子宫颈及阴道。

（4）直肠下动脉 inferior rectal artery：分布于直肠下部、前列腺（男）或阴道（女）等处。该动脉与直肠上动脉、肛动脉相互吻合。

（5）阴部内动脉 internal pudendal artery：穿梨状肌下孔出盆腔，绕坐骨棘经坐骨小孔至坐骨直肠窝，发出肛动脉、会阴动脉、阴茎（蒂）动脉等分支，分布于肛门、会阴部和外生殖器（图8-26）。

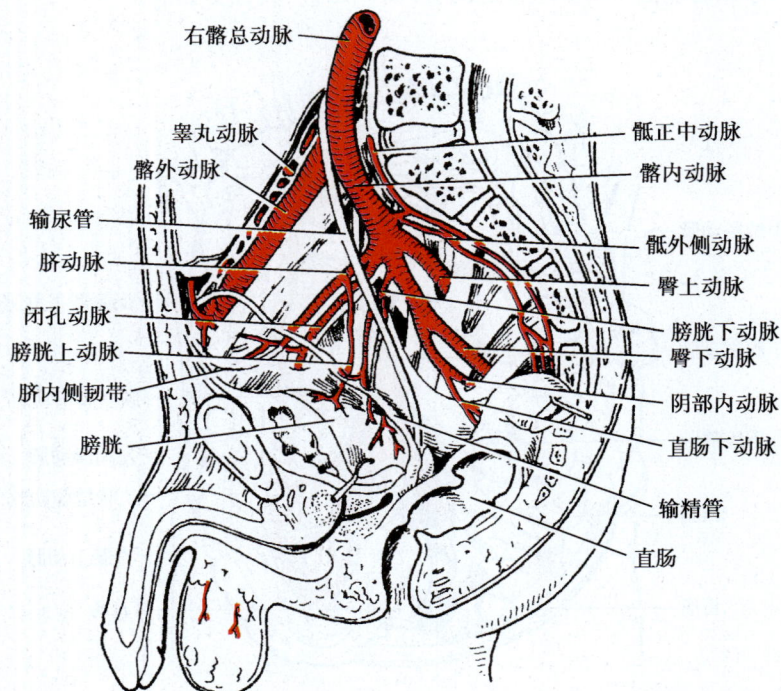

图8-24 盆腔的动脉（右侧、男性）

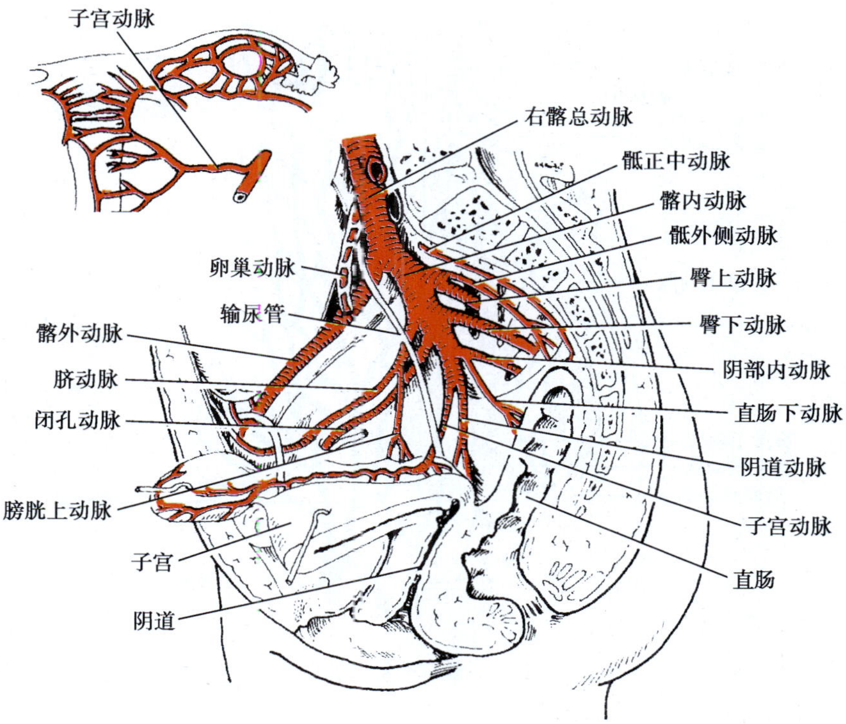

图 8-25　盆腔的动脉（右侧、女性）

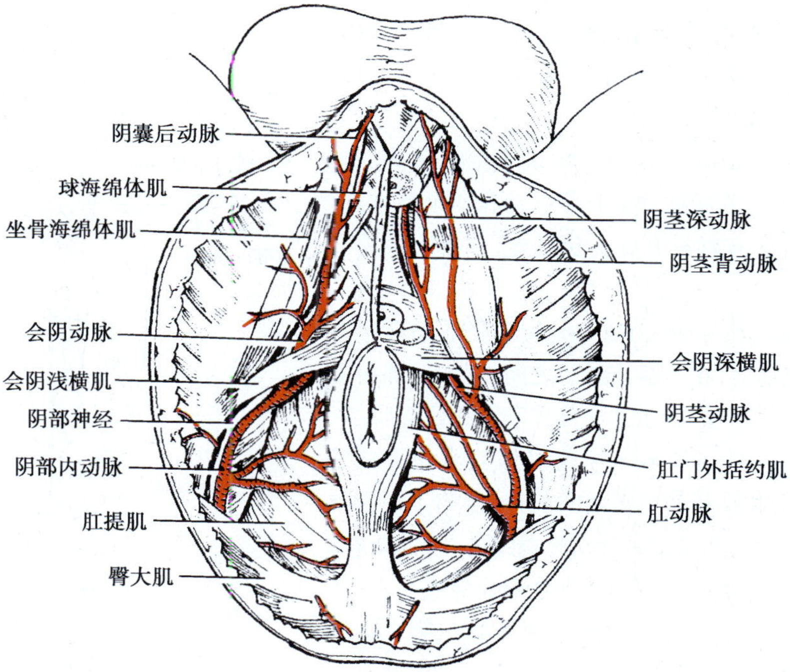

图 8-26　会阴部的动脉（男性）

（六）髂外动脉

髂外动脉 external iliac artery 沿腰大肌内侧缘下行,经腹股沟韧带深面至股部,移行为股动脉。髂外动脉在腹股沟韧带稍上方处发出腹壁下动脉,该动脉经腹股沟管深环的内侧行向上内进入腹直肌鞘,行于腹直肌的深面,分布于腹直肌,并与腹壁上动脉吻合(图 8-27)。

1. 股动脉 femoral artery 股动脉在腹股沟韧带的深面续于髂外动脉,在股三角向内下行,穿收

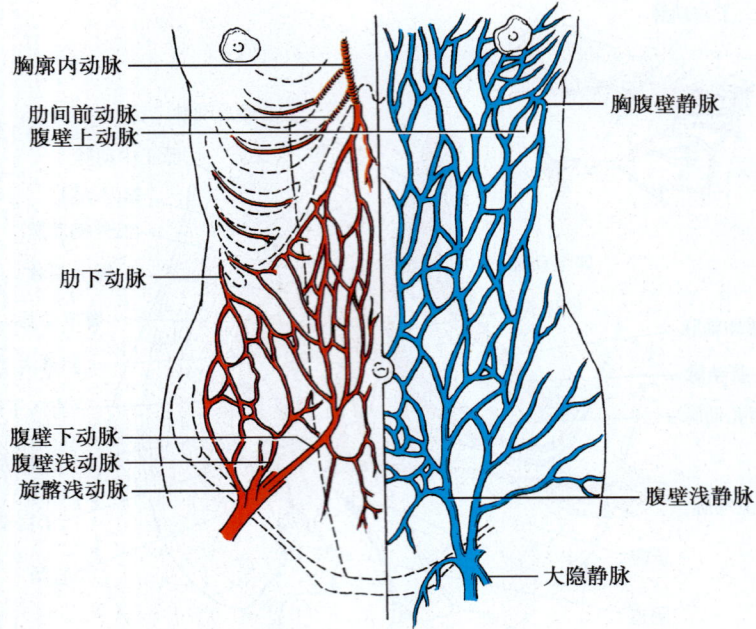

图 8-27 腹前外侧壁的血管

肌管,出收肌腱裂孔至腘窝,移行为腘动脉。在腹股沟韧带的稍下方,股动脉位置表浅,活体可扪及其搏动。股动脉在其起始部发出一些小的分支分布于腹前壁和会阴部。

股深动脉是股动脉的主要分支,在腹股沟韧带下方 2~5cm 处发出,行向后内下方,分支包括:①旋股内侧动脉,分布于大腿内侧群肌;②旋股外侧动脉,至大腿前群肌;③穿动脉,有 3~4 支,分布于大腿后群肌、内侧群肌和股骨(图 8-28)。

2. 腘动脉 popliteal artery 腘动脉在腘窝深部下行,至腘窝下角处分为胫前动脉和胫后动脉两个终末支。腘动脉在腘窝内发出数条关节支和肌支,分布于膝关节和邻近的肌。

3. 胫前动脉 anterior tibial artery 胫前动脉穿小腿骨间膜至小腿前面,在小腿前群肌之间下行,至踝关节的前方移行为足背动脉,沿途分支分布于小腿前群肌。

足背动脉 dorsalis pedis artery 是胫前动脉的直接延续,经踇长伸肌腱和趾长伸肌腱之间前行,至第 1 跖骨间隙附近分为足底深支和第 1 跖背动脉两终支,前者穿第 1 跖骨间隙至足底,与足底外侧动脉吻合形成足底弓;后者沿第 1 跖骨间隙前行,分支至踇趾背两侧缘和第 2 趾背内侧缘。足背动脉的位置表浅,在两踝之间容易触及其搏动。足背动脉的另一分支为弓状动脉,沿跖骨底呈弓形凸向外,由弓的凸侧缘发出 3 支跖背动脉,跖背动脉向前各分为 2 支细小的趾背动脉,分布于第 2~5 趾相对缘(图 8-29)。

4. 胫后动脉 posterior tibial artery 在小腿后面浅、深肌群之间下行,经内踝后方至足底,分为足底内侧

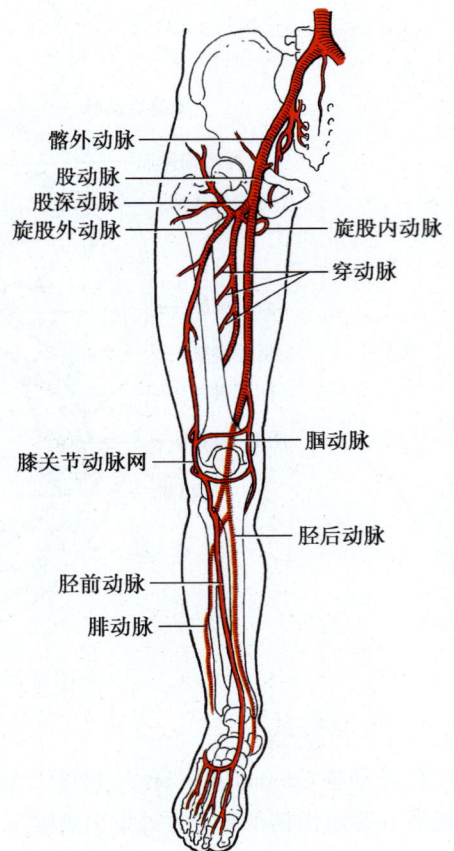

图 8-28 下肢的动脉

Note:

动脉和足底外侧动脉两终支。胫后动脉在小腿处分布于小腿后区胫侧的结构,其主要分支如下:

(1) 腓动脉:沿腓骨内侧下行,分布于胫、腓骨及邻近的肌等。

(2) 足底内侧动脉:分布于足底内侧部(图 8-30)。

(3) 足底外侧动脉:行至第 5 跖骨底处转向内侧达第 1 跖骨间隙,分布于足底外侧部,并与足背动脉的足底深支吻合形成足底弓。由足底弓发出 4 支跖足底总动脉,后者又各发出 2 支趾足底固有动脉至趾的相对缘(图 8-30)。

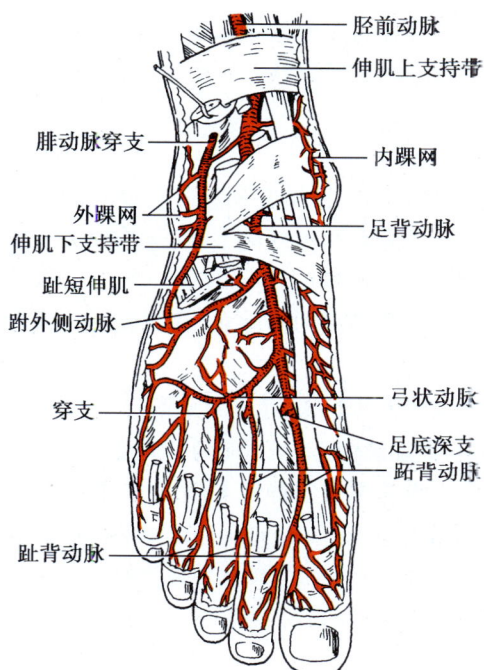

图 8-29 足背动脉及其分支

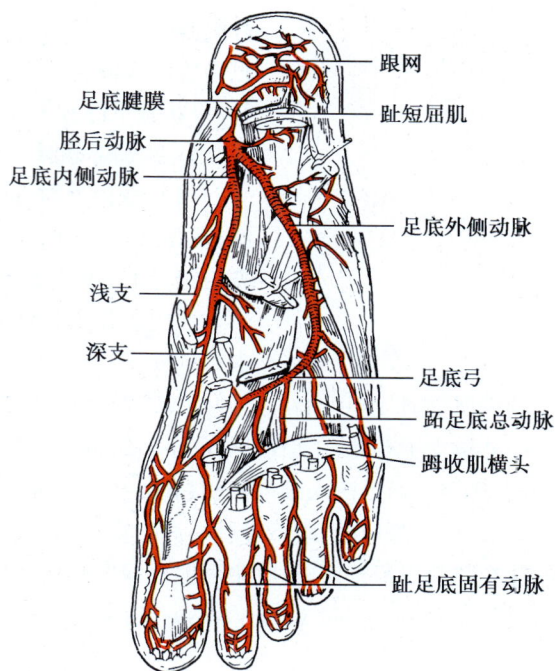

图 8-30 足底的动脉(右侧)

第四节 静 脉

静脉 vein 是输送血液回心的血管。起始于毛细血管,最后注入心房。与动脉相比,静脉的数量多、管腔大、管壁薄、弹性小,压力低、血流缓慢。静脉有以下特点:①静脉瓣 venous valves 常成对存在,具有防止血液逆流作用(图 8-31)。静脉瓣多见于受重力影响较大、血液不易回流的部位,如四肢,特别是下肢。头颈部和胸部的多数静脉无静脉瓣。②体循环静脉可分为浅、深两组,浅静脉位于皮下,又称皮下静脉,不与动脉伴行。有些部位的浅静脉可在体表观察到,是临床上进行静脉穿刺的部位;深静脉位于深筋膜深面或体腔内,常与同名动脉伴行。③静脉吻合较丰富,往往吻合成静脉网或丛。④结构特殊的静脉有硬脑膜窦 sinuses of dura mater 和板障静脉 diploic vein。

全身的静脉可分为肺循环的静脉和体循环的静脉。

一、肺循环的静脉

肺静脉 pulmonary vein 左右各两条,分别为左上、左下肺静脉和右上、右下肺静脉。两对肺静脉起自肺门,将含氧量高的动脉血注入左心房。

二、体循环的静脉

体循环的静脉包括上腔静脉系、下腔静脉系(包括肝门静脉系)和心静脉系(见心脏)。

Note:

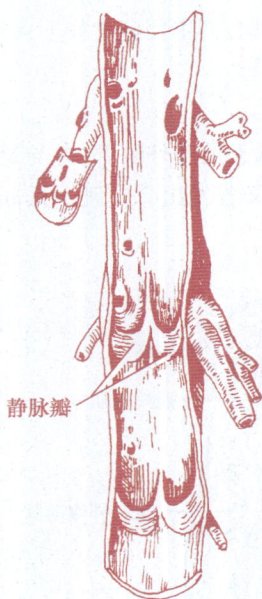

静脉瓣

图 8-31 静脉瓣

（一）上腔静脉系

上腔静脉系由上腔静脉及其各级属支组成。

上腔静脉 superior vena cava 由左、右头臂静脉在右侧第 1 胸肋结合处的后方汇合而成（图 8-32），继而沿升主动脉的右侧垂直下行，注入右心房。在注入右心房前，有奇静脉注入。上腔静脉主要收集头颈部、上肢、胸壁和部分胸腔脏器的静脉血。

头臂静脉 brachiocephalic vein 在胸锁关节的后方分别由同侧的颈内静脉与锁骨下静脉汇合而成，汇合处的夹角称静脉角 venous angle，是淋巴导管注入静脉的部位（图 8-32）。头臂静脉还接受椎静脉、胸廓内静脉、甲状腺下静脉等属支。

1. 头颈部静脉

（1）颈内静脉 internal jugular vein：在颅底颈静脉孔处与乙状窦相续，在颈动脉鞘内沿颈内动脉与颈总动脉的外侧下行，至胸锁关节的后方与锁骨下静脉汇合成头臂静脉（图 8-33）。

颈内静脉主要收集颅内、面部和颈部的静脉血，其属支可分为颅内支和颅外支。

颅内属支通过颅内静脉及硬脑膜窦收纳脑膜、脑、视器及颅骨的静脉血（见第十章）。

颅外属支主要有：①面静脉 facial vein 起自内眦静脉，与面动脉伴行，在下颌角的高度与下颌后静脉的前支汇合，而后注入颈内静脉（图 8-34）。面静脉可借内眦静脉和眼静脉与颅内海绵窦交通，或经面深静脉、翼静脉丛、眼下静脉与海绵窦交通。②下颌后静脉 retromandibular vein 由颞浅静脉和上颌静脉在腮腺内汇合而成，收集面侧部深区和颞区的静脉血，分支汇入面静脉和颈外静脉。上颌静脉起自翼静脉丛 pterygoid venous plexus，后者可经眼下静脉或卵圆孔以及破裂孔的导血管与海绵窦交

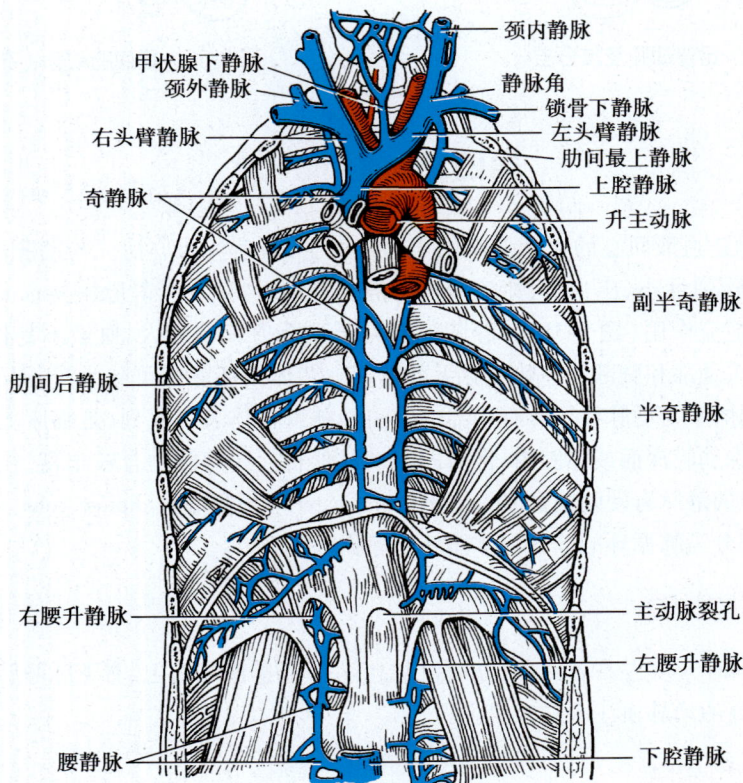

图 8-32 上腔静脉及其属支

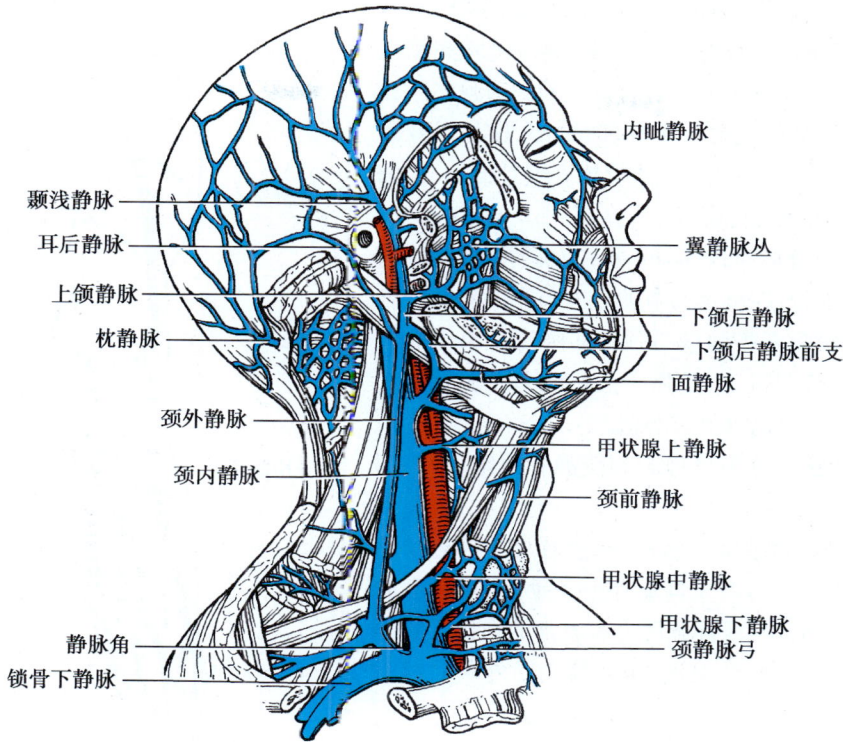

图 8-33 头颈部的静脉

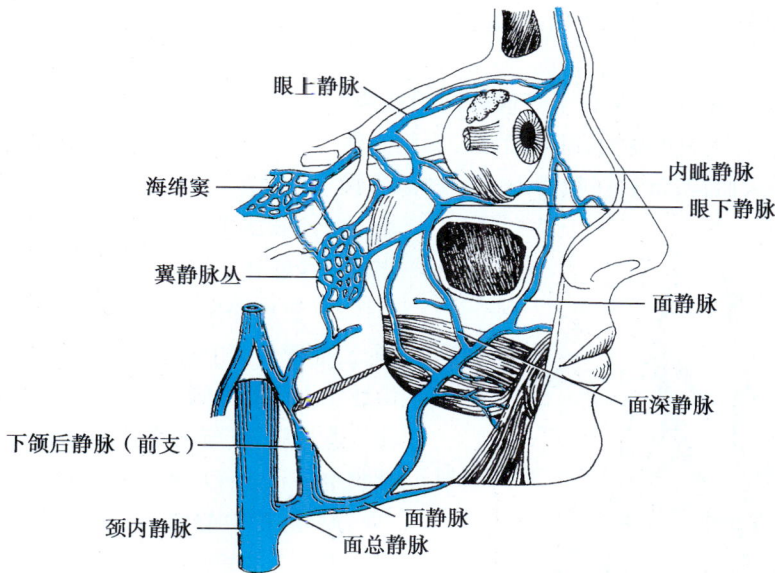

图 8-34 面静脉及其交通

通。③咽静脉、舌静脉、甲状腺上静脉和甲状腺中静脉等自上而下依次注入颈内静脉。

◆ 面部"危险三角"

面部"危险三角"是指鼻根至两侧口角之间的三角形区域。此处面静脉一般无静脉瓣,且可经内眦静脉和眼静脉与颅内海绵窦交通。因此,此处发生化脓性感染时,勿搔抓和挤压,否则病菌可经上述途径传入颅内,导致颅内继发性感染,甚至危及生命。

Note:

（2）颈外静脉 external jugular vein：由下颌后静脉的后支、耳后静脉及枕静脉汇合而成，继而斜跨胸锁乳突肌的表面下行，在该肌下端的后方穿颈深筋膜注入锁骨下静脉。颈外静脉主要收集耳郭、颞部、枕部以及颈前区浅层的静脉血。颈外静脉的位置表浅且恒定，故临床上常在此进行静脉穿刺。

（3）锁骨下静脉 subclavian vein：为腋静脉的延续，伴随同名动脉走行，在胸锁关节的后方与颈内静脉汇合成头臂静脉。锁骨下静脉壁与颈部筋膜以及第 1 肋骨膜等结合紧密，位置恒定，是临床上输液和心血管造影时进行静脉穿刺和插管的常用部位。

2. **上肢静脉**　分为深静脉和浅静脉两组，最终都汇入腋静脉 axillary vein。

（1）深静脉：自手掌至腋窝，深静脉均与同名动脉伴行，在腋窝以下多为两条静脉伴一条动脉，伴行静脉之间有广泛的吻合，与浅静脉间也有丰富的吻合。腋静脉收集上肢浅、深静脉的血液，越过第 1 肋外缘后续为锁骨下静脉。

（2）浅静脉：位于皮下浅筋膜内，不与动脉伴行。手指的浅静脉较丰富，在各指的背侧形成两条相互吻合的指背静脉，上行至手背后，汇合成不同类型的手背静脉网（图 8-35、图 8-36）。继续向心回流，途中汇合成以下主要静脉：

1）头静脉 cephalic vein：起自手背静脉网的桡侧，沿前臂的桡侧及前面上行至肘窝，继续沿肱二头肌的外侧上行，经三角胸大肌沟，最后在锁骨下方穿过深筋膜

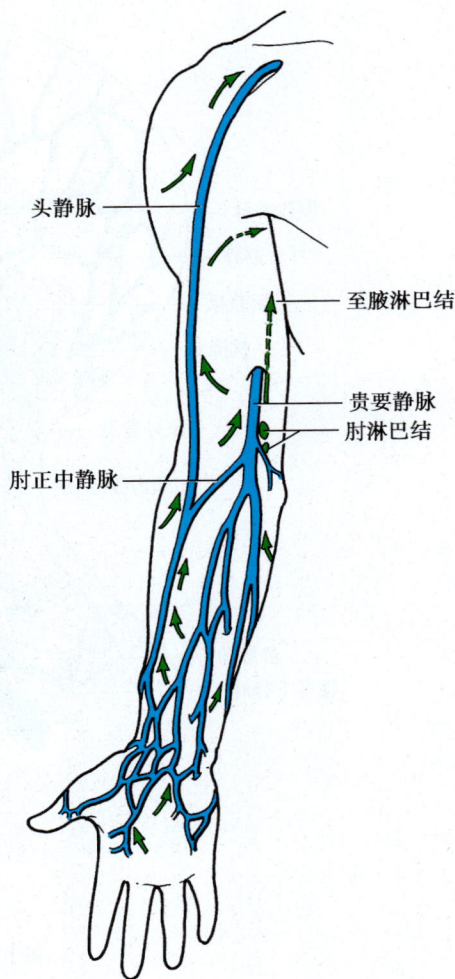

图 8-35　上肢浅静脉

注入腋静脉或锁骨下静脉。头静脉收纳手和前臂桡侧的浅静脉。

2）贵要静脉 basilic vein：起自手背静脉网的尺侧，沿前臂尺侧上行，在肘窝接受肘正中静脉，继续沿肱二头肌的内侧上行，至臂中点附近穿过深筋膜注入肱静脉，或与肱静脉伴行汇入腋静脉。贵要静脉收纳手和前臂尺侧的浅静脉。

3）肘正中静脉 median cubital vein：是肘窝处斜行于皮下的短静脉干，变异较多。一般起于头静脉，经肱二头肌腱的表面，向上内注入贵要静脉。肘正中静脉常收纳前臂正中静脉的血液。肘正中静脉通常分叉，分别注入贵要静脉和头静脉。肘正中静脉是临床上进行静脉采血和输液的常用部位。

3. **胸部静脉**　胸部静脉主要有奇静脉及其属支、脊柱静脉等（见图 8-32）。

（1）奇静脉 azygos vein：在右膈脚处起自右腰升静脉，沿食管的后方和胸主动脉的右侧上行，至

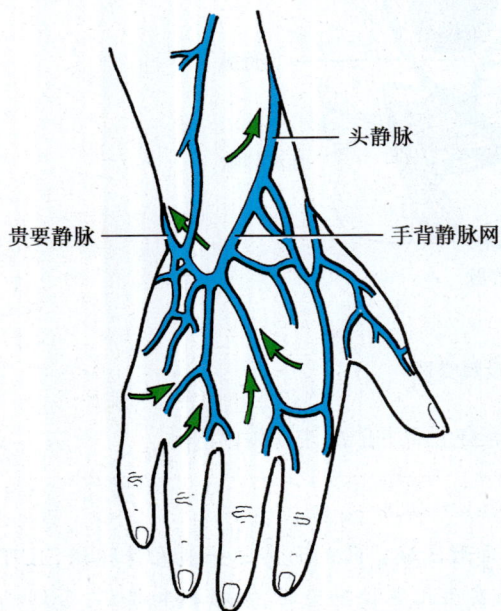

图 8-36　手背浅静脉

第 4 胸椎体高度向前勾绕右肺根上方,注入上腔静脉。奇静脉沿途收集右侧肋间后静脉、食管静脉、支气管静脉和半奇静脉的血液。奇静脉上连上腔静脉,下借右腰升静脉连于下腔静脉,故是沟通上、下腔静脉系的重要通道之一。当上腔静脉或下腔静脉阻塞时,该通道可成为重要的侧副循环途径。

（2）半奇静脉:在左膈脚处起自左腰升静脉,而后沿胸椎体的左侧上行,约达第 8 胸椎体高度经胸主动脉和食管的后方向右跨越脊柱,注入奇静脉。半奇静脉收集左下部的肋间后静脉、食管静脉和副半奇静脉的血液。

（3）副半奇静脉:沿胸椎体的左侧下行,注入半奇静脉或向右跨过脊柱的前面注入奇静脉。副半奇静脉收集左上部的肋间后静脉的血液。

（4）脊柱静脉:椎管的内外有丰富的静脉丛,分为椎外静脉丛和椎内静脉丛(图 8-37)。椎内、外静脉丛之间互相吻合,注入附近的椎静脉、肋间后静脉、腰静脉和骶外侧静脉等。脊柱的静脉丛向上经枕骨大孔与硬脑膜窦交通,向下与盆腔的静脉丛交通。

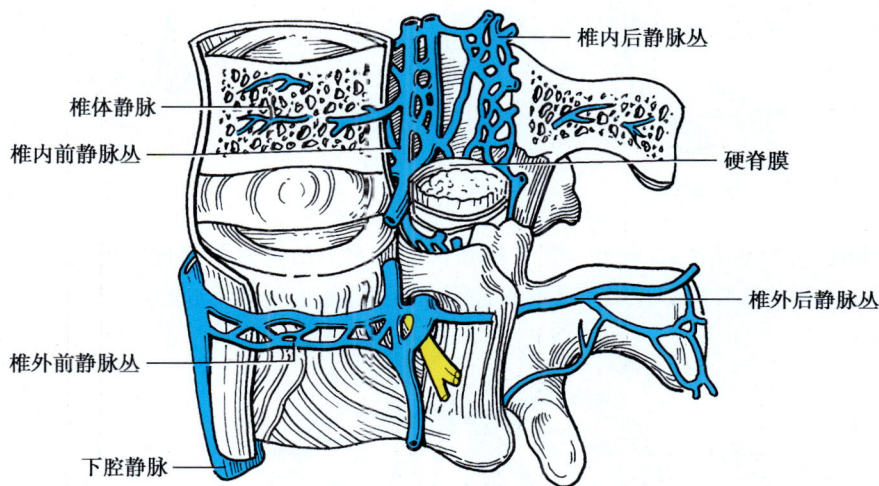

图 8-37　脊柱的静脉

（二）下腔静脉系

下腔静脉系由下腔静脉及其各级属支组成。

1. 下肢静脉　下肢静脉有较多的静脉瓣,分为浅静脉和深静脉两组。

（1）下肢深静脉:位于深筋膜的深面。足和小腿的深静脉与同名动脉伴行,均为两条。足部的深静脉逐渐汇合成胫前静脉和胫后静脉,二者在腘窝处汇合成腘静脉。腘静脉穿收肌腱裂孔移行为股静脉 femoral vein。股静脉伴股动脉上行,经腹股沟韧带的后方续为髂外静脉。股静脉上段位于股三角内,紧靠股动脉的内侧,常被用作股静脉穿刺。

（2）下肢浅静脉:位于皮下浅筋膜内,不与动脉伴行,起于各趾的皮下,首先在足背跖骨远端的皮下汇合成足背静脉弓,沿足内、外侧缘上行,分别汇合成以下静脉:

1）大隐静脉 great saphenous vein:是全身最长的浅静脉,在足内侧缘起自足背静脉弓,经内踝前方,沿小腿的内侧伴隐神经上行,经膝关节内后方,再沿股内侧上行,最后转向股前区,于耻骨结节下外方 3～4cm 处穿深筋膜注入股静脉(图 8-38)。大隐静脉收纳股内侧浅静脉、股外侧浅静脉、阴部外静脉、腹壁浅静脉和旋髂浅静脉 5 条属支。大隐静脉在内踝前方处的位置表浅而恒定,是静脉输液或切开的常用部位。大隐静脉是静脉曲张的好发部位。

2）小隐静脉 small saphenous vein:在足外侧缘起自足背静脉弓,经外踝后方,沿小腿后面上行,至腘窝处穿深筋膜注入腘静脉(图 8-39)。小隐静脉沿途收集足外侧部及小腿后面浅层结构的静脉血。

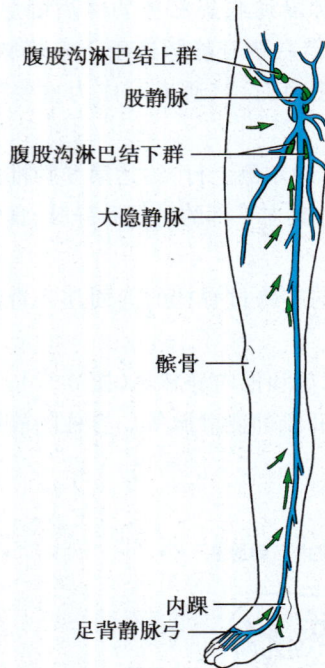

图 8-38 大隐静脉

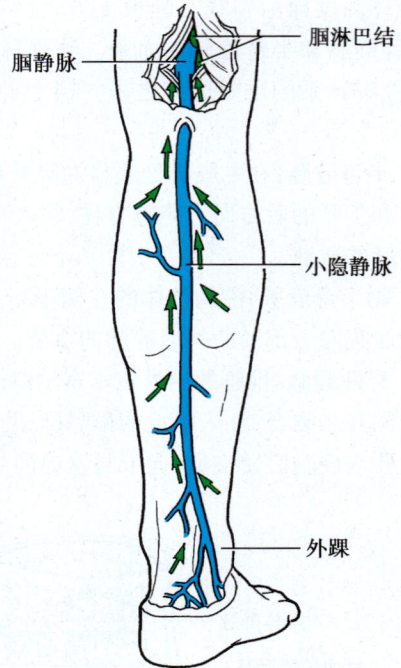

图 8-39 小隐静脉

2. **髂总静脉 common iliac vein** 髂总静脉在骶髂关节的前方由髂内静脉与髂外静脉汇合而成,行向上内。两侧的髂总静脉在第 5 腰椎的右前方以锐角汇合形成下腔静脉(图 8-40)。

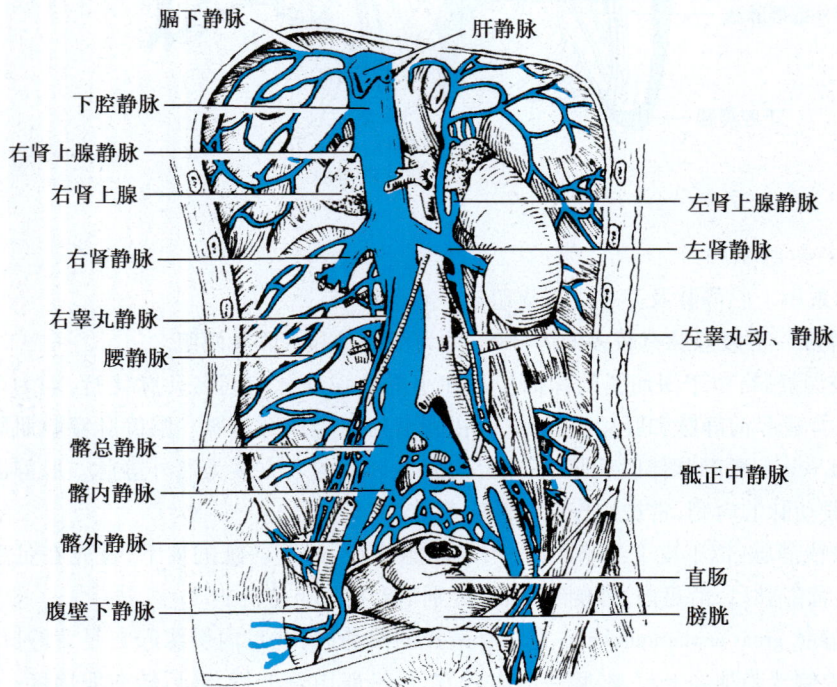

图 8-40 下腔静脉及其属支

(1)髂外静脉 external iliac vein:续于股静脉,收集下肢及腹壁的静脉血,至骶髂关节的前方与髂内静脉汇合形成髂总静脉。

(2)髂内静脉 internal iliac vein:在坐骨大孔的稍上方由盆部的静脉汇合而成,沿髂内动脉的后内侧上行,至骶髂关节的前方与髂外静脉汇合成髂总静脉。髂内静脉的属支分壁支和脏支,与相应的动脉伴行。盆腔的静脉在器官壁内或周围吻合形成静脉丛,如直肠静脉丛、膀胱静脉丛、子宫静脉丛等。直肠上、中、下部的静脉血,分别经直肠上静脉、直肠下静脉和肛静脉注入肠系膜下静脉、髂内静脉和阴部内静脉(注入髂内静脉)。

3. **腹部静脉**　腹部静脉包括下腔静脉和肝门静脉系。

(1) 下腔静脉 inferior vena cava:由左、右髂总静脉在第5腰椎体的右前方汇合而成,在脊柱的右前方沿腹主动脉的右侧上行,经肝的腔静脉沟,穿膈的腔静脉孔入胸腔,注入右心房(见图8-40)。下腔静脉主要收集膈以下、腹部、盆部和下肢的静脉血。其属支分为壁支和脏支。

1) 壁支:包括1对膈下静脉和4对腰静脉。各腰静脉之间由纵行的腰升静脉相连,左、右腰升静脉向上穿膈分别续为半奇静脉和奇静脉。

2) 脏支:包括肾静脉、睾丸(或卵巢)静脉和肝静脉等(见图8-40)。

肾静脉 renal vein:经肾动脉的前方横行向内,注入下腔静脉。左肾静脉还接受左睾丸(或卵巢)静脉和左肾上腺静脉。

肾上腺静脉 suprarenal vein:左侧注入左肾静脉,右侧注入下腔静脉。

睾丸静脉 testicular veins:为起自睾丸和附睾的数条小静脉,在精索内彼此吻合形成蔓状静脉丛,经腹股沟管入盆腔,汇合成睾丸静脉。右睾丸静脉以锐角注入下腔静脉,左睾丸静脉以直角注入左肾静脉,故睾丸静脉曲张以左侧多见。卵巢静脉 ovarian vein 起自卵巢静脉丛,在卵巢悬韧带内上行,注入部位同睾丸静脉。

肝静脉 hepatic vein:常为3支,称为肝左静脉、肝中静脉和肝右静脉,收集肝窦的血液,在肝的腔静脉沟上部注入下腔静脉。

(2) 肝门静脉系:由肝门静脉及其属支组成(图8-41),主要收集腹腔不成对脏器(肝、直肠下部除外)的静脉血。肝门静脉是肝的功能性血管。肝门静脉及其属支无静脉瓣,故当肝门静脉压力过高时易发生血液逆流。

1) 肝门静脉 hepatic portal vein:长6~8cm,由肠系膜上静脉和脾静脉在胰颈的后方汇合而成,行向右上,进入肝十二指肠韧带内,在胆总管和肝固有动脉的后方上行至肝门,分为左、右支入肝。

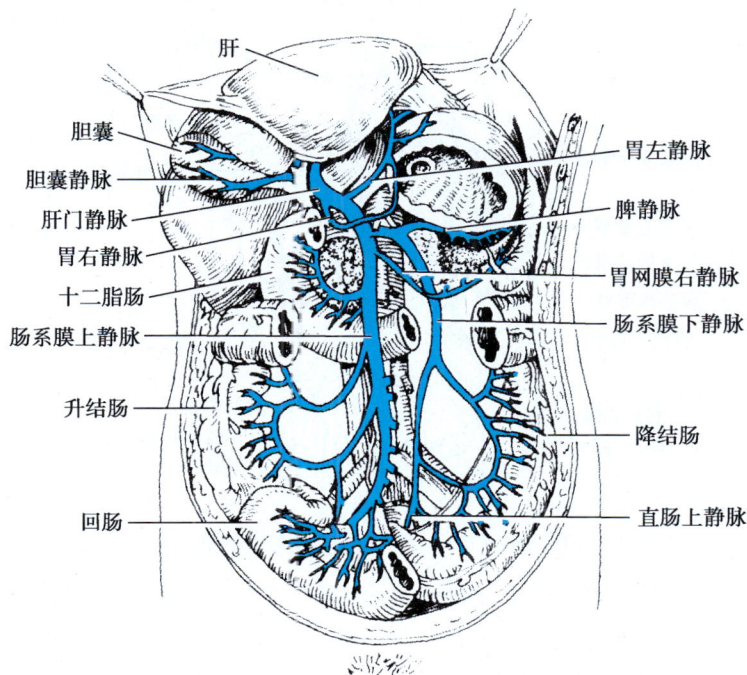

图 8-41　肝门静脉及其属支

2）肝门静脉的主要属支

肠系膜上静脉 superior mesenteric vein 沿同名动脉右侧上行。

脾静脉 splenic vein 在胰的后面于脾动脉的下方行向右。

肠系膜下静脉 inferior mesenteric vein 在胰体的后面注入脾静脉,有时注入肠系膜上静脉与脾静脉的汇合处或肠系膜上静脉。

胃左静脉 left gastric vein 收集食管腹部和胃的静脉血。

胃右静脉 right gastric vein 在注入肝门静脉之前常接受幽门前静脉,该静脉在幽门的前方上行,是外科手术中确定幽门口的标志。

附脐静脉 paraumbilical vein 为起自脐周静脉网的数条小静脉,沿肝圆韧带上行至肝的下面,注入肝门静脉的左支。

胆囊静脉 cystic vein 汇入肝门静脉或其右支。

3）肝门静脉系与上、下腔静脉系的吻合:肝门静脉系与上、下腔静脉系之间存在着丰富的吻合:通过食管下段黏膜下层内的食管静脉丛,形成肝门静脉系的胃左静脉与上腔静脉系的奇静脉和半奇静脉之间的吻合;通过直肠下段的直肠静脉丛,形成肝门静脉系的直肠上静脉与下腔静脉系的直肠下静脉和肛静脉的吻合;通过脐周静脉网,形成肝门静脉系的附脐静脉与上腔静脉系的胸腹壁静脉和腹壁上静脉、下腔静脉系的腹壁浅静脉和腹壁下静脉的吻合(图 8-42)。

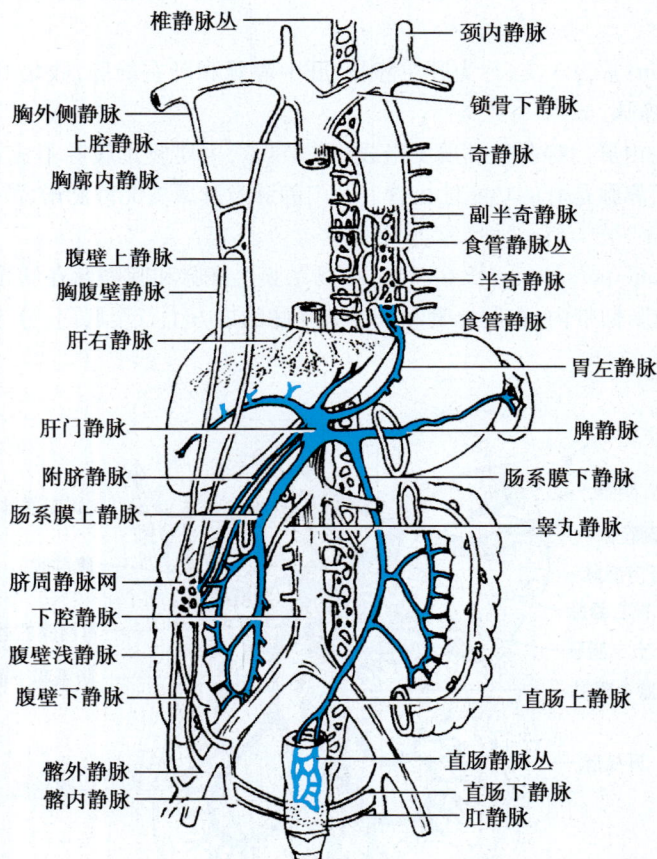

图 8-42　肝门静脉系与上、下腔静脉系之间的交通模式图

在正常情况下,上述吻合处的吻合支细小,血流量较少。若当肝硬化等疾病导致肝门静脉高压症时,肝门静脉的血液可通过上述吻合部位形成侧支循环,经上、下腔静脉系回流入心。此时,吻合部位小静脉的血流量剧增而导致该处小静脉曲张,甚至破裂。如果食管静脉丛曲张、破裂,则引起呕血。直肠静脉丛曲张、破裂,则引起便血。肝门静脉高压症时,肝门静脉的血液可经附脐

静脉流至脐周静脉网,导致脐周静脉曲张,曲张的静脉自脐向周围呈放射状分布,此体征称为"海蛇头"。

第五节 淋 巴 管 道

淋巴系统 lymphatic system 由淋巴管道、淋巴器官和淋巴组织组成(图8-43)。淋巴管道内流动的液体称淋巴液,简称淋巴。淋巴沿各级淋巴管道和淋巴结的淋巴窦向心流动,最后注入静脉,故淋巴系统协助静脉引流组织液。此外,淋巴器官和淋巴组织具有产生淋巴细胞、过滤淋巴和参与免疫应答的功能。淋巴管道包括毛细淋巴管、淋巴管、淋巴干和淋巴导管。

一、毛细淋巴管

毛细淋巴管 lymphatic capillary 是淋巴管的起始部分,起始端为膨大的盲端,彼此吻合成网。与毛细血管比较,毛细淋巴管粗而不均匀,通透性大,蛋白质、细菌和癌细胞等较易进入毛细淋巴管。毛细淋巴管分布广泛,除脑、脊髓、脾髓、骨髓、上皮、角膜、晶状体、牙釉质、软骨等处外几乎遍布全身。

二、淋巴管

淋巴管 lymphatic vessel 由毛细淋巴管相互吻合而成,其管壁结构与小静脉相似。淋巴管内有丰富的瓣膜,故外观上呈串珠状或藕节状,具有防止淋巴逆流的功能。淋巴管在向心行程中经过一个或多个淋巴结。淋巴管有浅、深两类,浅淋巴管位于浅筋膜内,多与浅静脉伴行;深淋巴管位于深筋膜的深面,多与深部的血管神经伴行,浅、深淋巴管之间存在丰富的交通。

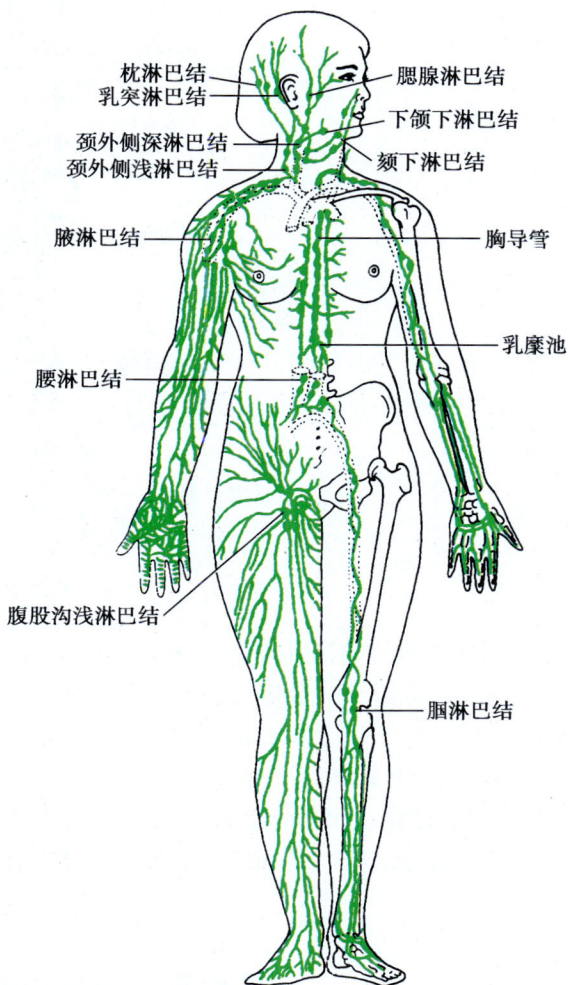

图 8-43　全身淋巴管、淋巴结示意图

（图中标注：枕淋巴结、乳突淋巴结、颈外侧深淋巴结、颈外侧浅淋巴结、腋淋巴结、腰淋巴结、腹股沟浅淋巴结、腮腺淋巴结、下颌下淋巴结、颏下淋巴结、胸导管、乳糜池、腘淋巴结）

三、淋巴干

全身各部的浅、深淋巴管不断汇聚,汇合成9条较大的淋巴管,称淋巴干 lymphatic trunk。这9条淋巴干分别是引流头颈部淋巴的左、右颈干,引流大部分胸部的左、右支气管纵隔干,引流上肢和部分胸壁的左、右锁骨下干,引流下肢和盆部的左、右腰干和引流腹腔不成对脏器的肠干。

四、淋巴导管

淋巴干汇合成2条淋巴导管,即胸导管和右淋巴导管(图8-44)。

1. 胸导管 thoracic duct　胸导管长30~40cm。通常起于第1腰椎前方的乳糜池 cisterna chyli,向上穿经膈的主动脉裂孔进入胸腔,在食管的后方沿脊柱的右前方上行,到第5胸椎高度经食管和脊

Note:

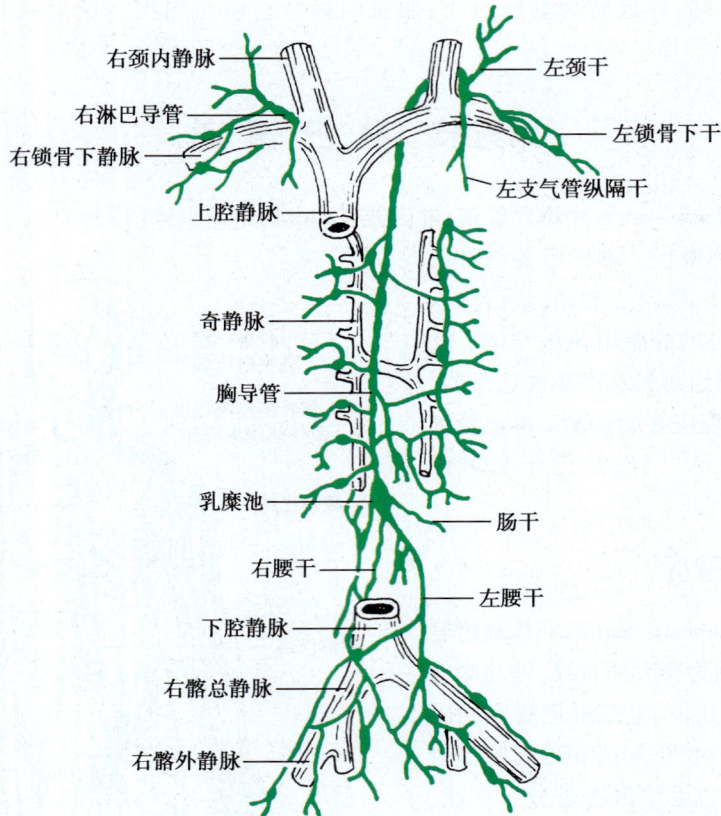

右颈内静脉
右淋巴导管
右锁骨下静脉
上腔静脉
奇静脉
胸导管
乳糜池
右腰干
下腔静脉
右髂总静脉
右髂外静脉

左颈干
左锁骨下干
左支气管纵隔干
肠干
左腰干

图 8-44 淋巴干及淋巴导管

柱之间向左侧偏斜,然后沿脊柱的左前方上行,出胸廓上口达颈根部,呈弓状弯向前下注入左静脉角。胸导管在注入左静脉角之前接受左颈干、左锁骨下干和左支气管纵隔干。乳糜池为胸导管起始部的囊状膨大,接受左、右腰干和肠干。胸导管收纳下肢、盆部、腹部、左半胸部、左上肢和左半头颈部的淋巴,即全身 3/4 部位的淋巴。

2. **右淋巴导管 right lymphatic duct** 右淋巴导管长 1~1.5cm,由右颈干、右锁骨下干和右支气管纵隔干汇合而成,注入右静脉角。右淋巴导管收纳右上肢、右半胸部与右半头颈部的淋巴,即全身 1/4 部位的淋巴。

第六节 淋巴器官和淋巴组织

淋巴器官主要包括淋巴结、脾、胸腺和扁桃体等。淋巴组织包括弥散淋巴组织和淋巴小结两类。

一、淋巴器官

(一)淋巴结

淋巴结 lymph node 是大小不一的扁圆形或椭圆形小体,新鲜时呈灰红色或淡黄色。一侧隆凸,与输入淋巴管相连。另一侧凹陷,中央处称门,与输出淋巴管相连,将经淋巴结过滤后的淋巴运出淋巴结,并有神经、血管出入(图 8-45)。

淋巴结数目较多,多成群聚集在一定部位,引流某个器官或某个区域的淋巴。浅淋巴结位于浅筋膜内,有些可在体表摸到。深淋巴结多沿血管周围配布,常成群集聚于身体的凹窝或较为隐蔽之处,如腋窝、腘窝、腹股沟部及胸、腹、盆腔内的器官周围等,并常以其所在部位或其附近血管的名称命名。

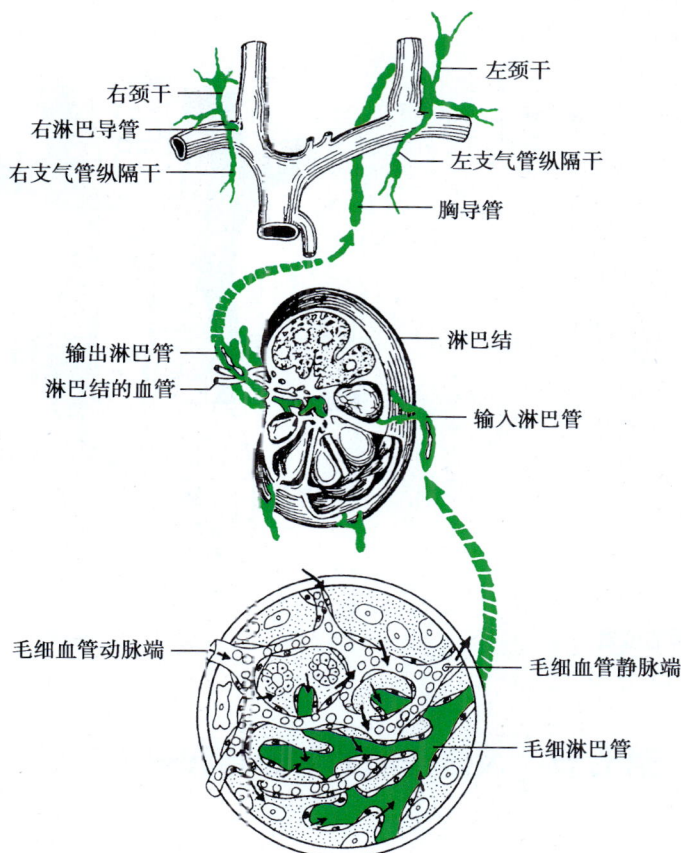

图 8-45 淋巴管与淋巴结（模式图）

（二）脾

脾 spleen 为人体最大的淋巴器官，主要功能为清除血液中衰老的红细胞，并提供淋巴细胞和抗体，参与机体的免疫反应等。脾质柔软，色暗红，分为前、后两端，上、下两缘和膈、脏两面。脾脏面的凹陷处有脾血管、淋巴管、神经等出入，称脾门，出入脾门的结构被结缔组织被膜包裹在一起，称脾蒂。脾的上缘有 1~3 个脾切迹，当脾肿大时，扪及脾切迹可作为与其他肿块相鉴别的依据。

脾位于左季肋区、胃底与膈之间。正常时全部被肋弓遮盖，不能扪及，但脾肿大时可在左肋弓下扪及（图 8-46）。

（三）胸腺

胸腺 thymus 属于淋巴器官并兼有内分泌功能，位于胸骨柄后方、上纵隔的前部，向上达胸廓上口甚至突入颈根部，向下贴近心包前面，两侧毗邻纵隔胸膜，后方邻近左头臂静脉、主动脉弓及心包，故胸腺肿大时可压迫头臂静脉、主动脉弓和气管而出现发绀和呼吸困难。胸腺常分为不对称的左、右两叶，之间借结缔组织相连（图 8-47）。小儿胸腺质地柔软，呈灰红色，重 10~15g。青春期时可达 30~40g。青春期后，腺组织逐渐退化、萎缩，成人胸腺常被结缔组织所替代。胸腺分泌胸腺素和胸腺生成素，可将来自骨髓的原始淋巴细胞转化为具有免疫活性的 T 淋巴细胞，参与细胞免疫反应。

二、淋巴组织

淋巴组织 lymphoid tissue 包括弥散淋巴组织和淋巴小结两类。除淋巴器官外，消化、呼吸、泌尿和生殖管道以及皮肤等处均含有丰富的淋巴组织，构成防止有害因子入侵机体的保护屏障。弥散淋巴组织主要位于消化道和呼吸道的黏膜固有层。淋巴小结包括小肠黏膜固有层内的孤立淋巴滤泡和集合淋巴滤泡以及阑尾壁内的淋巴小结。

Note：

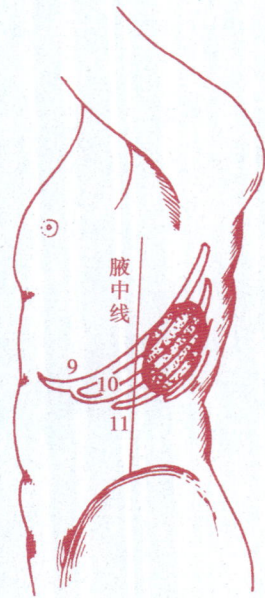

图 8-46 脾的位置

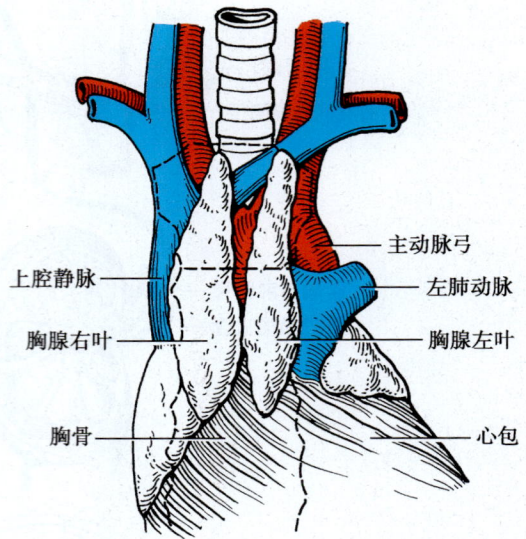

图 8-47 胸腺

第七节 人体各部的淋巴结和淋巴引流

一、头颈部淋巴结和淋巴引流

（一）头部淋巴结和淋巴引流

头部的淋巴结（图 8-48）主要分布于头颈部的交界处，依其位置可分为枕淋巴结、乳突淋巴结、腮腺淋巴结、下颌下淋巴结和颏下淋巴结。该部的淋巴结收纳头面部浅层的淋巴，其输出淋巴管直接或间接注入颈外侧深淋巴结。下颌下淋巴结位于下颌下腺附近及其腺实质内，引流面部和口腔的淋巴。面部大部分淋巴管直接或间接注入下颌下淋巴结，故面部有炎症或肿瘤时常引起此淋巴结肿大。

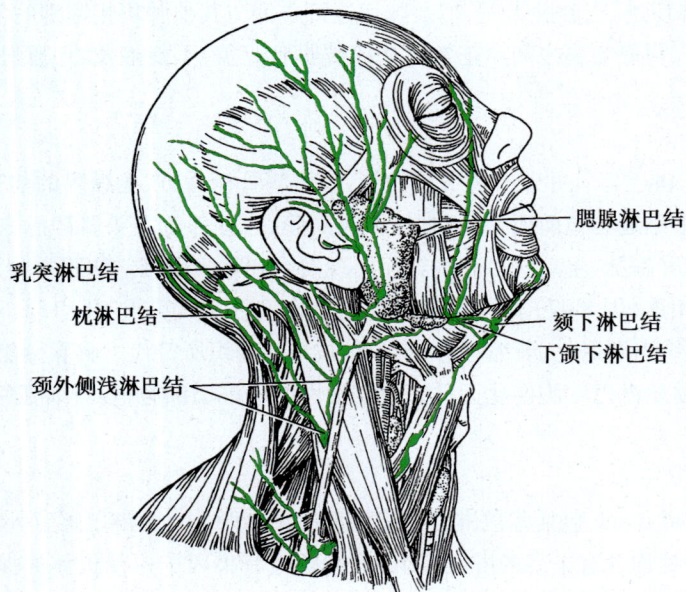

图 8-48 头颈部淋巴管及淋巴结

（二）颈部淋巴结和淋巴引流

颈部的淋巴结主要有颈外侧浅淋巴结和颈外侧深淋巴结（图8-48）。

1. **颈外侧浅淋巴结** superficial lateral cervical lymph node 颈外侧浅淋巴结位于胸锁乳突肌的表面及其后缘处，沿颈外静脉排列，收纳颈浅部、腮腺、耳后部及枕部的淋巴管，其输出淋巴管注入颈外侧深淋巴结。

2. **颈外侧深淋巴结** deep lateral cervical lymph node 颈外侧深淋巴结主要沿颈内静脉排列，上至颅底，下至颈根部。上段位于二腹肌后腹和颈内静脉间的淋巴结称颈内静脉二腹肌淋巴结（又称角淋巴结），引流鼻咽部、腭扁桃体和舌根等处的淋巴，在鼻咽癌和舌根癌病人癌细胞首先转移至此。下段除沿颈内静脉排列外，还有位于前斜角肌表面、沿颈横血管排列的锁骨上淋巴结，颈外侧深淋巴结直接或间接收纳头颈部、胸壁上部的淋巴管，其输出淋巴管汇成颈干，左侧注入胸导管，右侧注入右淋巴导管。当发生胃癌或食管癌时，癌细胞常沿胸导管由颈干逆行或通过侧支转移到左锁骨上淋巴结（又称 Virchow 淋巴结），引起该淋巴结肿大。

二、上肢淋巴结和淋巴引流

（一）肘淋巴结

肘淋巴结 cubital lymph node 位于肘窝和肱骨内上髁附近，收纳伴贵要静脉和尺血管上行的前臂尺侧淋巴管，输出淋巴管伴肱静脉上行注入腋淋巴结。

（二）腋淋巴结

腋淋巴结 axillary lymph node 位于腋窝内的血管周围，按位置可分胸肌淋巴结（位于胸小肌下缘处，沿胸外侧血管排列）、肩胛下淋巴结（沿肩胛下血管排列）、外侧淋巴结（沿腋静脉远侧段排列）、中央淋巴结（位于腋窝中央的疏松结缔组织中）和尖淋巴结（沿腋静脉近侧段排列）5 群（图8-49）。腋淋巴结引流上肢、胸前外侧壁、肩胛区的淋巴。其左侧输出淋巴管汇成左锁骨下干注入胸导管，右侧注入右淋巴导管。

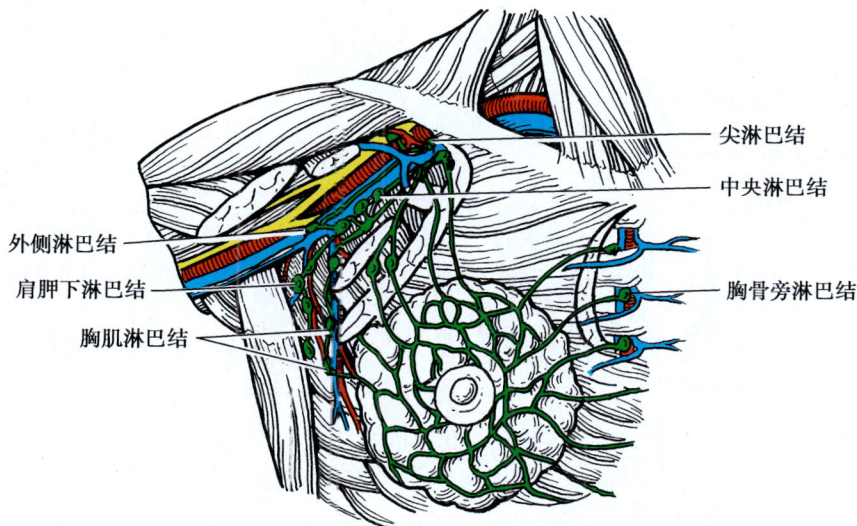

图 8-49 腋淋巴结和乳房淋巴管

三、胸部淋巴结和淋巴引流

胸部的淋巴结位于胸壁内和胸腔器官的周围。

1. **胸壁淋巴结** 胸后壁和胸前壁大部分浅淋巴管注入腋淋巴结，胸前壁上部的浅淋巴管注入颈外侧下深淋巴结，胸壁的深淋巴管注入胸骨旁淋巴结和肋间淋巴结。膈上淋巴结注入胸骨旁淋巴结、纵隔前淋巴结和纵隔后淋巴结（图8-50）。

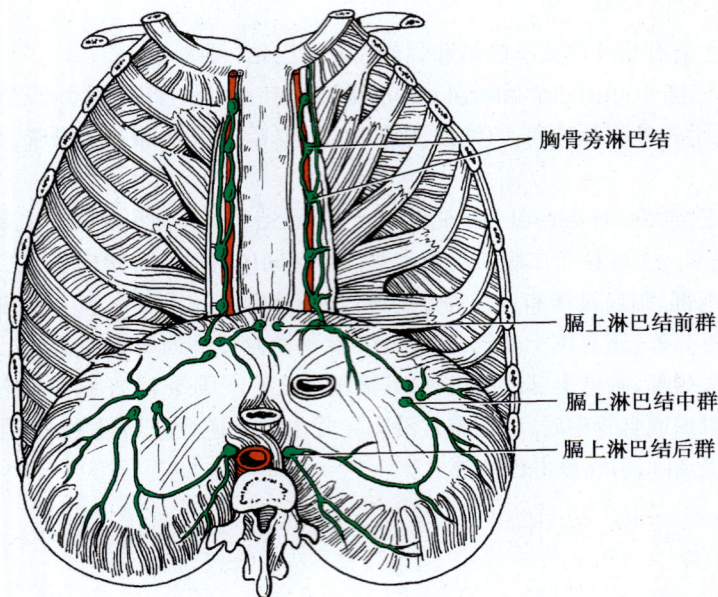

图 8-50 胸骨旁淋巴结和膈上淋巴结

2. **胸腔脏器淋巴结** 胸腔脏器淋巴结主要包括位于肺门处的支气管肺门淋巴结 bronchopulmonary hilar lymph node(肺门淋巴结),引流肺的淋巴,其输出淋巴管注入气管权周围的气管支气管淋巴结。进而注入气管周围的气管旁淋巴结。气管旁淋巴结和纵隔前淋巴结的输出淋巴管汇合成左、右支气管纵隔干,分别注入胸导管和右淋巴导管(图 8-51)。

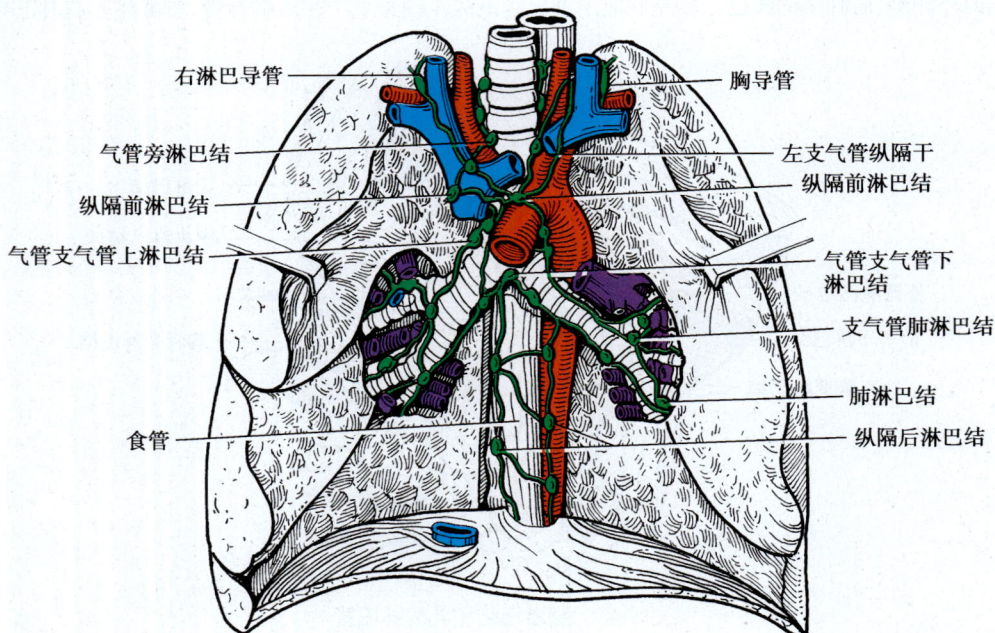

图 8-51 胸腔脏器淋巴结

四、腹部淋巴结和淋巴引流

(一) 腹壁淋巴结和淋巴引流

腹前壁脐平面以上的淋巴管通常注入腋淋巴结,脐平面以下的淋巴管一般注入腹股沟浅淋巴结。

Note:

腹后壁的淋巴管注入腰淋巴结。

（二）腹腔脏器淋巴结和淋巴引流

腹腔不成对的器官如消化管、肝、胆囊、胰、脾等的淋巴管分别注入沿腹腔干、肠系膜上动脉、肠系膜下动脉及其分支排列的淋巴结,腹腔成对的脏器如肾上腺、肾、睾丸(卵巢)的淋巴管直接注入腰淋巴结。

1. 腹腔淋巴结 celiac lymph node　腹腔淋巴结位于腹腔干起始部的周围,其输入淋巴管来自沿腹腔干分支排列的淋巴结,主要引流胃、十二指肠、胆囊、胰和脾等的淋巴(图 8-52)。

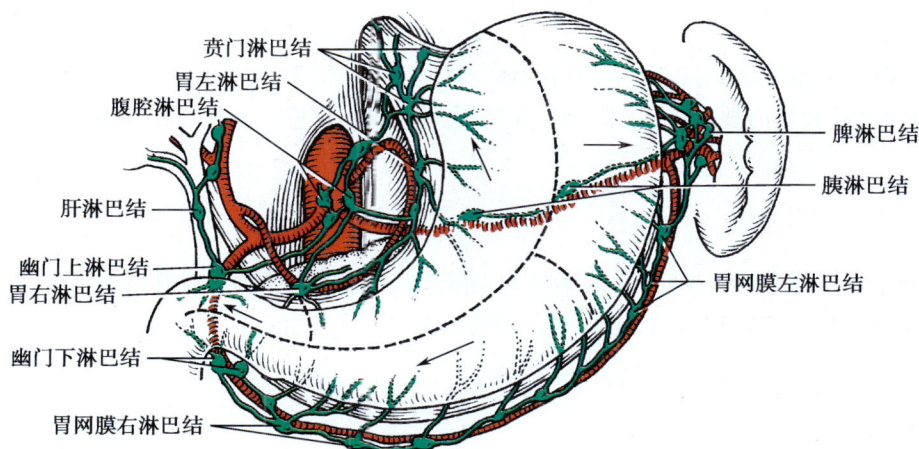

图 8-52　沿腹腔干及其分支排列的淋巴结

2. 肠系膜上淋巴结 superior mesenteric lymph node　肠系膜上淋巴结位于肠系膜上动脉根部的周围,其输入淋巴管来自沿肠系膜上动脉分支排列的淋巴结,主要收纳空肠至结肠左曲之间的消化管的淋巴(图 8-53)。

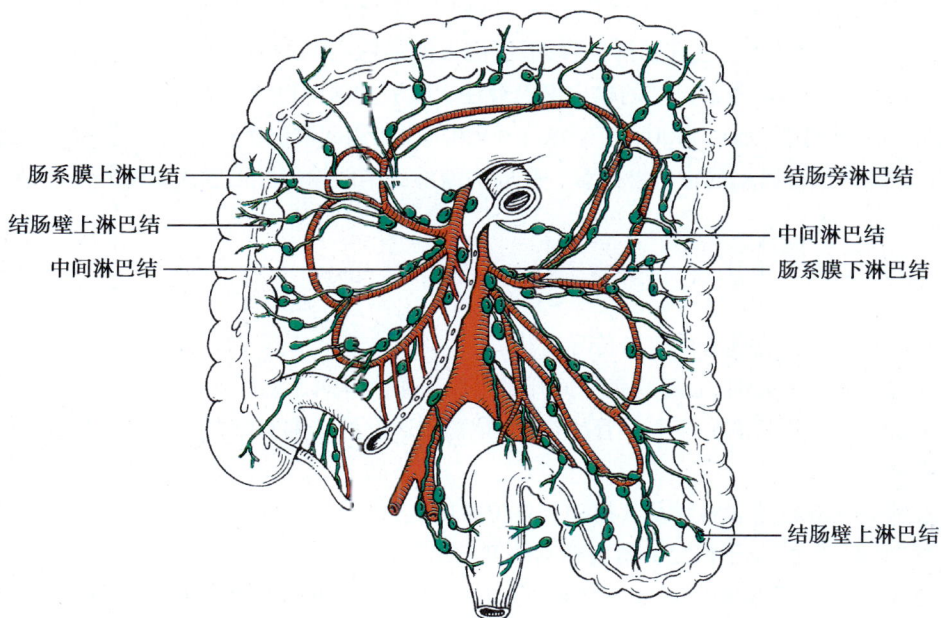

图 8-53　沿肠系膜上、下动脉排列的淋巴结

3. 肠系膜下淋巴结 inferior mesenteric lymph node　肠系膜下淋巴结位于肠系膜下动脉根部的周围,其输入淋巴管来自沿肠系膜下动脉分支排列的淋巴结,主要收纳结肠左曲以下至直肠上部的

Note:

淋巴(图 8-53)。

　　腹腔淋巴结、肠系膜上淋巴结和肠系膜下淋巴结的输出淋巴管汇合成肠干,向上注入乳糜池。进食后,肠干的淋巴因含有经肠道吸收的脂肪微粒而呈乳糜状。

　　4. 腰淋巴结 lumbar lymph node　　腰淋巴结位于下腔静脉和腹主动脉的周围(见图 8-43),除收纳腹后壁的淋巴管外,主要收纳腹腔成对器官(肾、肾上腺、睾丸、卵巢等)的淋巴管及髂总淋巴结的输出淋巴管。腰淋巴结的输出淋巴管汇合成左、右腰干,向上注入乳糜池。

　　5. 髂外淋巴结 external iliac lymph node　　髂外淋巴结沿髂外动脉排列,主要收纳腹股沟浅、深淋巴结的输出淋巴管及腹前壁下部、膀胱、前列腺或子宫颈以及阴道上部的淋巴管,其输出淋巴管注入髂总淋巴结。

　　6. 髂总淋巴结 common iliac lymph node　　髂总淋巴结位于髂总动脉的周围,其输入淋巴管主要来自髂外淋巴结和髂内淋巴结,引流下肢、盆壁、盆腔脏器及腹壁下部的淋巴,其输出淋巴管注入腰淋巴结。

五、盆部淋巴结和淋巴引流

　　髂内淋巴结 internal iliac lymph node 沿髂内动脉及其分支和髂内静脉及其属支排列,引流大部分盆壁、盆腔脏器、会阴深部和部分下肢的淋巴,其输出淋巴管注入髂总淋巴结。

六、下肢淋巴结和淋巴引流

(一)腘淋巴结

　　腘淋巴结 popliteal lymph node 分浅、深两群,分别沿小隐静脉的末端和腘动、静脉排列,收纳足外侧缘和小腿后外侧部的浅淋巴管以及小腿的深淋巴管,其输出淋巴管伴股静脉上行注入腹股沟深淋巴结(见图 8-43)。

(二)腹股沟淋巴结

　　1. 腹股沟浅淋巴结 superficial inguinal lymph node　　腹股沟浅淋巴结位于腹股沟韧带的下方,分上、下两群,上群沿腹股沟韧带的下方平行排列,主要收纳腹前壁下部、外生殖器和会阴等处的浅淋巴管,在女性还收纳子宫底部的淋巴管;下群沿大隐静脉末端的周围排列,主要收纳下肢的浅淋巴管(见图 8-43)。腹股沟浅淋巴结的输出淋巴管注入腹股沟深淋巴结或髂外淋巴结。

　　2. 腹股沟深淋巴结 deep inguinal lymph node　　腹股沟深淋巴结位于股血管周围,收纳下肢的深淋巴管和腹股沟浅淋巴结的输出淋巴管。腹股沟深淋巴结的输出淋巴管注入髂外淋巴结。

思 考 题

　　1. 何谓心传导系? 试述心的兴奋传导途径。

　　2. 当血液通过左半心时,心瓣膜是如何开闭以保证血液单向流动的?

　　3. 经股静脉穿刺进行右心室心导管检查时,导管所通过的结构有哪些? 在右心房内要注意避免刺激哪些结构?

　　4. 四肢哪些动脉在体表可触及其搏动? 各位于何处?

　　5. 面部"危险三角"位于何处? 请解释其解剖学结构基础。

　　6. 阑尾炎病人,从手背静脉网输液给药,药物从头静脉到达阑尾需要经过哪些脉管?

　　7. 何为心传导系? 其组成和各部功能如何?

　　8. 肝门静脉系与上下腔静脉系有何异同?

(郑德宇)

URSING

第九章

内分泌系统

09章 数字内容

学习目标

● 知识目标

1. 掌握内分泌系统的组成和功能,垂体、甲状腺和肾上腺的位置、形态及功能。

2. 熟悉松果体、甲状旁腺和胸腺的位置、形态及功能。

3. 了解内分泌组织的分布概况。

内分泌系统 endocrine system 与神经系统均为人体内重要的调节系统,两者相辅相成,共同调节机体的新陈代谢、发育和生殖等活动,维持机体内环境的平衡与稳定。内分泌系统包括内分泌腺和内分泌组织。内分泌腺体积小,无排泄管,故又称无管腺,其毛细血管和神经分布丰富,且结构和功能活动呈显著的年龄变化。人体的内分泌腺有垂体、松果体、甲状腺、甲状旁腺、肾上腺、胸腺(见第八章)等。内分泌组织以细胞团或散在的细胞形式存在于某些器官内,如胰内的胰岛、睾丸内的间质细胞、卵巢内的卵泡和黄体等(图 9-1)。内分泌系统分泌的物质称激素。激素通过毛细血管或毛细淋巴管直接进入血液循环,随血液运送至全身各处,作用于特定的靶器官或靶细胞。

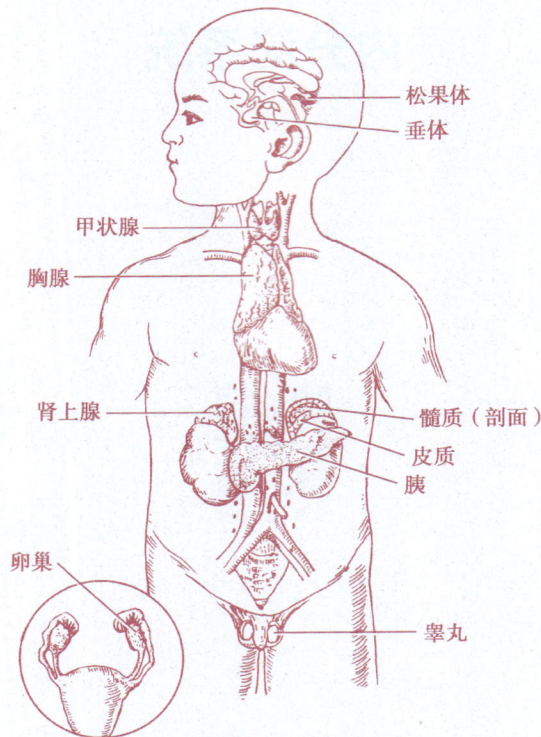

图 9-1　内分泌系统概况

◆ 弥散神经内分泌系统

除上述内分泌器官和内分泌组织外,还有大量内分泌细胞散在分布于胃肠道、心、肝、肺、肾等处,可分泌多种激素或激素样物质,对机体各种生理活动起着重要的调节作用。1966 年 Pearse 根据其合成和分泌特点,将这些内分泌细胞统称为胺前体摄取和脱羧细胞(amine precursor uptake and decarboxylation cell),简称 APUD 细胞。此外,许多神经元也可合成和分泌与 APUD 细胞分泌物质相同的胺和肽类物质。据此,人们将这些具有内分泌功能的神经元和 APUD 细胞合称为弥散神经内分泌系统(diffuse neuroendocrine system,DNES),目前已知有 50 多种细胞。

第一节　垂　　体

垂体 hypophysis 是人体内最重要的内分泌腺,其分泌的多种激素可调控其他内分泌腺。垂体为灰红色椭圆形小体,位于垂体窝内,借垂体柄向上连于下丘脑(图 9-2)。垂体可分为腺垂体和神经垂体,腺垂体约占总体积 75%,分为远侧部、结节部和中间部;神经垂体分为神经部和漏斗。远侧部和结节部合称垂体前叶,可分泌生长激素、催乳素、促甲状腺激素、促肾上腺皮质激素和促性腺激素,其中

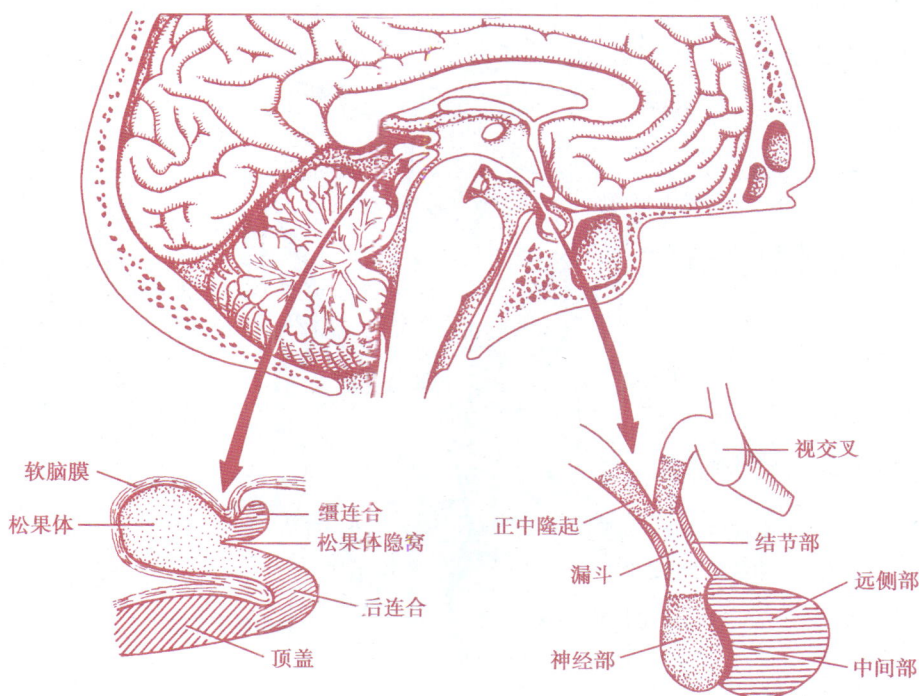

图 9-2　垂体和松果体

生长激素可促进骨和软组织生长，其他 4 种激素分别促进乳腺、甲状腺、肾上腺皮质和性腺的分泌活动等；中间部和神经部合称垂体后叶，能贮存和释放抗利尿激素（加压素）和催产素，前者作用于肾，增加对水的重吸收以减少尿液排出；后者可促进子宫收缩和乳腺泌乳。

第二节　松　果　体

松果体 pineal body 为淡红色椭圆形小体，位于上丘脑缰连合的后上方，借细柄与第三脑室顶的后部相连（图 9-2）。松果体在幼年时发达，7 岁后逐渐萎缩，16 岁后逐渐钙化，可作为 X 线诊断颅内占位性病变的定位标志。松果体可产生褪黑素，具有抑制性腺发育和分泌、调节生物钟的作用。在幼年时期，褪黑素分泌不足可致性早熟或生殖器官过度发育，分泌旺盛可致青春期延迟。

第三节　甲　状　腺

甲状腺 thyroid gland 位于颈前部，棕红色，质地柔软，呈 H 形，分左叶和右叶，中间借甲状腺峡相连，半数以上的人自峡部向上伸出锥状叶（图 9-3）。甲状腺被膜有两层，外层为假被膜，是由颈深筋膜形成的甲状腺鞘；内层为真被膜，由结缔组织构成，并深入腺实质，将甲状腺分为若干大小不等的小叶。真、假被膜之间有血管、神经、甲状旁腺及疏松结缔组织等。假被膜在甲状腺侧叶内侧与环状软骨和气管软骨之间增厚形成甲状腺悬韧带，将甲状腺固定在喉和气管壁上，故吞咽时甲状腺可随之上下移动。

甲状腺两侧叶位于喉下部和气管上部的前外侧，上端平甲状软骨中部，下端平第 6 气管软骨环。甲状腺峡多位于第 2~4 气管软骨环的前方。甲状腺前面紧邻舌骨下肌群，侧叶的后内侧毗邻喉和气管、咽和食管以及喉返神经，后外侧为颈动脉鞘和颈交感干。当甲状腺肿大时，向后内侧压迫可致呼吸、吞咽困难及声音嘶哑，向后外侧压迫颈交感干可出现 Horner 综合征。

甲状腺主要分泌甲状腺激素，调节基础代谢并影响生长、发育等。

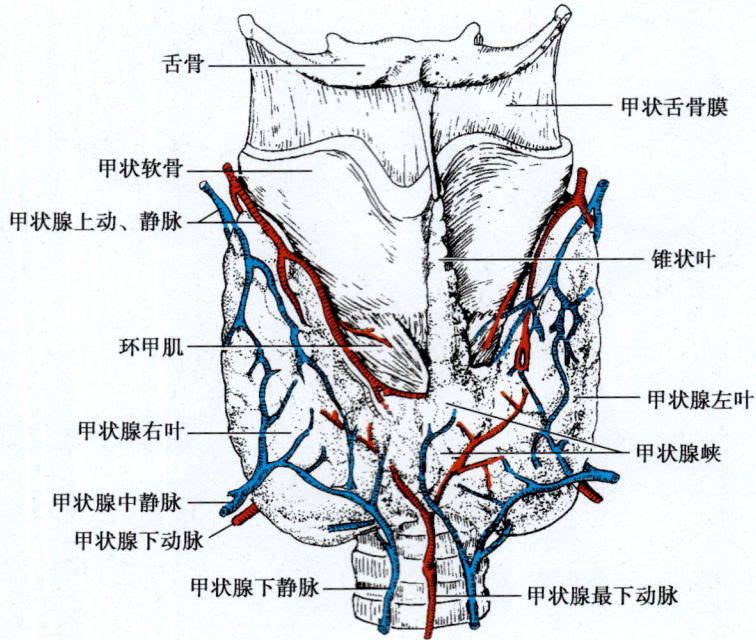

图 9-3　甲状腺

第四节　甲状旁腺

　　甲状旁腺 parathyroid gland 为上、下两对扁椭圆形小体,呈棕黄色或淡红色,大小似黄豆,位于甲状腺侧叶后面,真、假被膜之间,有时位于甲状腺鞘外或埋于腺实质内。上甲状旁腺位置较恒定,常位于甲状腺侧叶后缘上、中 1/3 交界处;下甲状旁腺位置变异较大,多位于甲状腺侧叶下端的甲状腺下动脉附近(图 9-4)。甲状旁腺分泌甲状旁腺激素,能升高血钙,调节钙磷代谢,维持血钙平衡。如甲状腺手术时不慎误切除甲状旁腺,可引起手足抽搐等症状。

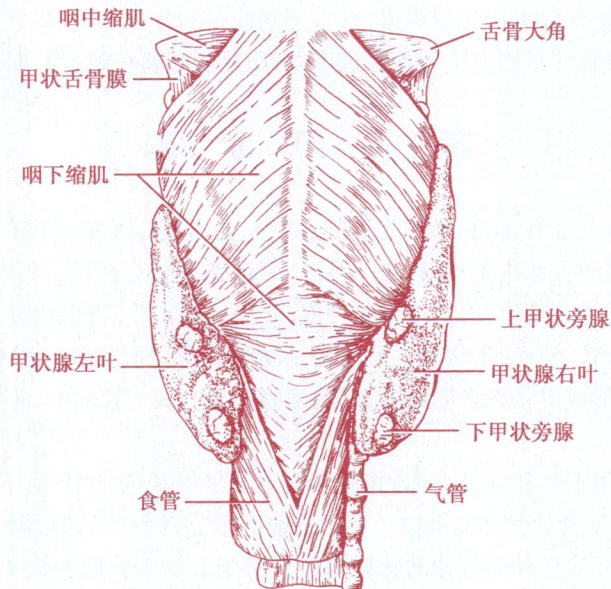

图 9-4　甲状腺和甲状旁腺(后面)

第五节 肾 上 腺

肾上腺 suprarenal gland 左、右各一，呈淡黄色，位于腹膜后间隙内、脊柱的两侧、肾的内上方，与肾共同包裹在肾筋膜和脂肪囊内（图9-5）。左肾上腺近似半月形，右肾上腺呈三角形。肾上腺实质可分为表层的皮质和内部的髓质，皮质可分泌盐皮质激素、糖皮质激素和性激素，分别调节水盐代谢、糖代谢和影响性行为及第二性征；髓质分泌肾上腺素和去甲肾上腺素，可使心跳加快、心收缩力加强、小动脉收缩，维持血压和调节内脏平滑肌活动等。

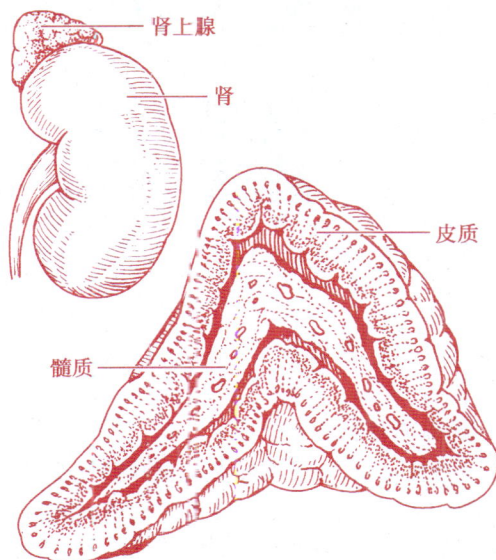

图 9-5 肾上腺

思 考 题

1. 简述甲状腺的形态和位置。
2. 甲状旁腺位于何处？主要功能是什么？
3. 肾上腺位于何处？如何分部？
4. 垂体位于何处？如何分部？

（倪秀芹）

Note:

URSING

第十章

神经系统

10章 数字内容

─── 学习目标 ───

● 知识目标

本章介绍神经系统以及脑和脊髓的被膜及血管。

一、中枢神经系统、脑和脊髓被膜、血管及脑脊液循环部分要求

1. 掌握神经系统和反射弧的组成，神经系统的常用术语；脊髓的位置、外形及灰质的主要核团，薄束、楔束、脊髓丘脑束和皮质脊髓侧束的位置和功能；脑干的组成、位置和各部外形特点，脑神经核的位置和功能，薄束核、楔束核、黑质的位置和功能，内侧丘系、脊髓丘系、外侧丘系、三叉丘系和锥体束的概念和功能；小脑扁桃体的位置、意义及小脑的功能；间脑的组成，丘脑腹后外侧核、腹后内侧核和内侧膝状体、外侧膝状体的位置、纤维联系和功能；大脑半球的位置和外形分叶，大脑皮质重要功能区的位置和功能，纹状体的组成和内囊的位置、分部及主要纤维束；脑和脊髓被膜的组成，硬膜外隙、蛛网膜下隙、终池、海绵窦的位置、内容及临床意义；颈内动脉和椎动脉及基底动脉的起始、行程、供血范围。

2. 熟悉神经系统的区分，菱形窝的结构；脑干网状结构的概念和功能；小脑的核团位置和名称；上、下丘脑的组成和功能，侧脑室、第三脑室和第四脑室的位置和交通；语言中枢的名称、位置、功能及损伤表现，海马、齿状回的位置和功能，胼胝体、穹窿的位置及特点；大脑动脉环的位置、构成及意义，脑脊液的产生和循环途径。

3. 了解脊髓节段与椎骨的对应关系，脊髓的主要功能；脑干内非脑神经核的名称、位置；小脑的纤维联系；联络纤维、连合纤维、投射纤维的概念和内囊损伤后的典型表现，边缘系统的组成和功能，硬脑膜形成的主要结构，脊髓动脉的来源特点。

二、周围神经系统和神经传导通路部分要求

1. 掌握脊神经的组成、纤维成分和前支的分布特点；膈神经、正中神经、尺神经、桡神经、肌皮神经、腋神经、胸长神经、胸背神经、股神经、坐骨神经、胫神经、腓总神经的主要行程和分布（支配）范围及损伤表现；各对脑神经的名称、连脑部位及穿颅部位，视神经、动眼神经、滑车神经、展神经、副神经、舌下神经的主要行程和分布（支配）范围及损伤表现。神经系统传导通路和反射的概念，躯干和四肢的意识性本体感觉及精细触觉传导通路、躯干和四肢的浅感觉传导通路、头面部浅感觉传导通路、视觉传导通路的3级神经元组成、传导路径和投射特征；皮质核束、皮质脊髓束的纤维起源、行程和支配特点及损伤表现。

2. 熟悉颈丛、臂丛、腰丛和骶丛的组成和位置,胸神经前支的节段性分布规律及临床意义;三叉神经、面神经、舌咽神经、迷走神经的行程特点、主要分支和分布(支配)范围及损伤表现;内脏运动神经和躯体运动神经的主要区别,牵涉性痛的概念;熟悉角膜反射、瞳孔对光反射的路径及损伤表现,锥体系和锥体外系的概念,上、下运动神经元的概念及损伤后临床表现。

3. 了解嗅神经、前庭蜗神经的损伤表现;颈丛浅支的浅出部位,脊神经后支和隐神经、闭孔神经、腓浅神经的分布范围;交感神经节和副交感神经节及内脏神经丛的位置,交感神经和副交感神经的区别,内脏感觉神经的特点;听觉传导通路和锥体外系的组成及损害表现。

第一节　概　述

神经系统 nervous system 是人体结构和功能最复杂的系统,在体内起主导作用,通过控制和调节各系统器官的功能,使人体成为一个有机的整体。神经系统接受内、外环境的刺激,使机体能及时做出适当反应,通过调节机体适应内、外环境的变化,以保证生命活动的正常进行。人类在长期的进化过程中,生产活动、语言交流促进了神经系统特别是脑的高度发展,大脑皮质成为了思维、意识活动的基础,不仅能被动地适应环境生存,而且能主动地认识世界和改造世界。

一、神经系统的区分

神经系统可分为中枢神经系统 central nervous system 和周围神经系统 peripheral nervous system(图10-1)。中枢神经系统包括颅腔内的脑和椎管内的脊髓;周围神经系统根据其连接部位不同分为与脑相连的脑神经和与脊髓相连的脊神经。按分布范围的不同分为躯体神经和内脏神经,躯体神经分布于体表、骨、关节和骨骼肌;内脏神经分布于内脏、心血管和腺体。在周围神经系统中,感觉神经的冲动自感受器传向中枢,又称传入神经;运动神经的冲动自中枢传向效应器,又称传出神经。内脏运动神经又分为交感神经和副交感神经。

二、神经系统的活动方式

机体对内、外环境的刺激作出的适宜反应,称为反射 reflex,是神经系统活动的基本活动方式。反射的基础是反射弧 reflex arc,包括感受器、传入神经、中枢、传出神经和效应器(图 10-2)。反射弧中的任何环节损伤,反射就会减弱或消失,临床上可用检查反射的方法来诊断神经系统疾病。

三、神经系统常用术语

1. **灰质和白质**　中枢神经系统内神经元胞体及树突聚集的部位,在新鲜标本呈暗灰色,称为灰质 grey matter。中枢神经系统内神经纤维聚集的部位,因神经纤维有髓鞘包被,其色泽亮

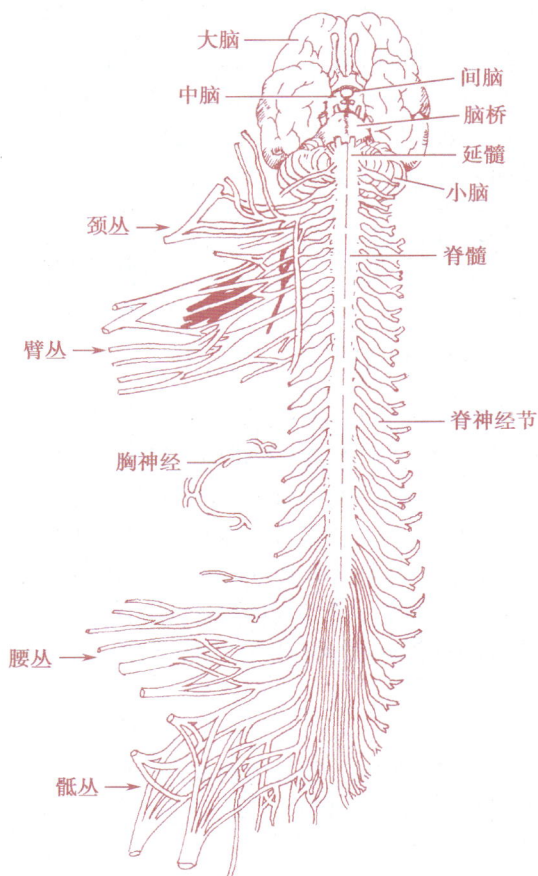

图 10-1　神经系统的区分

大脑
中脑
间脑
脑桥
延髓
小脑
颈丛
脊髓
臂丛
脊神经节
胸神经
腰丛
骶丛

Note:

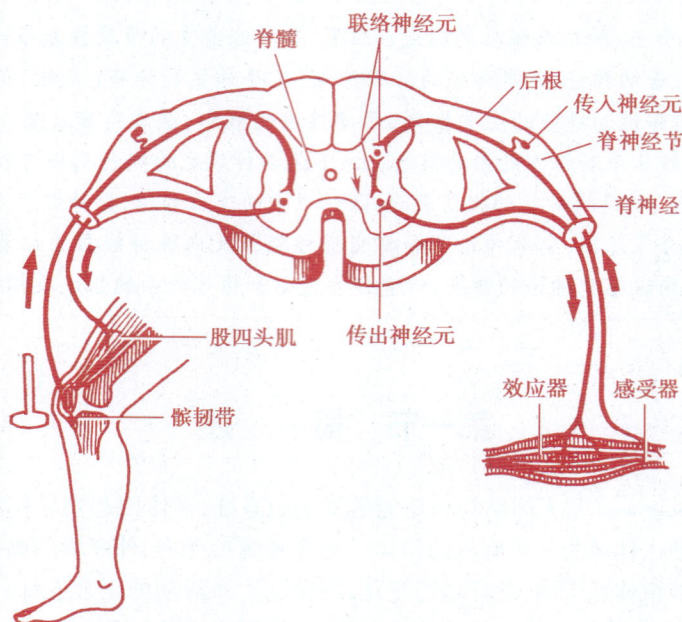

图 10-2 反射弧示意图

白,称为白质 white matter。

2. **皮质和髓质** 大脑和小脑表层的灰质称皮质 cortex,深部的白质称髓质 medulla。

3. **神经核和神经节** 在中枢神经系统和周围神经系统内,形态和功能相似的神经元胞体聚集形成的结构分别称神经核 nucleus 和神经节 ganglion。

4. **纤维束和神经** 在中枢神经系统内,起止、行程和功能基本相同的神经纤维聚集一起构成纤维束 fasciculus,而在周围神经系统称神经 nerve。

5. **网状结构** 在中枢神经系统内,神经纤维交织成网,神经元胞体或神经核散在其中,称为网状结构 reticular formation。

第二节 脊 髓

一、脊髓的位置和外形

脊髓 spinal cord 位于椎管内,上端在枕骨大孔处与延髓相连,下端变细呈圆锥状称脊髓圆锥 conus medullaris,约平第 1 腰椎体下缘(新生儿可达第 3 腰椎下缘)。脊髓圆锥向下续为无神经组织的终丝,连于尾骨背面的骨膜,起固定脊髓的作用(图 10-3)。

脊髓长 40~45cm,呈前后略扁、粗细不均的圆柱形,有两个膨大部:$C_{1~4}$ 的颈膨大 cervical enlargement 和 $L_1 \sim S_3$ 的腰骶膨大 lumbosacral enlargement,两个膨大的形成与四肢的出现有关。脊髓表面有数条纵沟,前面正中的深沟称前正中裂,后面正中的浅沟称后正中沟,侧面有对称的前外侧沟和后外侧沟。前外侧沟有脊神经前根的根丝穿出,后外侧沟有脊神经后根的根丝穿入。

二、脊髓节段与椎骨的对应关系

每一对脊神经前、后根的根丝相连的一段脊髓称为一个脊髓节段。脊髓两侧与 31 对脊神经相连,故脊髓有 31 个脊髓节段,即颈髓 8 个($C_{1~8}$)、胸髓 12 个($T_{1~12}$)、腰髓 5 个($L_{1~5}$)、骶髓 5 个($S_{1~5}$)和尾髓 1 个(Co)。

脊髓在胚胎早期占椎管全长,脊髓节段也与相应椎骨对应。胚胎 4 个月后脊髓的生长速度比椎管慢,因此,椎管内的腰、骶、尾神经根在穿出相应的椎间孔前需下行一段距离才能经相应的椎间孔穿

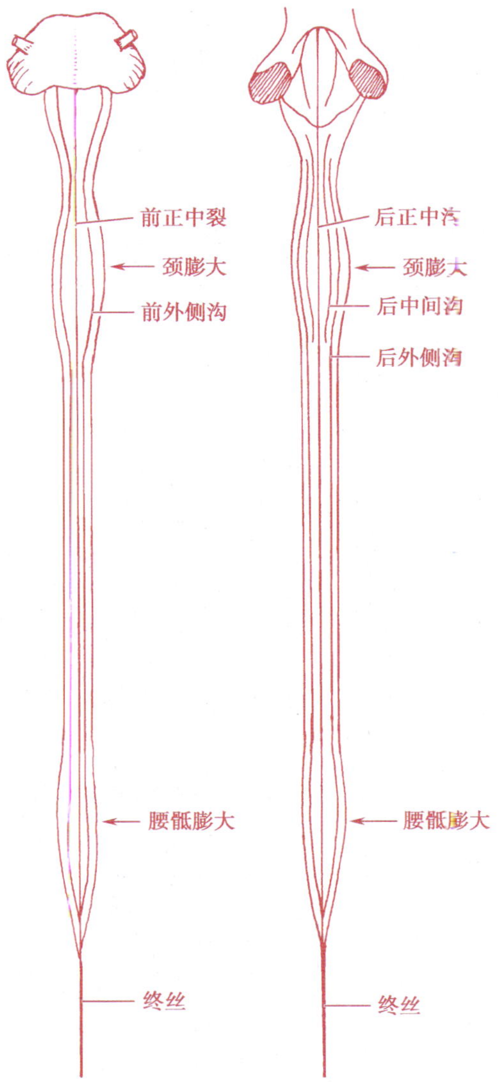
前正中裂
颈膨大
前外侧沟
腰骶膨大
终丝
后正中沟
颈膨大
后中间沟
后外侧沟
腰骶膨大
终丝

图 10-3 脊髓

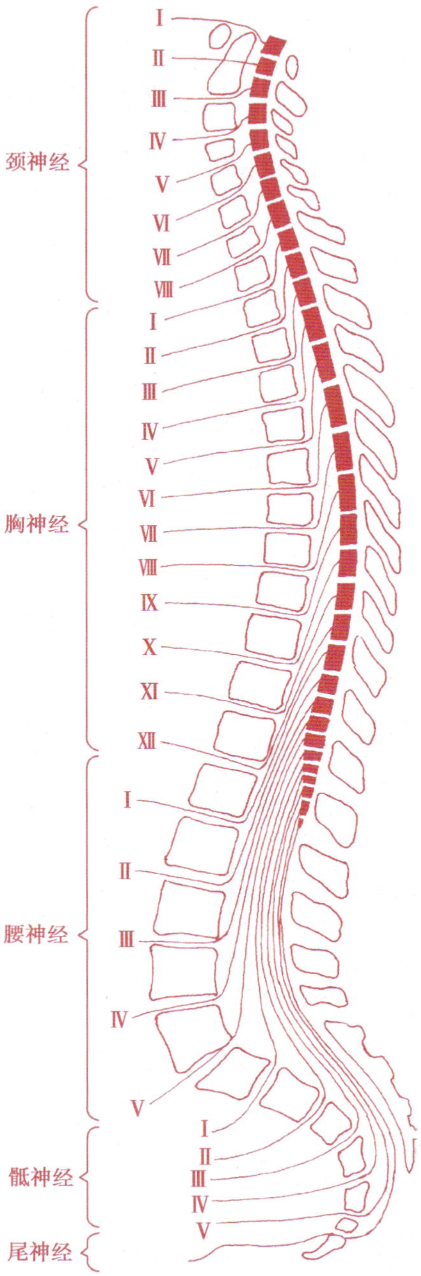
颈神经
胸神经
腰神经
骶神经
尾神经

图 10-4 脊髓节段与椎骨的关系

出，下行的神经根围绕在终丝周围形成马尾 cauda equina（图 10-4）。临床上常选择第 3、4 或第 4、5 腰椎棘突之间进行腰椎穿刺，引流脑脊液或注射麻醉药物，以免损伤脊髓。

成年脊髓的节段与相应的椎骨不在同一高度。上颈髓（$C_{1\sim4}$）大致与同序数椎骨相对应，下颈髓（$C_{5\sim8}$）和上胸髓（$T_{1\sim4}$）约平同序数椎骨的上 1 块椎骨，中胸髓（$T_{5\sim8}$）约平同序数椎骨的上 2 块椎骨，下胸髓（$T_{9\sim12}$）约平同序数椎骨的上 3 块椎骨，腰髓平对第 10～12 胸椎，骶髓和尾髓约平对第 1 腰椎。了解脊髓节段与椎骨的对应关系，对于确定脊髓病变的位置有重要的临床意义，如创伤时可根据损伤椎骨位置推测脊髓损伤的节段。

三、脊髓的内部结构

在脊髓的横切面上，正中央有中央管 central canal，管周围是 H 形或蝴蝶形的灰质，灰质周围是白质。灰质中部两侧与白质之间有网状结构，在颈髓最为丰富（图 10-5、图 10-6）。

Note:

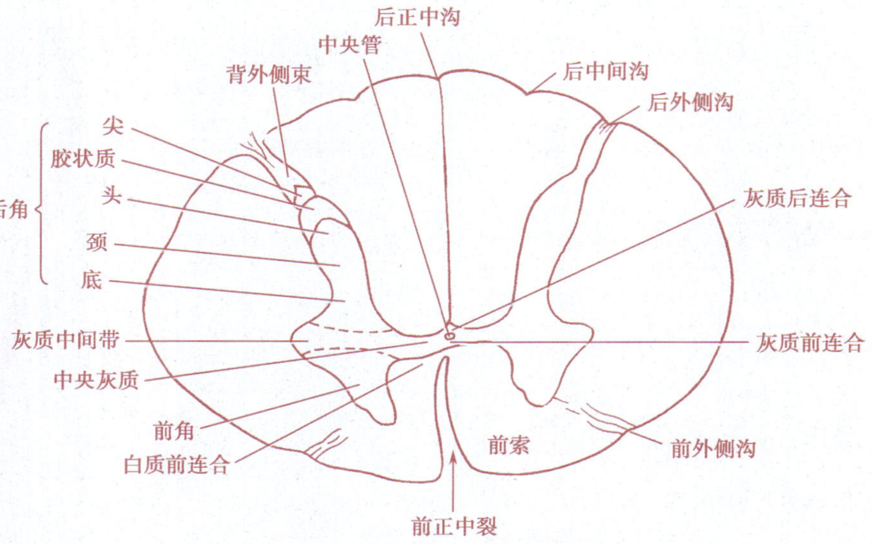

图 10-5　脊髓的灰质和白质分布

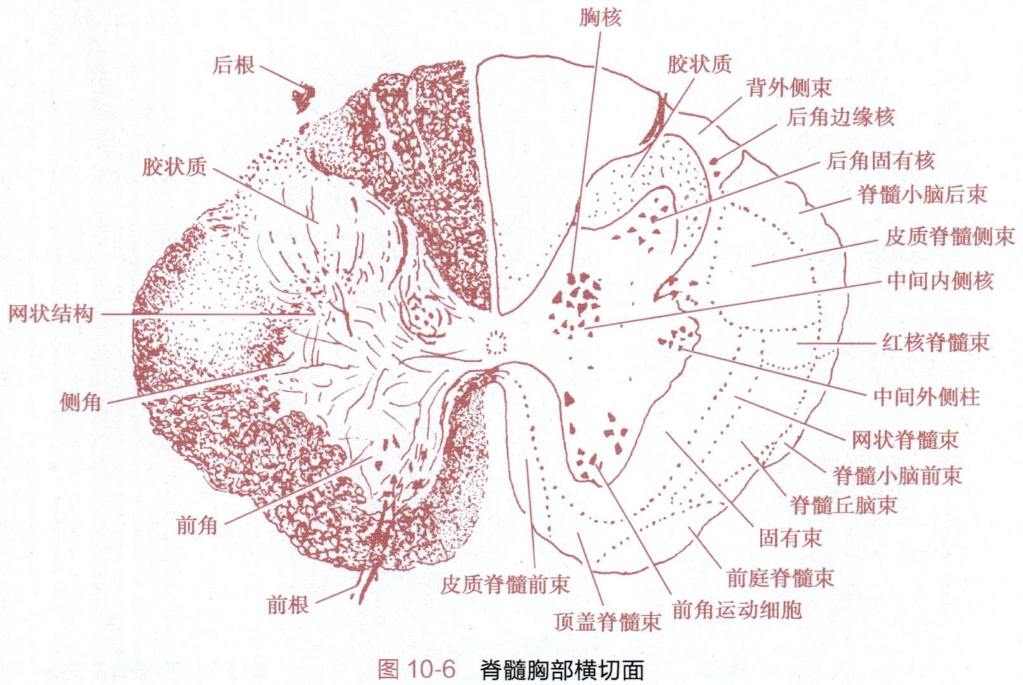

图 10-6　脊髓胸部横切面

（一）灰质

　　每侧灰质在横切面上可见分别向前、后伸出的前角 anterior horn 和后角 posterior horn，前、后角之间的移行部分称中间带。在 $T_1 \sim L_3$，中间带向外侧突出形成侧角 lateral horn（图 10-5、图 10-6）。灰质各角在脊髓整体上呈纵向柱状，即前柱、侧柱和后柱。中央管前后的灰质分别称灰质前连合和灰质后连合（图 10-5）。

　　1. **后角**　从背侧向腹侧可分为尖、头、颈、底部。后角主要由中间神经元组成，接受后根的传入纤维。后角的核团见图 10-6。①后角边缘核：位于后角尖的周缘，呈弧形，薄而边界不清楚。后角边缘核在腰膨大最明显。②胶状质：位于后角尖部，见于脊髓全长。胶状质对于分析、加工脊髓的感觉信息特别是痛觉信息起重要作用，并发出纤维参与脊髓节段间的联系。③后角固有核：位于胶状质前方，接受大量的后根传入纤维，并发出纤维组成对侧的脊髓丘脑束，与痛觉、温度觉和触觉的传导有关。④胸核：位于后角底部内侧份，仅见于 $C_8 \sim L_2$。胸核接受后根内侧部纤维的侧支，发出的纤维组成同侧的脊髓小脑后束。

2. **前角** 含有大量运动神经元和中间神经元。运动神经元可分为内、外侧两群,内侧群见于脊髓全长,支配颈肌和躯干肌;外侧群在颈膨大和腰骶膨大处发达,主要支配四肢肌。运动神经元分为大型的 α 运动神经元和小型的 γ 运动神经元,α 运动神经元的轴突支配骨骼肌梭外肌纤维,引起关节运动;γ 运动神经元支配骨骼肌梭内肌纤维,可调节肌张力。

3. **中间带** 含有中间带外侧核和中间带内侧核。中间带外侧核位于 $T_1 \sim L_3$ 的侧角,是交感神经节前神经元胞体所在的部位。在 S_{2-4} 中间带外侧部有骶副交感核,是副交感神经节前神经元胞体所在的部位。中间带内侧核位于中央管的后外侧,占脊髓全长,接受后根传入的内脏感觉纤维。

根据 20 世纪 50 年代 Rexed 对猫脊髓灰质细胞构筑的研究,把脊髓灰质分为 10 个板层,从后向前用罗马数字 I ~ X 命名(图 10-7)。Rexed 板层与核团的对应关系见表 10-1。

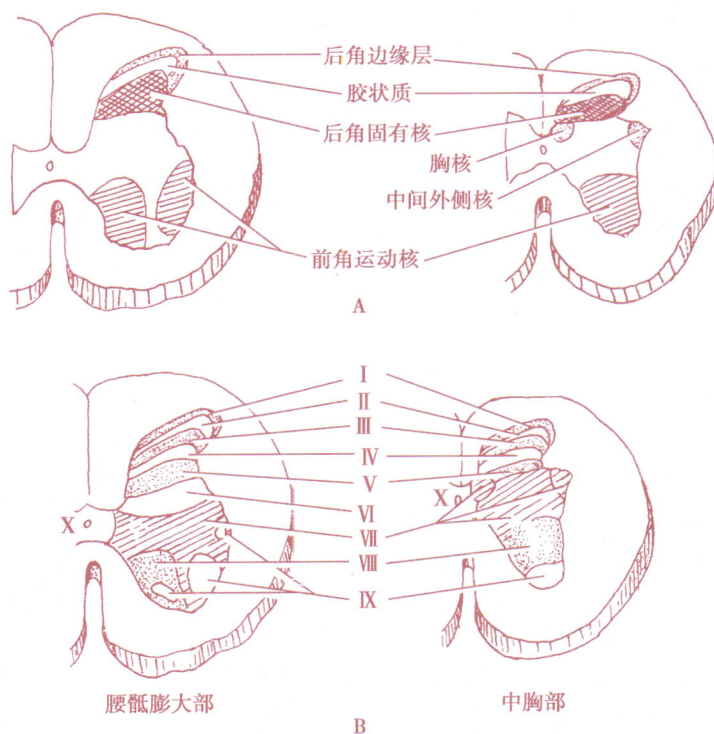

图 10-7 脊髓灰质核团和 Rexed 分层
A. 灰质核团;B. 灰质分层。

表 10-1 Rexed 板层与核团的对应关系

Rexed 板层	相对应的核团
第 I 层	后角边缘核
第 II 层	胶状质
第 III ~ IV 层	后角固有核
第 V 层	后角颈
第 VI 层	后角底,仅见于颈、腰骶膨大
第 VII 层	中间带内、外侧核和骶副交感核以及胸核
第 VIII 层	前角底部,颈、腰骶膨大处为前角内侧部
第 IX 层	前角内侧核和外侧核
第 X 层	中央灰质

Note:

（二）白质

白质位于灰质的外围，以前、后外侧沟为界分为3个索。前正中裂与前外侧沟之间为前索 anterior funiculus，后正中沟和后外侧沟之间为后索 posterior funiculus，前、后外侧沟之间为外侧索 lateral funiculus。在灰质前连合的前方，越边的横行纤维称白质前连合 anterior white commissure（图 10-8）。

白质主要由纤维束组成。纤维束可分为长的上、下行纤维束和短的固有束（图 10-8）。上行纤维束将不同的感觉信息传至脑，下行纤维束将脑的不同部位的神经冲动传至脊髓。固有束完成脊髓节段内和节段间的反射活动。

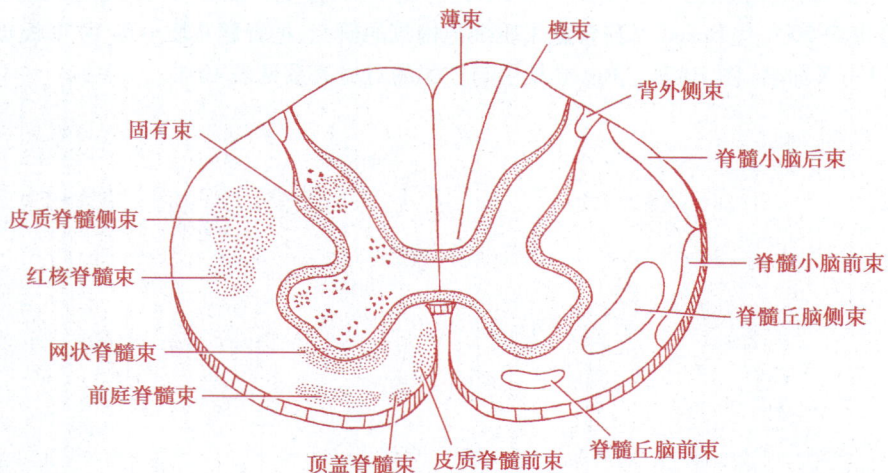

图 10-8　脊髓的纤维束
右侧半示下行传导束，左侧半示上行传导束。

1. 上行纤维束

（1）薄束 fasciculus gracilis 和楔束 fasciculus cuneatus：位于后索，薄束位于内侧，楔束位于外侧。来自 T_5 以下脊神经节细胞的中枢突组成薄束，而 T_4 以上脊神经节细胞的中枢突组成楔束。这些脊神经节细胞的周围突分布于肌、腱、关节和皮肤，中枢突经脊神经后根进入脊髓后索直接上行，向上分别终止于延髓内的薄束核和楔束核。薄、楔束分别传导同侧下半身和上半身的本体感觉（位置觉、运动觉和振动觉）和精细触觉（如辨别两点距离和物体的纹理粗细等）信息。当脊髓后索病变时，本体感觉和精细触觉的信息不能向上传至大脑皮质，病人闭目时不能确定关节的位置和方向，站立时身体摇晃倾斜，精细触觉丧失。

（2）脊髓丘脑束 spinothalamic tract：起自灰质 Ⅰ 和 Ⅳ~Ⅶ层（后角边缘核和后角固有核），经白质前连合斜越 1~2 节段后到对侧的外侧索和前索上行，组成脊髓丘脑侧束和前束，止于背侧丘脑的腹后外侧核。脊髓丘脑侧束传导躯干和四肢的痛、温觉，脊髓丘脑前束传导躯干和四肢的粗触觉和压觉。一侧脊髓丘脑束损伤时，对侧损伤平面 1~2 节段以下的区域出现痛、温、触压觉的减退或消失。

（3）脊髓小脑后束 posterior spinocerebellar tract 和脊髓小脑前束 anterior spinocerebellar tract：脊髓小脑后束起自同侧胸核，经小脑下脚进入小脑皮质。脊髓小脑前束主要起自腰骶膨大节段的 Ⅴ~Ⅶ 层的外侧部，大部分交叉至对侧上行，小部分在同侧上行，经小脑上脚进入小脑皮质。两束传导下肢和躯干下部的非意识性本体感觉至小脑。

2. 下行纤维束

（1）皮质脊髓束 corticospinal tract：包括皮质脊髓侧束 lateral corticospinal tract 和皮质脊髓前束 anterior corticospinal tract，分别位于外侧索后部和前索近前正中裂处。皮质脊髓束起自中央前回和中央旁小叶前部等处，下行至延髓的锥体，在锥体下端大部分纤维（75%~90%）交叉至对侧，形成皮质脊髓侧束，下行至骶髓，逐节段止于同侧前角运动神经元。未交叉的纤维形成皮质脊髓前束，下达上胸髓，纤维经白质前连合逐节段交叉至对侧，终止于前角运动神经元。皮质脊髓前束的部分纤维始终不交叉，在同侧下行。皮质脊髓束支配对侧四肢肌和双侧躯干肌。

（2）红核脊髓束 rubrospinal tract：起自中脑红核，交叉后在脊髓外侧索下行，至 V ~ Ⅶ层，有兴奋屈肌运动神经元、抑制伸肌运动神经元的作用。

（3）前庭脊髓束 vestibulospinal tract：起自前庭神经核，在同侧前索外侧部下行，止于前角运动神经元，有兴奋伸肌运动神经元、抑制屈肌运动神经元的作用，调节身体平衡。

（4）网状脊髓束 reticulospinal tract：起自脑桥和延髓的网状结构，大部分在同侧的前索和外侧索前内侧部下行，止于前角运动神经元，主要参与对躯干和肢体近端肌运动的控制。

（5）顶盖脊髓束 tectospinal tract：主要起自中脑上丘，于中脑水管周围灰质腹侧交叉，在前索内下行达颈髓节段，间接止于前角运动神经元，兴奋对侧颈肌，抑制同侧颈肌的运动。

（6）内侧纵束 medial longitudinal fasciculus：位于前索，皮质脊髓前束后外侧。纤维主要起自前庭神经核，部分纤维起自中脑中介核、后连合核和网状结构等，止于副神经核和颈髓前角运动神经元。此束纤维主要来自同侧，部分来自对侧，作用为协调眼球运动与头、颈部的运动。

四、脊髓的功能

（一）传导功能

脊髓白质中的上、下行纤维束是神经传导的主要结构，通过上行纤维束将躯干和四肢的感觉冲动传至脑，同时通过下行纤维束将高级中枢的调控指令传至效应器。因此，脊髓是上行或下行传导路的中继站，是脑与周围神经联系的结构基础。

（二）反射功能

脊髓反射为脊髓的固有反射，反射弧不经过脑。正常情况下，脊髓的反射活动是在脑的控制下进行的。根据反射出现的部位可将脊髓反射分为躯体反射和内脏反射。躯体反射是涉及骨骼肌的反射，可分为浅反射和深反射，刺激皮肤的感受器引起的反射称为浅反射，如腹壁反射和提睾反射等；刺激肌、肌腱、骨膜和关节内的感受器引起的反射称深反射，如牵张反射和屈曲反射等。内脏反射包括躯体—内脏反射、内脏—内脏反射和内脏—躯体反射。排尿反射和排便反射属于内脏—躯体反射。脊髓的最简单反射弧由一个传入神经元和一个传出神经元组成，如膝跳反射（叩击髌韧带时引起伸小腿）（图 10-9）。大多数脊髓的反射弧由 3 个以上的神经元组成，以完成较复杂的节内反射和节间反射。与脑的中枢功能相比，脊髓的中枢属于低级中枢。骶髓内有排尿、排便中枢，若脊髓此处损伤可能出现大、小便失禁。

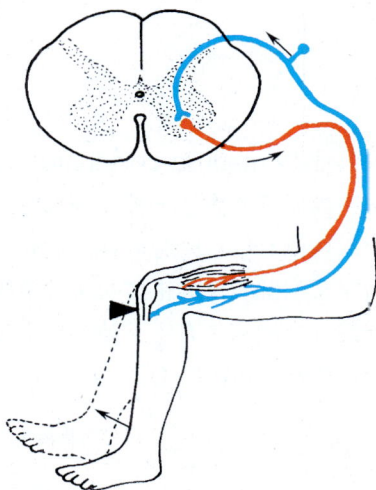

图 10-9 膝反射模式图

◆ Brown-Séquard 综合征

脊髓半横断时，表现为损伤节段以下同侧肢体痉挛性瘫痪（皮质脊髓侧束损伤）、本体感觉及精细触觉丧失（薄束和楔束损伤）及对侧损伤平面 1~2 节段以下痛、温、触觉丧失（脊髓丘脑束损伤）。

第三节　脑　干

脑干 brain stem 自下而上由延髓、脑桥和中脑组成。延髓在枕骨大孔处与脊髓相接，中脑向上续为间脑。延髓和脑桥的背面与小脑相连，它们之间的室腔为第四脑室（图 10-10）。

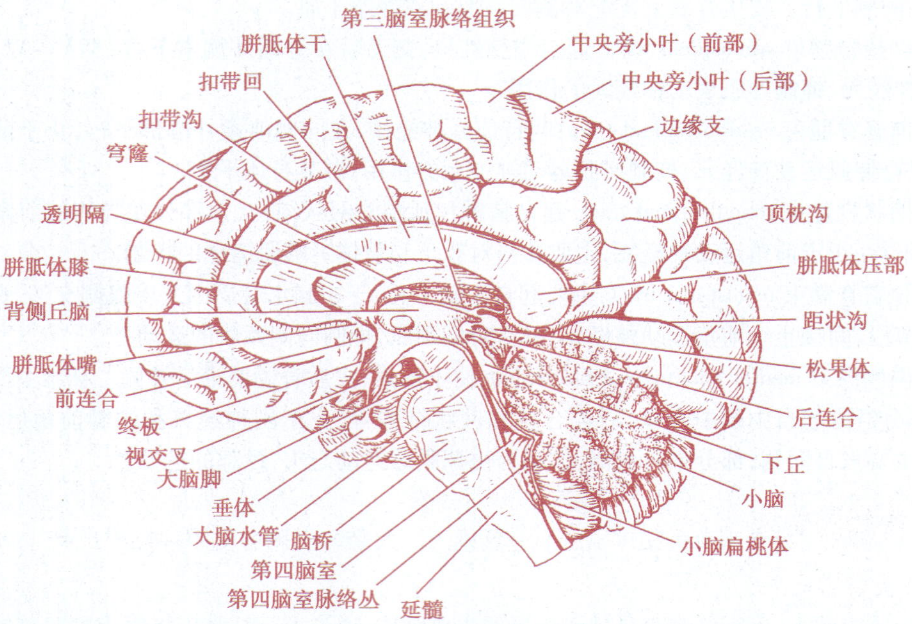

图 10-10 脑的正中矢状切面

一、脑干的外形

（一）脑干腹侧面

1. **延髓 medulla oblongata** 延髓形似倒置的圆锥体，上端以横行的延髓脑桥沟与脑桥分界。此沟由内向外依次有展神经、面神经和前庭蜗神经的根。脊髓表面的纵行沟裂向上延续到延髓。前正中裂两侧有纵行隆起的锥体 pyramid，内有皮质脊髓束通过。在延髓和脊髓交界处，锥体下端之间斜行交叉的纤维束称锥体交叉。锥体外后方的卵圆形隆起称橄榄 olive，内含下橄榄核。橄榄与锥体之间的前外侧沟内有舌下神经根出脑干。橄榄后方自上而下依次有舌咽神经、迷走神经和副神经的根丝出入脑干（图 10-11）。

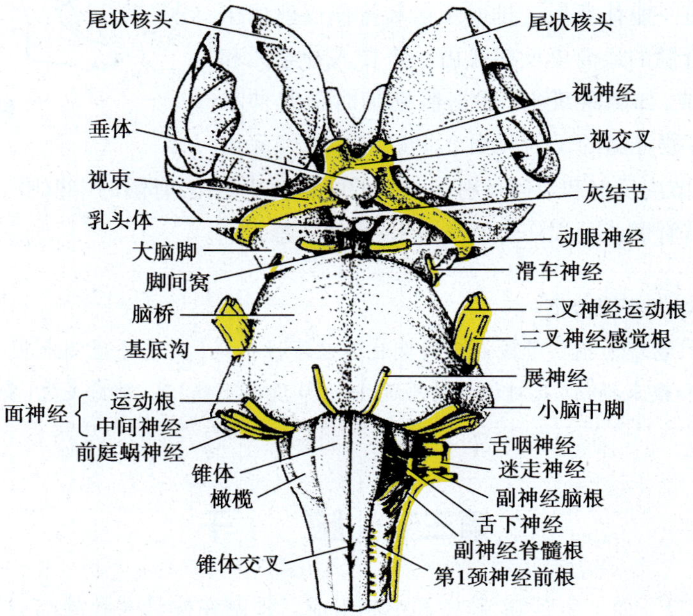

图 10-11 脑干（腹侧面）

2. **脑桥 pons**　脑桥向下借延髓脑桥沟与延髓为界,向上与中脑的大脑脚相接。脑桥腹侧面特别宽阔膨隆,称脑桥基底部 basilar part of pons。基底部正中纵行的浅沟称基底沟,容纳基底动脉。脑桥基底部向两侧逐渐变窄,移行为小脑中脚 middle cerebellar peduncle(脑桥臂),移行处有粗大的三叉神经根。延髓、脑桥和小脑的交界处称脑桥小脑角,内有面神经和前庭蜗神经,此处的肿瘤可压迫这些脑神经,引起相应的临床症状(图 10-11)。

◆ **脑桥小脑角综合征**

听神经瘤占脑桥小脑角肿瘤的 80%~95%,主要表现为脑桥小脑角综合征和颅内压升高症状。压迫前庭蜗神经可出现单侧缓慢进行性耳聋、耳鸣或眩晕,压迫面神经引起舌前部味觉异常、面肌痉挛或瘫痪,累及三叉神经导致面部麻木和角膜反射消失等。颅内压增高时出现头痛、恶心、呕吐等症状。

---

3. **中脑 midbrain**　中脑的下界为脑桥基底部上缘,上界为间脑的视束。粗大的柱状隆起称大脑脚 cerebral peduncle,内含来自大脑皮质的下行纤维束。大脑脚内侧有动眼神经根出脑。两侧大脑脚之间的凹陷称脚间窝。

(二)脑干背侧面

1. **延髓**　延髓下部形似脊髓,脊髓的薄束和楔束向上延续至膨隆的薄束结节和楔束结节,其深面分别有薄束核和楔束核。楔束结节的外上方有纵行隆起的小脑下脚 inferior cerebellar peduncle。延髓背面上部因中央管敞开而形成第四脑室底的下半部(图 10-12)。

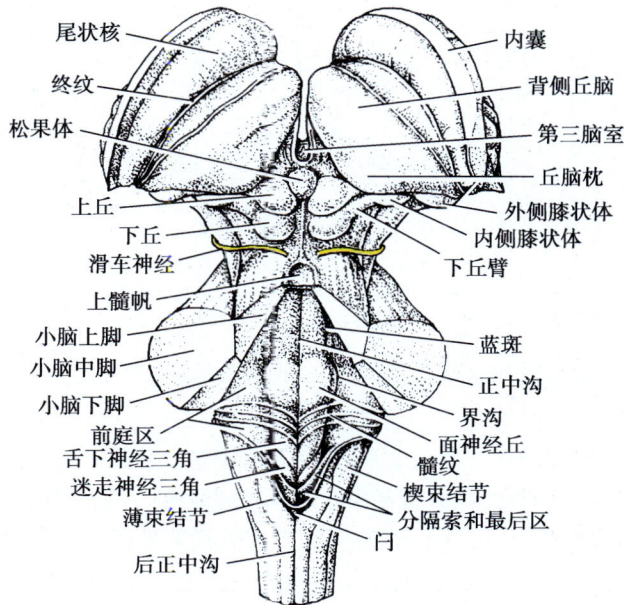

图 10-12　脑干(背侧面)

2. **脑桥**　脑桥背侧面形成第四脑室底的上半部,两侧的纵行隆起称小脑上脚 superior cerebellar peduncle。两侧小脑上脚之间的薄层白质板称上髓帆(前髓帆),其上端有滑车神经根交叉出脑(见图 10-12)。

3. **中脑**　上、下两对圆形隆起分别称上丘 superior colliculus 和下丘 inferior colliculus。上、下丘各向外上方伸出隆起,为上丘臂和下丘臂,分别连于外侧膝状体和内侧膝状体(见图 10-12)。

菱形窝 rhomboid fossa 为第四脑室的底,由延髓上半部和脑桥背侧面构成,上外侧界为小脑上脚,下外侧界为薄束结节、楔束结节和小脑下脚。菱形窝的中部有数条横行的髓纹,可作为延髓和脑桥背

Note:

侧的分界线。窝底有纵行的正中沟,其外侧有与其平行的界沟。界沟与正中沟之间的纵行隆起称内侧隆起。内侧隆起下端的圆形隆凸称面神经丘,深面有面神经膝和展神经核。界沟外侧的三角形区称前庭区,深面有前庭神经核。前庭区的外侧角有一小隆起,称听结节,内含蜗背侧核。髓纹下方,可见内侧隆起有两个小的三角区,即内上方的舌下神经三角和外下方的迷走神经三角,分别含有舌下神经核和迷走神经背核(图 10-12)。

(三) 第四脑室

第四脑室 fourth ventricle 位于延髓、脑桥和小脑之间,上通中脑水管,下续中央管。第四脑室经两侧的外侧孔和正中孔与蛛网膜下隙相通。第四脑室底由菱形窝构成,顶朝向小脑,顶的前部由上髓帆和小脑上脚构成,后部由下髓帆和第四脑室脉络组织构成(图 10-13)。第四脑室脉络组织由室管膜上皮覆盖富有血管的软脑膜构成,其局部血管反复分支,带着软脑膜和室管膜上皮突入室腔形成第四脑室脉络丛,可产生脑脊液。

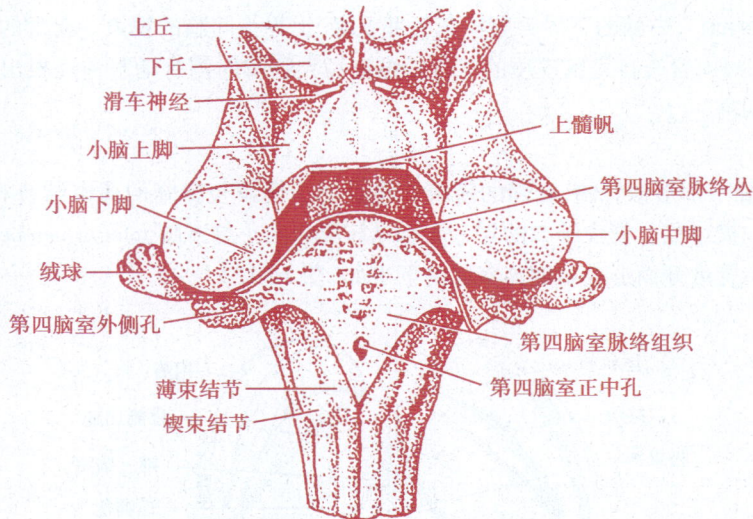

图 10-13 第四脑室顶

二、脑干的内部结构

脑干由灰质、白质、网状结构和脑室系统构成,结构较脊髓复杂。

(一) 脑干的灰质

脑干灰质的核团主要以神经核的形式分布,主要有两种神经核团:一种是直接与Ⅲ~Ⅻ对脑神经相连的脑神经核;另一种是与脑神经没有直接关联的非脑神经核(包括中继核)。

1. 脑神经核 ①躯体运动核:相当于脊髓前角,支配头颈部骨骼肌。②内脏运动核:相当于脊髓侧角的中间外侧核,支配心肌、平滑肌和腺体。③躯体感觉核:相当于脊髓后角,接受头面部感觉、平衡觉和听觉的冲动。④内脏感觉核:相当于脊髓侧角的中间内侧核,接受内脏和心血管的感觉以及味觉的冲动。除嗅神经和视神经外,第Ⅲ~Ⅻ对脑神经均与脑干的神经核相连。由于延髓的中央管逐渐移向背侧,并向上敞开为第四脑室,故脑神经核的分布由脊髓的前角(柱)、侧角(柱)和后角(柱)的前后排列变为内外排列。在第四脑室底,界沟内侧为运动区,界沟外侧为感觉区。自内侧向外侧排列有躯体运动核、内脏运动核、内脏感觉核和躯体感觉核(图 10-14)。

(1) 躯体运动核

1) 动眼神经核 nucleus of oculomotor nerve:位于中脑上丘平面,中脑水管的腹侧,发出纤维组成动眼神经,经大脑脚内侧出脑,支配除外直肌和上斜肌以外的眼球外肌和上睑提肌。

2) 滑车神经核 nucleus of trochlear nerve:位于中脑下丘平面,中脑水管的腹侧,发出纤维行向背

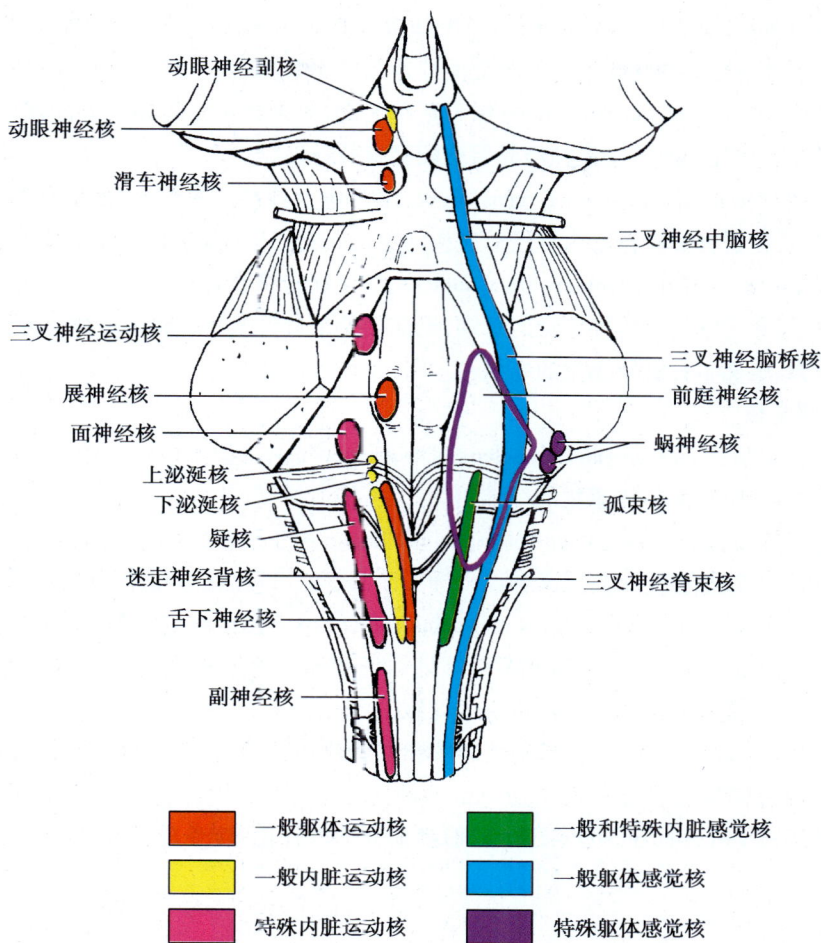

图 10-14 脑神经核在脑干背侧面的投影

侧,在上髓帆上端内交叉出脑,组成滑车神经,支配上斜肌。

3）展神经核 nucleus of abducens nerve：位于面神经丘的深面,发出纤维经延髓脑桥沟出脑,组成展神经,支配外直肌。

4）舌下神经核 nucleus of hypoglossal nerve：位于舌下神经三角的深面,发出的纤维经橄榄前方出脑,组成舌下神经,支配舌肌。

5）三叉神经运动核 motor nucleus of trigeminal nerve：位于脑桥中部、展神经核的外上方,发出纤维组成三叉神经运动根,在脑桥基底部与小脑中脚移行部出脑,支配咀嚼肌、下颌舌骨肌、二腹肌前腹和鼓膜张肌。

6）面神经核 nucleus of facial nerve：位于脑桥下部,展神经核的腹外侧,发出的纤维绕过展神经核的内侧和背侧,形成面神经膝,继而行向腹侧,从延髓脑桥沟出脑,构成面神经的运动根,支配面肌、颈阔肌、二腹肌后腹、茎突舌骨肌和镫骨肌。

7）疑核 nucleus ambiguus：位于延髓上部,三叉神经脊束核与下橄榄核之间,发出纤维加入舌咽神经、迷走神经和副神经,支配咽喉肌。

8）副神经核 accessory nucleus：位于脊髓 $C_{1\sim5}$ 或 $C_{1\sim6}$ 的前角外侧部,发出纤维参与组成副神经的脊髓根,支配胸锁乳突肌和斜方肌。

（2）内脏运动核

1）动眼神经副核 accessory nucleus of oculomotor nerve：位于动眼神经核的背内侧,发出纤维加入动眼神经,在睫状神经节换神经元后支配瞳孔括约肌和睫状肌。

2) 上泌涎核 superior salivatory nucleus:位于脑桥下部,面神经核稍下方的网状结构内,发出纤维加入面神经,在翼腭神经节和下颌下神经节交换神经元后支配泪腺、舌下腺和下颌下腺的分泌。

3) 下泌涎核 inferior salivatory nucleus:位于延髓上部,迷走神经背核稍上方的网状结构内,发出纤维加入舌咽神经,在耳神经节交换神经元后支配腮腺的分泌。

4) 迷走神经背核 dorsal nucleus of vagus nerve:位于迷走神经三角深面,发出纤维从橄榄后方出脑,组成迷走神经,在器官旁或器官内神经节交换神经元后支配颈、胸部脏器和腹部大部分脏器。

(3) 内脏感觉核:即孤束核 solitary tract nucleus,位于迷走神经背核外侧,贯穿延髓全长。该核头部接受来自面神经和舌咽神经传导味觉的纤维,尾部接受来自舌咽神经和迷走神经传导颈动脉窦、颈动脉小球和颈、胸、腹部多种脏器感觉的纤维。

(4) 躯体感觉核

1) 三叉神经中脑核 mesencephalic nucleus of trigeminal nerve:位于中脑的中央灰质外侧缘处,接受来自三叉神经传导咀嚼肌本体感觉的纤维。

2) 三叉神经脑桥核 pontine nucleus of trigeminal nerve:位于脑桥中部,三叉神经运动核外侧,与三叉神经脊束核相续。该核接受来自三叉神经传导头面部皮肤、口腔黏膜和牙等的触压觉纤维。

3) 三叉神经脊束核 spinal nucleus of trigeminal nerve:位于楔束核的外侧,贯穿脑桥中下部和延髓,接受来自三叉神经传导头面部皮肤和黏膜等处痛觉和温度觉的纤维,并接受来自面神经、舌咽神经和迷走神经传导耳周围皮肤痛觉和温度觉的纤维。

4) 蜗神经核 cochlear nucleus:包括蜗腹侧核和蜗背侧核,分别位于小脑下脚的腹外侧和背外侧(听结节深面),接受蜗神经的纤维,传导听觉的冲动。

5) 前庭神经核 vestibular nucleus:位于菱形窝前庭区的深面,接受前庭神经的纤维,传导平衡觉的冲动。

2. 中继核

(1) 薄束核 gracile nucleus 和楔束核 cuneate nucleus:分别位于延髓的薄束结节和楔束结节深面,接受薄束和楔束的纤维,发出的纤维交叉至对侧,构成内侧丘系,中继躯干、四肢本体感觉和精细触觉的冲动传递。

(2) 下橄榄核 inferior olivary nucleus:位于橄榄深面,接受来自脊髓、中脑网状结构、红核以及大脑皮质等处的纤维,发出的橄榄小脑束越边,参与构成小脑下脚,是大脑皮质、中脑红核、脊髓等处与小脑联系的中继站,属于锥体外系通路的辅助环节。

(3) 上橄榄核 superior olivary nucleus:位于脑桥下部,面神经核腹侧,主要接受双侧蜗神经腹侧核的纤维,发出纤维加入双侧外侧丘系。该核与蜗腹侧核共同参与对声音的空间定位。

(4) 脑桥核 pontine nuclei:为大量散在于脑桥基底部纵横纤维之间的神经核群,接受来自同侧的皮质脑桥束,发出脑桥小脑纤维,越边构成小脑中脚。该核是大脑皮质向小脑传递运动信息的中继站。

(5) 下丘:位于中脑下部背侧,由中央核及周边的薄层灰质构成。下丘接受外侧丘系纤维,发出的纤维经下丘臂至内侧膝状体。下丘是听觉通路上的重要中继站,并完成由声音引起的转头和眼球运动的反射活动。

(6) 上丘:位于中脑上部背侧,由交替排列的灰、白质板层构成。上丘主要接受视束纤维,发出的纤维交叉形成顶盖脊髓束。上丘是视觉传导的皮质下中枢,参与控制眼球快速垂直和水平运动,并参与协调眼和头对光、声等刺激的定向运动。

(7) 红核 red nucleus:平中脑上丘高度,位于黑质的背内侧,接受小脑核团发出并经小脑上脚交叉的纤维,发出的纤维交叉下行,组成红核脊髓束,联系脊髓前角。红核及有关纤维束与脑桥核和小脑等共同构成锥体外系的运动通路。

（8）黑质 substantia nigra：位于大脑脚底背侧，贯穿中脑全长。细胞含黑色素，能分泌多巴胺，主要与纹状体往返联系，是纹状体系锥体外系通路的组成环节，参与肌张力和运动的调节，受损后可出现震颤麻痹。

（9）顶盖前区 pretectal region：位于上丘与间脑移行部，接受视束纤维，发出纤维至双侧动眼神经副核，是瞳孔对光反射和晶状体调节反射的中枢。

（二）脑干的白质

脑干的白质主要由上、下行纤维束构成。除联系脊髓与间脑和端脑的上、下行纤维束外，脑干的神经核发出多条上、下行纤维束。另外，脑干内有横行纤维束如脑桥小脑纤维。

1. 上行纤维束

（1）内侧丘系 medial lemniscus：薄束核和楔束核发出的内弓状纤维在中央管腹侧左右交叉，形成内侧丘系交叉，交叉后的纤维在中线两侧转折上行形成内侧丘系，向上止于背侧丘脑的腹后外侧核。内侧丘系传递来自对侧躯干和四肢的本体感觉和精细触觉。

（2）脊髓丘系 spinal lemniscus：脊髓丘脑前束、脊髓丘脑侧束的纤维上行至延髓中部后，合并成一束，称脊髓丘系。脊髓丘系向上终止于背侧丘脑的腹后外侧核，传递对侧躯干和四肢的痛、温觉和粗触觉。

（3）三叉丘系 trigeminal lemniscus：由三叉神经脊束核和三叉神经脑桥核发出的纤维交叉至对侧形成，向上终止于背侧丘脑的腹后内侧核，传递对侧头面部的痛、温、触压觉。

（4）外侧丘系 lateral lemniscus：由双侧蜗神经核和上橄榄核发出的听觉纤维组成。一侧外侧丘系传递双侧耳的听觉冲动。

2. 下行传导束

（1）锥体束 pyramidal tract：包括皮质脊髓束与皮质核束 corticonuclear tract（皮质脑干束），起自大脑皮质的中央前回和中央旁小叶前部，经内囊、大脑脚底和脑桥基底部下行至延髓的锥体下端。皮质脊髓束的大部分纤维经锥体交叉至对侧外侧索，组成皮质脊髓侧束，少数未交叉的纤维组成皮质脊髓前束。两束分别在脊髓外侧索和前索下行，通过前角运动神经元支配骨骼肌。皮质核束在脑干下行中陆续分出纤维，大部分止于双侧动眼神经核、滑车神经核、展神经核、面神经核上半（支配睑裂以上面肌）、疑核和副神经核，支配相应骨骼肌；小部分纤维交叉至对侧，止于面神经核下半和舌下神经核，支配睑裂以下面肌和舌肌。

（2）皮质脑桥束 corticopontine tract：起自大脑皮质各叶，伴锥体束下行，止于脑桥核，执行锥体外系的功能。

（3）其他纤维束：脑干发出下行的红核脊髓束、前庭脊髓束、网状脊髓束、顶盖脊髓束和内侧纵束（见本章第二节）。

（三）脑干网状结构

在脑干内边界明显的神经核团和纤维束之间，神经纤维交织成网状，其间散在大量神经细胞核团，称脑干网状结构 reticular formation of brain stem。脑干网状结构参与调节躯体的运动和感觉、内脏活动、睡眠和觉醒。

脑干网状结构的功能：

1. 上行网状激动系统
脑干网状结构投射纤维直接或间接地弥散至大脑皮质的广泛区域，这种非特异性上行投射系统称为上行网状激动系统，可保持大脑皮质的意识和清醒状态，使大脑皮质对各种传入信息具有良好的感知能力。脑干网状结构损伤可导致不同程度的意识障碍乃至昏迷。

2. 对躯体运动的调节
内侧核群发出的网状脊髓束支配脊髓前角运动神经元，调节肌张力。

3. **对内脏活动的调节**　脑桥下部和延髓的网状结构中有呼吸中枢和心血管中枢,脑干损伤时可导致呼吸和循环功能障碍,甚至危及生命。

4. **中缝核的功能**　中缝核参与边缘系统功能的调节,并与中枢镇痛和睡眠机制有关。

第四节　小　　脑

小脑 cerebellum 位于颅后窝内,端脑后下方,脑干背侧,借小脑上、中、下脚与脑干相连。

一、小脑的外形与分叶

小脑中间狭窄部分称小脑蚓 vermis,两侧膨隆部分称小脑半球 cerebellar hemisphere。小脑的上面平坦,小脑蚓与小脑半球移行。下面中部凹陷,小脑蚓与半球之间有纵沟分隔。小脑蚓自上而下有小结、蚓垂和蚓锥体。在小脑半球下面前内侧部有一对膨隆,称小脑扁桃体 tonsil of cerebellum(图 10-15)。小脑扁桃体位于蚓垂两侧,前方邻延髓,下方是枕骨大孔。当颅脑外伤或颅内压增高时,小脑扁桃体可向下嵌入枕骨大孔,形成小脑扁桃体疝,压迫延髓,导致呼吸和循环功能障碍,危及生命。

小脑表面有许多大致平行的横沟,将小脑皮质分成许多薄片,称小脑叶片。小脑借上面的原裂和下面的后外侧裂分为 3 个叶:①绒球小结叶位于小脑下面的最前部,包括小脑半球的绒球和小脑蚓部的小结,两者之间以绒球脚相连;②前叶是小脑上面原裂以前的部分,并包括小脑下面的蚓垂和蚓锥体;③后叶是原裂与后外侧裂之间的部分,占小脑的大部分(图 10-15)。

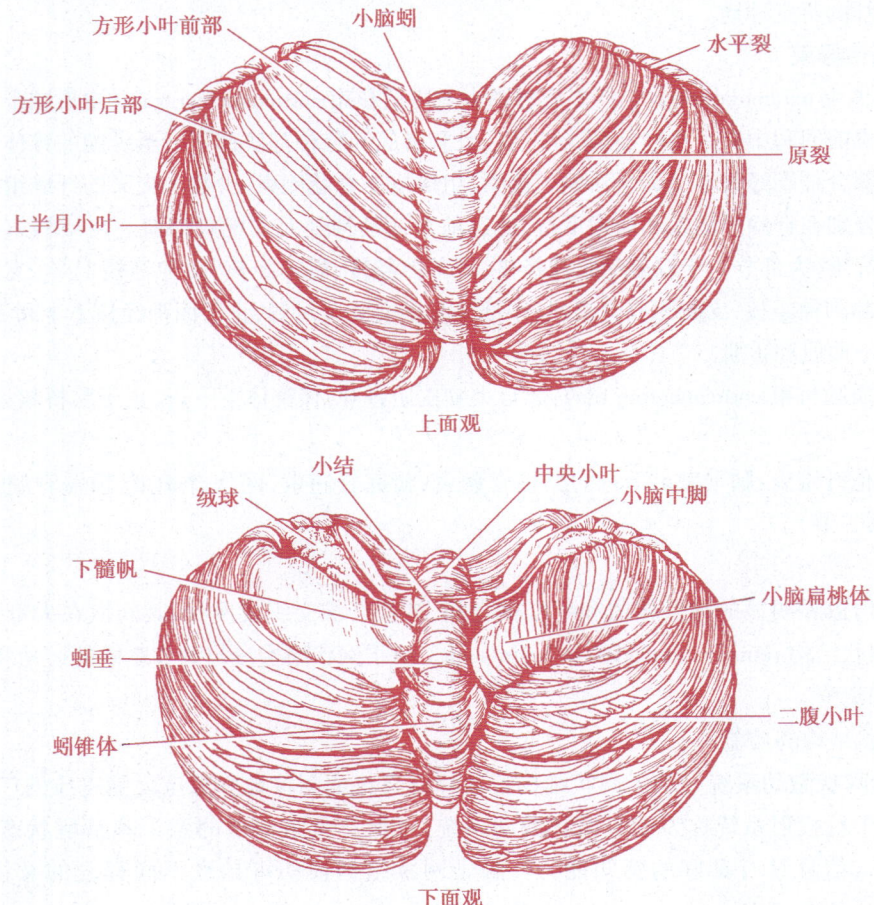

图 10-15　小脑

◆ 小脑扁桃体疝

　　小脑扁桃体疝又称枕骨大孔疝，是由于颅内压升高或颅后窝占位性病变致小脑扁桃体突入枕骨大孔而形成。慢性小脑扁桃体疝，表现为枕下疼痛、颈部强直、下位脑神经功能障碍，病人意识清楚；急性枕骨大孔疝时，压迫延髓内的呼吸中枢和心血管运动中枢，危及生命。

二、小脑的内部结构

　　小脑由表面的皮质、深面的髓质和小脑核组成，小脑核有 4 对，自内侧向外侧依次为顶核、球状核、栓状核和齿状核。顶核紧靠中线，位于第四脑室顶壁内。球状核和栓状核合称为中间核。齿状核最大，呈皱褶袋状，袋口朝向背内侧（图 10-16）。

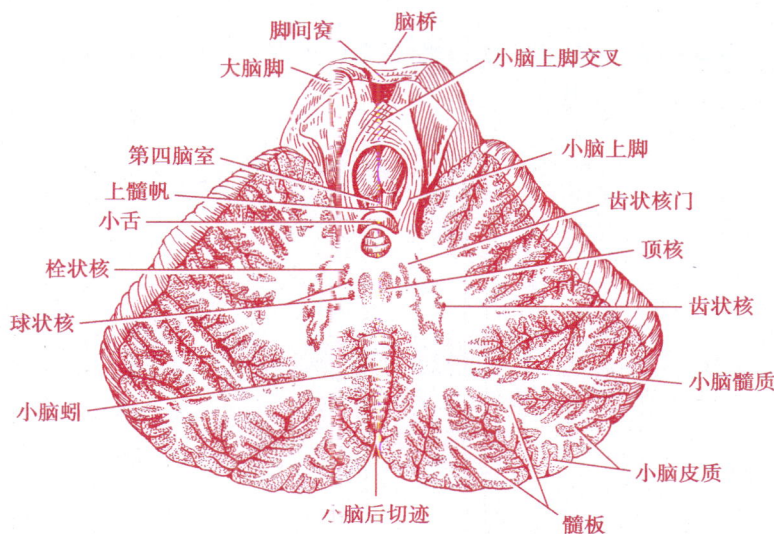

图 10-16　小脑水平切面（示小脑核）

三、小脑的纤维联系和功能

　　根据传入联系可将小脑分为前庭小脑、脊髓小脑和大脑小脑 3 个功能区，也可根据发生和进化分为原小脑、旧小脑和新小脑。

（一）前庭小脑（原小脑、古小脑）

　　前庭小脑即绒球小结叶，主要接受同侧前庭神经核和前庭神经的纤维。传入纤维经小脑下脚入小脑，止于绒球小结叶的皮质。绒球小结叶发出的纤维至顶核换神经元，再经小脑下脚至同侧的前庭神经核，从而影响支配躯干肌和眼外肌的运动神经元，维持身体姿势平衡和协调眼球运动。前庭小脑损伤时，病人平衡失调，站立时摇晃不稳甚至倾倒，行走时两腿间距过宽，并伴有眼球非随意节奏性摆动。

（二）脊髓小脑（旧小脑）

　　脊髓小脑包括小脑前叶和小脑蚓的蚓垂和蚓锥体，主要接受脊髓小脑前、后束的纤维，传出纤维至顶核、球状核和栓状核换神经元，直接或间接地至脊髓前角运动神经元，控制运动中的肢体远端肌的肌张力和协调运动。脊髓小脑的病变主要表现为肌张力降低。

（三）大脑小脑（新小脑）

　　大脑小脑即小脑后叶接受对侧脑桥核经小脑中脚进入小脑的纤维，获取大脑皮质广泛区域有关随意运动的信息。大脑小脑发出的纤维在齿状核换神经元，经小脑上脚止于对侧的红核、背侧丘脑的腹外侧核和腹前核，再由此投射到大脑皮质运动区，从而协调上、下肢肌的随意运动，保证运动的力量、方向和精确性。大脑小脑受损时，病人主要表现为共济失调，即随意运动不协调，不能完成精细动作,动作时抖动、把握不住力量和方向,如不能准确地用手指鼻(指鼻试验),不能作快速交替运动(前臂不能交替进行旋前与旋后),出现动作分裂(不能进行多个关节同时活动的复杂运动)和意向性震颤(肢体运动时出现非随意有节奏的摆动,趋向动作目标时加剧)。

第五节　间　脑

间脑 diencephalon 位于中脑和端脑之间。由于端脑高度发达和扩展,间脑几乎全部被端脑掩盖,仅间脑腹侧的一部分露在脑底(图 10-10)。间脑外侧面与大脑半球愈着。

一、间脑的外形和分部

间脑按形态和部位可分为背侧丘脑、后丘脑、上丘脑、底丘脑和下丘脑 5 部分。间脑内有第三脑室。

(一)背侧丘脑

背侧丘脑 dorsal thalamus 又称丘脑,为一对卵圆形的灰质团块,借丘脑间黏合相连,前端隆凸称丘脑前结节,后端膨大称丘脑枕(图 10-17)。

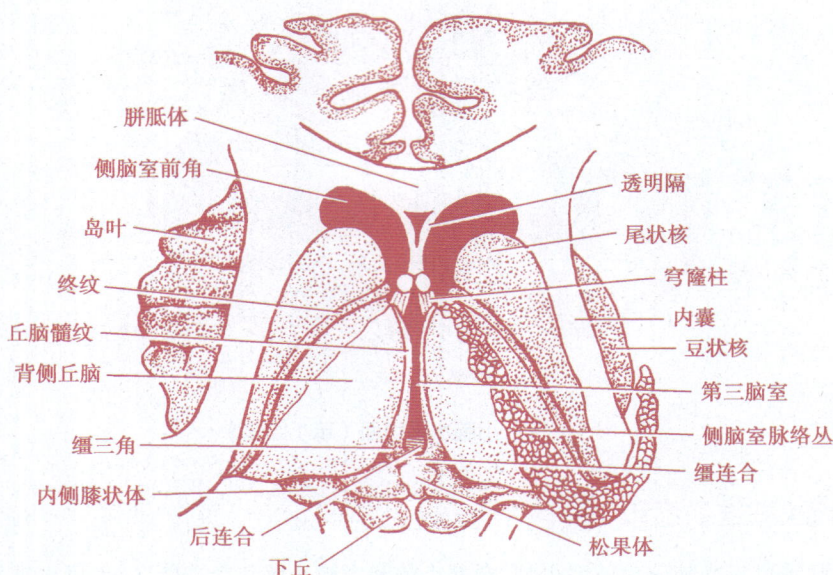

图 10-17　间脑(背侧面)

(二)后丘脑

后丘脑 metathalamus 位于背侧丘脑外后下方,包括内侧膝状体和外侧膝状体,借上、下丘臂与上、下丘相连(图 10-12)。

(三)上丘脑

上丘脑 epithalamus 为间脑的背侧部向尾侧与中脑顶盖前区移行的部分,包括丘脑髓纹、缰三角、缰连合和松果体等。丘脑髓纹为位于背侧丘脑背侧面和内侧面移行处的纤维细束,向后连于缰三角。左、右两侧缰三角相连形成缰连合,缰连合后方连有松果体(图 10-17)。

(四)底丘脑

底丘脑 subthalamus 为间脑与中脑的移行区,位于背侧丘脑的下方,下丘脑的后外侧。

(五)下丘脑

下丘脑 hypothalamus 位于背侧丘脑前下方,构成第三脑室下部的侧壁和室底,包括视交叉、视束、漏斗、垂体、灰结节和乳头体。最前方有左、右视神经会合形成的视交叉 optic chiasma,视交叉向后外侧延续为视束 optic tract。视交叉后方为灰结节,向下移行为漏斗,下端连接垂体。灰结节中部为正中

Note:

隆起,后方有一对圆形隆起称乳头体(见图 10-10、图 10-11)。

（六）第三脑室

第三脑室 third ventricle 呈正中矢状位,侧壁由背侧丘脑和下丘脑构成,前壁为终板,顶为脉络丛,底为视交叉、漏斗、灰结节和乳头体。第三脑室经室间孔与侧脑室相通,经中脑水管与第四脑室相通(图 10-17)。

二、间脑的内部结构与功能

（一）背侧丘脑

背侧丘脑由白质形成的 Y 形内髓板分为前核群、内侧核群和外侧核群。外侧核群又可分为背侧组和腹侧组,前者包括背外侧核、后外侧核和枕核,后者包括腹前核、腹外侧核(腹中间核)和腹后核 ventral posterior nucleus,腹后核又分为腹后内侧核和腹后外侧核(图 10-18)。第三脑室侧壁上的薄层灰质和丘脑间黏合内的核团统称为中线核群,外侧核群与内囊之间的薄层灰质称丘脑网状核。丘脑网状核与外侧核群之间有白质形成的外髓板。

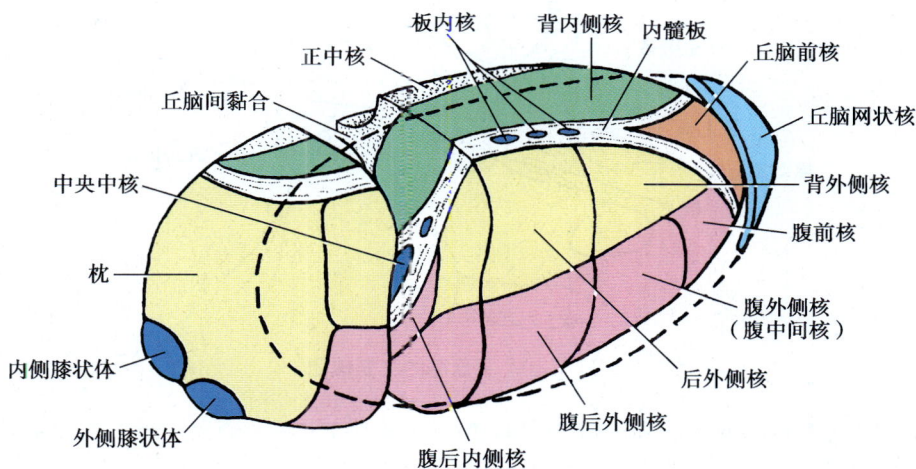

图 10-18　背侧丘脑核团模式图

背侧丘脑的核团按纤维联系和功能分类如下:

1. **特异性中继核团**　特异性中继核团包括腹前核、腹外侧核和腹后核。腹前核和腹外侧核主要接受小脑上脚、纹状体和黑质的纤维,发出纤维投射至大脑皮质的躯体运动区,参与调节躯体运动。腹后内侧核接受三叉丘系和孤束核发出的味觉纤维,腹后外侧核接受内侧丘系和脊髓丘系的纤维,两核发出的纤维投射至大脑皮质中央后回的感觉区。背侧丘脑的功能是皮质下感觉的最后中继站,可感知粗略的痛觉,并伴有愉快或不愉快的情绪反应。背侧丘脑病变可引起对侧偏身感觉减退或消失,伴有较严重的自发性疼痛和感觉过敏。

2. **非特异性投射核团**　非特异性投射核团包括正中核、板内核和丘脑网状核等,接受脑干网状结构的传入纤维,发出的纤维主要至下丘脑和纹状体,维持大脑的觉醒状态。

3. **联络性核团**　联络性核团包括前核群、内侧核群和外侧核群的背侧组,接受广泛的传入纤维,与大脑皮质的联络区有往返纤维联系,参与产生情感和学习记忆。

（二）后丘脑

后丘脑的功能是特异性中继听觉和视觉的冲动。内侧膝状体接受来自下丘臂的听觉纤维,发出的纤维组成听辐射,投射至大脑皮质的听觉中枢。外侧膝状体接受视束的传入纤维,发出的纤维组成视辐射,投射至大脑皮质的视觉中枢。

（三）上丘脑

上丘脑的缰三角内含缰核,该核是内脏和躯体的感觉传入的整合中枢,也是间脑至中脑传出通路的中继核。松果体为内分泌腺。

Note:

（四）底丘脑

底丘脑内含底丘脑核，与红核、黑质和苍白球之间有往返纤维联系，是锥体外系的主要结构，其主要功能是对苍白球起抑制作用，一侧病变可致半身抽搐。

（五）下丘脑

下丘脑从前向后分为视前区、视上区、结节区和乳头体区。主要核团包括：①视上核，位于视交叉的背外侧；②室旁核，位于第三脑室侧壁上部；③漏斗核，位于漏斗深面；④视交叉上核，位于中线两侧，视交叉上方；⑤乳头体核，位于乳头体内（图 10-19）。

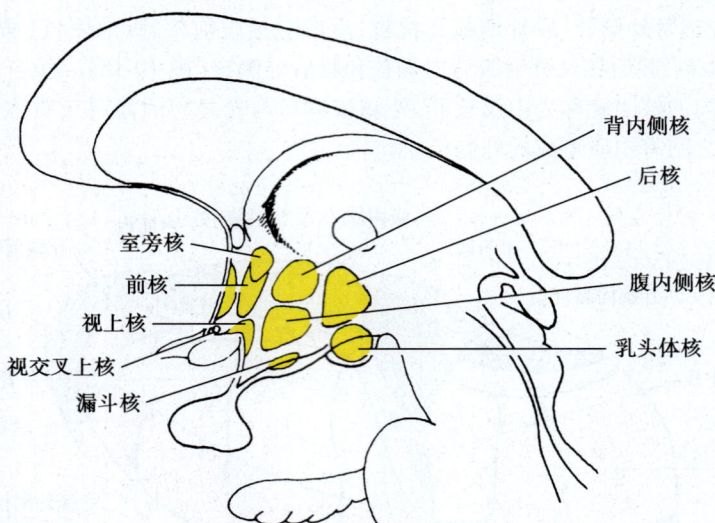

图 10-19　下丘脑的主要核团

下丘脑与垂体有密切的联系，是中枢神经调节内分泌系统的重要通路。视上核和室旁核发出视上垂体束和室旁垂体束，将加压素（抗利尿激素）和催产素运输至垂体后叶，释放入血液。漏斗核及其附近脑区发出的结节垂体束（结节漏斗束）将多种促进或抑制垂体前叶功能活动的激素（如促肾上腺皮质激素释放激素或释放抑制激素）运输至正中隆起，再经垂体门静脉至垂体前叶，调节垂体的内分泌功能（图 10-20）。

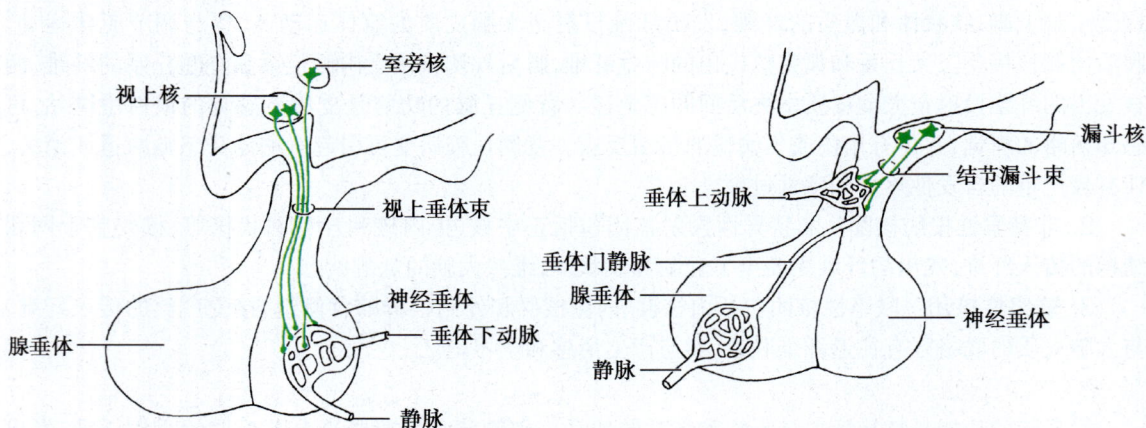

图 10-20　下丘脑与垂体的关系

下丘脑是神经内分泌的中枢、自主神经活动的皮质下中枢、边缘系统的组成部分，调节摄食、体温、水盐平衡、睡眠、生殖、情绪、垂体内分泌和节律性生理活动（生物钟）等。

（乔海兵）

第六节 端 脑

端脑 telencephalon 是脑的最高级部分,由左、右大脑半球借胼胝体连接而成。大脑半球表层的灰质称大脑皮质,深部的白质为髓质。包藏在髓质内的灰质团块,称基底核。大脑半球内的腔隙为侧脑室。

一、端脑的外形

左、右大脑半球之间为纵行的大脑纵裂,纵裂的底部为连接两半球的横行纤维板,称胼胝体 corpus callosum。大脑和小脑之间以大脑横裂分隔。在发育过程中,大脑半球表面积增加较颅骨快,因而表面凹凸不平,凹处形成大脑沟,沟之间隆起为大脑回。每侧大脑半球以 3 条恒定的沟分为 5 叶,分别为额叶、顶叶、枕叶、颞叶及岛叶。外侧沟 lateral sulcus 起于半球下面,转至上外侧面,行向后上方。中央沟 central sulcus 起自半球上缘中点稍后方,向前下行于半球上外侧面。顶枕沟 parietooccipital sulcus 位于半球内侧面后部,起自距状沟,由前下行向后上,绕过半球上缘后转至上外侧面。外侧沟上方、中央沟以前的部分是额叶 frontal lobe,中央沟后方的部分为顶叶 parietal lobe,外侧沟下方的部分为颞叶 temporal lobe,顶枕沟后方的部分为枕叶 occipital lobe,岛叶 insula 位于外侧沟深部,被额叶、顶叶、颞叶所掩盖(图 10-21、图 10-22)。顶叶、枕叶、颞叶在上外侧面的分界依据两条假想的连线,在半球上外侧面从顶枕沟上端至枕前切迹(枕叶后端前方约 4cm 处)的连线作为枕叶的前界,自此线的中点到外侧沟后端的连线作为顶叶与颞叶的分界。

每侧大脑半球分为上外侧面、内侧面和下面。

(一)上外侧面

1. **额叶** 在中央沟的前方有与之平行的中央前沟,自中央前沟有 2 条向前水平走行的额上沟和额下沟。中央沟和中央前沟之间为中央前回 precentral gyrus,额上沟上方并转至半球内侧面为额上回,额上、下沟之间为额中回,额下沟和外侧沟之间为额下回(图 10-21)。

2. **顶叶** 在中央沟后方有与之平行的中央后沟。此沟的后方有一条与半球上缘平行的顶内沟。中央沟与中央后沟之间为中央后回 postcentral gyrus。顶内沟的上方为顶上小叶,下方为顶下小叶,后者又分为围绕外侧沟后端的缘上回和围绕颞上沟末端的角回(图 10-21)。

3. **颞叶** 在外侧沟的下方有与之平行的颞上沟和颞下沟。颞上沟的上方为颞上回,颞上沟与颞

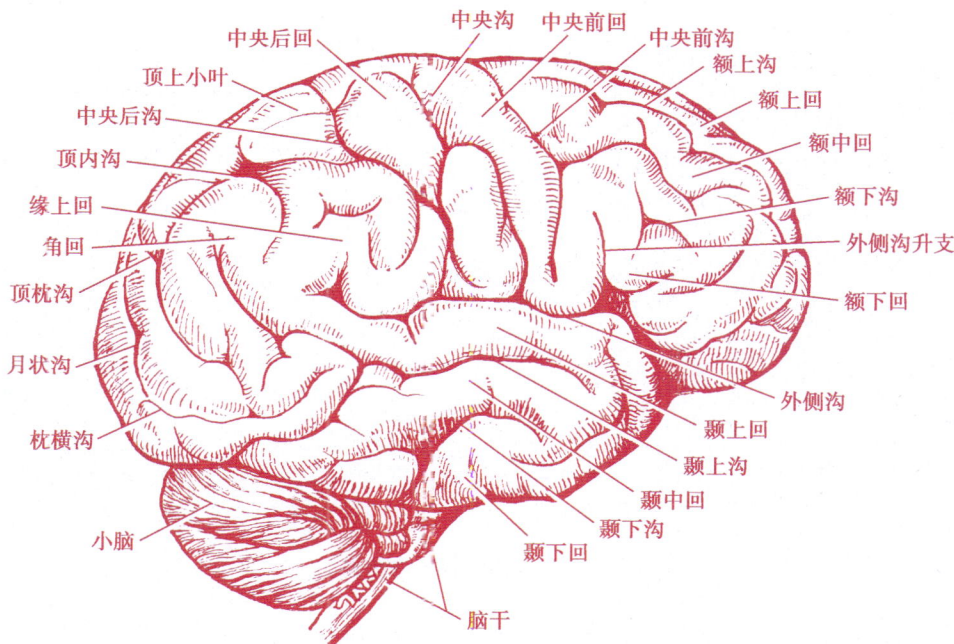

图 10-21 大脑半球(外侧面)

下沟之间为颞中回,颞下沟的下方为颞下回(见图 10-21)。

　　4. 岛叶　藏于外侧沟的深部。周围有环状的沟围绕,其表面有长短不等的脑回(图 10-22)。

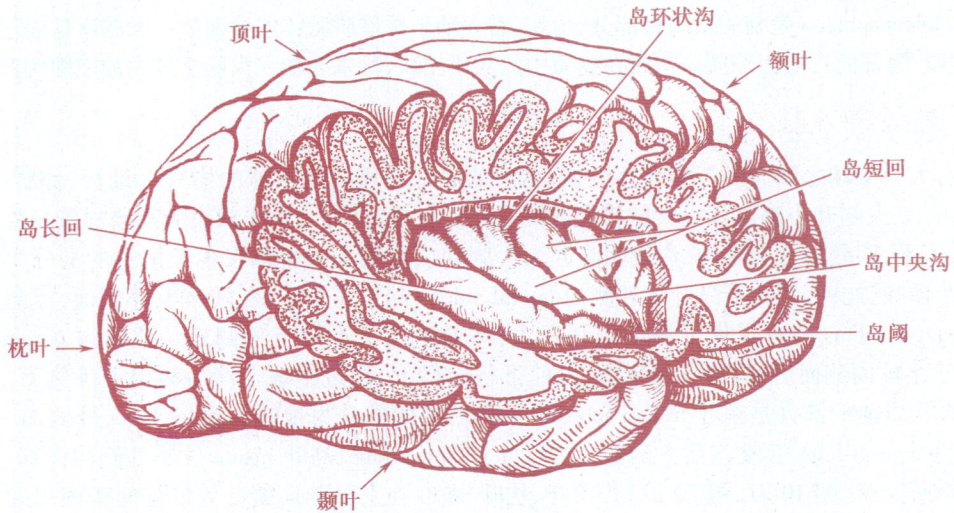

图 10-22　岛叶

(二)内侧面

　　额叶、顶叶、枕叶、颞叶均有部分自上外侧面扩展至半球内侧面(图 10-23)。中央前、后回延伸至内侧面的部分称中央旁小叶 paracentral lobule。中部为由前向后上呈弓形的胼胝体。胼胝体下方的弓形纤维束称穹窿,其与胼胝体间的薄板称透明隔。在胼胝体上方,与其平行的沟称胼胝体沟。位于胼胝体沟上方与其平行的沟称扣带沟,两者间的脑回为扣带回。自胼胝体后端下方向后至枕叶后端的弓形沟称距状沟。距状沟与顶枕沟之间的三角区称楔叶,距状沟下方称舌回。位于胼胝体周围和侧脑室下角底壁的圈弧形结构,包括隔区、扣带回、海马旁回、海马和齿状回等共同组成边缘叶 limbic lobe,海马和齿状回合称为海马结构。

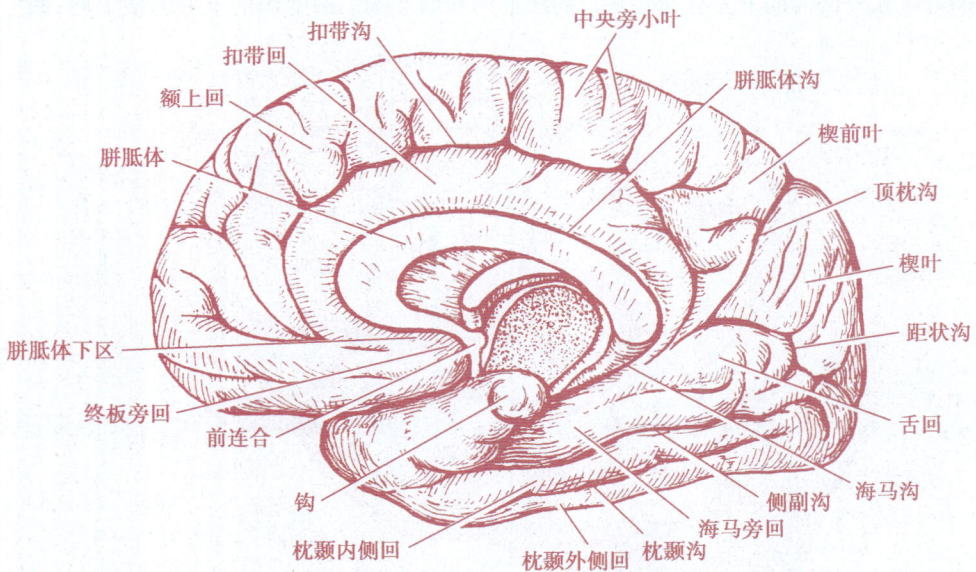

图 10-23　大脑半球(内侧面)

(三)下面

　　大脑半球的下面由额叶、枕叶、颞叶组成。额叶下面有纵行的嗅束,其前端膨大为嗅球,后端扩大为嗅三角。颞叶下面有与半球下缘平行的枕颞沟,在此沟内侧并与之平行的为侧副沟,侧副沟的内侧为海马旁回,其前端弯成钩形,称为钩(图 10-24)。在海马旁回的上内侧为海马沟,沟的上方有呈锯齿状窄条皮质,称齿状回。在齿状回的外侧、侧脑室下角底壁上有一呈弓状的隆起,称海马 hippocampus。

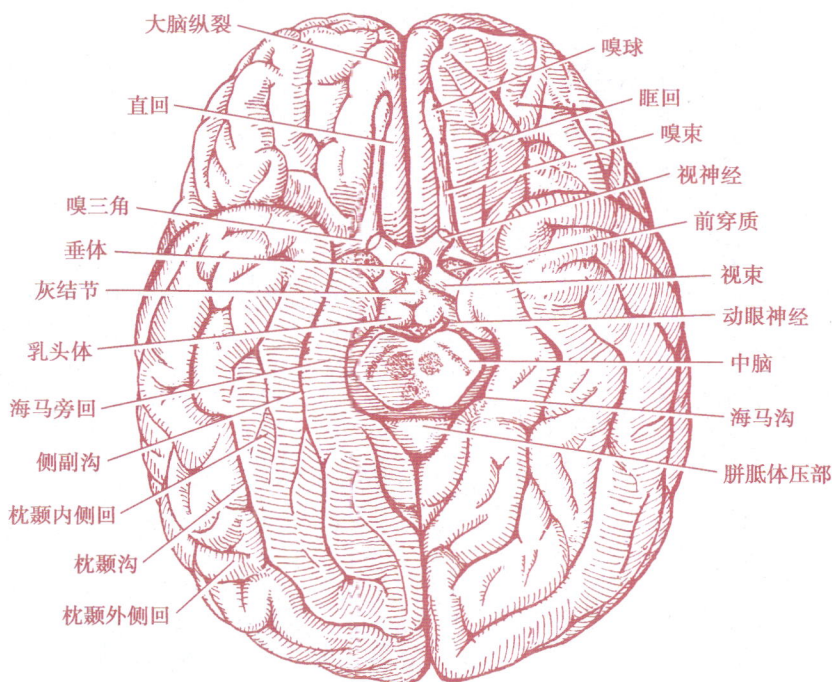

图 10-24　端脑底面

二、端脑的内部结构

(一)大脑皮质

大脑皮质 cerebral cortex 是高级神经活动的物质基础。机体各种功能活动的最高中枢在大脑皮质上都有特定的功能区(图 10-25)。

1. **第Ⅰ躯体运动区**　第Ⅰ躯体运动区位于中央前回和中央旁小叶的前部。此区对骨骼肌运动的管理有一定的局部定位关系,其特点包括:①上下颠倒,但头部是正的。中央前回最上部和中央旁小叶前部与下肢、会阴部的运动有关,中部与躯干和上肢的运动有关,下部与头面部、舌、咽、喉的运动有关。②左右交叉,一侧运动区支配对侧肢体的运动,但一些与联合运动有关的肌则受双侧运动区的支配,如眼球外肌、面上部肌、咀嚼肌、咽喉肌、呼吸肌和躯干、会阴肌等。③身体各部投影区的大小取决于运动的复杂和精细程度,与形体大小无关,如拇指的定位区大于躯干或大腿区(图 10-26)。

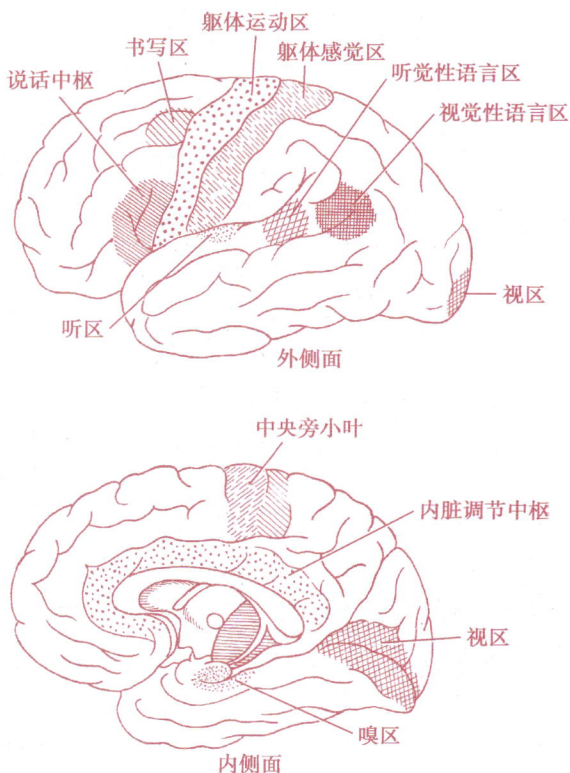

图 10-25　大脑皮质主要中枢

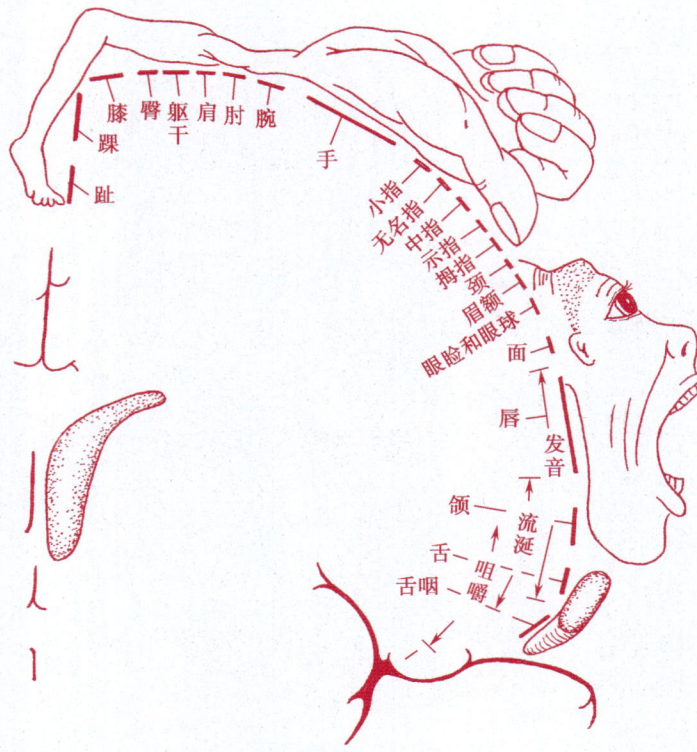

（1）躯体运动区

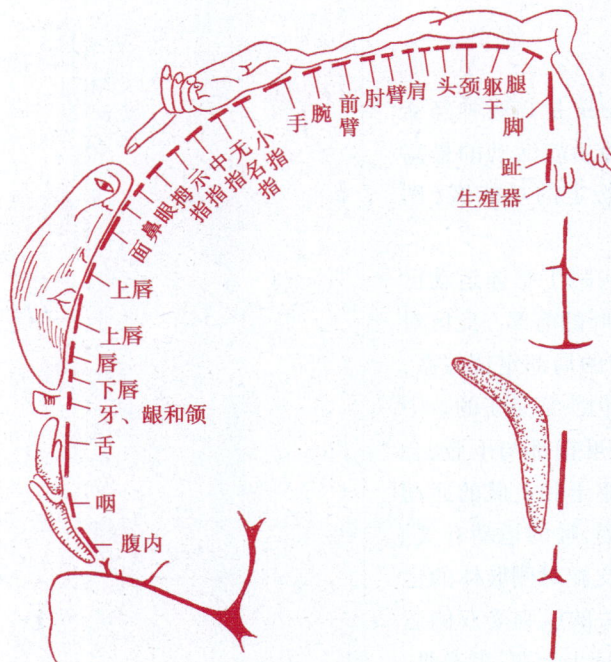

（2）躯体感觉区

图 10-26   人体各部在躯体运动区及感觉区的定位

2. **第Ⅰ躯体感觉区**　第Ⅰ躯体感觉区位于中央后回和中央旁小叶的后部,接受背侧丘脑腹后核传来的对侧半身浅、深感觉的信息。其特点为:①上下颠倒,但头部是正的。自中央后回下部向上内侧,依次是头颈、躯干与上肢、下肢与会阴部的投影区。②左右交叉,一侧身体的浅、深感觉投射到对侧半球的感觉区。③身体各部投影区的大小取决于感觉的敏感程度,与形体大小无关,如手指、唇和舌的投影区较大(图 10-26)。

3. **视区**　视区位于距状沟上、下的皮质,接受来自外侧膝状体的纤维。一侧视区接受双眼同侧半视网膜来的冲动,故当一侧视区损伤时可引起双眼对侧视野同向性偏盲。

4. **听区**　听区位于颞横回,接受来自内侧膝状体的纤维。每侧听觉区接受双侧的听觉冲动,故一侧听区受损不会导致全聋。

5. **语言区**　语言区是人类大脑皮质特有的区域,是听、说、读、写的皮质中枢(见图 10-25)。语言中枢一般位于左侧半球(表 10-2)。

表 10-2　常见失语症的类型、临床特点及病变部位

类型	临床特点	病变部位
Broca 失语	典型非流利型口语、言语缺乏、语法缺失、电报样言语	额下回后部
Wernicke 失语	流利型口语,口语理解严重障碍,语法完好;有新语、错语和词语堆砌	颞上回后部
失写	能抄写,不能自发书写,写出的句子有遗漏错误	优势半球额中回后部
失读	不识文字、词句和图画	优势半球顶叶角回
完全性失语	所有语言功能出现明显障碍	大脑半球大范围病变
传导性失语	复述不能,理解和表达完好	缘上回、弓状纤维
命名性失语	命名不能	颞中回后部或颞枕交界处区

(1) 运动性语言区(说话中枢):又称 Broca 区,位于额下回后部。损伤后病人虽能发音,但不能说出具有意义的语言,称运动性失语症。

(2) 书写区:位于额中回后部。损伤后虽然手的运动功能正常,但写字、绘图等精细动作障碍,称失写症。

(3) 听觉性语言区:位于颞上回后部。损伤后病人虽听觉正常,但听不懂别人或自己讲话的意思,称感觉性失语症。

(4) 视觉性语言区(阅读中枢):位于角回。损伤后虽然视觉正常,但不能理解文字符号的意义,称失读症。

(二) 基底核

基底核 basal nuclei 为大脑髓质中的灰质团块,由于位置靠近脑底故而得名。基底核包括尾状核、豆状核、杏仁体和屏状核(图 10-27)。

1. **纹状体 corpus striatum**　纹状体由尾状核和豆状核组成(图 10-27、图 10-28)。尾状核 caudate nucleus 呈 C 形由前向后弯曲,分头、体、尾 3 部分。豆状核 lentiform nucleus 位于尾状核和背侧丘脑的外侧,岛叶的深部。在水平切面上呈三角形,被两层白质板分成 3 部:外侧部最大称壳 putamen,内侧的两部分合称苍白球 globus pallidus。在种系发生上,尾状核和壳发生较晚,合称新纹状体;苍白球较为古老,称旧纹状体。纹状体是锥体外系的重要组成部分,功能主要是维持肌张力、协调肌肉的运动。近年来发现苍白球作为基底前脑的一部分参与机体的学习记忆功能。

2. **杏仁体 amygdaloid body**　杏仁体位于海马旁回钩的深面,与尾状核尾部相连,与内脏活动、行为和情绪调节功能有关。

3. **屏状核 claustrum**　屏状核是位于豆状核外侧似屏风状的薄层灰质(图 10-27、图 10-28)。

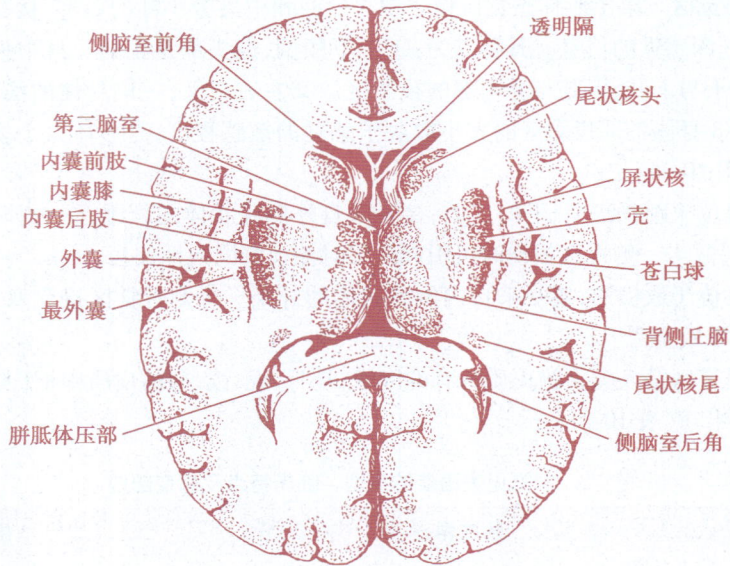

图 10-27 基底核、背侧丘脑和内囊

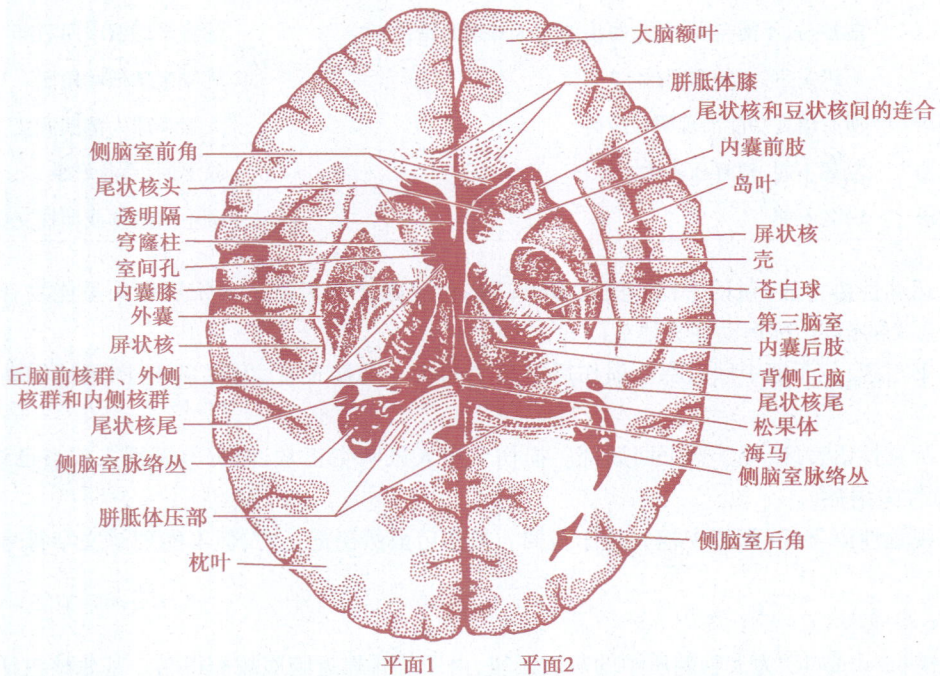

图 10-28 大脑水平切面

（三）侧脑室

侧脑室 lateral ventricle 是位于左、右大脑半球内的室腔,内含脑脊液。因其延伸到半球的 4 个叶而分为 4 部分(图 10-29、图 10-30):中央部(位于顶叶)、前角(中央部伸向额叶的部分)、后角(中央部伸向枕叶的部分)和下角(中央部伸向颞叶的部分)。侧脑室借左、右室间孔与第三脑室相通。侧脑室内有脉络丛。

（四）大脑髓质

大脑半球的髓质由大量神经纤维组成,可分为 3 类:

1. **联络纤维** 联络纤维是联系同侧半球各部分皮质间的纤维。联系相邻脑回的短纤维,称弓状

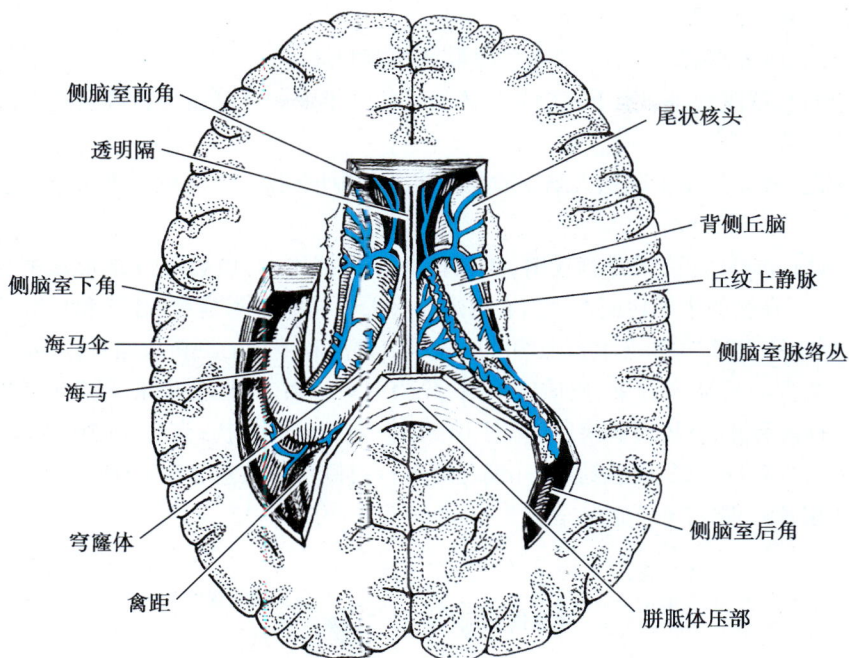

图 10-29 侧脑室

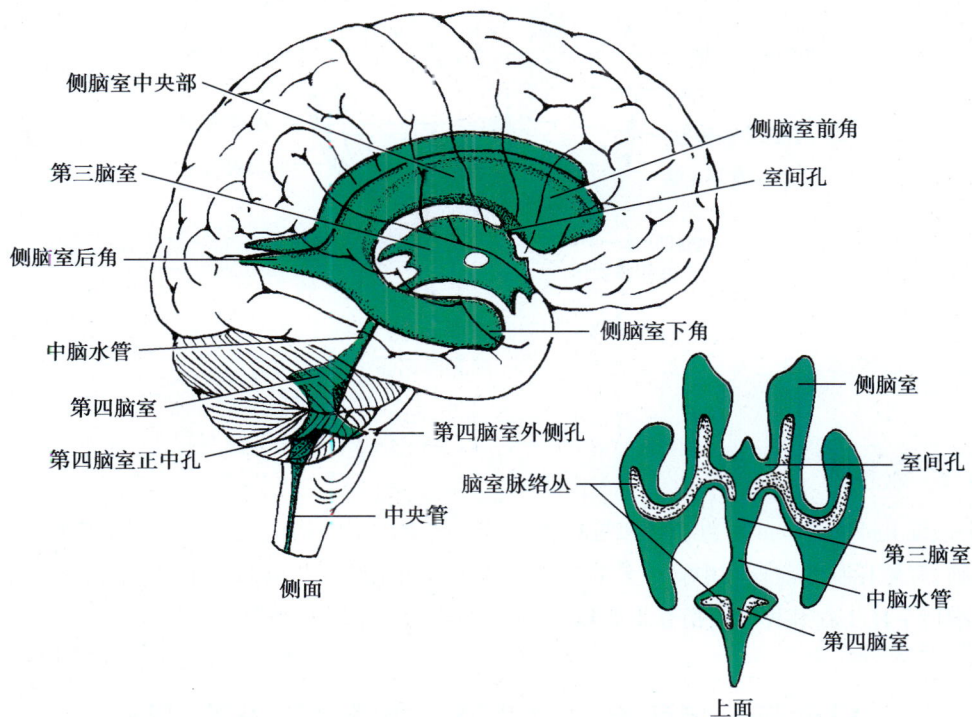

图 10-30 脑室投影图

纤维。联系各脑叶的长纤维主要有扣带束、上纵束、下纵束和钩束。

2. **连合纤维** 连合纤维是连接左右半球皮质的纤维,包括胼胝体、前连合与穹窿连合(见图 10-23、图 10-27、图 10-28)。

(1) 胼胝体 corpus callosum:位于大脑纵裂的底部,由连接左、右大脑半球新皮质的纤维组成。在正中矢状断面上呈弓形,分为胼胝体嘴、膝、干和压部。胼胝体的纤维在两侧大脑半球放射,广泛连接

Note:

额叶、顶叶、枕叶、颞叶。

（2）前连合：连接两侧颞叶，有小部分纤维联系两侧嗅球。

（3）穹隆连合：穹隆是海马至下丘脑乳头体的弓状纤维束。穹隆连合指穹隆的部分纤维越至对侧，连接对侧的海马。

3. 投射纤维　投射纤维由联系大脑皮质与皮质下各中枢间的上、下行纤维组成。这些纤维绝大部分经过内囊。

内囊 internal capsule 是位于背侧丘脑、尾状核和豆状核之间，由投射纤维形成的白质板（见图10-27、图10-28）。在脑的水平切面上，左、右内囊略呈"＞＜"状，分为前肢、膝部和后肢3部分。前肢位于尾状核与豆状核之间，主要有上行至额叶的丘脑前辐射和下行的额桥束通过；后肢位于背侧丘脑与豆状核之间，主要有皮质脊髓束、皮质红核束、丘脑中央辐射、顶枕颞桥束、视辐射和听辐射通过；前、后肢相交处称内囊膝，有皮质核束通过（图10-31）。内囊后肢损伤，伤及丘脑中央辐射、皮质脊髓束和视辐射，引起对侧身体深、浅感觉障碍（偏身麻木）、对侧身体随意运动障碍（偏瘫）和两眼对侧视野同向性偏盲（偏盲），即"三偏"症状。

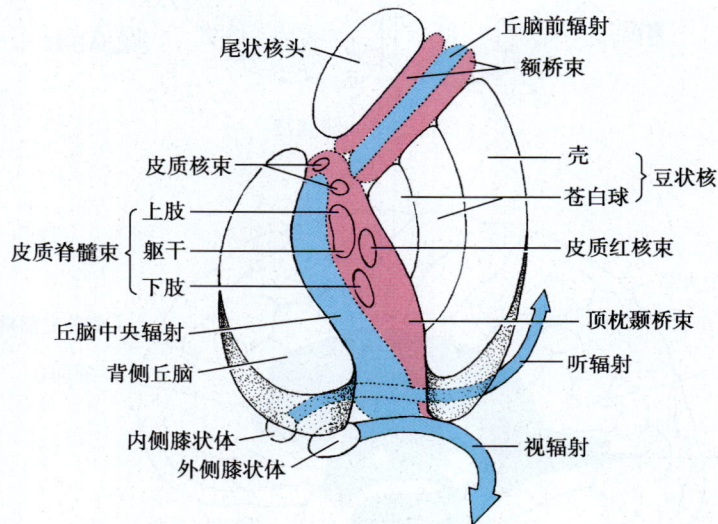

图 10-31　内囊模式图

三、边缘系统

边缘系统 limbic system 由边缘叶和与其联系紧密的皮质下结构组成。皮质下结构指杏仁体、隔核、下丘脑、背侧丘脑的前核和中脑被盖的一些结构。边缘系统参与内脏调节、情绪反应和性活动等功能，对维持个体生存和种族繁衍有重要作用，海马与学习记忆关系密切。

第七节　脑和脊髓的被膜、血管及脑脊液循环

一、脑和脊髓的被膜

脑和脊髓的表面由外向内依次有硬膜、蛛网膜和软膜3层被膜包被，对脑和脊髓起保护和支持的作用。

（一）硬膜

硬膜 dura mater 是由致密结缔组织构成的厚而坚韧的纤维膜，分为硬脊膜和硬脑膜。

1. **硬脊膜 spinal dura mater** 硬脊膜呈管状包裹脊髓与脊神经根,上端附着于枕骨大孔边缘,与硬脑膜相延续;下端达第 2 骶椎平面变细,包裹终丝,末端附于尾骨;两侧在椎间孔处与脊神经外膜相续。硬脊膜与椎管内面的骨膜之间的狭窄间隙称硬膜外隙 epidural space,内含疏松结缔组织、脂肪、淋巴管和静脉丛等(图 10-32)。此间隙略呈负压,不与颅腔相通,有脊神经根通过。临床常用硬膜外麻醉即将药物注入此间隙内,阻滞脊神经传导。

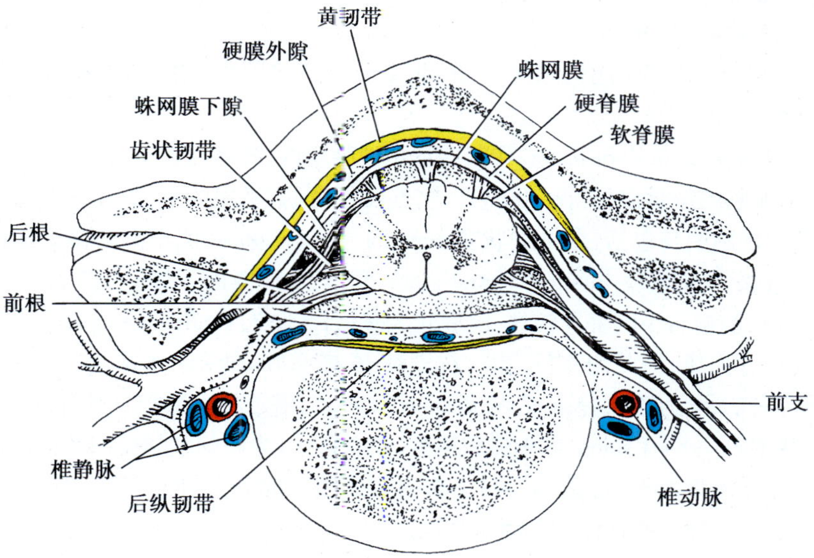

图 10-32 脊髓的被膜

2. **硬脑膜 cerebral dura mater** 硬脑膜为厚而坚韧的双层膜。外层与颅盖骨结合疏松,若颅盖骨折或硬脑膜血管损伤出血,在硬脑膜与颅骨之间易形成硬脑膜外血肿。但其与颅底骨结合紧密,若颅底骨折,易将硬脑膜和蛛网膜同时撕裂而发生脑脊液外漏;如颅前窝骨折,脑脊液可流入鼻腔,形成鼻漏。硬脑膜内层较外层厚而坚韧,并在某些部位折叠形成一些板状结构,伸入各脑部之间,防止脑移位,对脑起着支持和保护作用。由硬脑膜形成的特殊结构如下所述(图 10-33):

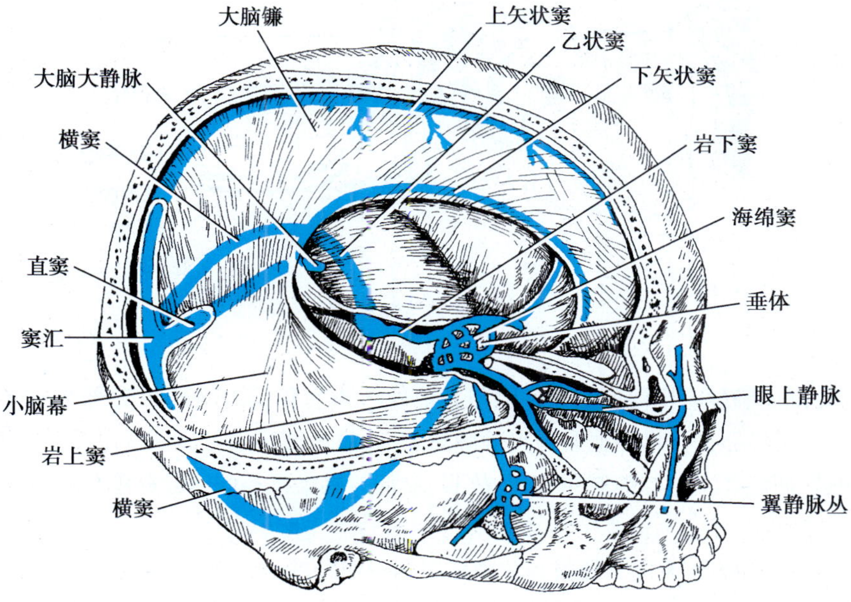

图 10-33 硬脑膜及硬脑膜窦

（1）大脑镰 cerebral falx：呈镰刀形伸入大脑纵裂，分隔两侧大脑半球，前端附于鸡冠，后部连于小脑幕上面，下缘游离于胼胝体的上方。

（2）小脑幕 tentorium of cerebellum：形似幕帐，伸入大脑横裂内，分隔大脑与小脑。其后外侧缘附于枕骨横窦沟和颞骨岩部上缘，前内侧缘游离，称幕切迹，切迹与鞍背围成一环形孔，称小脑幕裂孔，容中脑通过。小脑幕将颅腔后部不完全地分隔成上、下两部。当小脑幕上部因颅脑病变而引起颅内压增高时，紧邻小脑幕切迹上方的海马旁回和钩可被挤入小脑幕切迹下方，形成小脑幕切迹疝（颞叶钩回疝），压迫大脑脚和动眼神经。

（3）鞍膈 diaphragma sellae：位于蝶鞍上方，张于鞍结节和鞍背上缘之间，覆盖垂体，中央有一小孔，容垂体柄通过。

（4）硬脑膜窦 sinuses of dura mater：在某些部位硬脑膜内、外两层彼此分开，内面衬以内皮细胞，构成硬脑膜窦，引流脑的静脉血（见图 10-33）。窦壁无平滑肌，不能收缩，故损伤时出血难止，易形成颅内血肿。主要的硬脑膜窦包括：①上矢状窦 superior sagittal sinus，位于大脑镰上缘内，前端起自盲孔，向后汇入窦汇；②下矢状窦 inferior sagittal sinus，位于大脑镰的下缘内，向后注入直窦；③直窦 straight sinus，位于大脑镰与小脑幕连接处，向后注入窦汇；④窦汇 confluence of sinus，由上矢状窦与直窦在枕内隆凸处汇合而成，向两侧移行为左、右横窦；⑤横窦 transverse sinus，成对，起自窦汇，沿枕骨横窦沟走行，继弯向下，续为乙状窦；⑥乙状窦 sigmoid sinus，沿乙状窦沟行向前内，在颈静脉孔处续为颈内静脉；⑦海绵窦 cavernous sinus，位于蝶鞍两侧，左右各一，为硬脑膜两层间不规则的腔隙，因窦内有结缔组织小梁形似海绵而得名（图 10-34）。窦内有颈内动脉和展神经通过，在窦的外侧壁内自上而下有动眼神经、滑车神经、眼神经和上颌神经通过。

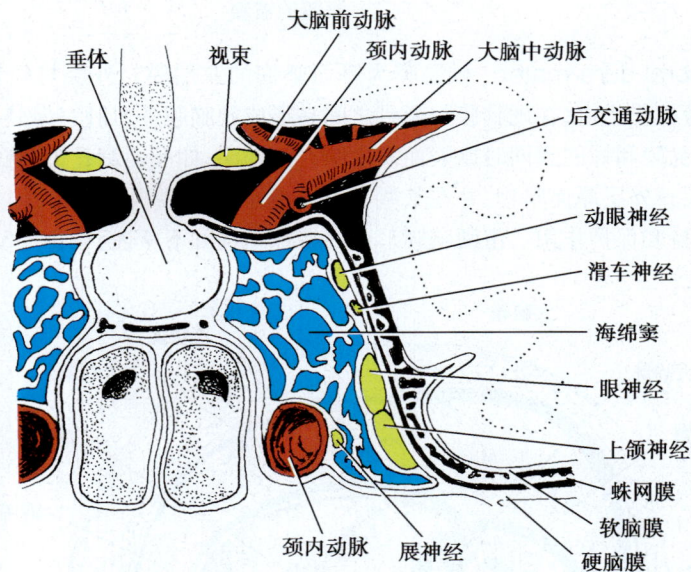

图 10-34　海绵窦

海绵窦与周围的静脉有广泛的交通。除与其他硬脑膜窦和脑的静脉相交通外，向前借眼上静脉与面静脉交通，向下经卵圆孔借导血管与翼静脉丛相通，故面部感染可蔓延至海绵窦。海绵窦向后与椎内静脉丛相通，而后者又与腔静脉系交通，故腹、盆部的感染可经此途径蔓延至颅内。

（二）蛛网膜

蛛网膜 arachnoid mater 为位于硬膜和软膜之间的透明结缔组织薄膜，缺乏神经和血管，向内发出许多结缔组织小梁与软膜相连。蛛网膜与软膜之间的间隙称蛛网膜下隙 subarachnoid space，其内充满脑脊液，脑和脊髓的蛛网膜相续，蛛网膜下隙彼此相通。

1. **脊髓蛛网膜 spinal arachnoid mater** 脊髓蛛网膜下隙下部自脊髓下端至第 2 骶椎平面扩大为终池 terminal cistern，内有马尾和终丝。

2. **脑蛛网膜 cerebral arachnoid mater** 脑蛛网膜除了在大脑纵裂和大脑横裂处分别深入以外，均跨越脑的其他沟裂而不深入其内，故不同部位的蛛网膜下隙大小不一。蛛网膜下隙在某些部位扩大为蛛网膜下池 subarachnoid cisterns，如小脑与延髓间的小脑延髓池，视交叉前方的交叉池，两侧大脑脚之间的脚间池等。

脑蛛网膜紧贴硬脑膜，在上矢状窦的两侧形成许多绒毛状突起，突入上矢状窦内，称蛛网膜粒 arachnoid granulations，是脑脊液回流入静脉的主要通路（图 10-35）。

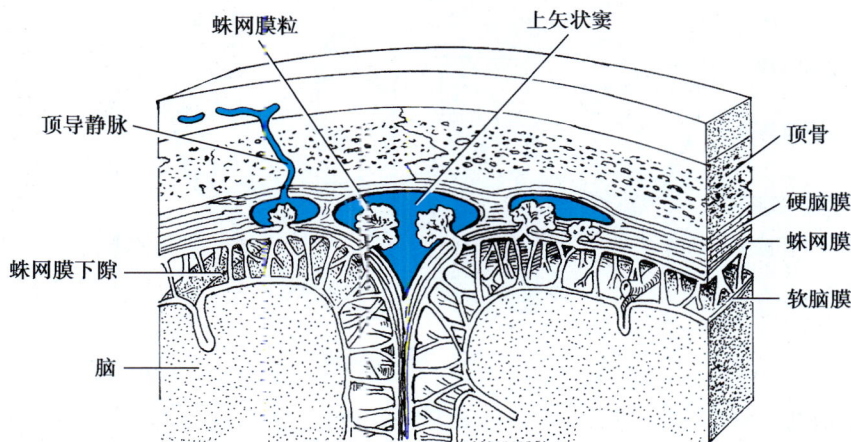

图 10-35 蛛网膜粒与硬脑膜窦

（三）软膜

软膜 pia mater 为薄而富有血管的结缔组织膜，紧贴于脊髓和脑的表面并伸入沟裂内。

1. **软脊膜 spinal pia mater** 在脊髓两侧，脊神经前、后根之间形成成对的锯齿状结构，称齿状韧带，其尖端向外附着于硬脊膜（见图 10-32）。软脊膜在脊髓下端以下，因无脊髓而变细形成终丝，附于尾骨。脊髓借齿状韧带、终丝和脊神经根固定于椎管内并浸泡在脑脊液中，加之硬膜外隙内的脂肪组织和椎内静脉丛的弹性垫作用，使脊髓不易受到外界震荡的伤害。

2. **软脑膜 cerebral pia mater** 在脑室壁某些部位，软脑膜血管反复分支，连同其表面的软脑膜和室管膜上皮一起突入脑室内，形成脉络丛，是产生脑脊液的主要结构。

二、脑和脊髓的血管

脑是人体内新陈代谢最旺盛的器官。人脑的重量仅占体重的 2%，但其耗氧量却占全身总耗氧量的 20%。脑若供血不足，血流减少或中断，可造成脑组织缺氧甚至坏死。

（一）脑的动脉

脑的动脉来源于颈内动脉系和椎-基底动脉系（图 10-36），以顶枕沟为界，大脑半球的前 2/3 和部分间脑由颈内动脉系供血；大脑半球后 1/3、部分间脑、小脑和脑干由椎-基底动系供血。此两系动脉的分支可分为皮质支和中央支，皮质支供应大脑皮质及其深面的髓质，中央支供应内囊、基底核和间脑等。

1. **颈内动脉 internal carotid artery** 颈内动脉起自颈总动脉，经颈动脉管入颅，在破裂孔上方弯行向上，向前穿入海绵窦，向前上穿出海绵窦而分支。根据颈内动脉的行程，可将其分为颈部、岩部、海绵窦部和脑部。临床上把海绵窦部和脑部合称为虹吸部，呈 U 形或 V 形弯曲，是动脉硬化的好发部位。颈内动脉在穿出海绵窦处发出眼动脉（见第十一章视器）。颈内动脉供应脑的主要分支有：

Note:

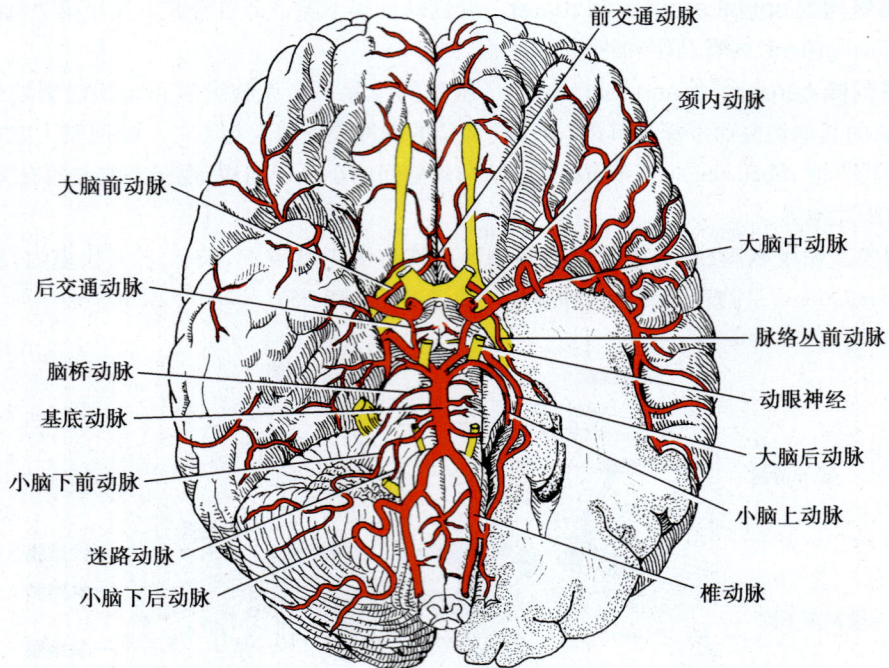

图 10-36 脑底的动脉

（1）大脑前动脉 anterior cerebral artery：发出后经视神经上方行向前内，进入大脑纵裂，与对侧同名动脉借短而横行的前交通动脉 anterior communicating artery 相连，然后沿胼胝体沟行向后，在顶枕沟附近与大脑后动脉吻合。皮质支分布于顶枕沟以前的半球内侧面和额叶底面的一部分和额叶、顶叶上外侧面的上部（图 10-37）。中央支从大脑前动脉的近侧段发出，经前穿质进入脑实质，供应尾状核、豆状核前部和内囊前肢。

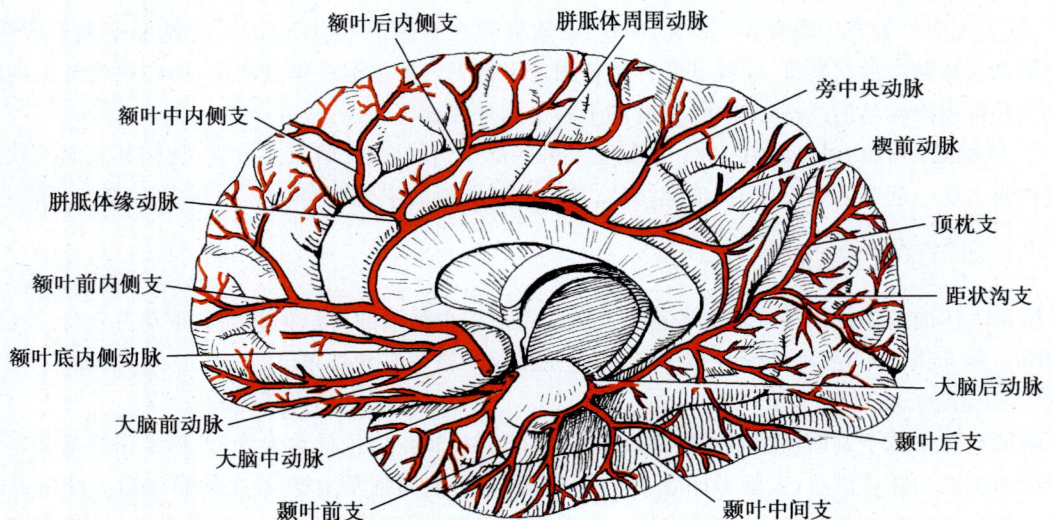

图 10-37 大脑半球的动脉（内侧面）

（2）大脑中动脉 middle cerebral artery：是颈内动脉的直接延续，沿大脑外侧沟走行。皮质支分布于岛叶和大脑半球上外侧面的大部分（见图 10-36～图 10-38）。若该动脉发生阻塞，将引起机体的运动、感觉和语言功能障碍。中央支是在起始部垂直发出的数支细小分支，又称豆纹动脉，垂直向上进入脑实质，营养豆状核、尾状核、内囊膝和内囊后肢等（图 10-39）。患动脉硬化和高血压情况下，该动

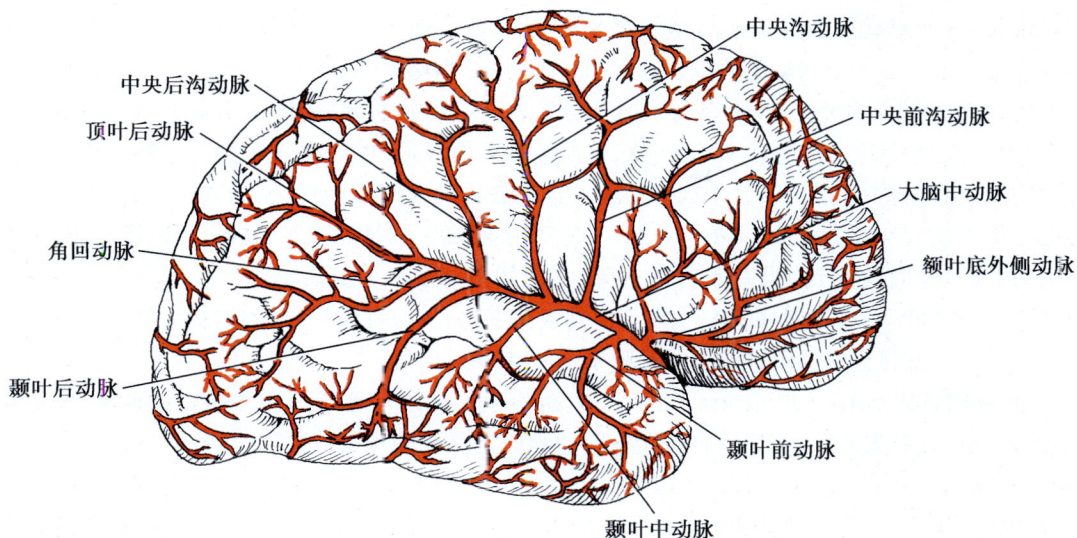

图 10-38 大脑半球的动脉（外侧面）

中央沟动脉
中央后沟动脉
顶叶后动脉
角回动脉
颞叶后动脉
中央前沟动脉
大脑中动脉
额叶底外侧动脉
颞叶前动脉
颞叶中动脉

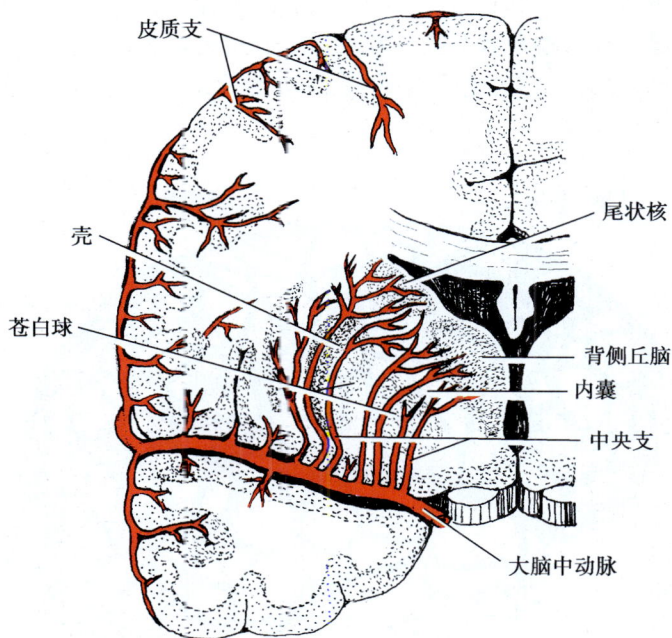

图 10-39 大脑中动脉的皮质支和中央支

皮质支
壳
苍白球
尾状核
背侧丘脑
内囊
中央支
大脑中动脉

脉容易破裂，导致脑出血。

（3）后交通动脉 posterior communicating artery：在视束下方向后行，与大脑后动脉吻合，是颈内动脉系和椎-基底动脉系的吻合支（见图 10-36）。

（4）脉络丛前动脉：沿视束下方行向后外，经大脑脚与海马旁回的钩之间潜入侧脑室下角的脉络丛内。沿途分支供应外侧膝状体、内囊后肢后下部、大脑脚底的中 1/3 及苍白球等结构。此支细小而变异多，行程又较长，易发生血栓阻塞。

2. 椎动脉 vertebral artery 椎动脉起自锁骨下动脉，向上穿第 6 至第 1 颈椎横突孔，经枕骨大孔入颅腔，在延髓脑桥沟处汇合为 1 条基底动脉 basilar artery（见图 10-36）。基底动脉沿脑桥腹侧面的基底沟上行，至脑桥上缘分为左、右大脑后动脉两条终支（见图 10-36）。

Note:

（1）椎动脉的主要分支：①脊髓前、后动脉（见脊髓的动脉）。②小脑下后动脉 posterior interior cerebellar artery 是椎动脉的最大分支，在平橄榄下端处发出，向后外行经延髓与小脑扁桃体之间，分支分布于小脑下面后部和延髓后外侧部。该动脉行程弯曲，易发生栓塞。

（2）基底动脉的主要分支：①小脑下前动脉发自基底动脉起始段，供应小脑下面的前部。②迷路动脉（内听动脉）细长，伴随面神经和前庭蜗神经进入内耳道，供应内耳迷路。③脑桥动脉为一些细小的分支，供应脑桥基底部。④小脑上动脉发自基底动脉末段，行向外侧绕过大脑脚向后，供应小脑上部。⑤大脑后动脉 posterior cerebral artery 是基底动脉的一对终支，在脑桥上缘附近分出，绕大脑脚向后，沿海马旁回钩转至颞叶和枕叶的内侧面（见图 10-37）。大脑后动脉皮质支分布于颞叶内侧面和底面以及枕叶（营养视觉中枢）；中央支由其根部发出，供应背侧丘脑、内侧膝状体、下丘脑、底丘脑等。大脑后动脉借后交通动脉与颈内动脉末端相交通。

3. **大脑动脉环 cerebral arterial circle** 大脑动脉环又称为 Willis 环，由前交通动脉、大脑前动脉起始段、颈内动脉末段、后交通动脉和大脑后动脉起始段共同构成，位于大脑底部，蝶鞍的上方，环绕视交叉、灰结节和乳头体周围（见图 10-36）。大脑动脉环使两侧颈内动脉系和椎-基底动脉系相交通。在正常情况下，两侧椎动脉和颈内动脉的血液不相混合，各有其供应区，但当构成此环的某一支发生阻塞时，可在一定程度上通过此环使血液重新分配而起代偿作用。

（二）脑的静脉

脑的静脉壁薄无瓣膜，不与动脉伴行，可分为浅静脉和深静脉两组，两组间相互吻合，最终通过硬脑膜窦汇入颈内静脉。浅静脉收集皮质和皮质下髓质的静脉血并直接注入邻近的硬脑膜窦（图 10-40）。深静脉收集大脑深部的髓质、基底核、间脑、脑室脉络丛等处的静脉血，最终汇成一条大脑大静脉（Galen 静脉）注入直窦。

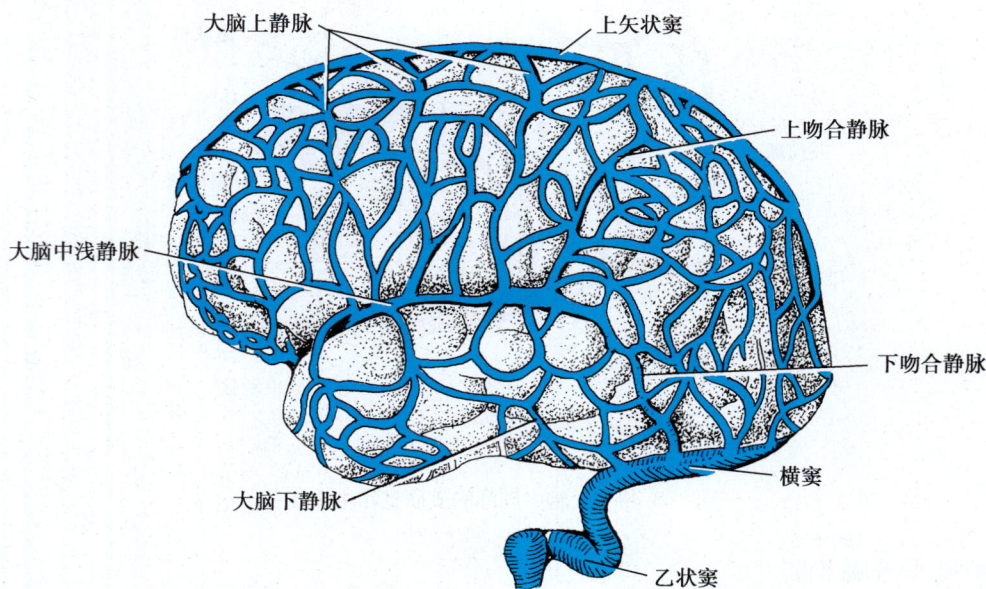

图 10-40　脑的静脉（浅组）

（三）脊髓的动脉

脊髓的动脉有两个来源：一是椎动脉发出的脊髓前动脉和脊髓后动脉，二是节段性动脉（颈升动脉、肋间后动脉、腰动脉和骶外侧动脉）发出的脊髓支。脊髓前、后动脉在下行过程中不断得到节段性动脉发支补充加强，以保障脊髓有足够的血液供应（图 10-41）。

1. **脊髓前动脉 anterior spinal artery** 脊髓前动脉由左、右椎动脉末段各发 1 支，在枕骨大孔上方合并进入椎管，沿脊髓前正中裂下降至脊髓末端。

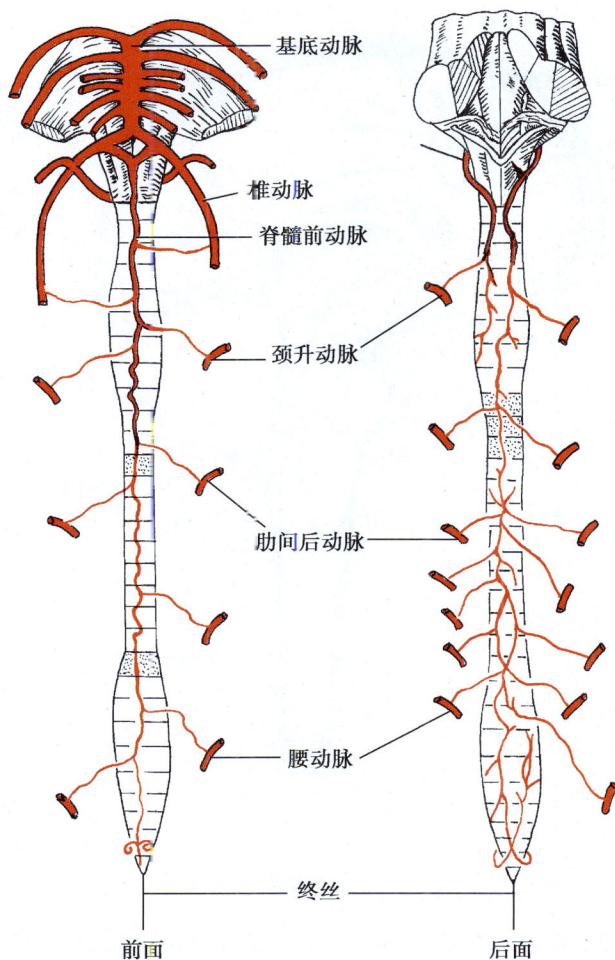

图 10-41　脊髓的动脉

2. 脊髓后动脉 posterior spinal artery　脊髓后动脉由椎动脉发出向后走行,经枕骨大孔出颅,在脊神经后根内侧沿脊髓后外侧沟下行,直至脊髓末端。

脊髓前、后动脉之间吻合形成动脉冠,由动脉冠再分支进入脊髓内部。

（四）脊髓的静脉

脊髓表面共有 6 条静脉,即行于脊髓前正中裂和后正中沟内的脊髓前正中静脉和脊髓后正中静脉,行于脊髓前、后外侧沟内的脊髓前外侧静脉和脊髓后外侧静脉。这 6 条静脉彼此借交通支相连,它们接受脊髓内的小静脉,注入硬膜外隙的椎内静脉丛。

三、脑脊液及其循环

脑脊液 cerebral spinal fluid 是充满脊髓中央管、脑室系统和蛛网膜下隙内的无色透明液体。成人脑脊液总量约 150ml,处于不断产生、循环和回流的平衡状态。

脑脊液主要产生于各脑室脉络丛。侧脑室脉络丛产生的脑脊液经室间孔流入第三脑室,与第三脑室脉络丛产生的脑脊液汇合,经中脑水管流至第四脑室,与第四脑室脉络丛产生的脑脊液汇合,经第四脑室正中孔和外侧孔流入小脑延髓池后入蛛网膜下隙,最后经蛛网膜粒渗入上矢状窦,回流入静脉(图 10-42)。当脑脊液在循环途中发生阻塞,可导致脑积水和颅内压增高,使脑组织受压、移位,甚至形成脑疝。

脑脊液对中枢神经系统起缓冲、保护、营养、运输代谢产物和维持正常颅内压的作用。在神经系

Note:

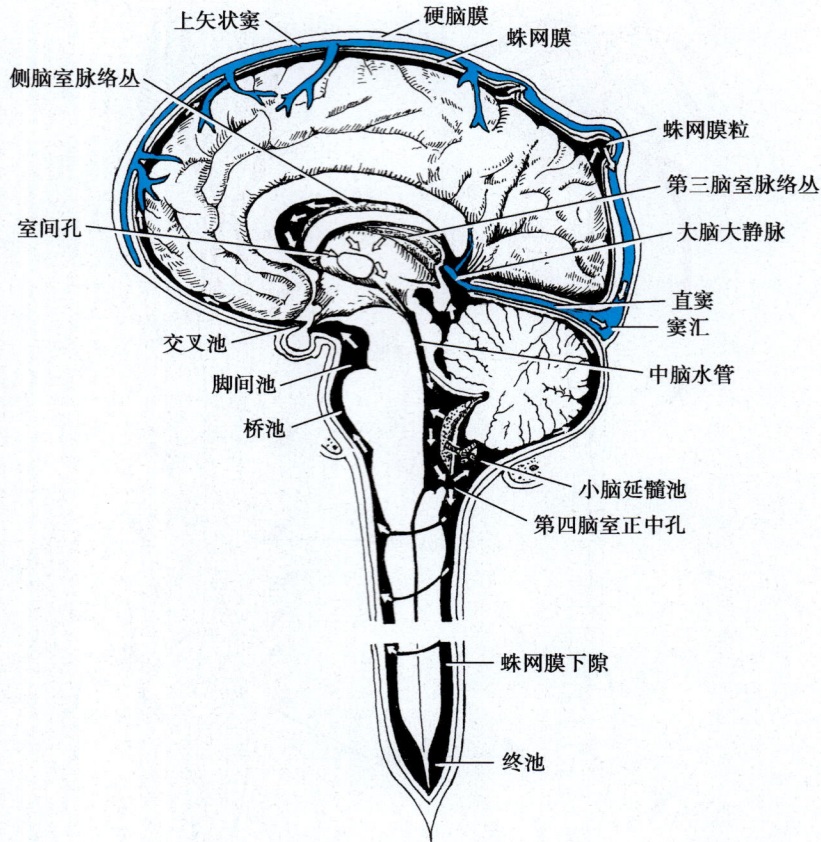

图 10-42 脑脊液循环模式图

统发生病变时可能引起脑脊液压力和成分的改变,故临床上可通过检测脑脊液或脑室、蛛网膜下隙给药以协助诊断和治疗。

◆ **腰椎穿刺术**

腰椎穿刺术是经第 3~4 腰椎或第 4~5 腰椎间穿入蛛网膜下隙以取出脑脊液或注入药物的技术,主要用于中枢神经系统疾病的诊断、鉴别诊断和治疗。

体位:病人去枕侧卧,屈颈抱膝,使脊柱尽量前屈,以增加椎间隙宽度。

穿刺点:由于成人脊髓下端平第 1 腰椎下缘水平(新生儿可达第 3 腰椎下缘水平),故一般选择 3~4 腰椎棘突间隙或第 4~5 腰椎棘突间隙穿刺,以防止损伤脊髓。左、右髂嵴最高点连线通过第 4 腰椎棘突,在该棘突稍上方或下方作为穿刺点均可。

穿刺针依次经过皮肤、浅筋膜、棘上韧带、棘间韧带、黄韧带、椎管骨膜、硬膜外隙、硬脊膜、硬膜下隙、蛛网膜,达蛛网膜下隙。因黄韧带和硬脊膜结构致密、坚韧,穿过时有落空感。穿入蛛网膜下隙后,可拔出针芯,让脑脊液自动滴出,并接上测压管先行测压。接紧测压管后让病人放松身体,缓慢伸直头及下肢,脑脊液在玻璃管内随呼吸轻微波动,此时的读值即为病人脑脊液压力的数值,正常为 $80 \sim 180 mmH_2O(0.78 \sim 1.77 kPa)$,超过 $200 mmH_2O(1.96 kPa)$ 为颅内压增高,低于 $80 mmH_2O(0.78 kPa)$ 为低颅压。如脑脊液压力显著高于正常,一般不作腰椎穿刺,防止发生脑疝。

(李 莎)

第八节 脊 神 经

脊神经 spinal nerves 共 31 对,包括颈神经 8 对,胸神经 12 对,腰神经 5 对,骶神经 5 对和尾神经 1 对。每对脊神经由与脊髓相连的前根 anterior root 和后根 posterior root 在椎间孔处合并而成(图 10-43)。前根由发自脊髓前柱及侧柱的运动神经元轴突组成。后根有椭圆形膨大的脊神经节,由假单极神经元的胞体聚集而成,其中枢突构成后根入脊髓,周围突加入脊神经,分布于皮肤、肌肉、肌腱、关节及内脏的感受器。

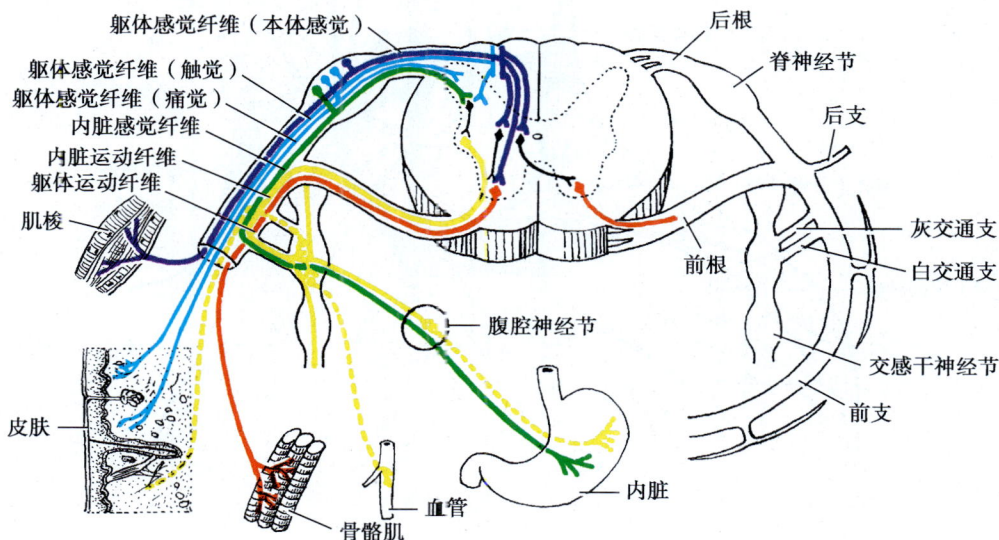

图 10-43 脊神经的组成和分支、分布示意图

脊神经为混合性神经,含有感觉纤维和运动纤维;感觉纤维是脊神经节中假单极神经元的突起,运动纤维来自前根。按照脊神经分布范围和功能的不同,分为 4 种纤维成分:①躯体感觉纤维将皮肤的浅感觉(痛觉、温度觉等)和骨骼肌、肌腱、关节的深感觉冲动传入中枢。②内脏感觉纤维将内脏、心血管和腺体的感觉冲动传入中枢。③躯体运动纤维支配骨骼肌的随意运动。④内脏运动纤维支配平滑肌和心肌的运动,管理腺体的分泌。

脊神经出椎间孔后立即分支。交通支为连接交感干的细支。后支 posterior branch 细小,行向背部,分布于项、背、腰、骶尾部中线两侧的肌肉和皮肤。前支 anterior branch 粗大,分布于躯干前、外侧及四肢的皮肤、肌肉、关节和骨;除胸神经前支节段性分布于胸、腹部外,其余的脊神经前支交织成神经丛,由丛再发出分支。

一、颈丛

(一)颈丛的组成和位置

颈丛 cervical plexus 由第 1~4 颈神经前支组成,位于胸锁乳突肌上部深面(图 10-44)。

(二)颈丛的分支

1. **皮支** 颈丛由胸锁乳突肌后缘中点附近发出枕小神经、耳大神经、颈横神经和锁骨上神经至浅筋膜,呈放射状分布至枕部、耳郭、颈前区、肩部和胸前壁上部的皮肤。颈部手术时常选取胸锁乳突肌后缘中点进行局部阻滞麻醉。

2. **深支** 深支分布于颈深肌群、舌骨下肌群和膈。其中,膈神经 phrenic nerve 沿前斜角肌前面下降,穿锁骨下动、静脉之间经胸廓上口入胸腔,经肺根前方,在纵隔胸膜与心包之间下行至膈(图 10-45)。

Note:

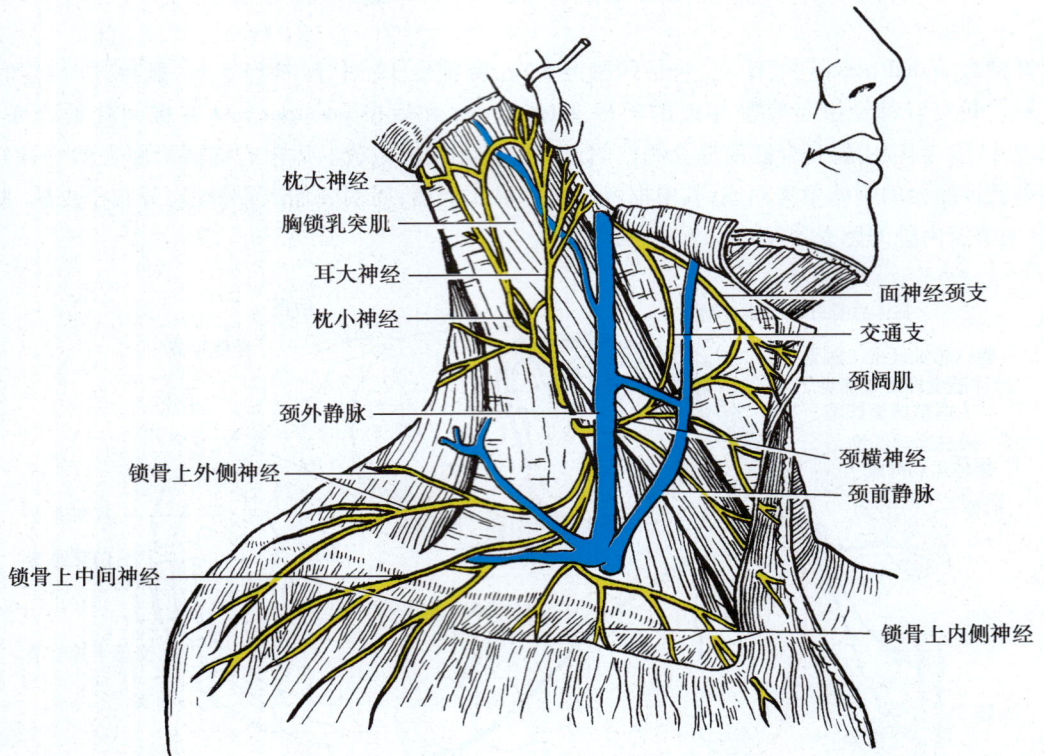

枕大神经
胸锁乳突肌
耳大神经
枕小神经
颈外静脉
锁骨上外侧神经
锁骨上中间神经

面神经颈支
交通支
颈阔肌
颈横神经
颈前静脉
锁骨上内侧神经

图 10-44 颈丛分支

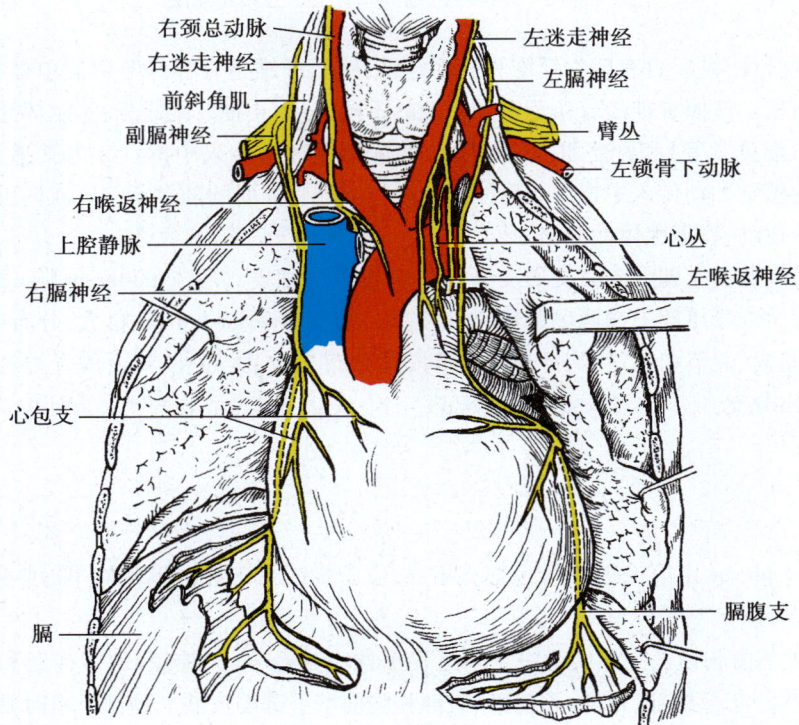

右颈总动脉
右迷走神经
前斜角肌
副膈神经
右喉返神经
上腔静脉
右膈神经
心包支
膈

左迷走神经
左膈神经
臂丛
左锁骨下动脉
心丛
左喉返神经
膈腹支

图 10-45 膈神经

膈神经的运动纤维支配膈肌,感觉纤维分布于胸膜、心包和膈下中央部的腹膜;右膈神经的感觉纤维还分布于肝、胆囊表面的腹膜。膈神经受刺激可引起呃逆;受损可引起同侧膈肌瘫痪,导致腹式呼吸减弱甚至呼吸困难。

二、臂丛

（一）臂丛的组成和位置

臂丛 brachial plexus 由第 5~8 颈神经的前支和第 1 胸神经前支的大部分组成,从斜角肌间隙穿出,经锁骨后方进入腋腔。行程中臂丛 5 个根先形成上、中、下三干,每干分前、后两股,共六股;上、中干的前股合并,下干的前股单独延续,三干的后股合并,分别围绕腋动脉形成外侧束、内侧束和后束,各束发出分支至上肢(图 10-46)。臂丛在锁骨中点后方分支较集中,位置表浅,为临床上臂丛阻滞麻醉部位。

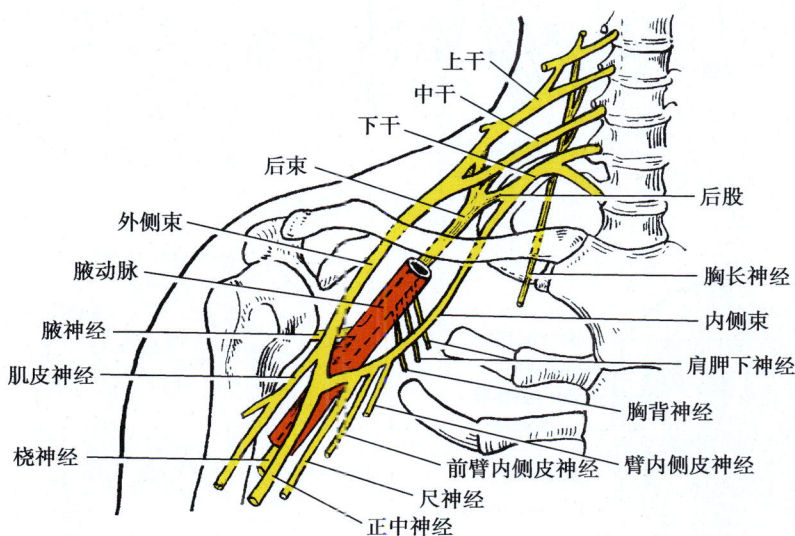

图 10-46　臂丛组成模式图

（二）臂丛的分支

臂丛自根或干发出胸长神经等至颈部、肩胛部和上肢带肌,在腋窝内由各束发出分支至上肢各部(图 10-47)。

1. **胸长神经 long thoracic nerve（C_5~C_7）**　胸长神经沿前锯肌表面下降并支配此肌;损伤可引起前锯肌瘫痪,出现"翼状肩",上肢上举困难,不能做梳头动作。

2. **胸背神经 thoracodorsal nerve（C_6~C_8）**　胸背神经起自后束,沿肩胛骨腋缘下降,支配背阔肌。

3. **肌皮神经 musculocutaneous nerve（C_5~C_7）**　肌皮神经起自外侧束,斜向外下穿喙肱肌,经肱二头肌和肱肌之间下行并发支支配上述三肌(图 10-48)。终支在肘关节稍上方外侧穿深筋膜浅出至前臂外侧皮肤,称前臂外侧皮神经。

4. **腋神经 axillary nerve（C_5、C_6）**　腋神经发自后束,向后外绕肱骨外科颈至三角肌深面,肌支支配三角肌和小圆肌,皮支由三角肌后缘穿出,分布于肩部和臂外上部的皮肤(图 10-48)。

肱骨外科颈骨折或腋杖压迫可伤及腋神经,导致三角肌瘫痪,臂不能外展,肌肉萎缩致肩部失去圆隆的外观,形成"方形肩";三角肌区皮肤感觉丧失。

5. **正中神经 median nerve（C_6~T_1）**　正中神经由发自内侧束和外侧束的两根合成,沿肱二头肌内侧沟下降至肘窝,在前臂正中经指浅、深屈肌之间下行,经腕管达手掌(图 10-49、图 10-50)。正

Note:

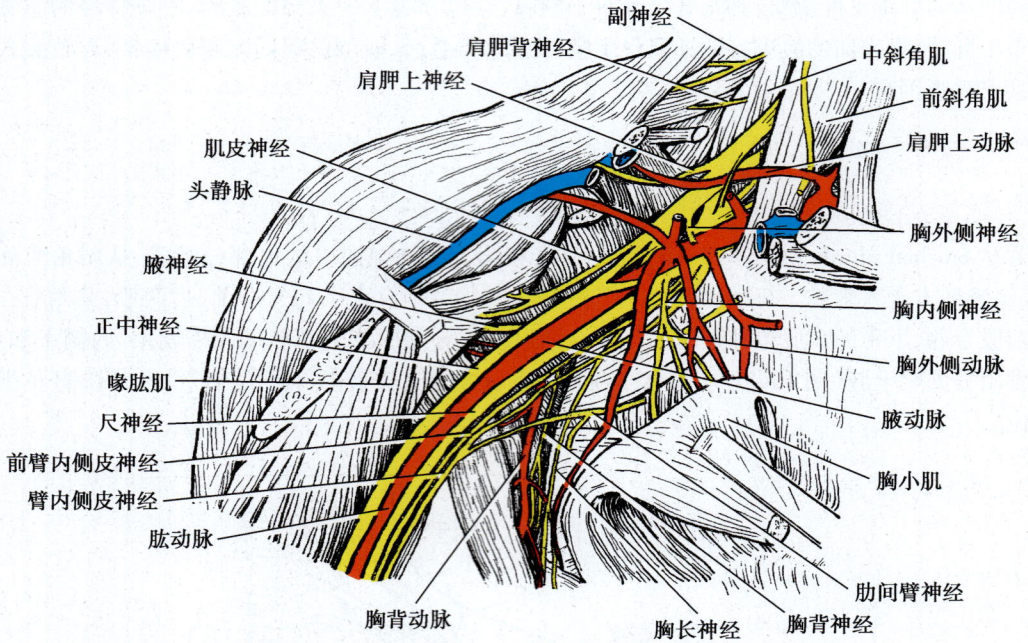

图 10-47 臂丛及其分支

副神经
肩胛背神经
肩胛上神经
肌皮神经
头静脉
腋神经
正中神经
喙肱肌
尺神经
前臂内侧皮神经
臂内侧皮神经
肱动脉
胸背动脉
胸长神经
胸背神经
中斜角肌
前斜角肌
肩胛上动脉
胸外侧神经
胸内侧神经
胸外侧动脉
腋动脉
胸小肌
肋间臂神经

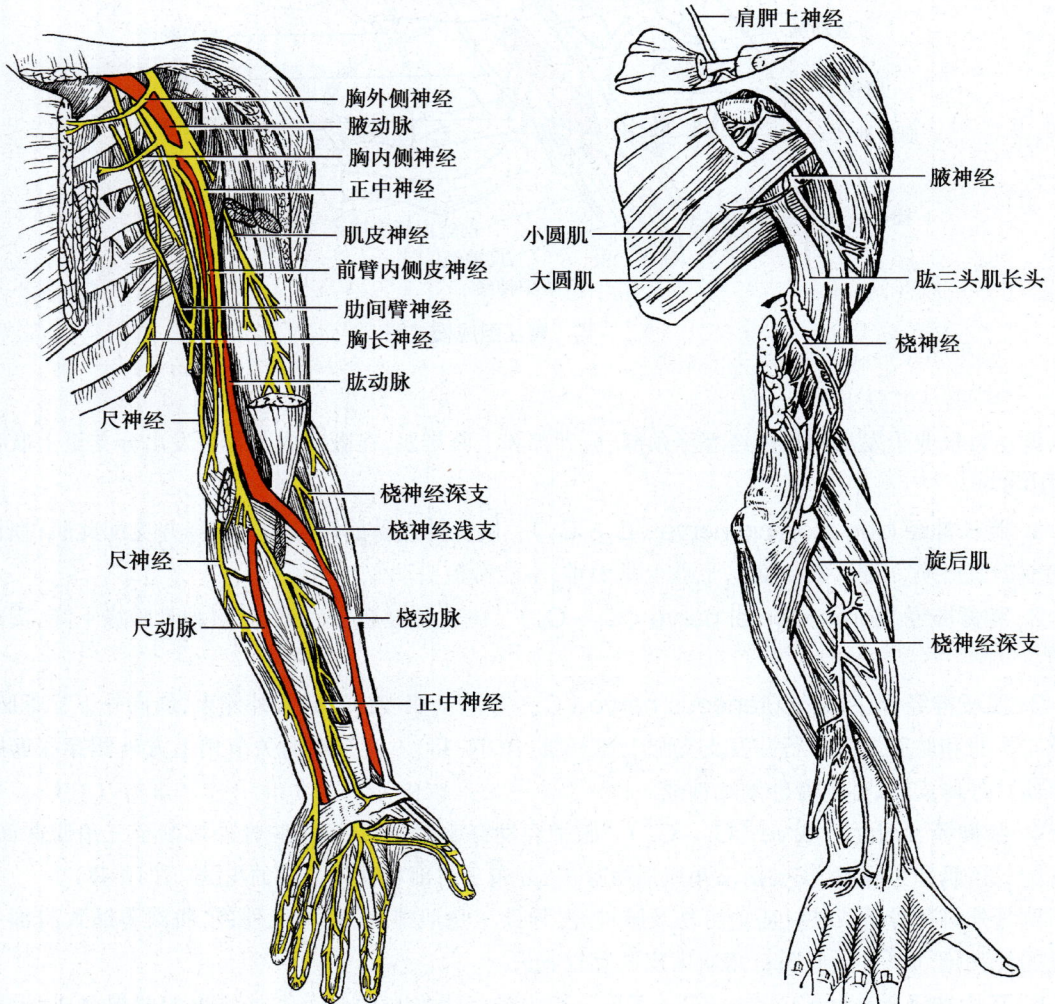

图 10-48 上肢的神经

胸外侧神经
腋动脉
胸内侧神经
正中神经
肌皮神经
前臂内侧皮神经
肋间臂神经
胸长神经
肱动脉
尺神经
桡神经深支
桡神经浅支
尺神经
尺动脉
桡动脉
正中神经

肩胛上神经
腋神经
小圆肌
大圆肌
肱三头肌长头
桡神经
旋后肌
桡神经深支

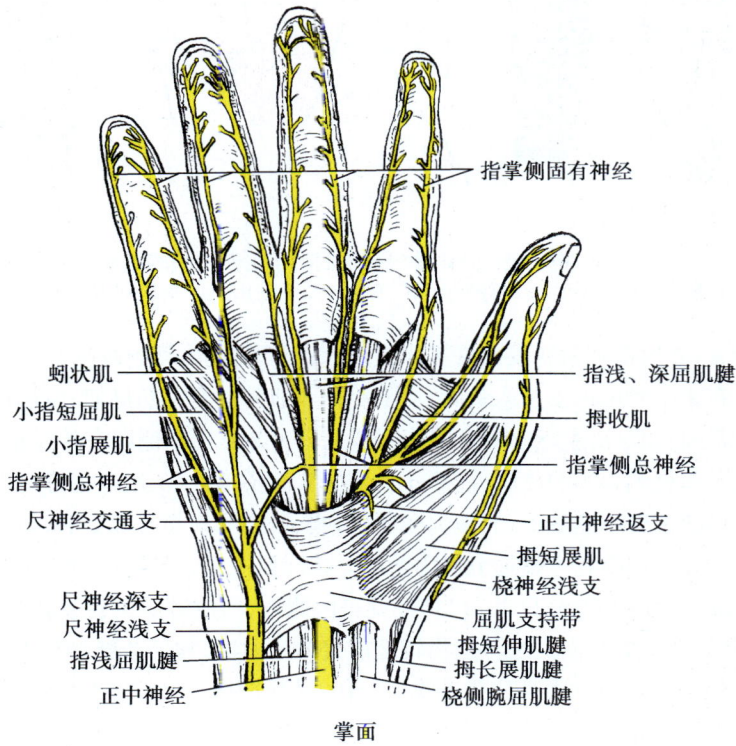

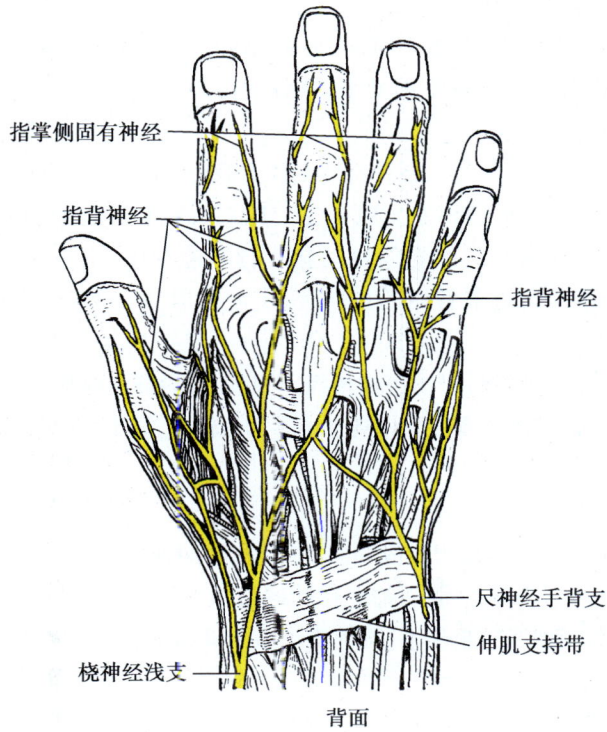

图 10-49　手的神经

掌面

指掌侧固有神经

蚓状肌
小指短屈肌
小指展肌
指掌侧总神经
尺神经交通支

尺神经深支
尺神经浅支
指浅屈肌腱
正中神经

指浅、深屈肌腱
拇收肌
指掌侧总神经
正中神经返支
拇短展肌
桡神经浅支
屈肌支持带
拇短伸肌腱
拇长展肌腱
桡侧腕屈肌腱

背面

指掌侧固有神经
指背神经
指背神经

尺神经手背支
伸肌支持带
桡神经浅支

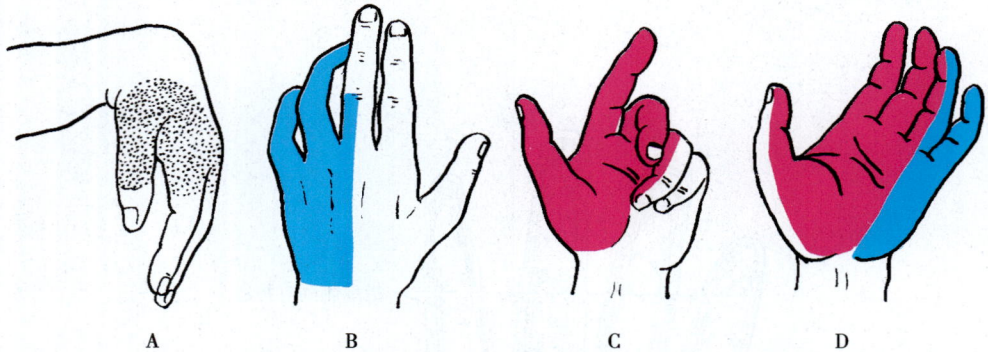

图 10-50　桡、尺、正中神经损伤时的手形及皮肤感觉丧失区
A. 垂腕（桡神经损伤）；B. 爪形手（尺神经损伤）；C. 正中神经损伤手形；D. 猿掌（正中神经与尺神经损伤）。

中神经在臂部无分支；在肘部和前臂发出许多肌支，支配除肱桡肌、尺侧屈腕肌和指深屈肌尺侧半以外的前臂前群肌。在手掌发出返支进入鱼际，支配除拇收肌外的全部鱼际肌；发出的 3 支指掌侧总神经除分支支配第 1、2 蚓状肌外，主干下行至掌指关节处分为 2 支指掌侧固有神经至 1~4 指的相对缘。正中神经皮支支配手掌桡侧 2/3 的皮肤、桡侧 3 个半指掌面及其中节、远节指背的皮肤。

正中神经受损可致前臂不能旋前，屈腕力减弱，拇指、示指和中指不能屈曲，拇指不能对掌。皮支分布区域感觉障碍，拇指、示指和中指远节最为明显。鱼际肌萎缩，手掌变平坦，称为"猿手"。

6. 尺神经 ulnar nerve（C₈、T₁） 尺神经发自内侧束，沿肱动脉内侧下行，在臂中部穿内侧肌间隔转向后下，经肱骨内上髁后面的尺神经沟转至前臂前区内侧，与尺动脉伴行至手掌（见图 10-48~图 10-50）。在尺神经沟处紧贴骨面且位置表浅，骨折时易受损伤。尺神经在臂部无分支；在前臂分支支配尺侧腕屈肌和指深屈肌的尺侧半；在桡腕关节上方发出手背支，本干分为浅、深支，深支支配小鱼际肌、骨间肌、拇收肌和第 3、4 蚓状肌，浅支为皮支，分布于手掌尺侧半和尺侧一个半手指的皮肤。

尺神经损伤后的运动障碍表现为屈腕力减弱，环指和小指末节不能屈曲，拇指不能内收，各指不能相互靠拢，掌指关节过伸；加之小鱼际萎缩变平，掌骨间出现深沟，出现"爪形手"。皮支分布区域感觉丧失，以手掌内侧缘和小指为主。

7. 桡神经 radial nerve（C₅~T₁） 桡神经为后束延续的粗大神经（见图 10-48~图 10-50），伴肱深动脉紧贴肱骨的桡神经沟行向下外，发出肌支支配肱三头肌和肱桡肌；在肱骨外上髁前方穿外侧肌间隔至肘前区，分为浅、深两支。浅支伴桡动脉下行至前臂中、下 1/3 交界处转向手背，分布于手背桡侧半和桡侧两个半手指近节背面的皮肤；深支绕桡骨颈外侧穿深筋膜至前臂后区，支配前臂后群肌。

肱骨中段或中、下 1/3 交界处骨折可损伤桡神经，引起前臂后群肌瘫痪，表现为不能伸腕、伸指和旋后，抬前臂时呈现"垂腕"征；前臂背侧、手背桡侧半感觉迟钝，"虎口区"皮肤感觉丧失。

三、胸神经前支

胸神经前支共 12 对，第 1~11 对位于相应肋间隙中，称肋间神经 intercostal nerve；第 12 对位于第 12 肋下方，称肋下神经 subcostal nerve。肋间神经伴肋间后血管沿肋沟前行，在腋前线附近发出外侧皮支。上 6 对肋间神经达胸骨侧缘穿至皮下，称前皮支（图 10-51）。下 5 对肋间神经和肋下神经离开肋弓后进入腹直肌鞘，至腹白线附近穿至皮下称前皮支（图 10-52）。肋间神经和肋下神经的肌支配肋间肌和腹前外侧壁诸肌，皮支分布于胸、腹壁皮肤和胸、腹膜壁层。第 4~6 肋间神经的外侧皮支和第 2~4 肋间神经的前皮支还分布于乳房。在肋沟处，血管神经的排列顺序自上而下为静脉、动脉和神经。根据肋间神经血管行于肋间隙的部位，临床上胸膜腔穿刺常选肩胛线第 8、9 肋间隙，靠近肋骨上缘穿刺。

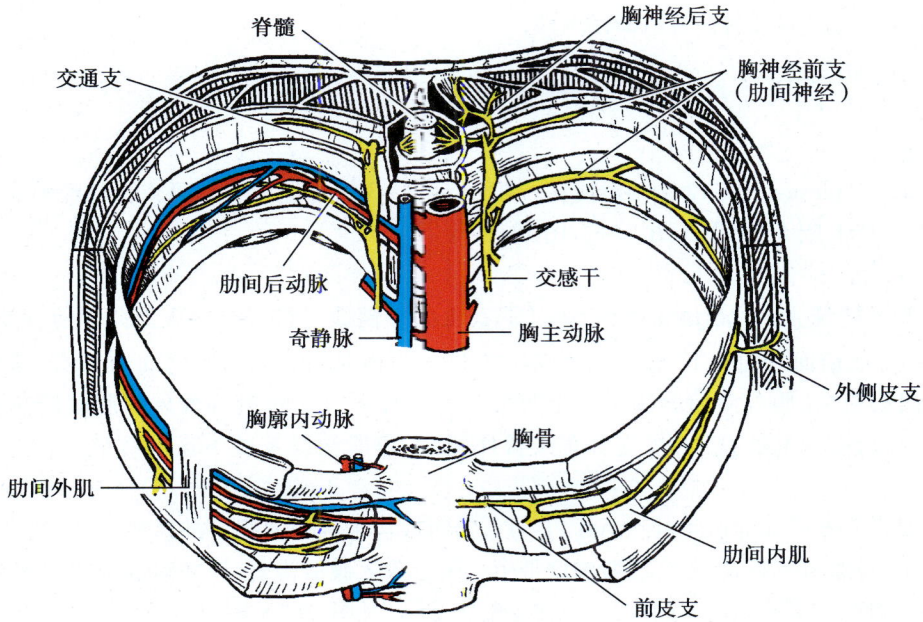

图 10-51 肋间神经走行及其分支

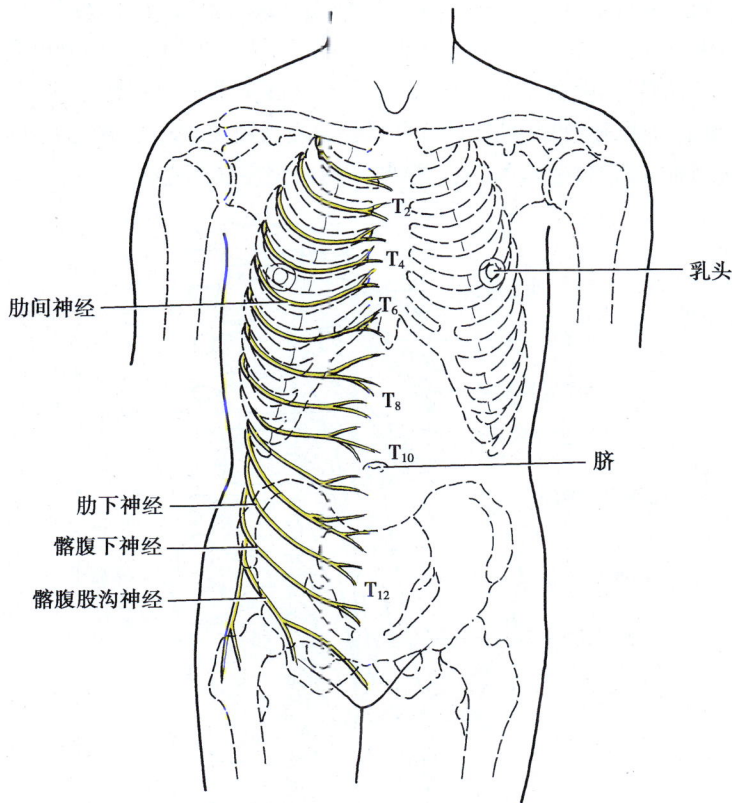

图 10-52 胸神经前支节段分布的皮肤标志

Note:

胸神经前支在胸、腹部呈对称性和节段性分布。相邻的胸神经前支分布区有重叠。节段性分布在皮肤的标志如下：T_2 相当于胸骨角平面，T_4 相当于男性乳头平面，T_6 相当于剑突平面，T_8 相当于肋弓最低平面，T_{10} 相当于脐平面，T_{12} 相当于耻骨联合与脐连线中点平面（图 10-52）。临床上常以上述标志检查胸神经前支感觉障碍和麻醉的节段。

四、腰丛

（一）腰丛的组成和位置

腰丛 lumbar plexus 由第 12 胸神经前支一部分、第 1~3 腰神经前支和第 4 腰神经前支一部分组成，位于腰椎两侧、腰大肌深面（图 10-53、图 10-54）。

（二）腰丛的分支

1. **髂腹下神经 iliohypogastric nerve（T_{12}、L_1）**　髂腹下神经自腰大肌外侧缘穿出后，斜经肾后面和腰方肌前面行向外下，在髂嵴后份上方进入腹横肌与腹内斜肌之间前行，在髂前上棘内侧穿出腹内斜肌，在腹外斜肌腱膜深面至腹股沟管浅环上方 3cm 处穿腹外斜肌腱膜达至耻骨区皮肤，沿途发肌支支配腹壁肌，皮支分布于臀外侧区、腹股沟区及腹下区的皮肤（见图 10-53、图 10-54）。

2. **髂腹股沟神经 ilioinguinal nerve（L_1）**　髂腹股沟神经与髂腹下神经共干发自腰丛，分出后在其下方约一横指处平行走行，在腹股沟韧带中点附近进入腹股沟管，伴精索或子宫圆韧带出浅环，分布于腹股沟区、阴囊或大阴唇的皮肤；肌支支配腹壁肌（见图 10-53、图 10-54）。

3. **股外侧皮神经（L_2、L_3）**　股外侧皮神经自腰大肌外侧缘行向前下，经髂肌表面至髂前上棘内侧，在腹股沟韧带深面达股部，分布于大腿前外侧部的皮肤（见图 10-54、图 10-55）。

4. **股神经 femoral nerve（L_2~L_4）**　股神经是腰丛最大的分支，在腰大肌外侧缘和髂肌之间下行，经腹股沟韧带中点深面、股动脉外侧进入股部，立即分支支配股前群肌和耻骨肌，皮支分布于股前皮肤；最长皮支为隐神经，伴随股血管入收肌管下行，在膝关节内侧浅出至皮下，与大隐静脉伴行，分布于小腿内侧面和足内侧缘皮肤（见图 10-55）。股神经受损表现为屈髋无力，髌骨突出；坐位时不能伸膝，行走时抬腿困难，膝跳反射消失，股前区和小腿内侧皮肤感觉丧失。

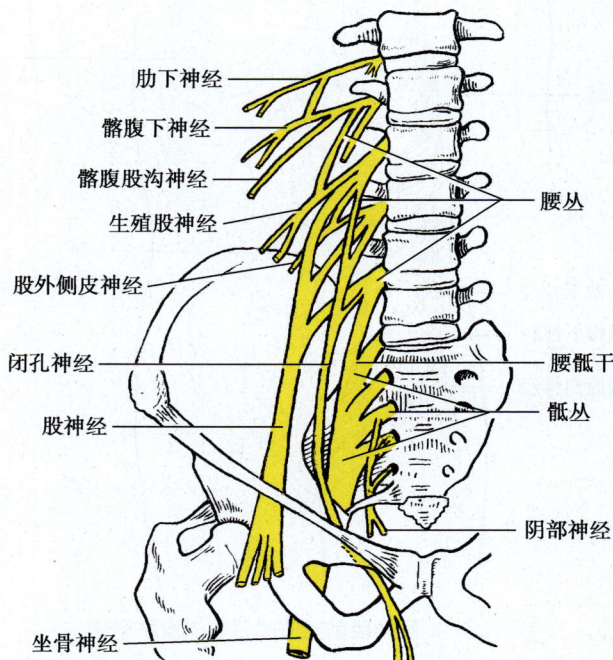

肋下神经
髂腹下神经
髂腹股沟神经
生殖股神经
股外侧皮神经
闭孔神经
股神经
坐骨神经

腰丛
腰骶干
骶丛
阴部神经

图 10-53　腰、骶丛组成模式图

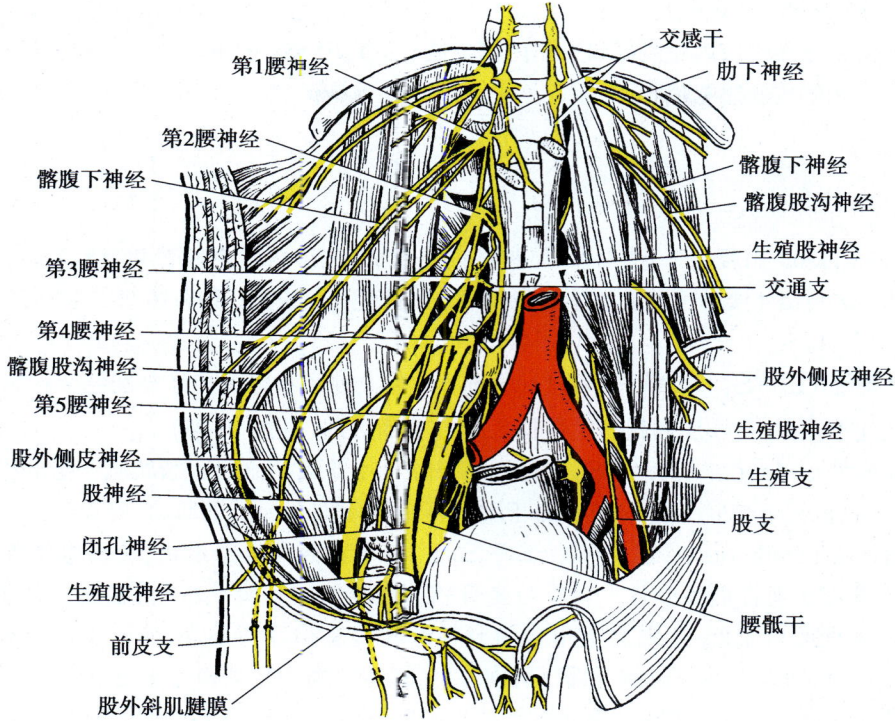

第1腰神经
第2腰神经
髂腹下神经
第3腰神经
第4腰神经
髂腹股沟神经
第5腰神经
股外侧皮神经
股神经
闭孔神经
生殖股神经
前皮支
股外斜肌腱膜

交感干
肋下神经
髂腹下神经
髂腹股沟神经
生殖股神经
交通支
股外侧皮神经
生殖股神经
生殖支
股支
腰骶干

图 10-54　腰、骶丛及其分支

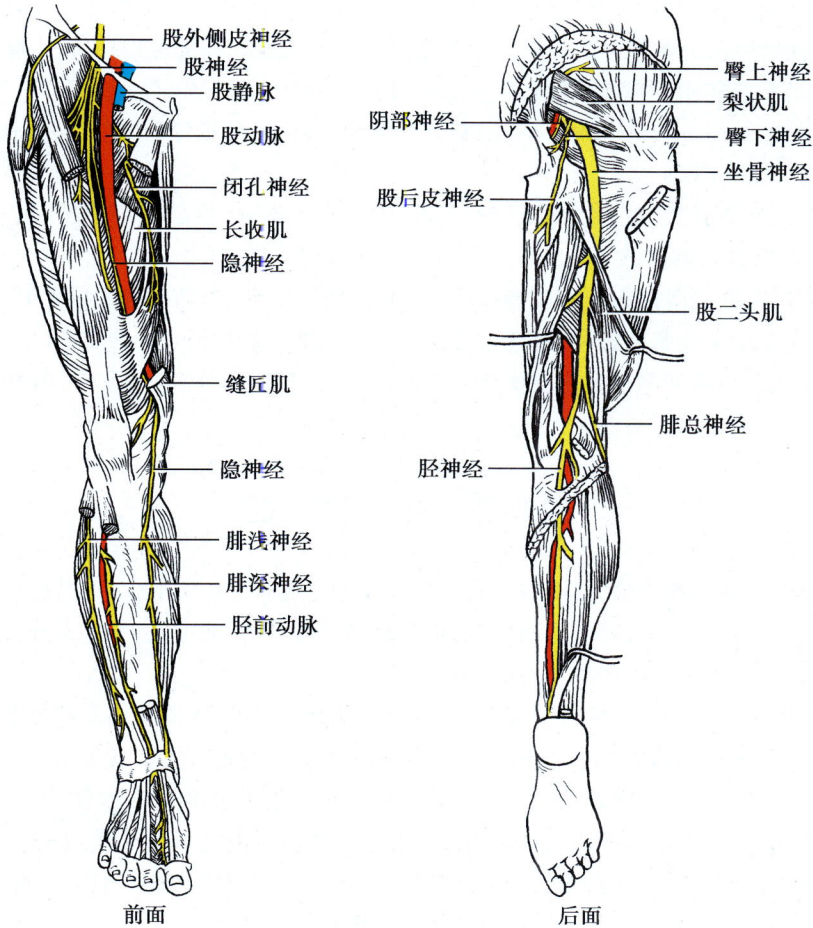

股外侧皮神经
股神经
股静脉
股动脉
闭孔神经
长收肌
隐神经
缝匠肌
隐神经
腓浅神经
腓深神经
胫前动脉

臀上神经
梨状肌
臀下神经
坐骨神经
阴部神经
股后皮神经
股二头肌
腓总神经
胫神经

前面　　　后面

图 10-55　下肢的神经

5. **闭孔神经 obturator nerve（L₂~L₄）** 闭孔神经自腰大肌内侧缘穿出,沿盆壁伴闭孔血管经闭孔至股内侧区,分布于股内侧肌群和大腿内侧皮肤(见图 10-53~图 10-55)。闭孔神经损伤后大腿内收力减弱,股内侧皮肤感觉障碍。

五、骶丛

（一）骶丛的组成和位置

骶丛 sacral plexus 由腰骶干、全部骶、尾神经前支组成,位于盆腔内骶骨和梨状肌前方。腰骶干 lumbosacral trunk 由第 4 腰神经前支的一部分和第 5 腰神经前支组成(见图 10-53、图 10-55)。

（二）骶丛的分支

1. **臀上神经（L₄~S₁）和臀下神经（L₅~S₂）** 臀上神经和臀下神经分别经梨状肌上、下孔出盆腔,前者支配臀中肌、臀小肌和阔筋膜张肌,后者支配臀大肌(见图 10-55)。

2. **阴部神经 pudendal nerve（S₂~S₄）** 阴部神经伴阴部内血管经梨状肌下孔出盆腔,绕坐骨棘经坐骨小孔向前入坐骨肛门窝,分支分布于肛门、会阴肌和外生殖器的肌肉、皮肤(见图 10-55)。

3. **坐骨神经 sciatic nerve（L₄、L₅、S₁~S₃）** 坐骨神经是全身最粗、最长的神经,穿梨状肌下孔出盆腔,在臀大肌深面经股骨大转子与坐骨结节间连线中点降至股后,在股二头肌长头深面下行,并发支支配股后肌群;达腘窝上角分为胫神经和腓总神经两终支,同时发支分布于髋关节(见图 10-55)。临床上常在臀区外上部行肌内注射,以避免损伤坐骨神经并便于药物的吸收。

（1）**胫神经 tibial nerve**:伴腘血管沿腘窝中线下降,伴胫后血管下行小腿后群肌浅、深两层之间,经内踝后方转至足底,分为足底内、外侧神经(见图 10-55)。胫神经发肌支支配小腿后群肌和足底肌,皮支分布于小腿后面和足底的皮肤。胫神经发出的腓肠内侧皮神经与腓总神经发出的腓肠外侧皮神经吻合成腓肠神经,分布于小腿后外侧面和足外侧缘的皮肤。胫神经损伤后,小腿后面与足底的皮肤感觉障碍,足不能跖屈,内翻力减弱,呈背屈和外翻位,称"钩状足"。

（2）**腓总神经 common peroneal nerve**:沿腘窝外侧缘下行,绕过腓骨颈向前,穿腓骨长肌分为腓浅神经和腓深神经(见图 10-55)。

1）**腓浅神经**:在腓骨长、短肌之间下行并支配二肌,至小腿中、下 1/3 交界处浅出,分布于小腿外侧面、足背和第 2~5 趾背的皮肤。

2）**腓深神经**:先在胫骨前肌与趾长伸肌间,后在胫骨前肌与长伸肌间伴胫前血管下行,经踝关节前方至足背;肌支支配小腿肌前群和足背肌,终支分布于第 1、2 趾背相对缘的皮肤。

腓总神经损伤后小腿外侧与足背皮肤感觉障碍,足不能背屈和外翻,呈下垂、内翻位,称"马蹄内翻足"。

第九节 脑 神 经

脑神经 cranial nerves 连于脑,共 12 对,通常用罗马数字排序:Ⅰ嗅神经、Ⅱ视神经、Ⅲ动眼神经、Ⅳ滑车神经、Ⅴ三叉神经、Ⅵ展神经、Ⅶ面神经、Ⅷ前庭蜗神经、Ⅸ舌咽神经、Ⅹ迷走神经、Ⅺ副神经、Ⅻ舌下神经(图 10-56)。

脑神经的纤维成分按性质大致分为以下四种:①躯体感觉纤维,将来自头面部皮肤、肌、肌腱和大部分口、鼻腔黏膜及视器和前庭蜗器的感觉冲动传入脑内的躯体感觉核。②内脏感觉纤维,将来自头、颈、胸、腹部脏器以及味蕾、嗅器的感觉冲动传入脑内的内脏感觉核。③躯体运动纤维,为脑干内躯体运动核发出的纤维,支配眼外肌、舌肌、头颈肌和咽喉肌。④内脏运动纤维,为脑干内内脏运动核发出的纤维,为副交感节前纤维,在器官旁节或器官内节中换元,节后纤维支配平滑肌、心肌和腺体。

每对脑神经所含纤维成分不尽相同。脑神经按所含纤维成分分为:感觉性神经(第Ⅰ、Ⅱ、Ⅷ对脑神经)、运动性神经(第Ⅲ、Ⅳ、Ⅵ、Ⅺ、Ⅻ对脑神经)和混合性神经(第Ⅴ、Ⅶ、Ⅸ、Ⅹ对脑神经)。

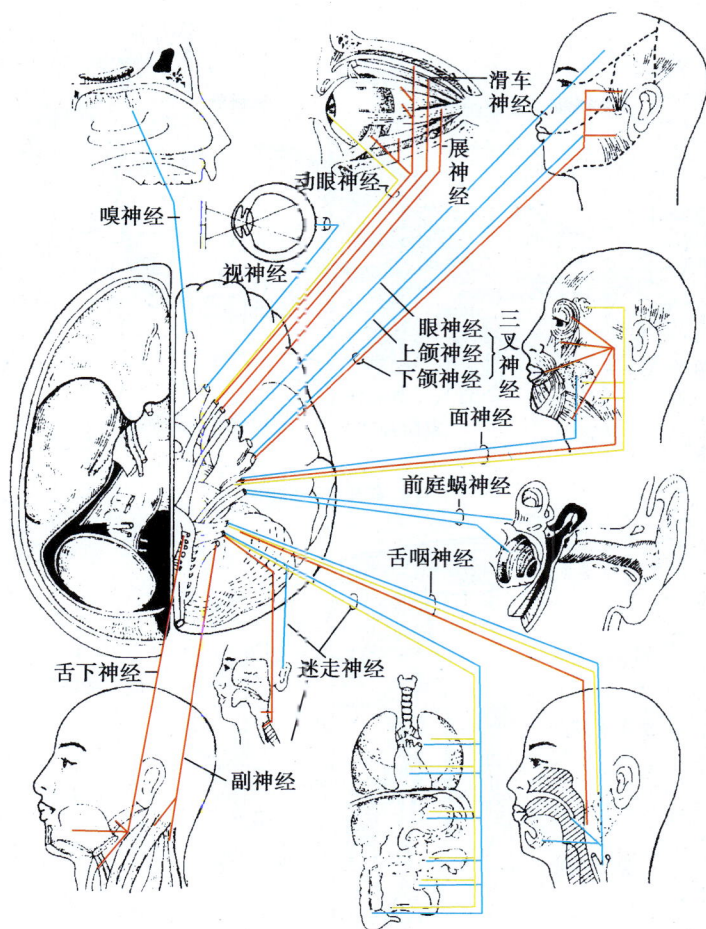

图 10-56　脑神经概观
红色为运动纤维,蓝色为感觉纤维,黄色为副交感纤维。

一、嗅神经

嗅神经 olfactory nerve 为内脏感觉性神经(见图 10-56)。鼻腔嗅区黏膜的嗅细胞为双极细胞,其周围突分布于嗅黏膜上皮,中枢突聚集成 15~20 条嗅丝,穿筛孔入颅,止于嗅球,传导嗅觉。颅前窝骨折累及筛板时,可撕脱嗅丝和脑膜,造成嗅觉障碍,同时脑脊液也可流入鼻腔。

二、视神经

视神经 optic nerve 为躯体感觉性神经(见图 10-56)。视网膜内的节细胞轴突在视神经盘汇聚,穿出巩膜构成视神经,向后内穿视神经管入颅腔,鼻侧纤维形成视交叉,与未交叉的颞侧纤维组成视束,止于外侧膝状体,传导视觉冲动(图 10-57)。视神经外周有脑膜延续而来的 3 层被膜,脑蛛网膜下隙也延伸至视神经周围,故颅内压增高时常出现视神经盘水肿。

三、动眼神经

动眼神经 oculomotor nerve 为运动性神经,含动眼神经核发出的躯体运动纤维和动眼神经副核发出的内脏运动纤维(副交感纤维)。动眼神经自中脑的脚间窝出脑,经海绵窦外侧壁向前,穿眶上裂入眶(图 10-57)。躯体运动纤维支配除上斜肌和外直肌的眼球外肌。内脏运动纤维在视神经与外直肌之间的睫状神经节(副交感神经节)换神经元,节后纤维穿入眼球壁,支配瞳孔括约肌和睫状肌。动眼神经损伤可致患侧上睑下垂、眼向外下方斜视、瞳孔散大及瞳孔对光反射消失。

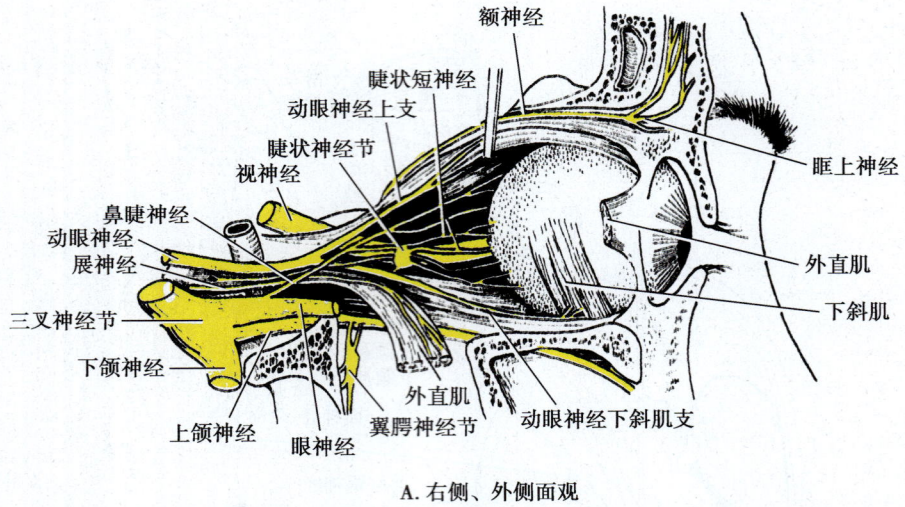

A. 右侧、外侧面观

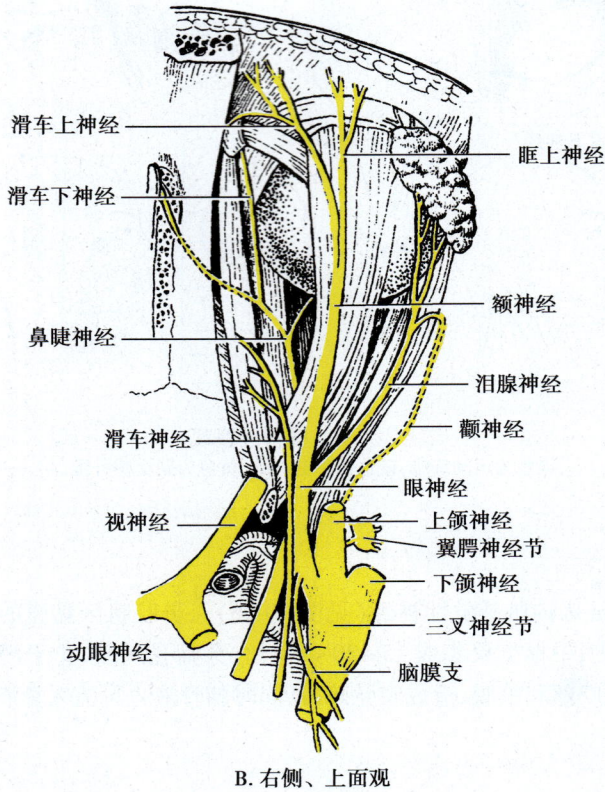

B. 右侧、上面观

图 10-57　眶内神经

四、滑车神经

滑车神经 trochlear nerve 为躯体运动性神经,由滑车神经核发出躯体运动纤维经中脑背侧下丘下方出脑,向前绕过大脑脚外侧,穿海绵窦外侧壁,经眶上裂入眶内,支配上斜肌(见图 10-57)。滑车神经损伤可致上斜肌瘫痪,瞳孔不能转向外下方,出现复视。

五、三叉神经

三叉神经 trigeminal nerve 为混合性神经,由止于三叉神经脊束核、三叉神经脑桥核、三叉神经中脑核的躯体感觉纤维和三叉神经运动核发出的躯体运动纤维分别组成粗大的感觉根和细小的运动根,在脑桥和小脑中脚交界处与脑相连(图 10-58、图 10-59)。感觉根上的三叉神经节 trigeminal gan-glion 位于颞骨岩部尖端的三叉神经压迹,由假单极神经元的胞体组成;其中枢突形成感觉根与脑相连,将头面部的痛温觉、触觉和咀嚼肌本体感觉分别传递到三叉神经脊束核、三叉神经脑桥核和三叉神经中脑核;周围突向前发出眼神经、上颌神经和下颌神经,分布于头面部皮肤,眼及眶内、口腔、鼻腔、鼻旁窦的黏膜、牙齿及硬脑膜等。三叉神经在头面部皮肤的分布具有规律性,眼神经分布在睑裂以上皮肤,上颌神经分布于睑裂和口裂之间的皮肤,下颌神经分布在口裂以下皮肤。三叉神经运动根发自三叉神经运动核,经三叉神经的下颌神经支配咀嚼肌。

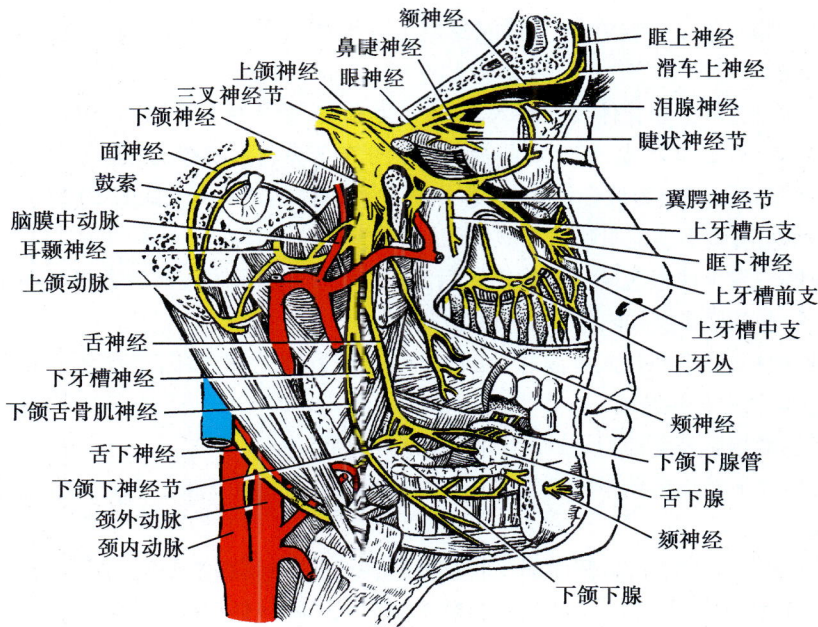

图 10-58　三叉神经

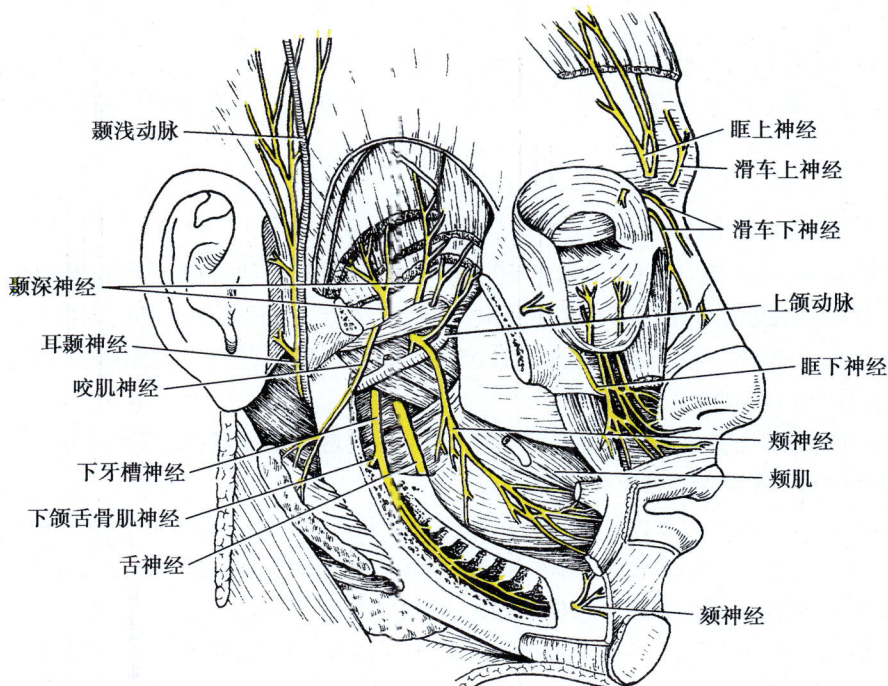

图 10-59　下颌神经

1. **眼神经**   眼神经为感觉神经,向前穿海绵窦外侧壁,经眶上裂入眶(见图10-58),发出下列分支:

(1) 鼻睫神经:沿上直肌和视神经之间斜行至眶内侧壁,分布于鼻背和眼睑皮肤、泪囊、鼻黏膜、筛窦、眼球壁、硬脑膜等。

(2) 额神经:经上睑提肌上方前行,分为2~3支,其中较大的分支为眶上神经,经眶上切迹(孔)出眶,分布于上睑及额顶部皮肤。

(3) 泪腺神经:沿外直肌上缘前行,分布于泪腺、结膜及上睑外侧皮肤。

2. **上颌神经**   上颌神经为感觉神经,经圆孔出颅,在翼腭窝内分为数支(见图10-58)。

(1) 眶下神经:为上颌神经的终支,经眶下裂入眶,再经眶下沟、眶下管出眶下孔,分布于下睑、外鼻及上唇皮肤。眶下神经在眶下管内发出上牙槽神经前、中支,分布于上颌尖牙、切牙及其牙龈。

(2) 上牙槽后支:从上颌骨体后面穿入,分布于上颌窦、磨牙及其牙龈。

(3) 翼腭神经:为2~3小支,穿经翼腭神经节后分布于鼻、腭、咽部的黏膜及腭扁桃体。

3. **下颌神经**   下颌神经为混合神经,含躯体感觉和躯体运动纤维(见图10-58、图10-59)。下颌神经出卵圆孔,即发出肌支支配咀嚼肌和鼓膜张肌,感觉支分为:

(1) 耳颞神经:发出两根包绕脑膜中动脉后合成一干,经颞下颌关节后方折转向上,与颞浅动脉伴行穿出腮腺,分布于腮腺、耳屏、外耳道和颞区皮肤。

(2) 下牙槽神经:经下颌孔入下颌管,在管内分支至下颌牙和牙龈;终支经颏孔浅出称颏神经,分布于颏部及下唇的皮肤和黏膜。

(3) 颊神经:沿颊肌外面前行,分布于颊部皮肤和黏膜。

(4) 舌神经:经下颌支内侧下降至下颌角后弓形向前,于下颌下腺上方进入舌内,分布于口腔底及舌前2/3黏膜。

一侧三叉神经完全损伤时,患侧面部皮肤及口腔、鼻腔的黏膜感觉丧失,角膜反射消失;咀嚼肌瘫痪,张口时下颌偏向患侧。临床上三叉神经痛可发生在三叉神经任何一支,疼痛范围与该支在面部分布区相一致。

六、展神经

展神经 abducent nerve 为运动神经,起于展神经核的躯体运动纤维自延髓脑桥沟出脑,向前经海绵窦及眶上裂入眶,支配外直肌(见图10-57)。展神经损伤后患侧眼球不能转向外侧,出现内斜视。

七、面神经

面神经 facial nerve 为混合神经,含起于面神经核的躯体运动纤维、起于上泌涎核的内脏运动纤维、止于孤束核的内脏感觉纤维。面神经在展神经外侧出延髓脑桥沟,经内耳门入内耳道,穿面神经管,出茎乳孔后进入腮腺内交织成丛,向前呈放射状发出颞支、颧支、颊支、下颌缘支和颈支,支配面部表情肌和颈阔肌(图10-60)。

面神经在面神经管弯曲处有膨大的膝神经节,此节由内脏感觉神经元的胞体组成。

1. 面神经在面神经管内的分支

(1) 鼓索 chorda tympani:含内脏运动纤维和内脏感觉纤维。由面神经出茎乳孔前发出,向前穿过鼓室入颞下窝,从后方进入舌神经(图10-60、图10-61)。内脏感觉纤维分布于舌前2/3的味蕾,司味觉。内脏运动纤维至下颌下神经节内换神经元,节后纤维管理下颌下腺、舌下腺的分泌。

(2) 岩大神经:含内脏运动纤维,自膝神经节处离开面神经管,穿颞骨岩部尖端,经破裂孔出颅,向前进入翼腭神经节换神经元,节后纤维管理泪腺及鼻、腭部黏液腺(图10-60、图10-61)。

(3) 镫骨肌神经:支配镫骨肌。

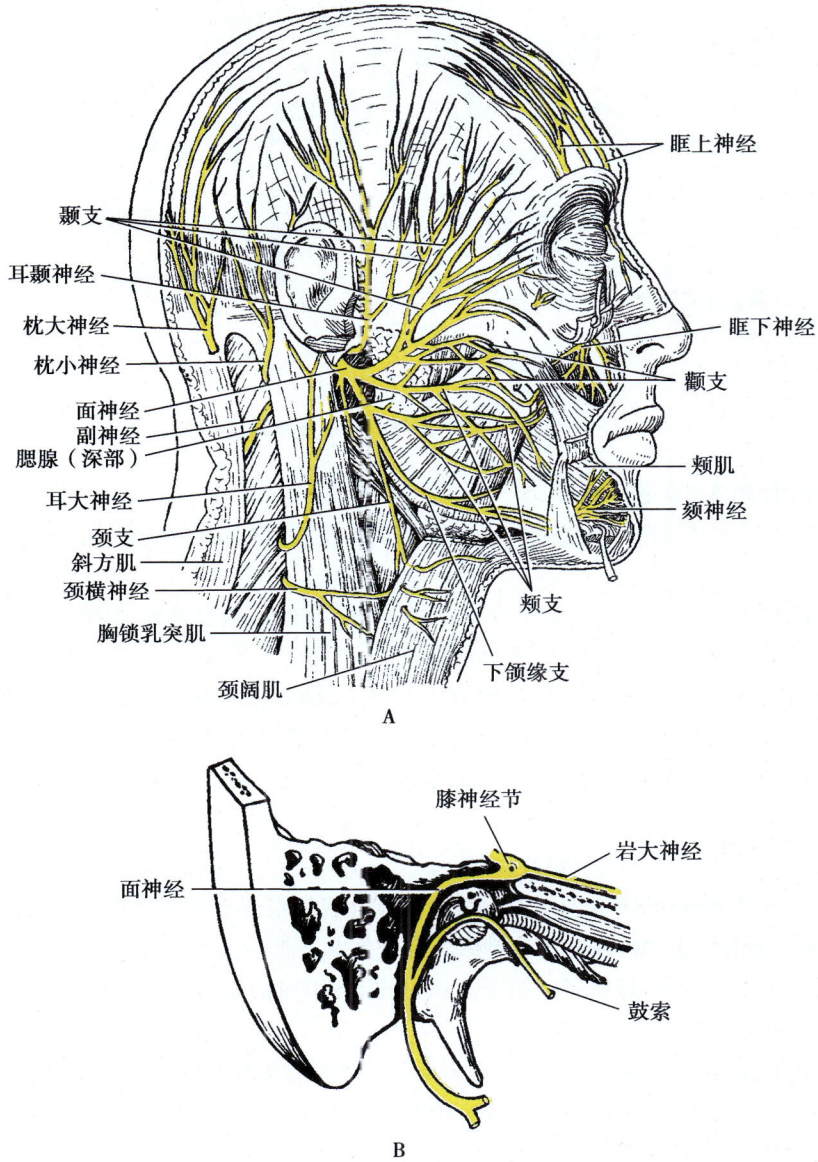

图 10-60 面神经
A. 面部的分支;B. 管内段。

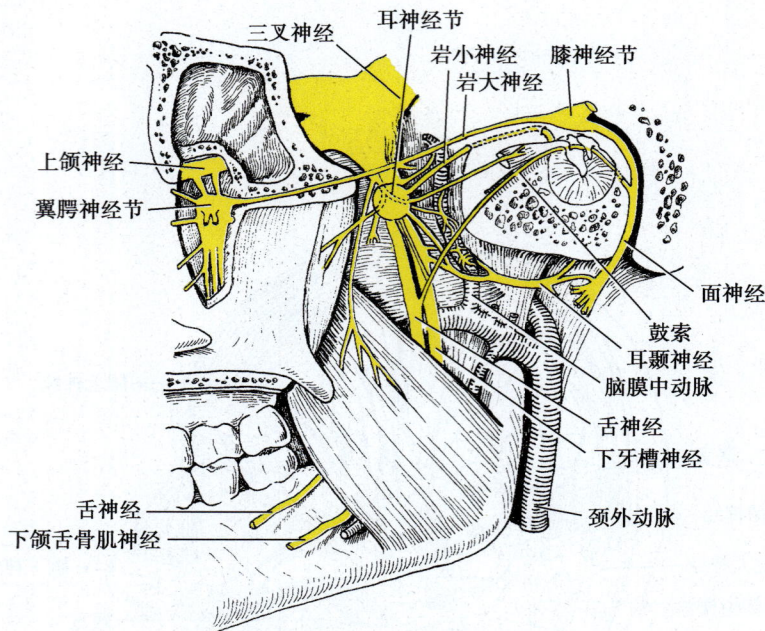

图 10-61 鼓索、翼腭神经节及耳神经节

2. 与面神经相关的副交感神经节

（1）翼腭神经节：为翼腭窝内、上颌神经下方的扁平小结，面神经的内脏运动纤维在此节内换神经元（图 10-61）。

（2）下颌下神经节：位于下颌下腺和舌神经之间，呈椭圆形，来自鼓索的内脏运动纤维在此节内换神经元（见图 10-58）。

面神经行程长，不同部位损伤出现不同的临床表现：①面神经管外损伤，主要是患侧表情肌瘫痪，表现为额纹消失，不能闭眼，不能皱眉，鼻唇沟变浅，不能鼓腮，口角歪向健侧；②面神经管内损伤，除上述表现外，还可能出现患侧舌前 2/3 味觉障碍，泪腺、舌下腺及下颌下腺分泌障碍。

八、前庭蜗神经

前庭蜗神经 vestibulocochlear nerve 为躯体感觉神经，包括前庭神经和蜗神经（见图 10-56）。

1. **前庭神经 vestibular nerve** 前庭神经传导平衡觉。神经元胞体在内耳道底附近聚集成前庭神经节，周围突分布于壶腹嵴、球囊斑和椭圆囊斑，中枢突组成前庭神经，穿内耳门，经脑桥延髓沟外侧部入脑干，止于前庭神经核。

2. **蜗神经 cochlear nerve** 蜗神经传导听觉。神经元胞体在蜗轴内组成蜗神经节，周围突分布于螺旋器，中枢突在内耳道聚成蜗神经，与前庭神经伴行入脑干，止于蜗神经核。

前庭蜗神经损伤后表现为患侧耳聋和平衡功能障碍，常伴有呕吐、眩晕。

九、舌咽神经

舌咽神经 glossopharyngeal nerve 为混合神经，含起于疑核、下泌涎核的躯体运动、内脏运动纤维，止于孤束核、三叉神经脊束核的内脏感觉和躯体感觉纤维；于橄榄后方连于延髓，经颈静脉孔出颅，在颈内动、静脉之间下行，再呈弓形向前经舌骨舌肌内侧达舌根。颈静脉孔处有膨大的上、下神经节，分别由躯体感觉和内脏感觉神经元胞体组成（图 10-62、图 10-63）。

舌咽神经的主要分支有：

1. **鼓室神经** 鼓室神经起自下神经节，进入鼓室后与交感神经纤维形成鼓室丛，发支分布于鼓室、乳突小房和咽鼓管的黏膜。鼓室神经的内脏运动纤维组成岩小神经，出鼓室至耳神经节内换神经

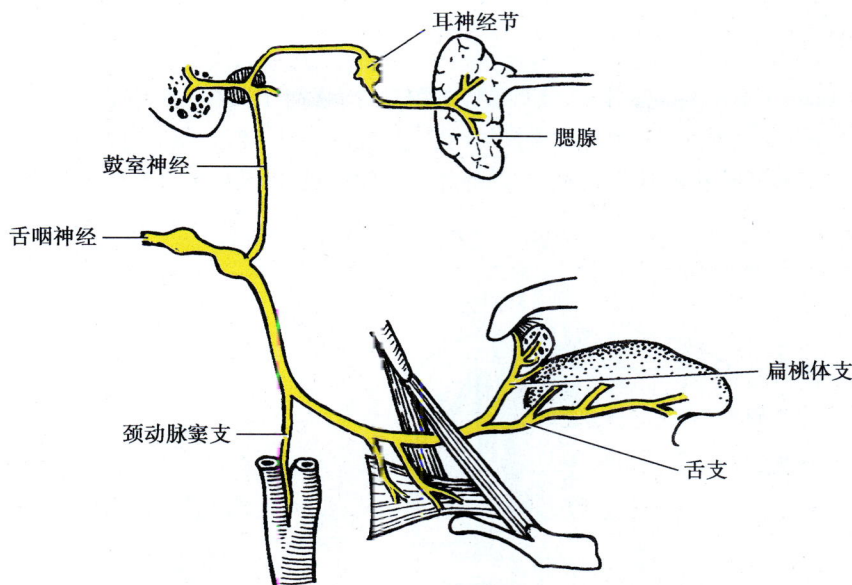

图 10-62 舌咽神经

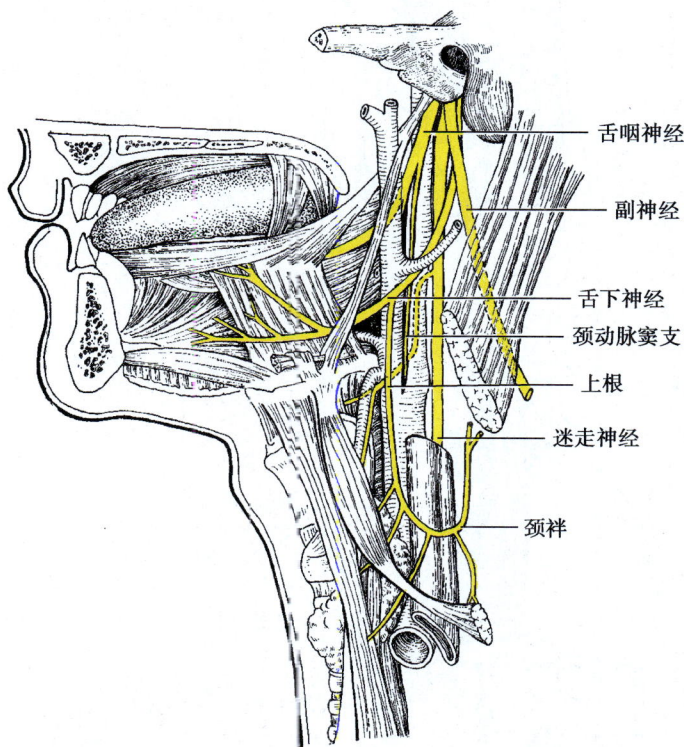

图 10-63 舌咽神经、副神经及舌下神经

元,节后纤维管理腮腺的分泌。

2. **颈动脉窦支和咽支** 颈动脉窦支有 1~2 支,沿颈内动脉下降,分布于颈动脉窦和颈动脉小球;咽支有 3~4 支,在咽侧壁与迷走神经和交感神经的咽支共同构成咽丛,分布于咽肌和咽黏膜。

3. **舌支** 舌支为舌咽神经终支,以数支分布于舌后 1/3 的黏膜和味蕾,司黏膜一般感觉和味觉。

耳神经节为副交感神经节,位于卵圆孔下方、下颌神经内侧,来自下泌涎核的内脏运动纤维在此节交换神经元(见图 10-61、图 10-62)。舌咽神经损伤时,可出现患侧舌后 1/3 味觉丧失和舌根、咽峡区痛觉障碍,患侧咽肌肌力减弱。

十、迷走神经

迷走神经 vagus nerve 为行程最长、分布最广的脑神经,含起于疑核、迷走神经背核的躯体运动和内脏运动纤维,止于孤束核、三叉神经脊束核的内脏感觉和躯体感觉纤维(图 10-64)。

迷走神经在橄榄后沟中部连于延髓,经颈静脉孔出颅;在孔内及稍下方有膨大的上、下神经节,分

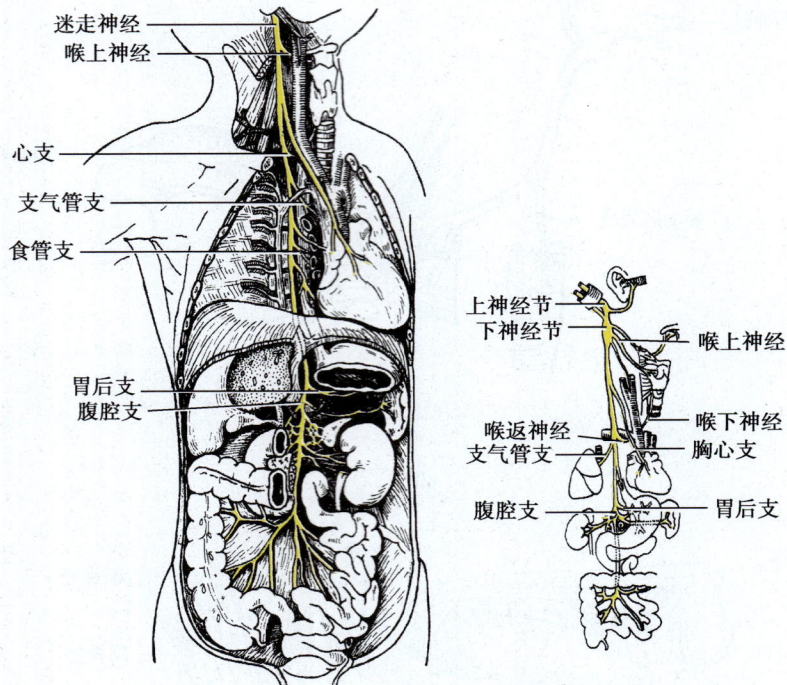

A. 右迷走神经

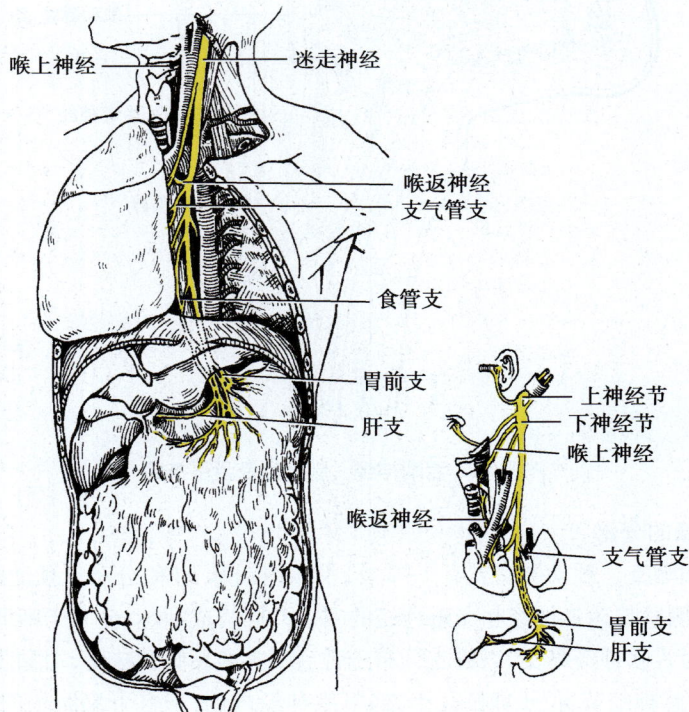

B. 左迷走神经

图 10-64 迷走神经

别由躯体感觉和内脏感觉神经元胞体组成。迷走神经干在颈内静脉和颈内动脉、颈总动脉之间的后方下行,经胸廓上口入胸腔。在胸腔内,左迷走神经在左颈总动脉和左锁骨下动脉间下行至主动脉弓前方,经左肺根后方贴食管前面下行成食管前丛。右迷走神经经右锁骨下动、静脉之间、气管右侧下降,在右肺根后方转至食管后面形成食管后丛。食管前、后丛在食管下端延为迷走神经前、后干,穿膈的食管裂孔入腹腔。

迷走神经在颈、胸和腹部的主要分支如下:

1. 颈部分支 喉上神经 superior laryngeal nerve 发自下神经节,沿颈内动脉内侧下行,于舌骨大角处分为内、外两支,内支伴喉上动脉穿过甲状舌骨膜入喉,分布于声门裂以上的喉黏膜;外支支配环甲肌。

2. 胸部分支

(1) 喉返神经 recurrent laryngeal nerve:右喉返神经由右迷走神经近右锁骨下动脉处分出,并勾绕此动脉上行返回颈部。左喉返神经在左迷走神经干跨过主动脉弓前方时发出,勾绕主动脉弓下后方上行返回颈部。左、右喉返神经分别行于气管食管沟内或前方,至环甲关节后方进入喉内,称喉下神经。感觉纤维分布于声门裂以下的喉黏膜,运动纤维支配除环甲肌以外的所有喉肌。一侧喉返神经损伤可引起声音嘶哑或发音困难,两侧同时损伤可导致呼吸困难,甚至窒息。

(2) 支气管支、食管支、胸心支:是迷走神经在胸部的细小分支,分别加入肺丛、食管丛和心丛。

3. 腹部分支

(1) 胃前支和肝支:为迷走神经前干的终支。胃前支沿胃小弯分布于胃前壁,其终末支在胃小弯角切迹处以"鸦爪"形分布于幽门、十二指肠上部和胰头。肝支随肝固有动脉分布于肝和胆囊。

(2) 胃后支和腹腔支:为迷走神经后干的终支。胃后支在胃小弯深面分支至胃后壁,其终末支以"鸦爪"形分布于幽门后壁。腹腔支向后参加腹腔丛,随腹腔干、肾动脉和肠系膜上动脉的分支分布于肝、脾、胰、肾及结肠左曲以上的消化管。

迷走神经主干损伤,可引起内脏活动障碍,如心悸、脉速、恶心和呕吐。

十一、副神经

副神经 accessory nerve 为起于疑核和副神经核的躯体运动神经,从延髓橄榄后沟下方出脑,伴舌咽神经、迷走神经经颈静脉孔出颅分内、外两支;来自疑核的内支加入迷走神经分布于咽肌,来自副神经核的外支向后下斜穿胸锁乳突肌后潜入斜方肌并支配此二肌(见图 10-63)。一侧副神经损伤,患侧肩下垂,面部不能转向健侧。

十二、舌下神经

舌下神经 hypoglossal nerve 为起于舌下神经核的躯体运动神经,从延髓前外侧沟离脑,经舌下神经管出颅,在颈内动、静脉之间下降到舌骨上方,呈弓形弯向前内入舌,支配舌内肌和舌外肌(见图 10-63)。一侧舌下神经损伤,伸舌时舌尖偏向患侧。

第十节 内脏神经系统

内脏神经系统 visceral nervous system 分布于内脏、心血管和腺体。和躯体神经一样,内脏神经的纤维成分包括运动和感觉两类。由于内脏运动神经对内脏、心血管活动与腺体分泌的调节不受大脑意志的直接控制,故又称为自主神经系统或植物神经系统。内脏感觉神经将内脏、心血管及腺体等处内感受器的感觉冲动传入各级中枢,经中枢整合后通过内脏运动神经调节相应器官的活动,维持体内、外环境的动态平衡和机体的正常活动。

一、内脏运动神经

在接受大脑皮质和皮质下中枢调控方面,内脏运动神经与躯体运动神经之间有相似之处,但二者在结构和功能上有着明显区别(表 10-3、图 10-65)。

表 10-3　躯体运动神经和内脏运动神经的比较

项目	躯体运动神经	内脏运动神经
低级中枢	脑干躯体运动核,脊髓灰质前角(柱)	脊髓灰质胸腰段侧角(柱),脑干内脏运动核,骶副交感核
效应器	骨骼肌	平滑肌、心肌、腺体
低级中枢至效应器的神经通路	仅1级神经元,胞体位于低级中枢	由节前、节后2级神经元构成,胞体分别在中枢和外周,发出的纤维分别称为节前和节后纤维
神经纤维特点	多为较粗的有髓纤维,传导速度较快	多为较细的薄髓或无髓纤维,传导速度较慢
支配器官形式	仅以1种纤维支配	通常为交感、副交感纤维双重支配
功能特征	在大脑意识控制下管理随意运动	不受意识支配
分布特点	直接到达效应器	在器官附近形成丛,再由丛发出分支达效应器

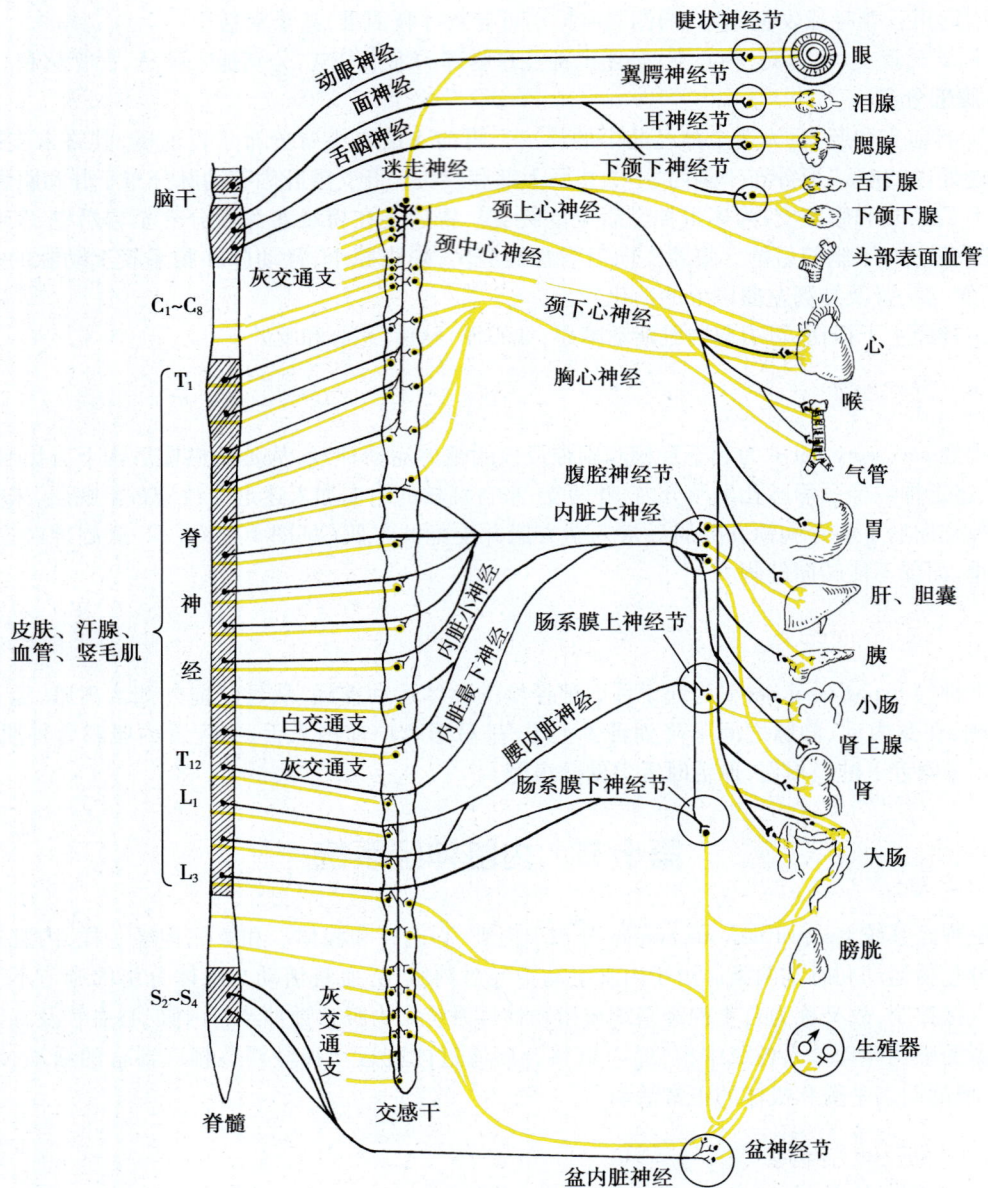

图 10-65　内脏运动神经概况示意图

黑色:节前纤维;黄色:节后纤维。

内脏运动神经从低级中枢到达所支配的器官有 2 级神经元(肾上腺髓质除外,只需 1 级神经元),第 1 级神经元的胞体位于脑干、脊髓内,称节前神经元,其轴突称节前纤维;第 2 级神经元的胞体位于周围部的内脏神经节内,称节后神经元,其轴突称节后纤维。节后神经元的数量较多,一个节前神经元的轴突通常与多个节后神经元胞体形成突触联系。

根据形态、功能和药理学特点,内脏运动神经分为交感神经 sympathetic nerve 和副交感神经 parasympathetic nerve,多数内脏器官同时接受两种神经的双重支配。

(一)交感神经

1. **低级中枢**　低级中枢位于脊髓 $T_1 \sim L_3$ 节段灰质侧柱的中间带外侧核(见图 10-65)。

2. **周围部**　周围部包括交感神经节、交感干和交感神经的分支等。

(1)交感神经节:根据所在位置分为椎旁节和椎前节(见图 10-65)。①椎旁节(交感干神经节)位于脊柱两侧,呈梭形或多角形。颈部 3 对(颈上、中、下神经节),胸部 10~12 对,腰部 4 对,骶部 2~3 对,尾部 1 个称奇神经节。②椎前节呈不规则团块状,位于脊柱前方,包括腹腔神经节、主动脉肾神经节、肠系膜上神经节和肠系膜下神经节,位于同名动脉根部附近。

(2)交感干 sympathetic trunk:位于脊柱的两侧,由椎旁节借节间支连接而成,从颅底延伸至尾骨,两侧交感干下端连于奇神经节(图 10-66)。

(3)交通支 communicating branch:椎旁节借交通支与相应的脊神经相连,交通支分白交通支和灰交通支(图 10-66、图 10-67)。白交通支由来自中间带外侧核的节前纤维组成,含髓鞘而色白,共 15 对。灰交通支由椎旁节内神经元发出的节后纤维组成,无髓鞘而色灰暗,共 31 对。

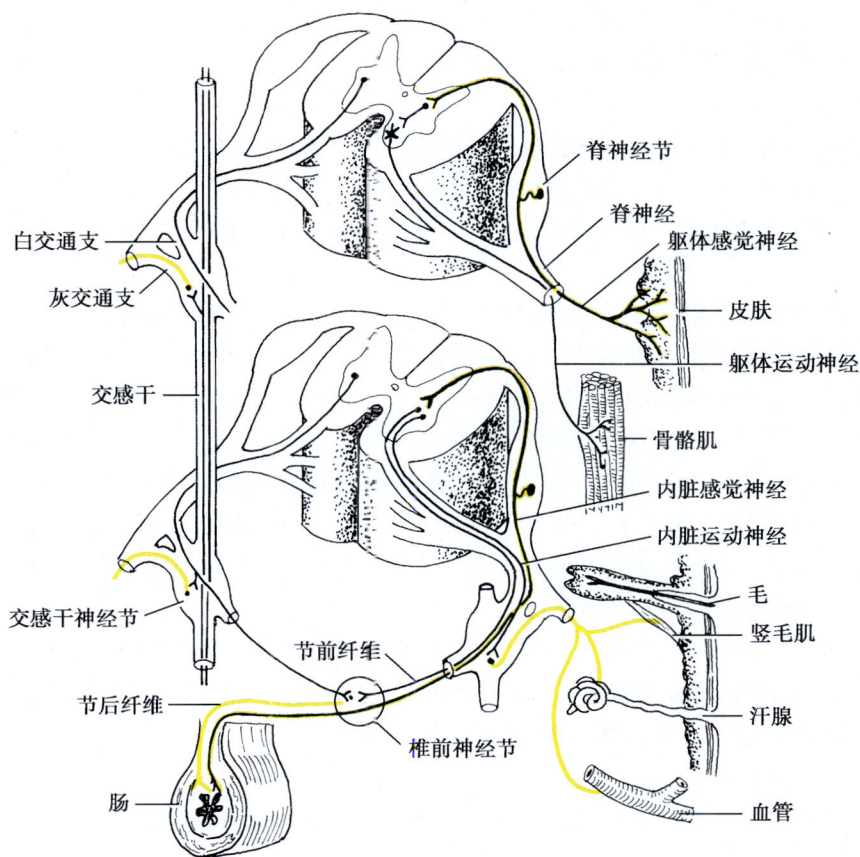

图 10-66　交感神经纤维走行模式图
黄色:交感神经节后纤维。

Note:

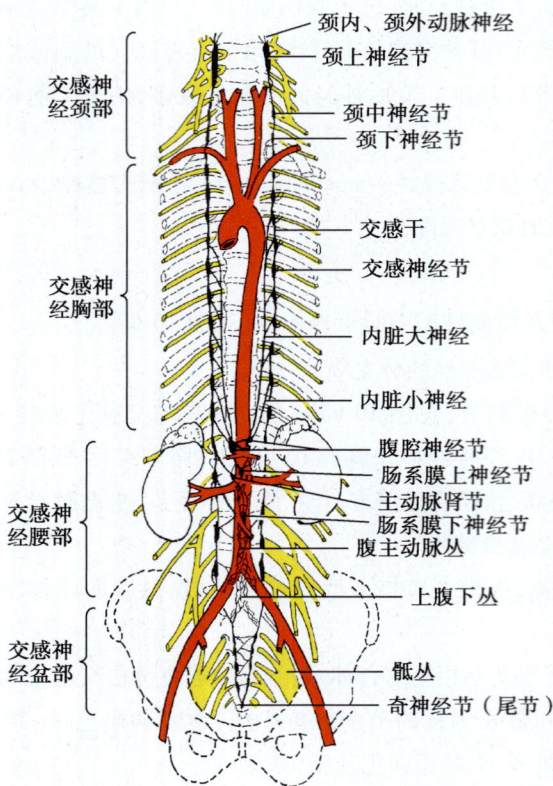

图 10-67 交感干和交感神经节

（4）交感神经节前纤维的走行规律：经脊神经前根、脊神经、白交通支进入交感干后有 3 种去向：①在相应的椎旁节交换神经元；②在交感干内上升（可达颈部）或下降（可达骶部、奇神经节）至相应椎旁节交换神经元；③穿过椎旁节，至椎前节交换神经元。

（5）交感神经节后纤维的走行规律：交感神经节后纤维也有 3 种去向：①经灰交通支返回 31 对脊神经，随之分布于头颈、躯干和四肢的血管、汗腺和竖毛肌等；②在动脉表面攀附走行形成神经丛，如颈内动脉丛和腹腔丛，并随动脉分支到达所支配的器官（图 10-68）；③从交感神经节直接发支到邻近的脏器。

3. 交感神经的分布概况 脊髓 $T_1 \sim T_5$ 节段中间带外侧核发出的节前纤维换神经元后分布至头、颈、胸腔脏器及上肢的血管、汗腺和竖毛肌。脊髓 $T_6 \sim T_{12}$ 节段中间外侧核发出的节前纤维换神经元后分布至肝、脾、肾等实质性器官和结肠左曲以上的消化管以及胸、腹部皮肤。脊髓 $L_1 \sim L_3$ 节段中间外侧核发出的节前纤维换神经元后分布于结肠左曲以下的消化管、盆腔脏器、会阴部以及下肢的血管、汗腺和竖毛肌。

（二）副交感神经

1. 低级中枢 脑干的 4 对副交感神经核和脊髓 $S_2 \sim S_4$ 节段的骶副交感核（见图 10-65）。

2. 周围部 副交感神经节及其节前纤维和节后纤维。副交感神经节多位于器官附近或器官壁内，称为器官旁节和器官内节。副交感神经节内常有交感神经及感觉神经纤维通过，分别称为交感根和感觉根。

（1）颅部的副交感神经：①起自中脑动眼神经副核的节前纤维随动眼神经走行，在睫状神经节交换神经元，节后纤维分布于瞳孔括约肌和睫状肌。②起自脑桥上泌涎核的节前纤维加入面神经，一部分节前纤维经岩大神经至翼腭神经节交换神经元，节后纤维分布于泪腺、鼻腔、口腔顶及腭黏膜的腺体；另一部分节前纤维经鼓索加入舌神经，在下颌下神经节交换神经元，节后纤维分布于下颌下腺和舌下腺。③起自延髓下泌涎核的节前纤维加入舌咽神经，经鼓室神经至鼓室丛，该丛发出岩小神经至卵圆孔下方的耳神经节交换神经元，节后纤维分布于腮腺。④起自延髓迷走神经背核的节前纤维加入迷走神经，到达颈、胸、腹腔脏器附近的器官旁节或器官内节交换神经元，节后纤维分布于颈部和胸、腹腔脏器（除结肠左曲以下的消化管）（图 10-69）。

（2）骶部副交感神经：起自脊髓 $S_2 \sim S_4$ 节段骶副交感核的节前纤维随骶神经出骶前孔，组成盆内脏神经，加入盆丛，随盆丛分支到达所支配脏器的器官旁节或器官内节交换神经元，节后纤维分布于结肠左曲以下的消化管、盆腔脏器和外生殖器（图 10-70）。

（三）交感神经与副交感神经的主要区别

交感神经和副交感神经常共同支配一个器官，但二者在来源、形态结构、分布范围和功能上各有特点（表 10-4）。

（四）内脏神经丛

交感神经、副交感神经和内脏感觉神经在分布到脏器过程中，常互相交织形成内脏神经丛，由丛

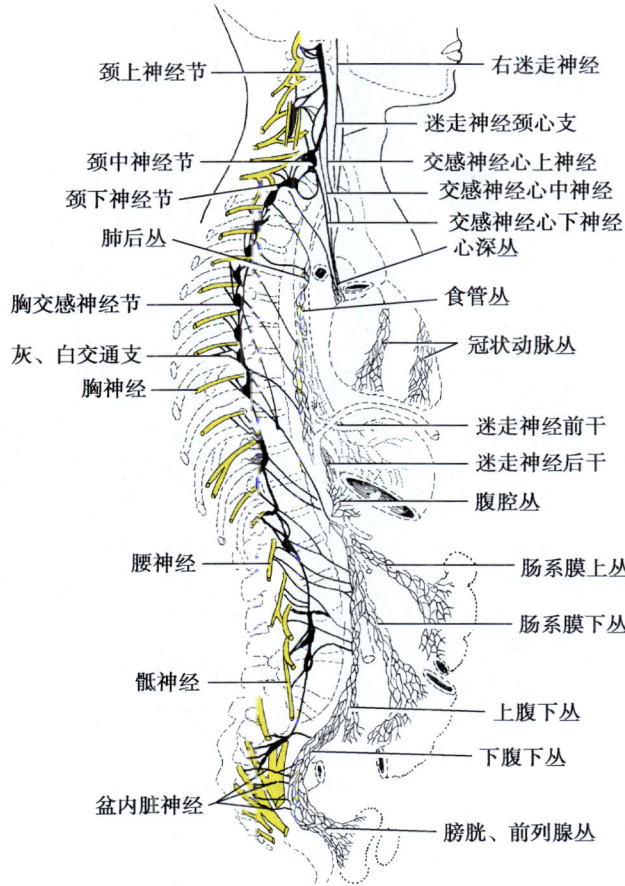

图 10-68 右交感干与内脏神经丛的联系

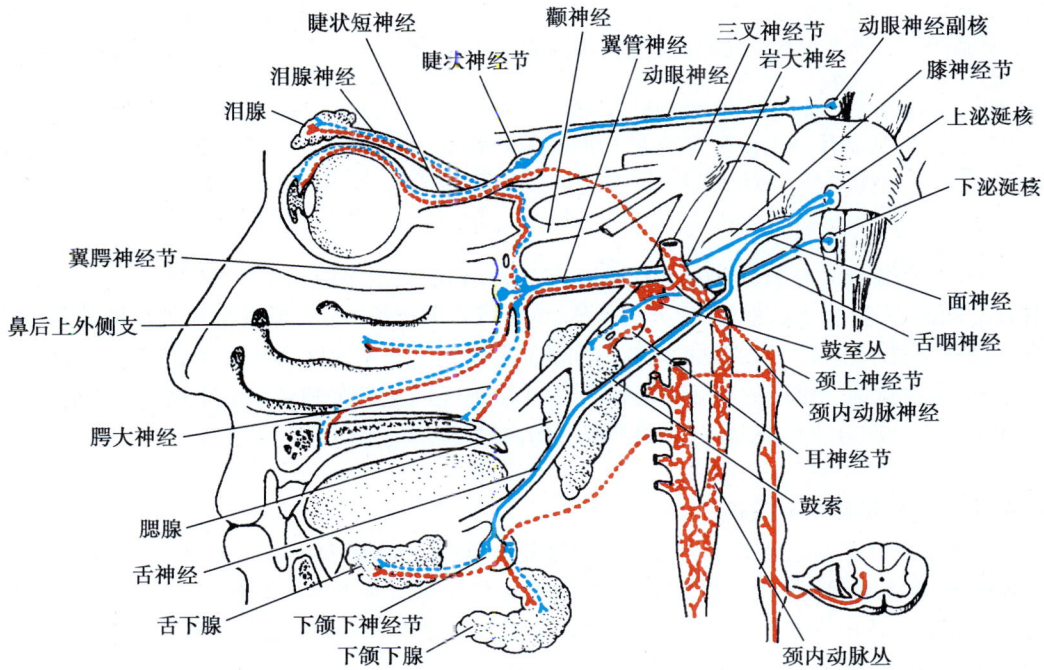

图 10-69 头部的内脏神经分布模式图

红色:交感神经;蓝色:副交感神经。

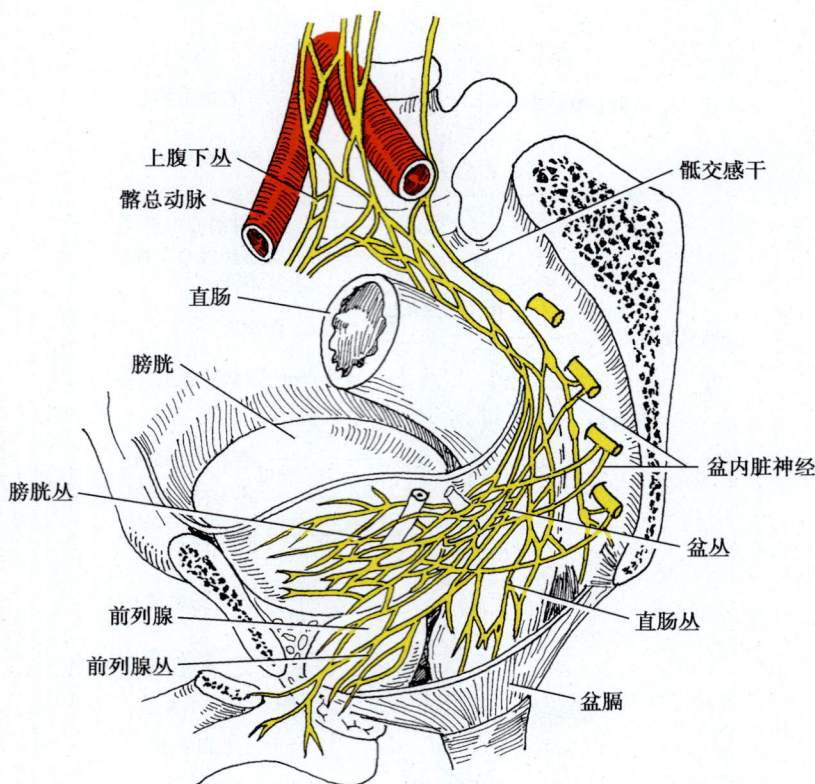

图 10-70　盆部内脏神经丛

表 10-4　交感神经与副交感神经的主要区别

项目	交感神经	副交感神经
低级中枢部位	脊髓侧柱的中间带外侧核	脑干的内脏运动核和脊髓的骶副交感核
周围部神经节	椎旁节和椎前节	器官旁节和器官内节
节前、节后纤维	节前纤维短，节后纤维长	节前纤维长，节后纤维短
节前与节后神经元的比例	一个节前神经元的轴突可与许多节后神经元构成突触	一个节前神经元的轴突与较少节后神经元构成突触
分布范围	分布范围广，分布于胸、腹、盆腔脏器的平滑肌、心肌、腺体，全身血管、汗腺、竖毛肌和瞳孔开大肌	分布于胸、腹、盆腔脏器的平滑肌、心肌、腺体(肾上腺髓质除外)及瞳孔括约肌
功能	增强机体分解代谢以供能，使机体处于应激状态	增强机体合成代谢以储能，使机体处于静息、恢复状态

发出分支到所支配器官(见图 10-68、图 10-70)。主要的内脏神经丛包括位于主动脉弓下方、主动脉弓和气管杈之间的心丛，位于肺根前、后方的肺丛，位于腹腔干至肠系膜上动脉起始处周围的腹腔丛，攀附于腹主动脉下段前面及两侧的腹主动脉丛和肠系膜下丛。腹主动脉丛下部的交感神经节后纤维组成上腹下丛，来自骶部交感干的节后纤维和第 2~4 骶神经的盆内脏神经组成下腹下丛(盆丛)，盆丛的纤维伴随髂内动脉分支形成盆部、会阴部脏器的内脏神经丛。

> ◆ 交感神经阻滞术与镇痛
>
> 　　内脏器官慢性疼痛包括复杂性区域疼痛综合征、缺血性疼痛和转移癌疼痛等，主要是交感神经受损所致，临床常用 1% 利多卡因、无水乙醇等局部注射阻滞交感神经节或内脏神经丛以缓解疼痛。阻滞星状神经节可缓解头颈部、上肢的交感神经性疼痛，阻滞胸或腰部交感干神经节、腹腔神经丛等治疗食管癌、肺癌、肝癌、胰腺癌等所致原发或转移癌疼痛。为减少对注射周围组织的损伤，原则上要求在 X 线或 CT 引导下穿刺。

二、内脏感觉神经

（一）内脏感觉神经的特点

1. 内脏感觉纤维的数目较少,痛阈较高,一般强度的刺激不产生疼痛。内脏对切、割等刺激不敏感,故手术切割或烧灼内脏时病人一般不觉得疼痛。空腔脏器对牵拉、张力和痉挛敏感,当肠梗阻、胃痉挛、胆结石或输尿管结石时可引起绞痛。心肌对缺血、缺氧产生的酸性代谢产物敏感,故冠状动脉缺血时可引起心绞痛。

2. 内脏感觉的传入途径分散,即一个脏器的感觉纤维可经几个节段的脊神经传入中枢,而一条脊神经常含有多个脏器的感觉纤维。因此,内脏痛呈弥散性且定位不准确。

（二）内脏感觉的传入路径

内脏感觉神经元的胞体位于脑神经节和脊神经节内。周围突随舌咽、迷走神经、交感神经及盆内脏神经分布于内脏和血管。中枢突一部分随舌咽、迷走神经入脑干,止于孤束核;另一部分随交感神经和盆内脏神经止于脊髓后角。孤束核和脊髓后角传入的内脏感觉冲动既能经一定的传导途径传至大脑皮质产生内脏感觉,也可直接或经中间神经元与内脏运动神经元或躯体运动神经元联系,分别形成内脏-内脏反射和内脏-躯体反射。

（三）牵涉性痛

当某些内脏器官发生病变时,常在体表一定区域产生感觉过敏或疼痛的现象称为牵涉性痛。临床上将内脏病变引起体表的痛觉过敏区,及该区的骨骼肌反射性僵硬和血管运动、汗腺分泌障碍等体征称为海德带(Head zones),其有助于内脏疾病的定位诊断。牵涉痛可发生在患病器官的邻近皮肤,也可发生在患病器官较远的皮肤(图 10-71、图 10-72)。例如,心绞痛时常在心前区及左上臂内侧感到疼痛,肝胆疾患时常在右肩部感到疼痛。

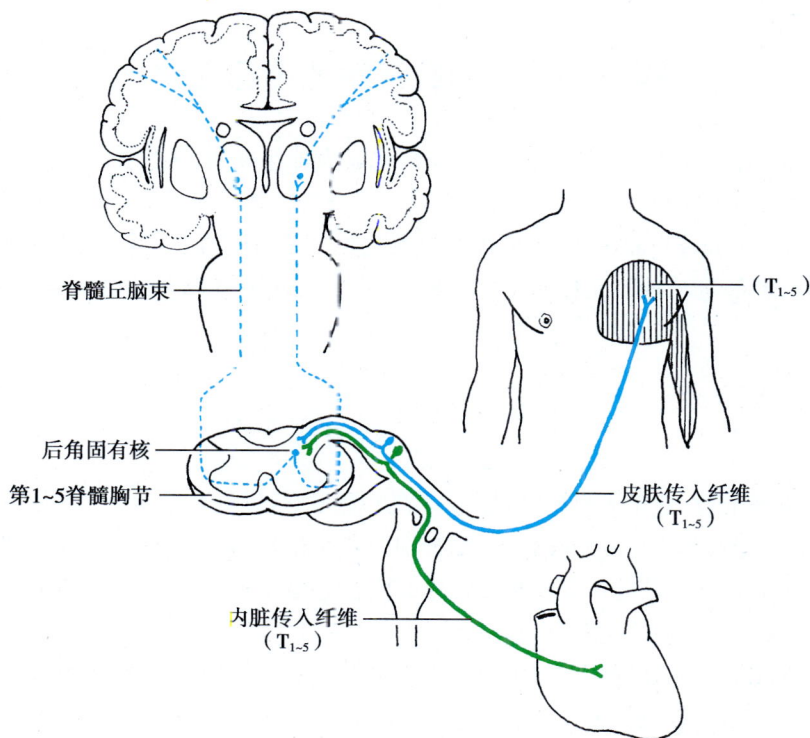

图 10-71　心传入神经与皮肤传入神经的中枢投射联系

Note:

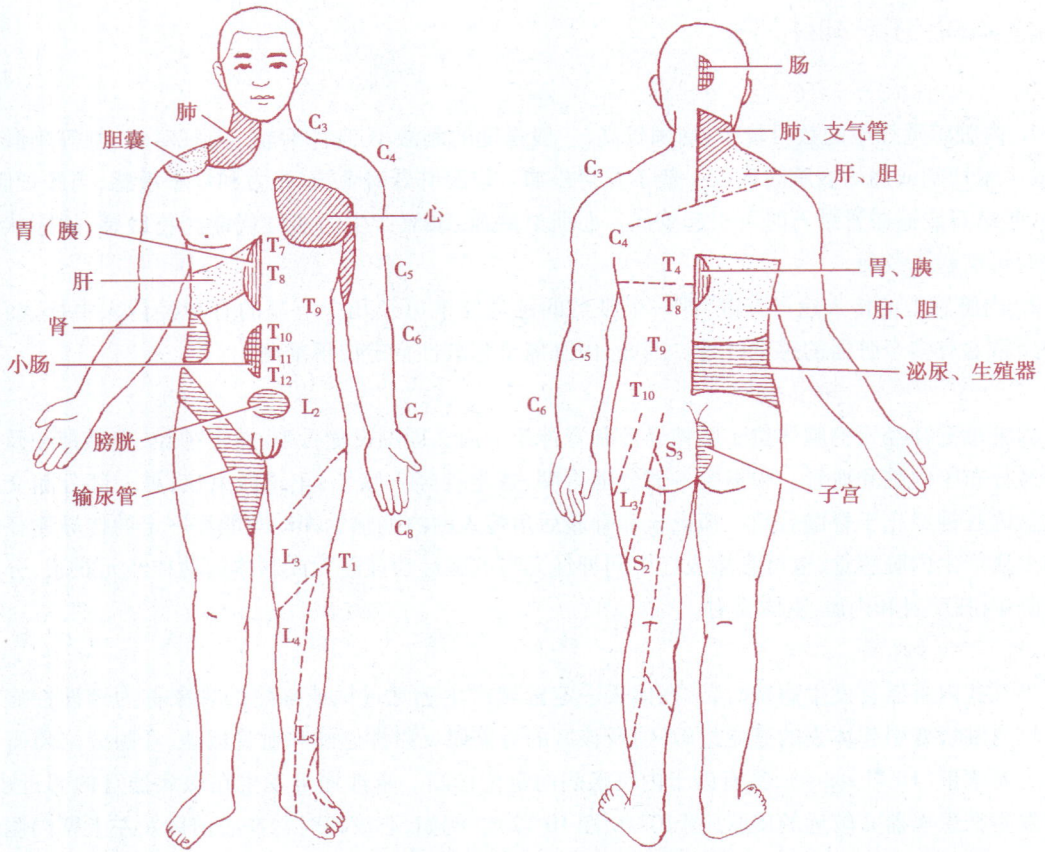

图 10-72 内脏器官疾病时的牵涉性痛区

第十一节 神经系统的传导通路

感受器感受机体内、外环境的刺激,并将刺激转化成为神经冲动,通过传入神经元传至中枢神经系统的相应部位,再经中间神经元中继最后至大脑皮质高级中枢产生感觉,此途径称为感觉(上行)传导通路 sensory(ascending)pathway。大脑皮质对感觉信息进行整合、分析,由运动神经元发出神经冲动,经脑干和脊髓的运动神经元传递至效应器产生效应,此途径称为运动(下行)传导通路 motor(descending)pathway。

一、感觉传导通路

(一)本体感觉和精细触觉传导通路

本体感觉又称深感觉,包括来自肌、肌腱、关节的位置觉、运动觉和振动觉。本体感觉传导通路除传导深感觉外,还传导浅感觉中的精细触觉(如辨别两点间距离和感受物体纹理粗细等)。头面部的本体感觉传导通路尚不十分清楚。躯干和四肢的本体感觉传导通路有两条,一条传至大脑皮质产生意识性感觉,另一条传至小脑产生非意识性感觉。

躯干和四肢的意识性本体感觉和精细触觉传导通路由 3 级神经元组成(图 10-73):①第 1 级神经元:胞体位于脊神经节内,周围突随脊神经分布于同侧半躯干和四肢的肌、肌腱、关节等处的本体感受器(肌梭、腱梭)和皮肤的精细触觉感受器(环层小体、触觉小体)。中枢突经脊神经后根的内侧部进入脊髓后索,其中来自第 5 胸髓节段及以下的升支形成薄束,来自第 4 胸髓节段及以上的升支形成楔束。两束上行,分别止于延髓的薄束核和楔束核。②第 2 级神经元:胞体位于薄束核和楔束核内。两

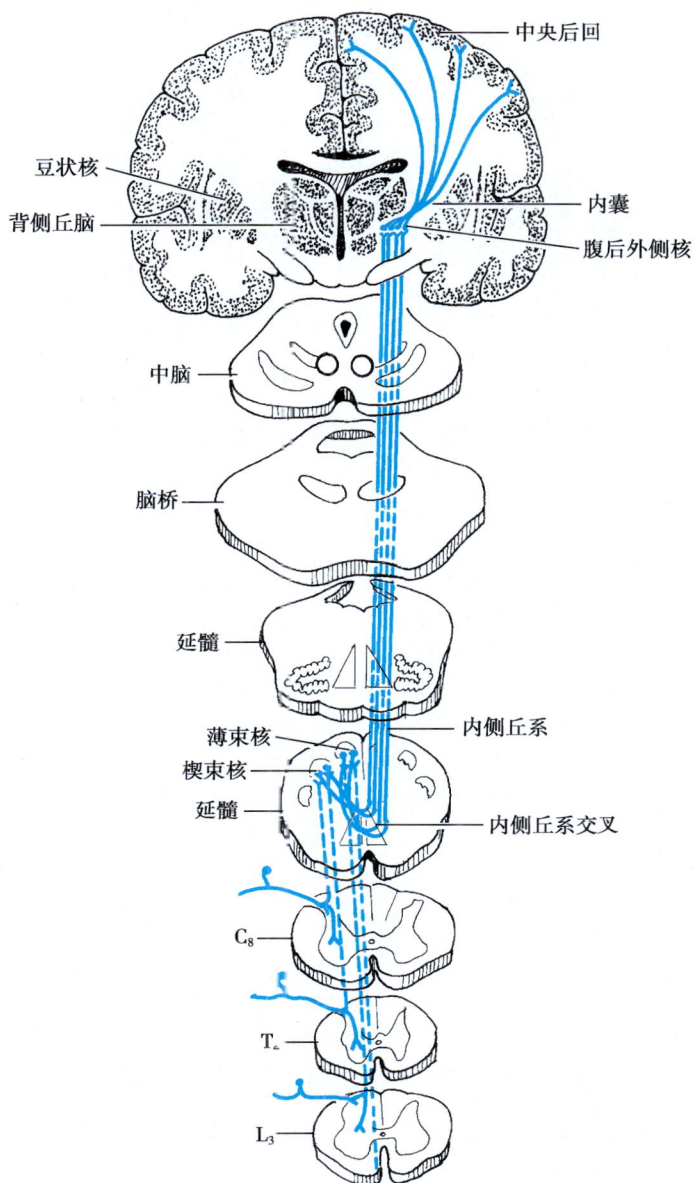

图 10-73　躯干、四肢意识性本体感觉传导通路

核发出的纤维向前绕过延髓中央灰质的腹侧，左、右交叉形成内侧丘系交叉，交叉后的纤维在延髓中线两侧上行，形成内侧丘系，止于背侧丘脑的腹后外侧核。③第 3 级神经元：胞体位于丘脑腹后外侧核，发出的纤维组成丘脑中央辐射，经内囊后肢，大部分纤维投射至大脑皮质中央后回的中、上部和中央旁小叶后部，小部分纤维投射至中央前回。

此传导通路发生病变时，病人闭眼时不能确定相应部位关节的位置、运动状态及两点间距离，出现身体倾斜、摇晃，容易跌倒。

（二）痛觉、温度觉和粗触觉传导通路

传导皮肤、黏膜的痛觉、温度觉和粗触觉的通路称为浅感觉传导通路，由 3 级神经元组成（图 10-74）。

1. 躯干、四肢的浅感觉传导通路　第 1 级神经元胞体位于脊神经节内，周围突随脊神经分布到同侧半躯干和四肢皮肤的感受器，中枢突组成后根外侧部进入脊髓背外侧束后止于后角固有核为主的第 2 级神经元，其发出的纤维上升 1~2 个脊髓节段斜穿白质前连合交叉至对侧的外侧索和前索，分别组成脊髓丘脑侧束（传导痛觉和温度觉）和脊髓丘脑前束（传导粗略触觉）上行，止于背侧丘脑腹后

Note:

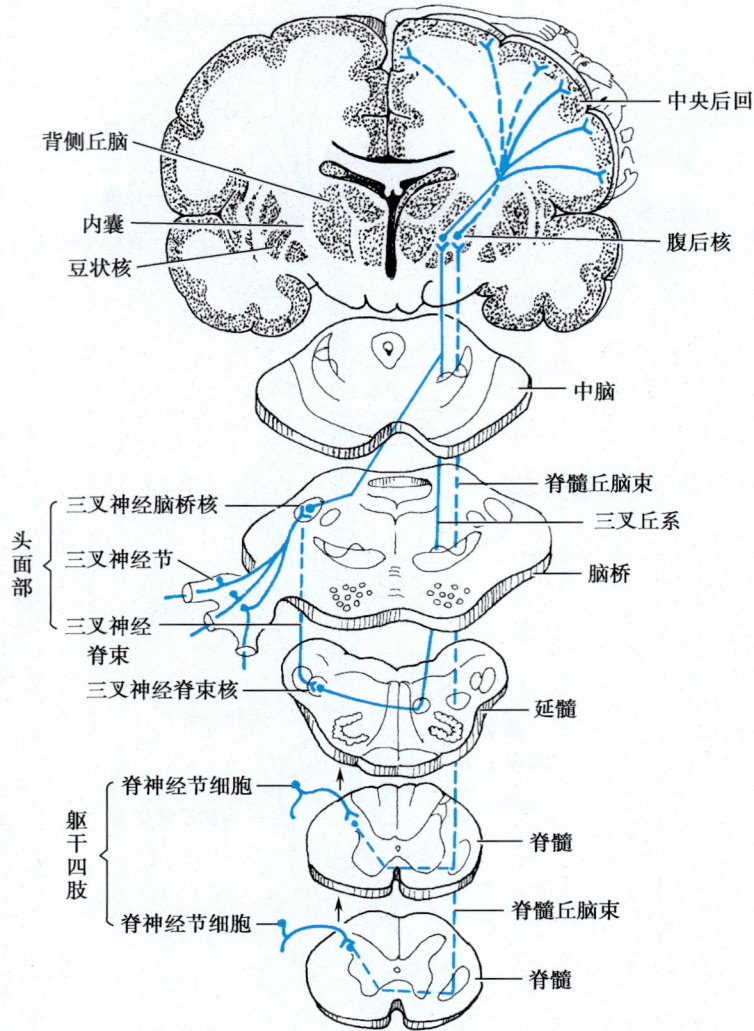

图 10-74　痛、温觉、粗触觉和压觉传导通路

外侧核。第 3 级神经元胞体位于腹后外侧核,发出纤维组成丘脑中央辐射,经内囊后肢投射至大脑皮质中央后回中、上部和中央旁小叶后部。

躯干、四肢的浅感觉传导通路损伤时,出现对侧半躯干和四肢的痛、温觉消失,但触觉仅减弱。

2. 头面部浅感觉传导通路　第 1 级神经元胞体位于三叉神经节内,周围突组成三叉神经的感觉支,分布于同侧头面部皮肤和口腔、鼻腔黏膜的感受器,中枢突组成三叉神经感觉根进入脑桥,传导触觉的纤维止于三叉神经脑桥核,传导痛、温觉的纤维下降形成三叉神经脊束,止于三叉神经脊束核。第 2 级神经元胞体位于三叉神经脊束核和脑桥核,发出的纤维交叉至对侧组成三叉丘系,上升终止于背侧丘脑的腹后内侧核。第 3 级神经元胞体位于腹后内侧核,轴突组成丘脑中央辐射,经内囊后肢投射至大脑皮质中央后回下部。

一侧三叉丘系以上损伤,对侧头面部痛、温觉和触觉障碍。一侧三叉丘系以下损伤,同侧头面部的痛、温觉缺失,但触觉正常。

（三）视觉传导通路和瞳孔对光反射

1. 视觉传导通路　视觉传导通路由 3 级神经元组成（图 10-75）。第 1 级神经元为视网膜的双极细胞,周围突与视网膜内的视锥细胞和视杆细胞形成突触,中枢突与第 2 级神经元节细胞形成突触。节细胞的轴突在视神经盘处合成视神经,穿视神经管入颅中窝,形成视交叉并向后延续为视束。在视交叉内,来自两眼鼻侧半视网膜的纤维交叉后加入对侧视束,来自两眼颞侧半视网膜的纤维不交叉,

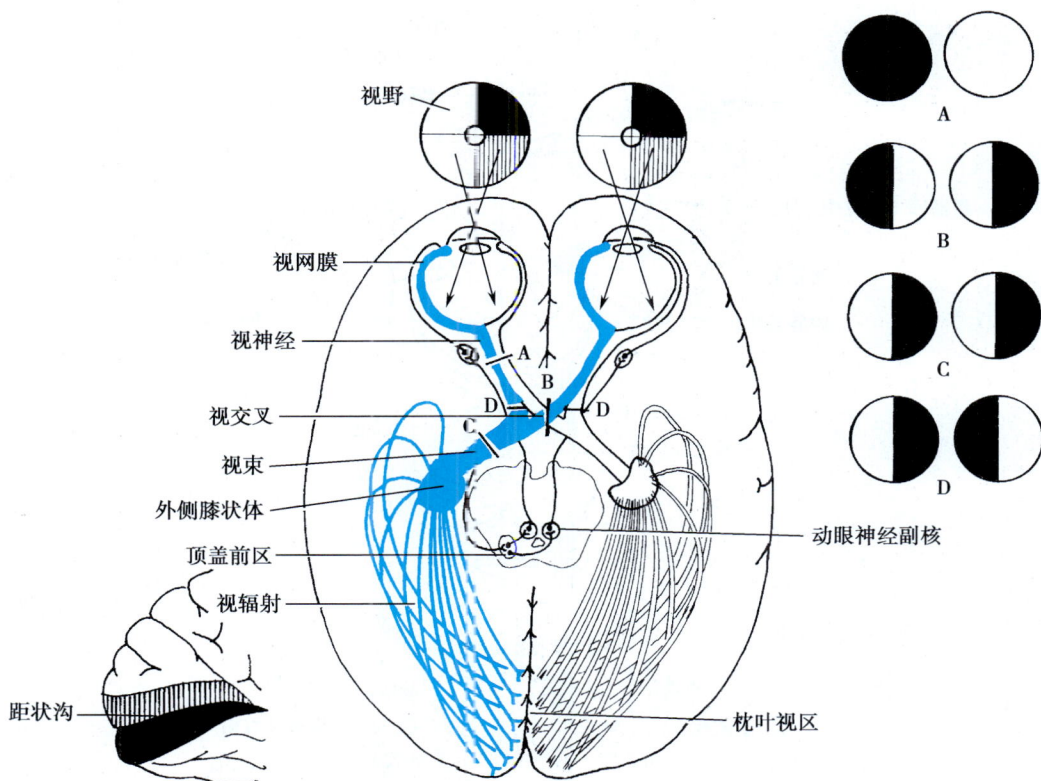

图 10-75　视觉传导通路和瞳孔对光反射通路

进入同侧视束。因此，一侧视束中含有来自双眼同侧半视网膜的纤维，管理双眼对侧半视野的视力。视束向后外绕大脑脚，主要终止于同侧外侧膝状体。第 3 级神经元胞体位于外侧膝状体，其轴突组成视辐射，经内囊后肢投射至大脑皮质视区。

眼球平视前方所能看到的空间范围称视野。视野区的光线与物体以对角线关系投射于视网膜并倒置成像，因而鼻侧半视野的物像投射至颞侧半视网膜，而颞侧半视野的物像则投射至鼻侧半视网膜。

视觉传导通路在不同部位损伤时，可引起不同的视野缺损（见图 10-75）：①一侧视神经损伤，可引起患侧眼视野全盲；②视交叉中央部交叉纤维损伤（如垂体瘤压迫），可引起双眼颞侧半视野偏盲（病人出现仅有中央视野的"管窥"现象）；③视交叉外侧部未交叉纤维损伤，可出现患侧视野鼻侧半偏盲；④一侧视束、视辐射或视区皮质损伤，可引起双眼对侧视野同向性偏盲（患侧视野鼻侧半偏盲和健侧视野颞侧半偏盲）。

2. **瞳孔对光反射及其反射路径**　瞳孔对光反射是指光照一侧瞳孔时引起两眼瞳孔同时缩小的现象。光照侧的瞳孔缩小称直接对光反射，无光照侧瞳孔缩小称间接对光反射。

瞳孔对光反射的路径（见图 10-75）：光线→一侧眼的视网膜→视神经→视交叉→两侧视束→两侧上丘臂→两侧顶盖前区，一侧顶盖前区发出的纤维至双侧动眼神经副核→双侧动眼神经→睫状神经节换神经元→节后纤维→瞳孔括约肌→双侧瞳孔同时缩小。

一侧视神经损伤后，光照患侧眼时两侧瞳孔均不缩小，但光照健侧眼时，两侧瞳孔均同时缩小。一侧动眼神经损伤后，无论光照哪一侧眼，患侧眼的瞳孔均不缩小。

（四）听觉传导通路

听觉传导通路由 3 级神经元组成（图 10-76）。第 1 级神经元为蜗神经节的双极细胞，周围突分布于内耳的螺旋器，中枢突组成蜗神经，终止于蜗腹侧、背侧核。第 2 级神经元胞体位于蜗腹侧、背侧核，两核发出的纤维大部分在脑桥内交叉形成斜方体，参与到对侧的外侧丘系上行；小部分不交叉的纤维加入同侧外侧丘系。外侧丘系内的大部分纤维终止于同侧下丘（换神经元后经下丘臂止于内侧

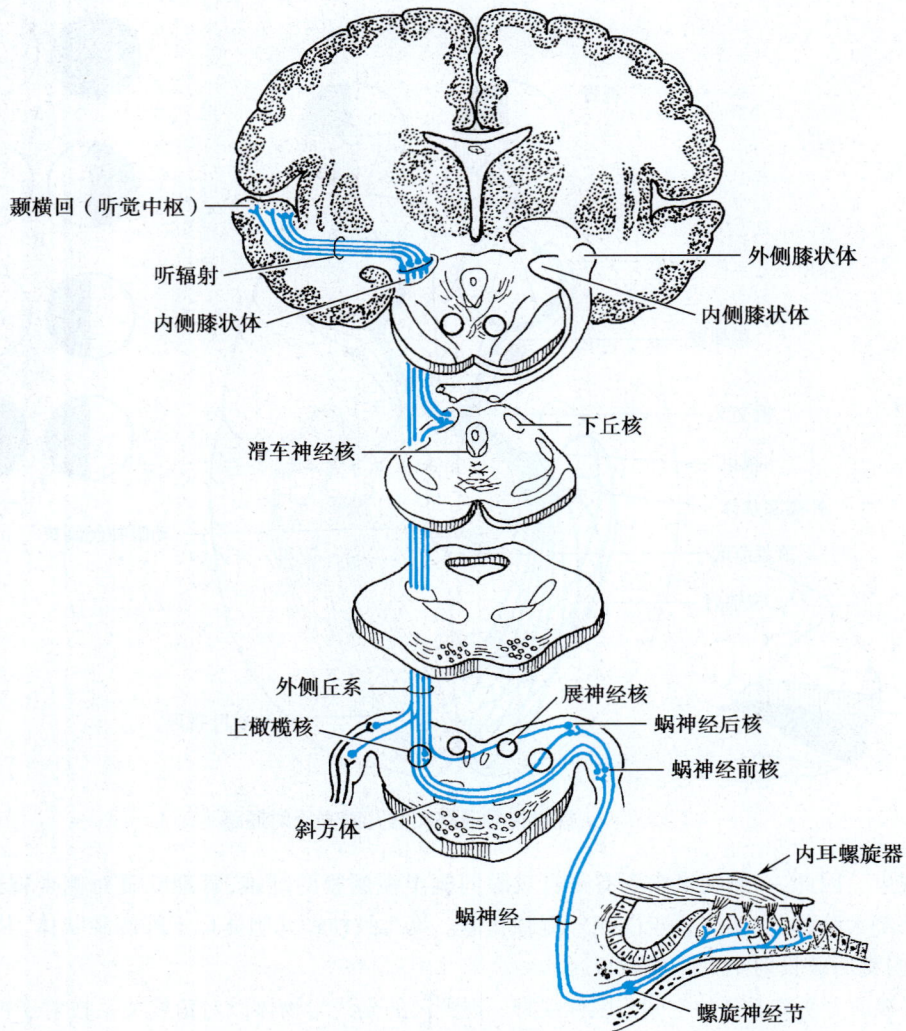

图 10-76　听觉传导通路

膝状体),其余的纤维直接至内侧膝状体。第 3 级神经元胞体位于内侧膝状体,轴突组成听辐射,经内囊后肢投射至大脑皮质听区。

听觉传导通路的第 2 级神经元将来自一侧耳的听觉冲动(经两侧外侧丘系)传向双侧听区,故一侧外侧丘系、听辐射或听区损伤时不至于产生明显的听觉障碍,只有当一侧中耳、内耳、蜗神经或蜗神经病变时才能引起患侧听觉障碍(失聪)。

二、运动传导通路

运动传导通路按组成和功能可分为锥体系和锥体外系两部分。

(一)锥体系

锥体系指由大脑皮质的躯体运动中枢控制骨骼肌随意运动的传导通路,由上、下两级运动神经元组成。上运动神经元是位于中央前回和中央旁小叶前部皮质的巨型锥体细胞(Betz 细胞),其轴突组成下行的锥体束,其中止于脑干内 8 对躯体运动核的纤维称皮质核束,止于脊髓前角细胞的纤维称皮质脊髓束。下运动神经元位于脑干和脊髓前角内,轴突为脑神经和脊神经的躯体运动纤维。

1. **皮质核束**　皮质核束由中央前回下部的锥体细胞轴突集合而成,经内囊膝部下行,在脑干内陆续分出纤维,大部分终止于双侧脑干内躯体运动核,包括动眼神经核、滑车神经核、展神经核、三叉神经运动核、疑核、副神经核和面神经核上部;小部分纤维交叉后终止于对侧的面神经核下部和舌下神经核(图 10-77)。

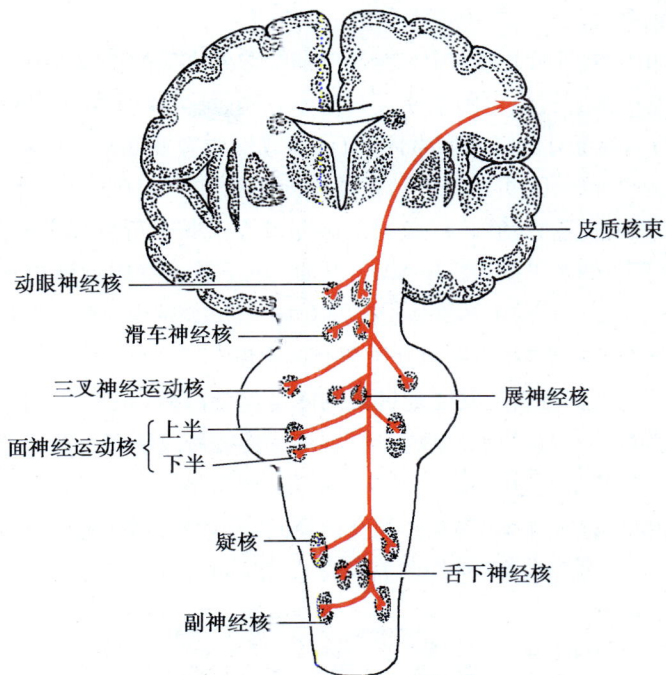

图 10-77　皮质核束

动眼神经核
滑车神经核
三叉神经运动核
面神经运动核 { 上半 下半 }
疑核
副神经核

皮质核束
展神经核
舌下神经核

　　一侧皮质核束受损后，出现对侧睑裂以下的面肌和舌肌瘫痪（核上瘫），表现为病灶对侧鼻唇沟变浅或消失，不能鼓腮露齿，流涎，口角下垂并向病灶侧偏斜；伸舌时舌尖偏向病灶对侧（图 10-78、图 10-79）。一侧面神经核及其发出的纤维受损时，病灶侧面肌全部瘫痪（核下瘫），除上述面神经核上瘫症状外，还有额纹消失、不能皱眉、不能闭眼（图 10-78）。一侧舌下神经核及其发出的纤维受损时（核

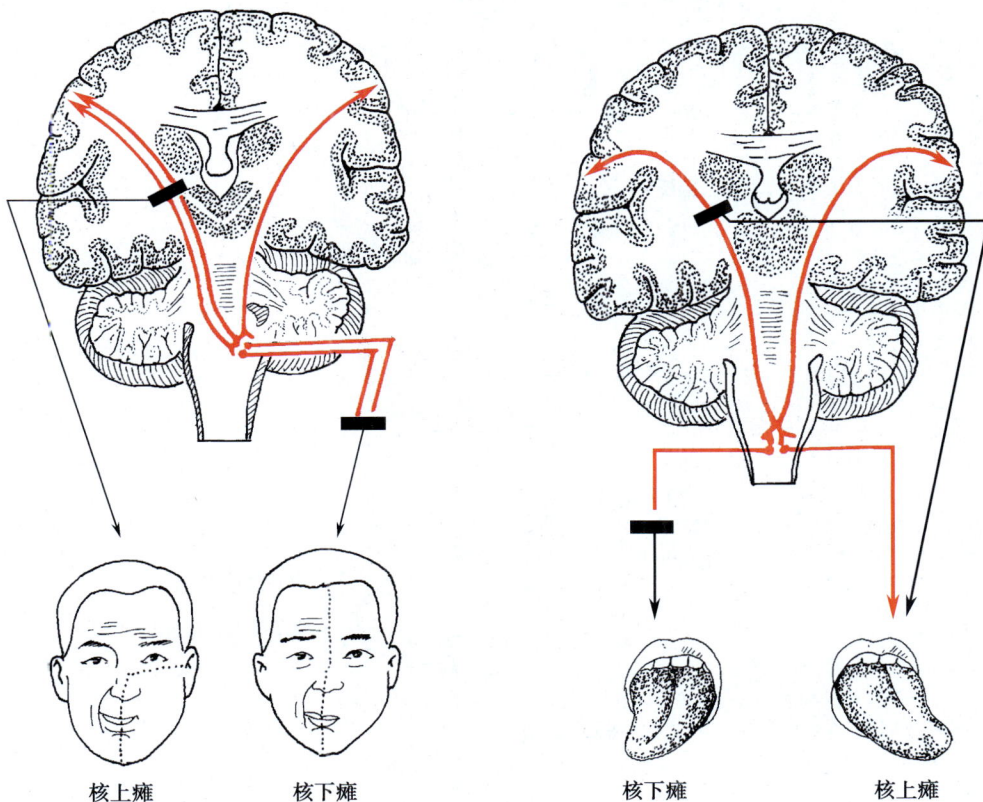

核上瘫　　核下瘫

图 10-78　面肌瘫痪

核下瘫　　核上瘫

图 10-79　舌肌瘫痪

Note：

下瘫),伸舌时舌尖偏向病灶侧(见图10-79)。

2. **皮质脊髓束** 由中央前回上部和中央旁小叶前部等处皮质的锥体细胞轴突集合而成,经内囊后肢、大脑脚底、脑桥基底部下行至延髓锥体。在锥体下端,绝大部分纤维(75%～90%)交叉至对侧(锥体交叉),交叉后的纤维至对侧脊髓侧索内下行,形成皮质脊髓侧束。此束下行时逐节发出侧支终止于同侧脊髓前角运动神经元(可达骶节),主要支配四肢肌。延髓锥体处小部分未交叉的纤维在同侧脊髓前索内下行,形成皮质脊髓前束(仅达上胸髓节段),其下行过程中逐节终止于双侧脊髓前角运动神经元,主要支配双侧躯干肌(图10-80)。因此,躯干肌受双侧大脑皮质支配,而四肢肌只受对侧大脑皮质支配。一侧皮质脊髓束在锥体交叉前受损,病人表现为对侧四肢体瘫痪,而躯干肌运动不受明显影响。在锥体交叉后受损,主要引起同侧肢体瘫痪。

锥体系任何部位的损伤都可引起其支配区域的随意运动障碍(瘫痪)。上运动神经元胞体或轴突损伤(核上瘫)表现为随意运动障碍,肌张力增高(痉挛性瘫痪或硬瘫),肌肉早期不萎缩,浅反射减弱甚至消失,深反射亢进,出现病理反射(如 Babinski 征,刺激足底皮肤引起踇趾背伸,其余4趾呈扇形展开)。下运动神经元胞体或轴突(脑神经和脊神经)损伤(核下瘫)表现为随意运动障碍,肌张力降低(弛缓性瘫痪或软瘫),肌肉萎缩(神经营养障碍),浅反射、深反射均消失,无病理反射(表10-5)。

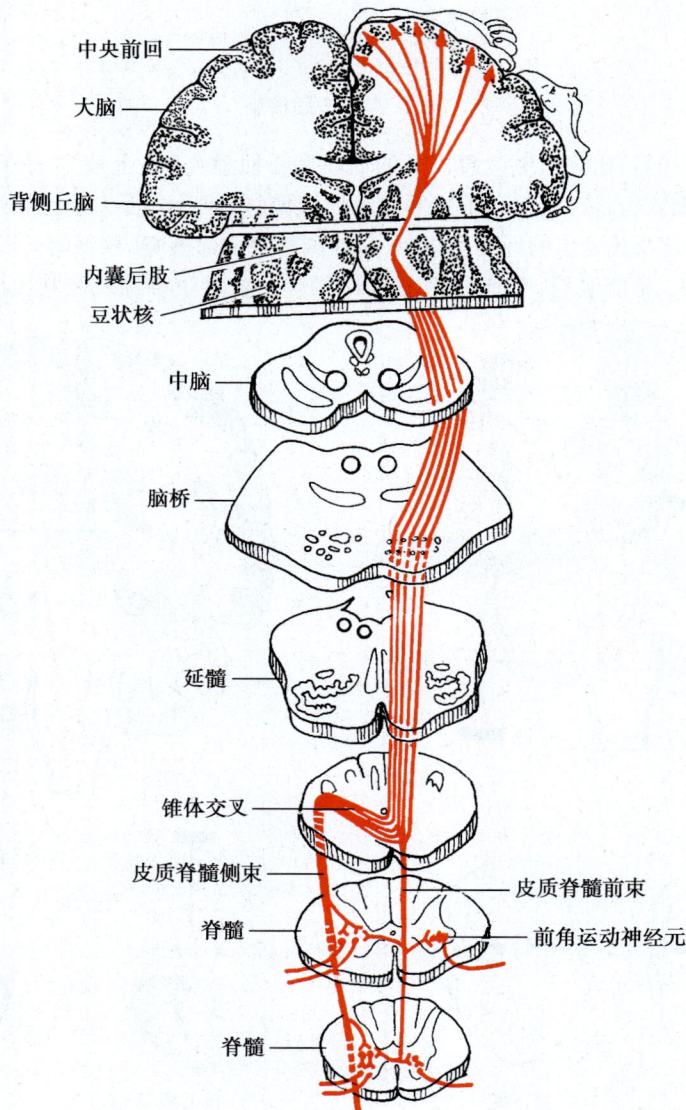

中央前回
大脑
背侧丘脑
内囊后肢
豆状核
中脑
脑桥
延髓
锥体交叉
皮质脊髓侧束
皮质脊髓前束
脊髓
前角运动神经元
脊髓

图 10-80 皮质脊髓束

表 10-5 上、下运动神经元损伤后的临床表现比较

症状与体征	上运动神经元损伤	下运动神经元损伤
瘫痪范围	常较广泛	常较局限
瘫痪特点	痉挛性瘫痪（硬瘫）	弛缓性瘫痪（软瘫）
肌张力	增高	减低
深反射	亢进	消失
浅反射	减弱或消失	消失
腱反射	亢进	减弱或消失
病理反射	有	无
肌萎缩	早期无萎缩，晚期为失用性萎缩	早期即有萎缩

（二）锥体外系

锥体外系 extrapyramidal system 指锥体系以外的影响和控制躯体运动的传导通路。锥体外系结构十分复杂，是一个涉及脑内诸多结构（包括大脑皮质、纹状体、背侧丘脑、黑质、红核、小脑、脑干网状结构等）的功能系统。在种系发生上，锥体外系是较古老的结构，从鱼类开始出现，在鸟类进化为控制全身运动的主要系统。在哺乳类尤其是人类，由于大脑皮质和锥体系的高度发达，锥体外系则逐渐处于从属地位，协调锥体系完成随意运动。

锥体外系的主要功能是调节肌张力、协调肌群活动、维持和调整体态姿势、进行习惯性和节律性动作（如走路时双臂自然地摆动）。人脑的高级中枢通过锥体系和锥体外系两条路径实现对躯体运动的管理，二者在功能上是不可分割的整体，互相协调、互相依赖，共同完成复杂的随意运动。只有在锥体外系保持肌张力稳定适宜、协调的前提下，锥体系才能完成写字、刺绣等精细的随意运动。而锥体外系对锥体系也有一定的依赖性，锥体系是运动的发起者，一些习惯性动作如骑车、游泳等开始是由锥体系发起，继而转为在锥体外系的管理下进行。

主要的锥体外系通路有：皮质-新纹状体-背侧丘脑-皮质环路，新纹状体-黑质环路（黑质变性使纹状体内的多巴胺含量降低，与帕金森病有关），皮质-脑桥-小脑-皮质环路（受损可导致共济失调，如行走蹒跚和醉汉步态）。

思 考 题

1. 脊髓白质内有哪些感觉传导束？位置和功能如何？
2. 颅内有哪些室腔？位置和交通如何？
3. 大脑皮质有哪些重要的功能中枢？各位于何处？
4. 针刺左手中指指腹会感到疼痛，请详细叙述痛觉的传导途径。
5. 一名病人上颌牙痛，该痛觉是如何传导的？
6. 肱骨外科颈、肱骨干、肱骨内上髁骨折分别易损伤何神经？会出现什么症状？
7. 胸神经前支在躯干分布的节段性是怎样的？有哪些临床意义？
8. 分布于舌的神经有哪些？各执行什么功能？

（冉建华）

URSING

第十一章

感　觉　器

11章　数字内容

───── 学习目标 ─────

● 知识目标

本章介绍视器和前庭蜗器。

1. 掌握眼球壁的层次、分部及各部的形态特征。黄斑、视神经盘的概念;眼球内容物、眼的屈光装置的组成、形态特点及房水的循环途径。鼓膜的位置、形态特点;鼓室、咽鼓管的位置、交通关系及临床意义;骨迷路、膜迷路的组成及各部形态特点;位觉感受器和听觉感受器的名称、位置及作用。

2. 熟悉眼睑、结膜、泪器、眼球外肌的组成、位置、功能及临床意义,泪液的产生和排出途径。外耳道的形态、分部和幼儿外耳道的特点;鼓室六个壁的名称及临床意义,声波的传导途径。

3. 了解感觉器的概念和感受器的分类。瞳孔大小、晶状体厚度的调节机制,听小骨的名称和作用,鼓膜张肌和镫骨肌的作用。

感觉器 sensory organs 由感受器及其附属结构组成,是机体感受刺激的特殊装置。如视器,除光感受器视网膜外,还有屈光装置、保护装置和运动装置;位听器,除位觉感受器椭圆囊斑、球囊斑、壶腹嵴和听觉感受器螺旋器外,还有外耳、中耳和内耳的其他结构。

感受器 receptor 是由感觉神经末梢所形成的,能感受内、外环境刺激并能将其转化为神经冲动的结构。它们广泛地分布于机体各部,种类繁多,形态和功能各异。根据感受器所在部位和接受刺激的来源不同,可将其分为三类:①外感受器 exteroceptor 分布在皮肤、黏膜、视器及听器等处,接受来自外界环境的刺激,如痛、温、触、压、光和声等刺激。②内感受器 interoceptor 分布于内脏、心血管和腺体等处,接受来自内环境的物理或化学刺激,如温度、压力、渗透压、离子以及化合物浓度的刺激。③本体感受器 proprioceptor 是分布在肌、肌腱、关节和内耳的位置觉感受器,接受机体的位置、运动、振动和平衡变化时所产生的刺激。

根据特化的程度,感受器又可分为两类:①一般感受器分布于全身各部,如触觉、压觉、痛觉、温度觉、肌、肌腱、关节、内脏和心血管的感受器。②特殊感受器分布在头部,包括嗅觉、味觉、视觉、听觉和平衡觉的感受器。

第一节 视 器

视器 visual organ 是能感受光刺激,并把光刺激转化为神经冲动的视觉器官。由眼球和眼副器两部分组成。眼球是视觉感受器所在部位,眼副器对眼球起保护、支持和运动的作用。

一、眼球

眼球 eyeball 居于眼眶前部,其前面有眼睑保护,后面借视神经连于间脑。眼球呈球形,前面的正中点称前极,后面的正中点称后极,于两极连线的中点,沿眼球表面所做的环行线称中纬线,也称赤道。通过前、后极的矢状轴称眼轴。由瞳孔的中心至视网膜中央凹的连线称视轴(图 11-1)。两眼的眼轴相互平行,而视轴则在前方某一点交汇。眼球由眼球壁和内容物组成(图 11-1、表 11-1)。

(一)眼球壁

眼球壁由外向内,依次为纤维膜、血管膜和视网膜。

1. 纤维膜 fibrous tunic 纤维膜由坚韧的致密结缔组织构成,起支持和保护作用。分为角膜和巩膜两部分(图 11-1)。

(1)角膜 cornea:为纤维膜的前 1/6,无色透明,曲度较大,有屈光作用。角膜内无血管和淋巴管,但有丰富的感觉神经末梢,故感觉十分灵敏,有异物刺激或病变(如角膜炎)时,疼痛剧烈。

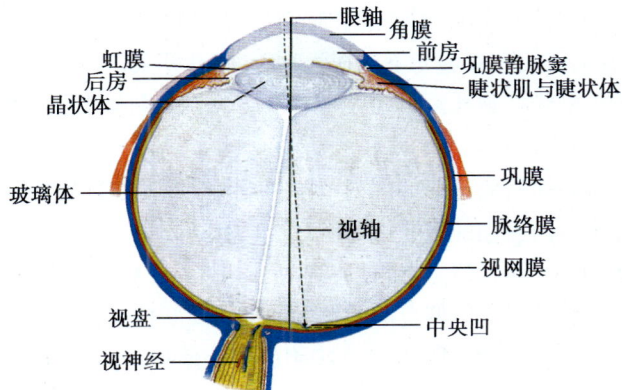

图 11-1 眼球水平切面

表 11-1 眼球的组成

```
           ┌ 眼球壁 ┌ 纤维膜 ┌ 角膜
           │        │        └ 巩膜
           │        │        ┌ 虹膜
           │        ├ 血管膜 ┤ 睫状体
眼球 ┤              │        └ 脉络膜
           │        │        ┌ 虹膜部 ┐
           │        └ 视网膜 ┤ 睫状体部 ┘ 盲部
           │                 └ 脉络膜部—视部
           │        ┌ 房水
           └ 内容物 ┤ 晶状体
                    └ 玻璃体
```

（2）巩膜 sclera：为纤维膜的后 5/6，白色不透明，厚而坚韧，其后方视神经穿过处最厚。巩膜与角膜交界处称角膜缘，其深面有一处呈环形的巩膜静脉窦 scleral venous sinus。

2. 血管膜 vascular tunic 血管膜含有丰富的血管和色素，呈棕黑色，故又称色素膜或葡萄膜。从前向后，分为虹膜、睫状体和脉络膜 3 部分（图 11-2）。

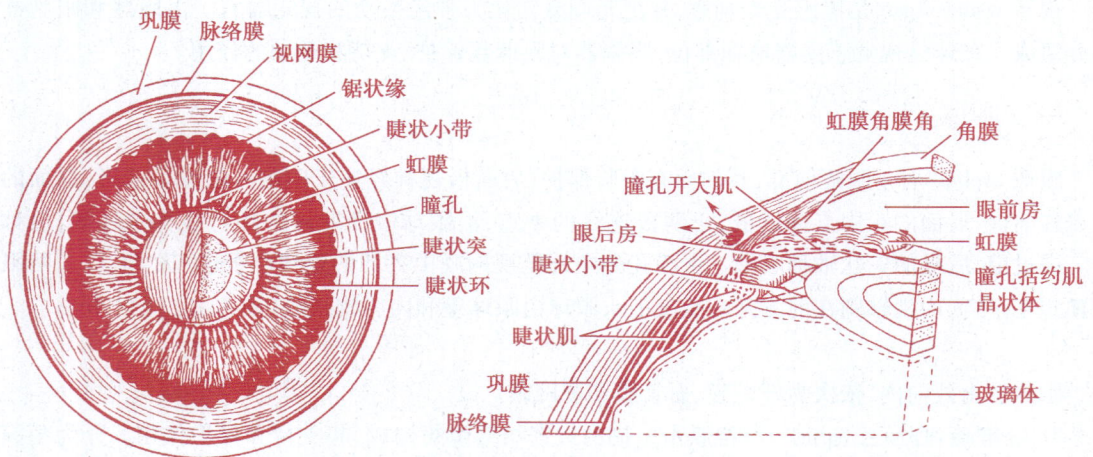

图 11-2 眼球前半部后面观及虹膜角膜角

（1）虹膜 iris：位于血管膜最前部，呈冠状位的圆盘形，中央有一个圆孔称瞳孔 pupil。虹膜与角膜交界处构成虹膜角膜角，又称前房角。虹膜内含有两种不同方向走行的平滑肌纤维。环绕瞳孔周围的称瞳孔括约肌，受副交感神经支配；围绕瞳孔辐射状排列的称瞳孔开大肌，受交感神经支配。它们分别起缩小和开大瞳孔的作用。在弱光下或视远物时，瞳孔开大；在强光下或视近物时，瞳孔缩小。在活体上，透过角膜可看见虹膜及瞳孔。不同人种和个体，虹膜因色素的多寡不一颜色有差异，可有棕、蓝、黑、灰等色，黄种人多为棕色。

（2）睫状体 ciliary body：血管膜最厚的部分，位于巩膜与角膜移行处的内面，呈环形。其后部较平坦称睫状环；前部有许多向内突起的皱襞，称睫状突 ciliary processes。由睫状突发出睫状小带与晶状体相连。在眼球矢状切面上，睫状体呈三角形，其内平滑肌称睫状肌，该肌受副交感神经支配，其收缩与舒张可使睫状小带松弛与紧张，以调节晶状体的曲度。睫状体还是产生房水的部位。

（3）脉络膜 choroid：含有丰富的血管和色素细胞的柔软薄膜，占血管膜的后 2/3。其外面与巩膜疏松相连，内面紧贴视网膜的色素层。具有输送营养和吸收眼内散射光线的作用。

3. 视网膜 retina 视网膜衬在血管膜内面，可分为两部分：①盲部，贴在虹膜和睫状体内面，无感光作用;②视部,贴于脉络膜内面,具有感光作用。在视网膜后部视神经起始处有一处白色圆形隆起称视神经盘 optic disc 或视神经乳头,此处无感光细胞,为生理性盲点。视网膜中央动、静脉由此穿行。视神经盘颞侧稍下方约 3.5mm(相当于两个视神经盘直径的距离)有一个黄色区域称黄斑 macula lutea,其中央有一个凹陷称中央凹 fovea centralis,是感光最敏锐的部位。在活体用检眼镜可观察到上述结构(图 11-3)。

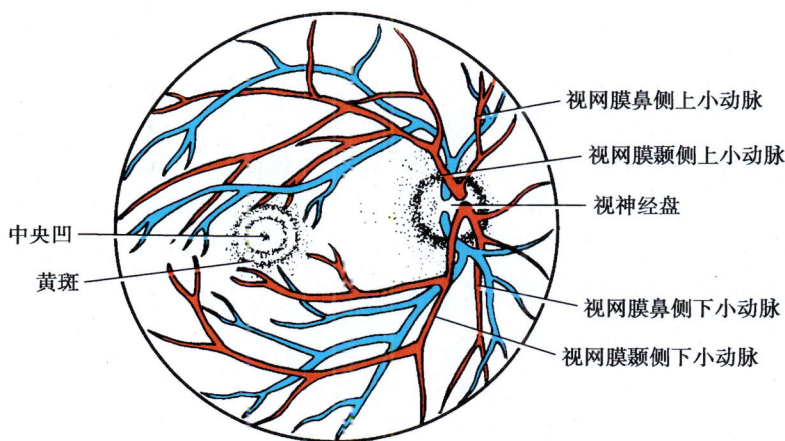

图 11-3 眼底(右侧)

◆ **视网膜的分层**

视网膜分为两层,外层是色素上皮层;内层为神经层,由外向内由 3 层细胞构成:①感光细胞,即视锥、视杆细胞,接受光刺激,并转换为神经冲动。视锥细胞分布于视网膜中央部,能感受强光和颜色,在白天或明亮处视物时起主要作用;视杆细胞分布于视网膜周边部,感受弱光,在夜间或暗处视物时起主要作用;②双极细胞,将感光细胞的神经冲动传导至内层的节细胞;③节细胞,其轴突于视神经盘处集中,穿出脉络膜和巩膜形成视神经。在病理情况下,视网膜内、外两层彼此分离,称视网膜脱离。

(二)眼球内容物

眼球内容物包括房水、晶状体和玻璃体。这些结构均无色透明,无血管分布,与角膜共同构成眼的屈光装置(见图 11-1、图 11-2)。

1. **房水 aqueous humor** 房水为无色透明液体,充满于眼房内。眼房 chamber of eyeball 是位于角膜和晶状体之间的不规则腔隙,被虹膜分为前房和后房,二者借瞳孔相通。房水自睫状体产生至后房,经瞳孔入前房,在虹膜角膜角处渗入巩膜静脉窦,经睫前静脉汇入眼静脉。房水具有屈光、维持眼内压及营养角膜和晶状体的作用。如果房水循环障碍,房水滞留在眼房内,引起眼内压升高,可损伤视力,称青光眼。

2. **晶状体 lens** 晶状体位于虹膜和玻璃体之间,以睫状小带与睫状体相连。晶状体无色透明,具有弹性,无血管和神经,呈双凸透镜状,后面较凸,外面包有一层晶状体囊。晶状体周围部较软称晶状体皮质,中央部较硬称晶状体核。

晶状体的屈度可以调节,是眼球的主要屈光装置。视近物时,睫状肌收缩,睫状突被牵引向前,使睫状小带松弛,晶状体由于本身的弹性变凸,屈光力加强;视远物时,与此相反。随着年龄的增长,晶状体弹性降低,睫状肌也逐渐萎缩,致眼的调节功能减退,从而出现"老花眼"。疾病或外伤等引起晶状体变混浊,称为白内障。

Note:

3. 玻璃体 vitreous body 玻璃体充填于晶状体与视网膜之间,约占眼球内腔的后 4/5,为无色透明的胶状物,具有屈光和支撑视网膜的作用。由于各种原因引起其支撑作用减弱,可导致视网膜脱离。

二、眼副器

眼副器 accessory organs of eye 包括眼睑、结膜、泪器、眼球外肌和眶脂体等结构,对眼球起保护、运动和支持作用。

（一）眼睑

眼睑 palpebrae 位于眼球前方,有保护眼球的作用。分为上睑和下睑,两者之间的裂隙称睑裂,睑裂的内、外侧端分别称内眦和外眦。内眦与眼球之间的空间称泪湖,湖底有一处小隆起称泪阜。上、下睑游离缘称睑缘,其上有睫毛,睫毛根部有睫毛腺,此腺或睫毛毛囊的急性炎症称睑腺炎,又称麦粒肿。上、下睑缘的内侧端各有一个乳头状的小突起称泪乳头 lacrimal papilla,其顶部有一个小孔称泪点 lacrimal punctum,是泪小管的开口处(图 11-4)。

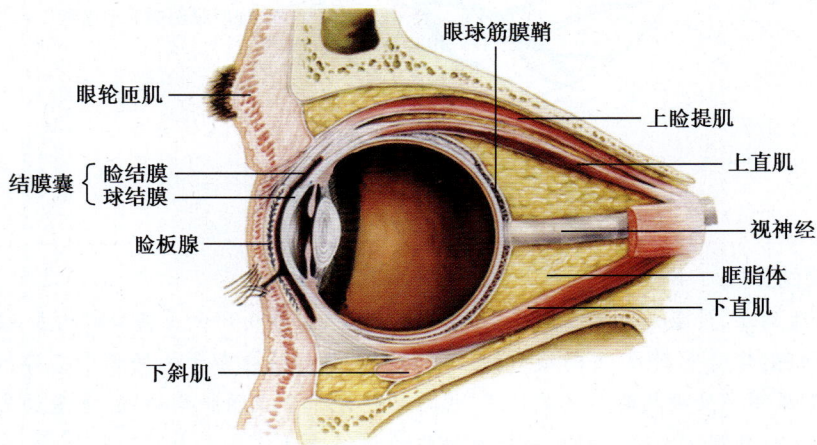

图 11-4　眼眶矢状切面

眼睑由浅入深有 5 层:①皮肤,薄而柔软;②皮下组织,松弛,故肾炎等病引起的水肿,最早出现于此;③肌层,包括眼轮匝肌和上睑提肌;④睑板,由致密结缔组织构成,呈半月形,上、下睑板的内、外侧端各形成水平走行的睑内、外侧韧带,将睑板连于眶缘。睑板内有许多睑板腺,与睑缘呈垂直排列,开口于睑缘,若此腺阻塞,出现睑板腺囊肿,称霰粒肿;⑤睑结膜(图 11-5)。

（二）结膜

结膜 conjunctiva 是一层薄而半透明的薄膜,柔软光滑而富有血管,覆于眼球的前面和眼睑内面(见图 11-4、图 11-5),按其所在部位可分为 3 部分:

1. 睑结膜 palpebral conjunctiva 睑结膜衬于眼睑内面,透明而光滑。

2. 球结膜 bulbar conjunctiva 球结膜覆盖于眼球前面,于角膜缘处移行为角膜上皮,此处与巩膜

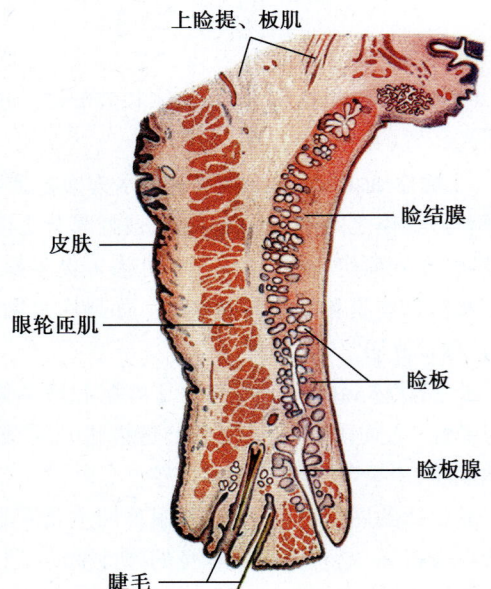

图 11-5　眼睑（矢状切面）

紧密相连,其他部分连结疏松易于推动。

3. **结膜穹窿 conjunctival fornix** 结膜穹窿位于前两部分的移行处,分别形成结膜上、下穹。

上述三部分围成的囊状腔隙称结膜囊 conjunctival sac,此囊通过睑裂与外界相通。结膜易发生结膜炎和沙眼。

(三)泪器

泪器 lacrimal apparatus 由泪腺和泪道组成。泪道包括泪点、泪小管、泪囊和鼻泪管(图 11-6)。

1. **泪腺 lacrimal gland** 泪腺位于眶上壁外侧的泪腺窝内,有 10~20 条排泄小管开口于结膜上穹的外侧部。泪腺分泌的泪液借瞬目活动涂抹于眼球表面,有湿润、除灰、杀菌等作用,多余泪液流向内眦,经泪点入泪小管、泪囊。

2. **泪小管 lacrimal ductule** 泪小管在眼睑的皮下,起自泪点,有上、下泪小管,均先垂直走行,然后水平行向内侧连于泪囊。

3. **泪囊 lacrimal sac** 泪囊是位于眶内侧壁泪囊窝的膜性囊,上端为盲端,下端移行为鼻泪管。眼轮匝肌纤维包绕泪囊和泪小管,可扩张和收缩泪囊,促使泪液流入和排出。泪囊的前方有睑内侧韧带横过,为手术时寻找泪囊的标志。

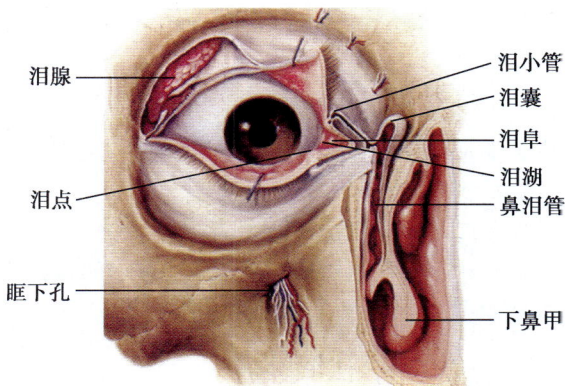

图 11-6 泪器(右侧)

4. **鼻泪管 nasolacrimal duct** 鼻泪管为泪囊下端较细的膜性管道,上部位于骨性鼻泪管内,下部位于鼻腔外侧壁黏膜深面,末端开口于下鼻道的外侧壁。如果受阻,可引起溢泪症。

(四)眼球外肌

眼球外肌包括 6 条运动眼球的肌和 1 条上睑提肌(图 11-7)。

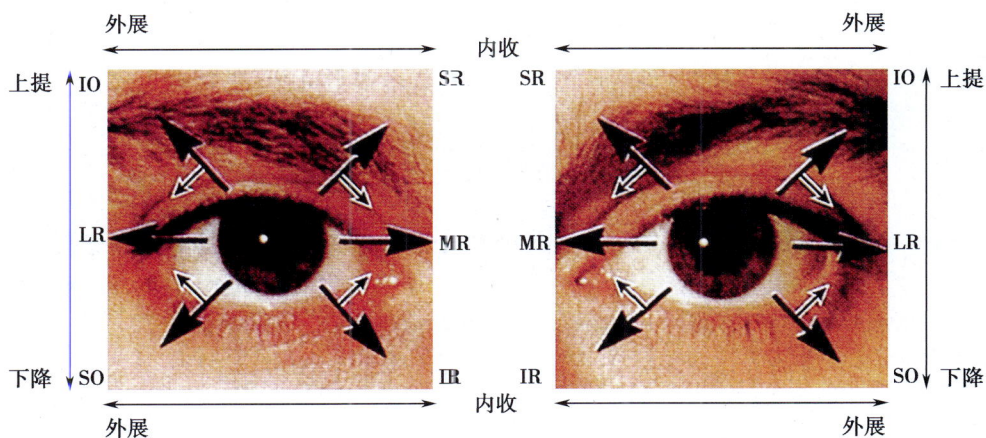

图 11-7 眼球外肌

上睑提肌起自视神经管前上方,向前以腱膜止于上睑。上睑提肌由动眼神经支配,可提上睑。腱膜的后份由平滑肌构成,止于上睑板上缘,称上睑板肌或 Müller 肌,由交感神经支配,帮助提上睑,若上睑板肌出现功能障碍,可引起上睑下垂。

运动眼球的肌有 4 条直肌和 2 条斜肌。各直肌共同起于视神经管周围的总腱环,向前止于眼球赤道前方的巩膜上、下、内侧和外侧。上直肌在上睑提肌的下面,眼球上方,其作用是使瞳孔转向上内;下直肌在眼球下方,使瞳孔转向下内;内直肌位于眼球内侧,使瞳孔转向内侧;外直肌在眼球外侧,

Note:

使瞳孔转向外侧。上斜肌也起于总腱环,位于上、内直肌之间,以细腱通过附于眶内侧壁前上方的纤维滑车,转向后外止于眼球赤道的后外方,使瞳孔转向下外。下斜肌起自眶下壁的内侧近前缘处,斜行向外后,止于眼球下面赤道后方,使瞳孔转向上外。眼球的正常运动即由这6条肌协同完成。

> ◆ **斜视和复视**
>
> 当某一肌麻痹而引起牵引力量不平衡时,在拮抗肌的作用下,眼球则向相反方向偏斜,称斜视。发生斜视后,同一物像不能准确地投射到视网膜的对应点上,大脑视觉区则不能将两眼传入的信息整合,使得同一物体被看成是分离的两个物体,这种现象称复视。

(五)眶脂体和眼球筋膜

眶内除眼球、眼肌和泪器外,其间隙填充有许多脂肪组织,称眶脂体,起保护和支持作用(见图11-4)。

眶脂体与眼球之间薄而致密的纤维膜为眼球筋膜鞘,又称为Tenon囊。前方起自角膜缘,后方止于视神经周围。眼球筋膜鞘与眼球之间的空隙称巩膜外隙,有利于眼球的灵活转动。做眼球摘除术时应保留眼球筋膜鞘,以利于安装义眼。

三、眼的血管

(一)动脉

眼球和眼副器主要由眼动脉供血。

眼动脉起自颈内动脉颅内段,与视神经伴行经视神经管入眶,分支供应眼球壁、眼球外肌、泪腺和眼睑,最重要的分支是视网膜中央动脉(见图11-3)。

视网膜中央动脉在眼球后方穿入视神经,从视神经盘穿出,分为视网膜鼻侧上、下小动脉和视网膜颞侧上、下小动脉,营养视网膜内层,但黄斑的中央凹无血管分布。

(二)静脉

眼眶内的静脉经眼上静脉和眼下静脉回流。眼上静脉收集与眼动脉分支伴行的静脉血,经眶上裂入颅,注入海绵窦。眼下静脉向后行,一部分注入眼上静脉,一部分经眶下裂注入翼静脉丛。眼球内的静脉有视网膜中央静脉、涡静脉和睫前静脉,汇入眼上、下静脉。

第二节 前庭蜗器

前庭蜗器vestibulocochlear organ又称耳,由感受位置觉的前庭器和感受听觉的蜗器两部分组成,简称位听器。这两部分功能不同,但结构上密切相关。前庭蜗器包括外耳、中耳、内耳(图11-8)。外耳和中耳是声波的传导装置,内耳是接受声波和位置觉刺激的结构。

一、外耳

外耳external ear包括耳郭、外耳道和鼓膜3部分。

(一)耳郭

耳郭auricle是收纳声波的漏斗状结构,位于头部两侧,凹面向前外,其上方大部分以弹性软骨为支架,表面覆盖皮肤,皮下组织很少,血管、神经丰富,下方的小部分内无软骨,仅为结缔组织和脂肪,称耳垂。耳郭上有许多穴位,代表人体不同的部位和脏器,是中医针灸穴位治病常选的部位,也是临床常用的采血部位(图11-9)。

(二)外耳道

外耳道external acoustic meatus是由外耳门至鼓膜的管道,长2.0~2.5cm。外1/3为软骨部,为耳

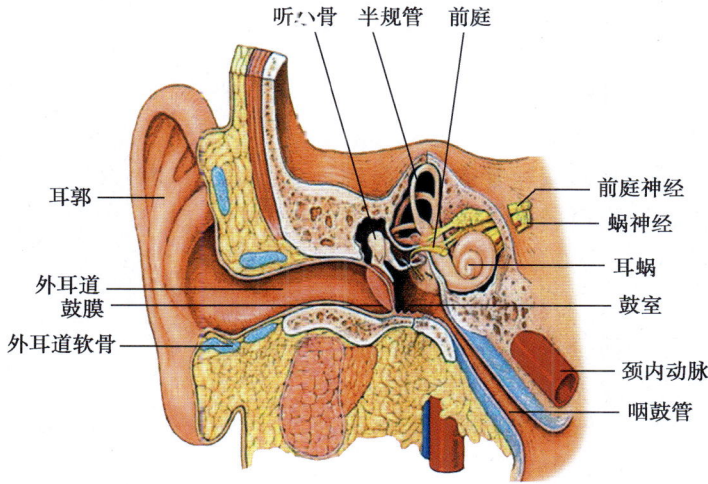

图 11-8 前庭蜗器示意图

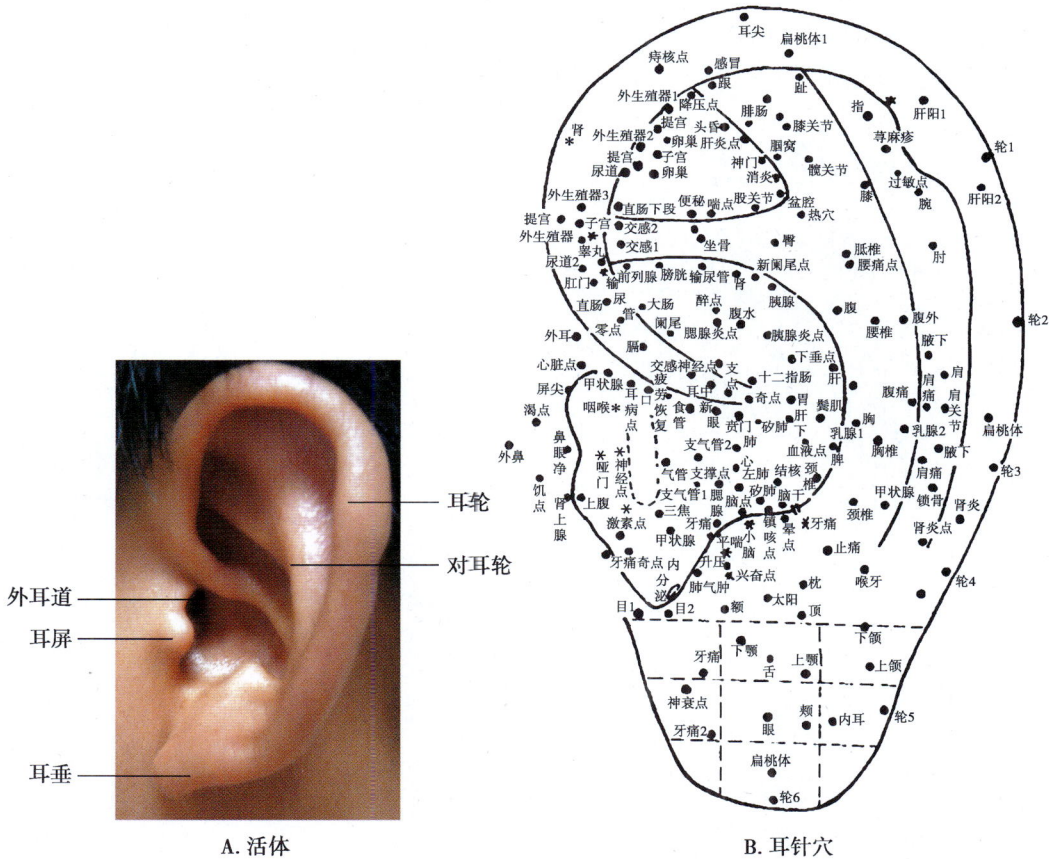

A.活体　　　　　　　　　　　　　　B.耳针穴

图 11-9 耳郭

郭软骨的延续;内 2/3 为骨部,位于颞骨内,两部交界处较狭窄。外耳道由外向内,先向前上,再向后,然后又复向前下弯曲走行,故进行外耳道及鼓膜检查时,应向后上方牵拉耳郭,以拉直外耳道,利于观察。婴幼儿外耳道的发育不完全,短而直,鼓膜位置较水平,故检查鼓膜时,应将耳郭向后下方牵拉。

外耳道皮肤薄,缺乏皮下组织,与软骨膜和骨膜紧密相连,故发生疖肿时,疼痛剧烈。外耳道的皮肤含有毛囊、皮脂腺和耵聍腺。耵聍腺可分泌耵聍,干燥后成痂块,可随下颌关节的运动自动向外脱落。若耵聍干燥凝结成块阻塞外耳道称耵聍栓塞,可妨碍听力。

Note:

（三）鼓膜

鼓膜 tympanic membrane 为椭圆形半透明的薄膜，位于鼓室和外耳道之间，其外侧面向前、下、外倾斜，故外耳道的前下壁较长。鼓膜中心向内凹陷，称鼓膜脐，为锤骨柄末端附着处。由鼓膜脐沿锤骨柄向上，柄的前、后分别形成锤骨前襞和锤骨后襞。此两皱襞之上，即鼓膜上 1/4 三角形区为松弛部，薄而松弛，在活体上呈淡红色。鼓膜的下 3/4 称为紧张部，坚实紧张，活体为银灰色。正常鼓膜的前下部，可见一三角形反光区称光锥（图 11-10）。

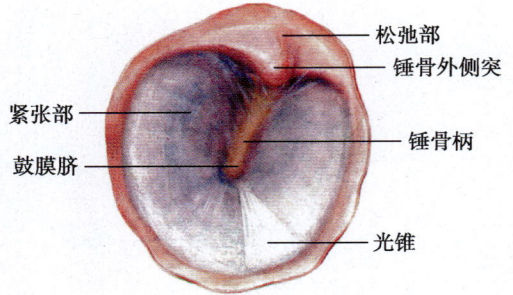

图 11-10　鼓膜示意图

二、中耳

中耳 middle ear 包括鼓室、咽鼓管、乳突窦和乳突小房，为含气的不规则腔隙。大部分位于颞骨岩部内，是声波传导的重要部分。

（一）鼓室

鼓室 tympanic cavity 为不规则的含气小腔，位于鼓膜与内耳外侧壁之间，内有听小骨、韧带、肌、血管和神经。鼓室内面和上述结构均覆有黏膜，并与咽鼓管和乳突小房的黏膜相互延续。

1. **鼓室壁**　鼓室有 6 个壁（图 11-11～图 11-13）：

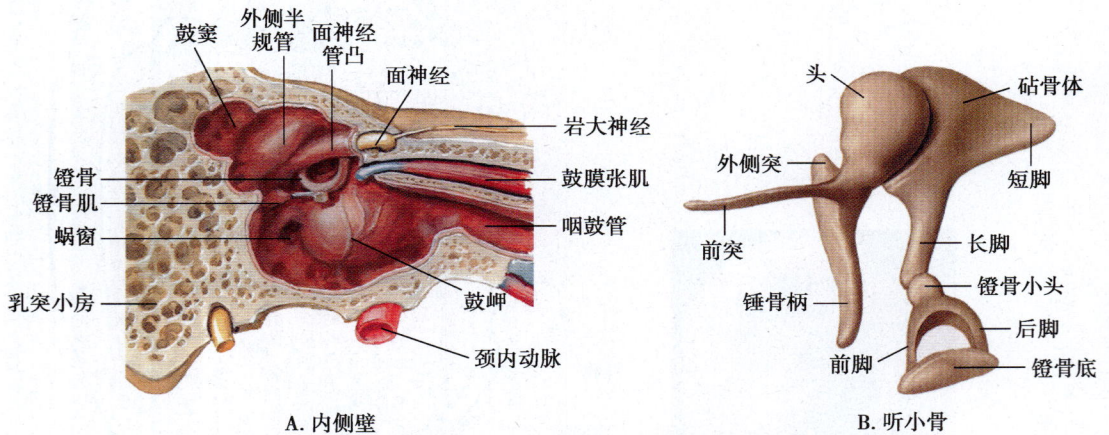

A. 内侧壁　　　　　　　　　　　B. 听小骨

图 11-11　鼓室及其内容物

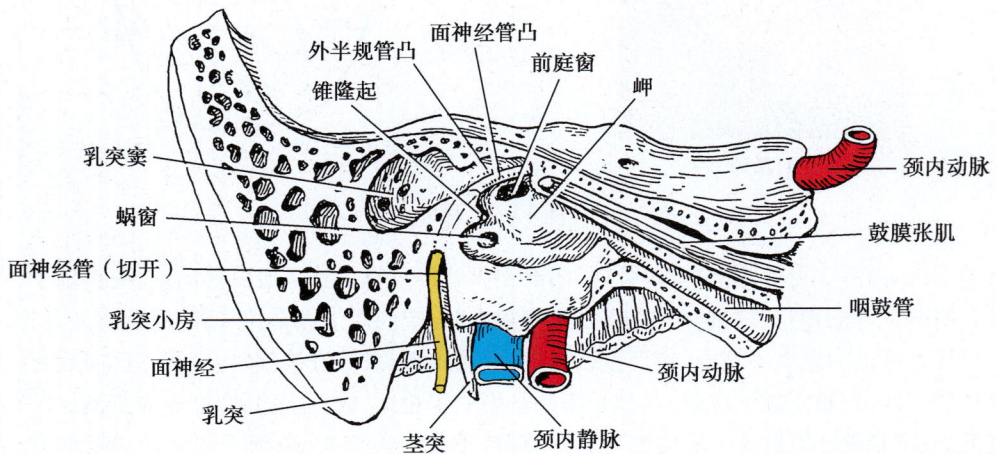

图 11-12　鼓室内侧壁

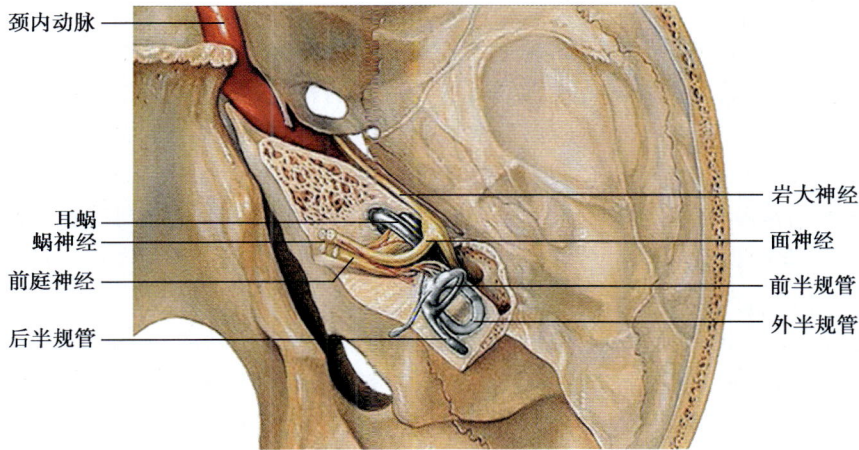

A. 内耳的投影

颈内动脉

耳蜗
蜗神经
前庭神经
后半规管

岩大神经
面神经
前半规管
外半规管

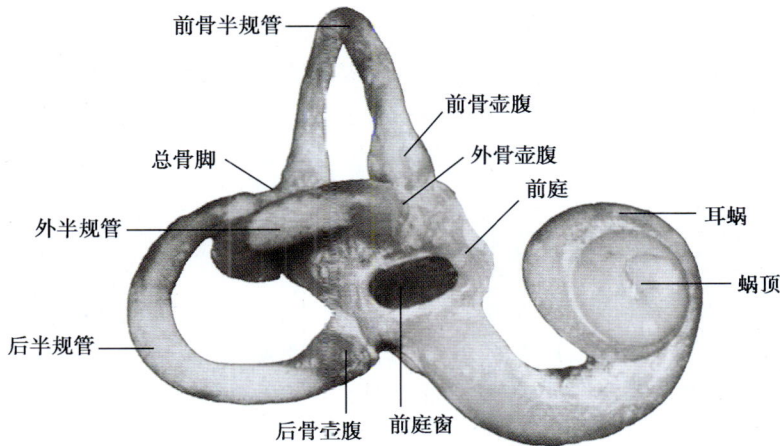

B. 铸型标本模式图

前骨半规管
前骨壶腹
总骨脚
外骨壶腹
前庭
外半规管
耳蜗
蜗顶
后半规管
后骨壶腹
前庭窗

图 11-13 骨迷路

（1）上壁：即鼓室盖壁，是分隔鼓室和颅中窝的薄骨板，由颞骨岩部的鼓室盖构成。中耳炎时炎症可侵犯此壁，引起耳源性脑膜炎。

（2）下壁：又称颈静脉壁，是分隔鼓室和颈内静脉起始部位的薄骨板。

（3）前壁：即颈动脉壁，为颈动脉管的后壁。此壁的上部有咽鼓管半管和鼓膜张肌半管的开口。

（4）后壁：亦称乳突壁，上部有乳突窦的入口，由此向后经乳突窦连于乳突小房，口下方有锥隆起，内藏镫骨肌。中耳炎易侵入乳突小房引起乳突炎。

（5）外侧壁：主要为鼓膜，壁的上部小部分是鼓室上隐窝的外侧壁，由颞骨鳞部骨质围成（见图 11-11）。

（6）内侧壁：称迷路壁，是内耳的外侧壁。其中部隆凸称岬，岬的后上方有卵圆形的孔，称前庭窗（卵圆窗），由镫骨底封闭；岬的后下方有圆形的孔，称蜗窗（圆窗），活体时被第二鼓膜封闭。在前庭窗的后上方有一处弓形隆起，称面神经管凸，内有面神经通过，面神经管的壁甚薄，故中耳炎或施行中耳手术时易伤及面神经（见图 11-12）。

2. 听小骨 鼓室内有 3 块听小骨，即锤骨、砧骨和镫骨（见图 11-11），3 块骨相互连接形成听小骨链，介于鼓膜和前庭窗之间。当声波振动鼓膜时，借助 3 块听小骨的连续运动，致锤骨底在前庭窗上来回摆动，将声波的振动传入内耳。在此过程中，听小骨链可增强振动的力度，降低振动的

Note:

幅度。

3. 运动听小骨的肌　运动听小骨的肌包括鼓膜张肌和镫骨肌(见图 11-11)。鼓膜张肌位于鼓膜张肌半管内,止于锤骨柄,由三叉神经支配,收缩时牵拉锤骨柄向内,以紧张鼓膜,使鼓膜振幅减小;镫骨肌的肌腹藏于锥隆起内,由面神经支配,以细腱穿出止于镫骨,牵拉镫骨底向后外,以调节声波对内耳的压力。当声音太大或过于嘈杂时,这两块小肌反射性收缩,有紧张鼓膜和减轻镫骨对内耳压力的功能。两肌的共同作用可缓和声波对内耳的振动,对内耳有保护作用,如长时间在噪音环境中,使此两肌疲劳,易致内耳受损。

(二) 咽鼓管

咽鼓管 pharyngotympanic tube 是连通咽腔和鼓室的管道,分后外侧的骨性部和前内侧的软骨部,长 3.5~4.0cm(见图 11-8)。两部交界处管腔最窄,称咽鼓管峡。后外侧端开口于鼓室的前壁,内侧端借咽鼓管咽口开口于鼻咽部侧壁。此管平时处于关闭状态,当张口时,被肌牵拉而张开,空气进入鼓室,使鼓膜两侧的气压相等,防止巨响时震破鼓膜或使其内陷。幼儿咽鼓管较成人短而平,管腔较大,故咽部感染易侵入鼓室,引起中耳炎。

(三) 乳突窦和乳突小房

乳突窦 mastoid antrum 和乳突小房 mastoid cells 是鼓室向后的延伸(见图 11-11)。乳突窦为乳突小房前部一个扩大的气腔,向后与乳突小房相通连,向前开口于鼓室。乳突小房是颞骨乳突内的许多含气小腔,相互连通。乳突窦及乳突小房内衬有黏膜,并与鼓室的黏膜相连续,故可因中耳炎继发感染。

> ◆ **乳突炎**
>
> 咽部急、慢性炎症时(尤其婴幼儿时期),可通过咽鼓管继发中耳炎,并可蔓延至邻近结构,引起并发症。若累及鼓膜可引起鼓膜穿孔;累及内侧壁可引起化脓性迷路炎和侵蚀面神经导致面瘫;向后蔓延至乳突窦和乳突小房,可引起化脓性乳突炎;若向上腐蚀破坏鼓室盖,可引发颅内感染。

三、内耳

内耳 internal ear 位于颞骨岩部骨质内,在鼓室和内耳道底之间,由构造复杂的弯曲管道组成(图 11-14)。内耳包括骨迷路和膜迷路两部分,膜迷路被套在骨迷路内,二者之间的间隙充满外淋巴。膜迷路为一个封闭的管和囊系统,其内充满内淋巴。内、外淋巴互不相通。位、听觉感受器即位于膜迷路内。

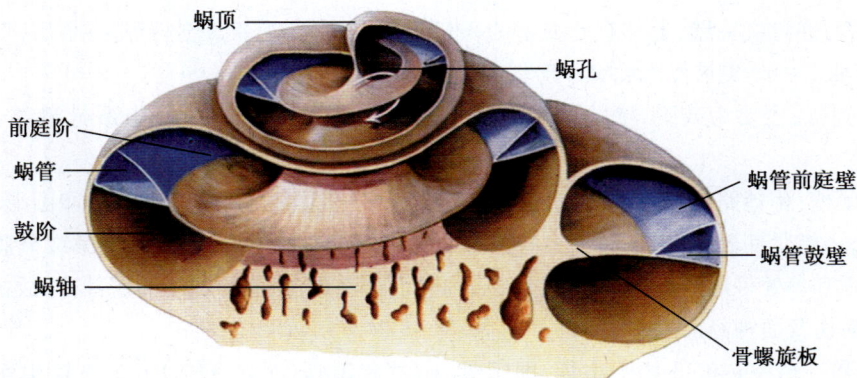

图 11-14　耳蜗的构造

蜗顶
蜗孔
前庭阶
蜗管
鼓阶
蜗轴
蜗管前庭壁
蜗管鼓壁
骨螺旋板

（一）骨迷路

骨迷路 bony labyrinth 分为 3 部分,沿颞骨岩部长轴自前内向后外分别排列着耳蜗、前庭和骨半规管,它们互相连通,总长度约 18.59mm(见图 11-13)。

1. **耳蜗 cochlea** 耳蜗形如蜗牛壳,尖朝前外称蜗顶,蜗底朝向后内方,即内耳道底。耳蜗中央为蜗轴,呈圆锥形。蜗螺旋管起于前庭,环绕蜗轴 2 圈半,以盲端终于蜗顶。由蜗轴发出骨螺旋板突入蜗螺旋管内,此板未达到蜗螺旋管的外壁,其缺损处由膜迷路所填补而将蜗螺旋管分为上、下两半。上半称前庭阶,起于前庭,于前庭窗处由镫骨所封闭;下半称鼓阶,终于蜗窗的第二鼓膜。前庭阶和鼓阶在蜗顶处借蜗孔彼此相通(见图 11-14)。

2. **前庭 vestibule** 前庭是位于骨迷路中部的空腔,前壁有一个大孔通耳蜗,后上有 5 个小孔通 3 个半规管。外侧壁即鼓室的内侧壁,有前庭窗及蜗窗。内侧壁即内耳道底,有前庭神经穿过。

3. **骨半规管 bony semicircular canals** 骨半规管为 3 个半环形互相垂直排列的小管,分别称前、后、外侧骨半规管(见图 11-13)。外侧骨半规管呈水平位,凸向外,又称水平骨半规管。前骨半规管与颞骨岩部长轴垂直,凸向上。后骨半规管与颞骨岩部长轴平行,凸向后外。每个骨半规管都有两个骨脚,一为单骨脚,另一为壶腹骨脚,其膨大部分称骨壶腹,前、后骨半规管的单骨脚合成一个总骨脚,因此 3 个半规管只有 5 个孔开口于前庭。

（二）膜迷路

膜迷路 membranous labyrinth 是藏在骨迷路内的封闭膜性管和囊,借纤维束固定于骨迷路上(图 11-15)。膜迷路包括蜗管、椭圆囊和球囊、膜半规管 3 部分。

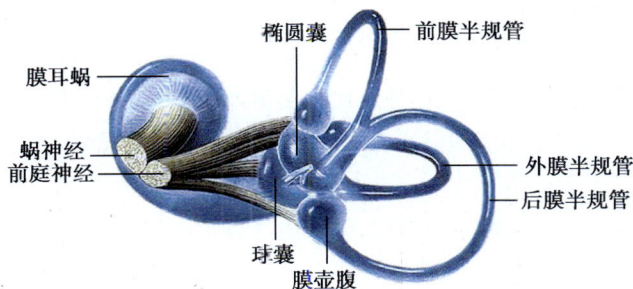

图 11-15 膜迷路

1. **椭圆囊 utricle 和球囊 saccule** 椭圆囊和球囊位于前庭内,球囊在前下方,椭圆囊在后上方,两者借椭圆球囊管相连,并由此管发出内淋巴管,穿经前庭内侧壁,至颞骨岩部后面,扩大为内淋巴囊。内淋巴可经此囊渗出到周围血管丛。椭圆囊后壁有 5 个开口通连膜半规管,囊底有椭圆囊斑;球囊比椭圆囊小,下端借连合管连于蜗管,球囊的前壁有球囊斑。椭圆囊斑和球囊斑均为位置觉感受器,能感受头部静止时的位置和直线变速运动的刺激。

2. **膜半规管 membranous semicircular canals** 膜半规管位于骨半规管内,且与其形状相似。与骨壶腹相对应的部分称膜壶腹,其壁上的隆起称壶腹嵴,与半规管的长轴相垂直,也是位置觉感受器,能感受旋转运动的刺激。

3. **蜗管 cochlear duct** 蜗管套于蜗螺旋管内,尖为盲端,下端以连合管连于球囊。蜗管横切面为三角形,位于前庭阶和鼓阶之间,上壁为蜗管前庭壁(前庭膜),将前庭阶与蜗管隔开;外侧壁厚,血管丰富,与蜗螺旋管的骨膜相结合;下壁由骨螺旋板和蜗管鼓壁(基底膜/螺旋膜)构成,将蜗管与鼓阶隔开。基底膜上有螺旋器,又称 Corti 器,是听觉感受器(图 11-16)。

声波传入内耳的途径分为空气传导和骨传导。在正常情况下以空气传导为主。

（1）空气传导:耳郭收纳的声波,经外耳道传至鼓膜,引起鼓膜的振动。鼓膜的振动由听小骨链

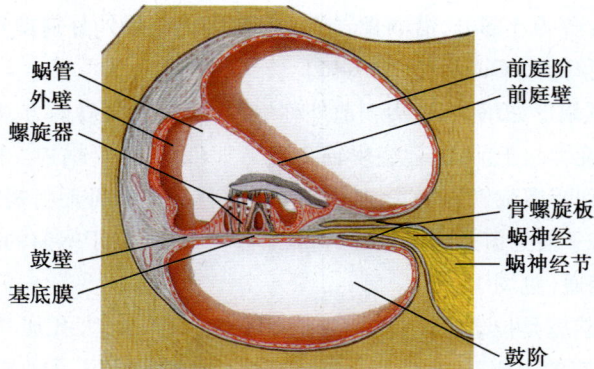

图 11-16 蜗管

传至前庭窗,引起前庭阶外淋巴振动,继而振动前庭膜、基底膜和蜗管的内淋巴。当基底膜振动时,螺旋器受到刺激引起神经冲动,由蜗神经传入大脑的听觉中枢而产生听觉。由于前庭阶外淋巴的波动,引起鼓阶外淋巴也产生波动,使封闭蜗窗的第二鼓膜也随之振动。倘若第二鼓膜固定不动,镫骨运动时,内、外淋巴只能有压力的改变而不产生波动,此时螺旋器将不产生正常的听觉冲动。当鼓膜和听小骨缺损时,声波可经过外耳道和鼓室直接振动第二鼓膜,引起鼓阶外淋巴波动和基底膜振动,从而产生部分听觉。

（2）骨传导:声波经颅骨传入内耳的途径称骨传导。主要指颅骨(包括骨迷路)经声波冲击后可发生振动,使耳蜗内的淋巴液和基底膜产生振动,刺激螺旋器引起听觉。但是,骨传导的效率与正常空气传导相比是很微弱的。

当鼓膜或听小骨链受到损伤时,空气传导会出现明显障碍,由此造成的耳聋称传导性耳聋。从螺旋器至大脑听觉中枢的任何一个环节的损伤或病变而影响听觉,称神经性耳聋。

（三）内耳道

内耳道 internal acoustic meatus 始于内耳门,终于内耳道底。内耳道底上有许多小孔,有前庭蜗神经和面神经通过。

第三节 其他感受器

一、嗅器

嗅器 olfactory organ 在鼻腔上部,即上鼻甲以及其相对的鼻中隔部分。此部黏膜呈微黄色,血管较呼吸部少。黏膜中含有嗅细胞,其远端有纤毛。嗅细胞的中枢突汇集成嗅丝,穿过筛骨的筛板进入嗅球。

二、味器

味器 gustatory organ 即味蕾 taste bud,位于舌的菌状乳头、轮廓乳头和叶状乳头的上皮内。味蕾呈卵圆形,底部抵达基板,神经纤维由此处进入味蕾,顶端借味孔通口腔。味觉刺激主要有酸、甜、苦、咸4种。分布于味蕾的神经主要为面神经和舌咽神经。

三、皮肤

皮肤 skin 覆盖在身体表面,全身各处皮肤的厚薄不等,身体背侧和伸侧的皮肤较腹侧和屈侧的皮肤厚。皮肤的深面主要为疏松结缔组织构成的皮下组织,即浅筋膜。浅筋膜内有丰富的血管、沐巴管、浅淋巴结等。毛发、指(趾)甲、皮脂腺、汗腺和乳腺都是皮肤的附属结构。在皮肤内含有多种感受器,如接受痛觉、温觉、触觉、压觉等刺激的感受器。

思 考 题

1. 光线由外界通过哪些结构投射到视网膜的感受器上?感受器经何途径将光波刺激传入大脑皮质?

2. 声波在正常人体内主要通过何途径传导?请详述声波至听觉感受器(螺旋器)的具体路径。

3. 运用所学的解剖学知识,请解释近视、远视、青光眼、白内障、视网膜脱离、睑板腺囊肿(霰粒肿)、睑腺炎(麦粒肿)的发病原理。

（赵云鹤）

Note:

第三篇

人体主要器官的微细结构

学习目标

本篇介绍构成人体各系统的主要器官的微细结构及其与功能的关系。

能力目标

1. 以细胞和四种基本组织为基础，以不同的排列组合构成形态各异、功能不同的器官，努力寻找其规律性，不断提高从复杂事物中总结规律的能力。

2. 从不同角度，比较系统内的不同器官以及不同系统中器官结构的异同及其与功能的关系，不断提高化繁为简的能力。

3. 加强显微镜使用技能的训练，以理论为基础，提高形态学结构的辨别力。

素质目标

1. 从显微镜的发明，到人类对生命本质的认识，对疾病发生发展过程的理解得以不断深化，感悟人类文明的进步历程。

2. 从微观层面理解和掌握器官微细结构与功能的关系。

3. 继续培养对医学学科的浓厚兴趣和敬畏生命的情怀。

第十二章

消 化 系 统

12章 数字内容

学 习 目 标

- 知识目标

本章介绍从食管至肛管消化管各段以及大唾液腺、胰腺和肝脏的组织结构。

1. 掌握食管、胃、三段小肠和大肠的结构特点；胰腺外分泌部、胰岛和肝小叶、门管区的显微结构。

2. 熟悉大唾液腺的组织结构、胰腺外分泌部和胰岛的主要功能。

3. 了解肝小叶与门管区的关系。

第一节　消　化　管

一、消化管壁的一般结构

消化管壁(除口腔与咽外)自内向外依次为黏膜、黏膜下层、肌层和外膜(图 12-1)。消化管各段具有共同的结构,因功能不同,结构上各有其特点。

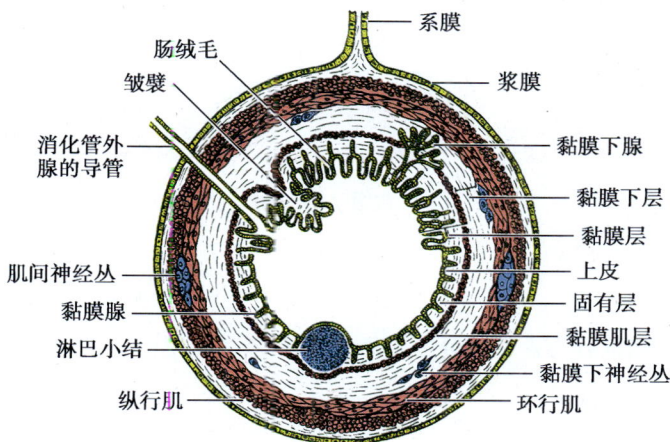

图 12-1　消化管一般结构模式图

(一)黏膜

黏膜由上皮、固有层和黏膜肌层组成,是消化管各段结构差异最大、功能最重要的部分。上皮的类型因消化管的部位和功能不同而异:消化管的两端(口腔、咽、食管和肛门)为复层扁平上皮,以保护功能为主;胃、肠为单层柱状上皮,以消化吸收功能为主。固有层为细密结缔组织,细胞多,纤维较细密,有丰富的毛细血管和毛细淋巴管,胃肠固有层有腺体和淋巴组织。黏膜肌层由薄层平滑肌组成,平滑肌收缩可促进腺体分泌物的排出、血液和淋巴液的运行,有利于营养物质的吸收和转运。

(二)黏膜下层

由疏松结缔组织构成,含小动脉、小静脉、淋巴管和黏膜下神经丛。神经丛由多极神经元和无髓神经纤维构成,可调节黏膜肌的收缩和腺体的分泌。在食管、十二指肠的黏膜下层分别含有食管腺、十二指肠腺。食管、胃、小肠和大肠的黏膜与部分黏膜下层向管腔内突起,形成皱襞。

(三)肌层

除口腔、咽、食管上段及肛门外括约肌为骨骼肌以外,其余为平滑肌。肌层较厚,一般分为内环行、外纵行两层,其间有肌间神经丛,可调节肌层的运动。

(四)外膜

由结缔组织构成的外膜称纤维膜,与周围组织无明确界限,起着与周围器官联系和固定的作用。由疏松结缔组织与被覆在外表面的间皮共同组成的外膜称浆膜,表面光滑,有利于消化管的运动。

二、食管

黏膜上皮为未角化的复层扁平上皮,对深层组织有保护作用,食管下端的复层扁平上皮与胃贲门部的单层柱状上皮骤然相接,是食管癌的易发部位。固有层为细密结缔组织,在食管上端与下端的固有层内可见少量黏液性腺。黏膜肌层为薄层纵行的平滑肌。黏膜下层内含有静脉丛、神经、淋巴管及黏液性食管腺(图 12-2),其导管穿过黏膜层开口于食管腔。食管腺周围有较多的淋巴细胞和浆细胞。肌层分内环、外纵两层,上 1/3 段为骨骼肌,下 1/3 段为平滑肌,中 1/3 段则两者兼有。外膜为纤维膜。

Note:

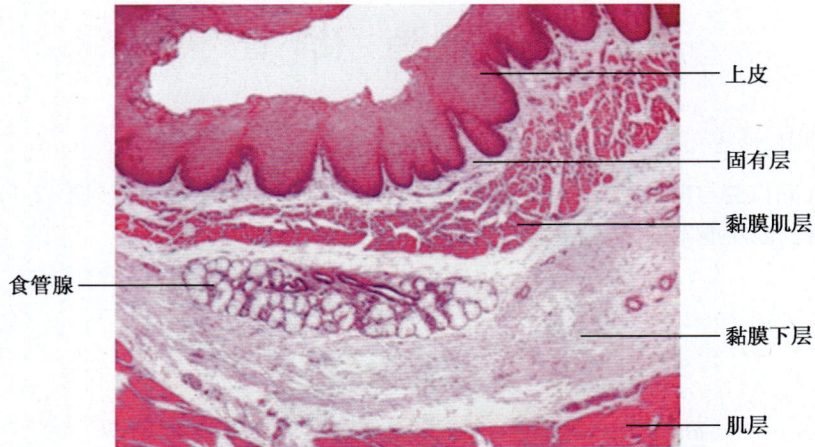

图 12-2　食管　HE 染色　低倍

三、胃

食物入胃后,与胃液混合为食糜。胃可贮存食物,初步消化蛋白质,吸收部分水、无机盐和醇类。

(一)黏膜

胃黏膜表面的上皮向固有层下陷,形成**胃小凹 gastric pit**。胃小凹的底部有胃腺开口(图 12-3)。

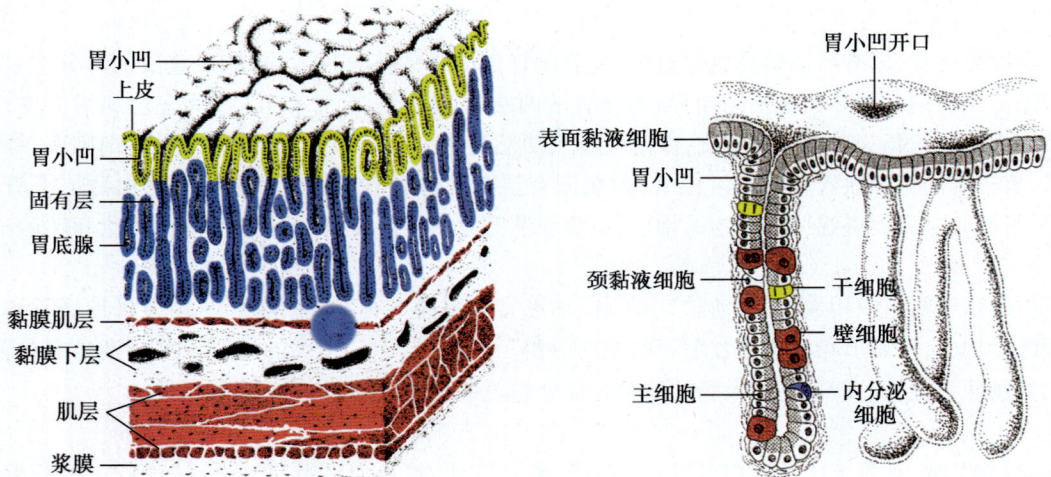

图 12-3　胃底腺模式图

1. **上皮**　上皮为单层柱状,主要由表面黏液细胞组成。该细胞核椭圆形位于基部,顶部胞质充满黏原颗粒,在 HE 染色的切片上着色较淡。上皮细胞分泌黏液,覆盖于上皮表面,主要为凝胶状不溶性黏液,含大量 HCO_3^-,在黏液表面形成**黏液-碳酸氢盐屏障**,具有防止胃酸、胃蛋白酶侵蚀和消化胃黏膜的作用。胃的上皮和腺体内没有杯状细胞,如果出现杯状细胞,称肠上皮化生,通常被认为是癌前病变。

2. **固有层**　固有层由结缔组织构成,内含密集排列的胃腺。根据胃腺所在部位,分为贲门腺、幽门腺和胃底腺。

(1)贲门腺:位于贲门部,为黏液性腺。

(2)幽门腺:位于幽门部,为黏液性腺。腺上皮细胞之间含较多的内分泌细胞。

Note:

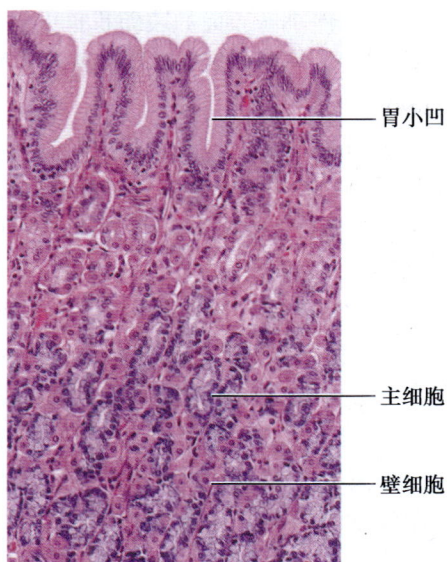

图 12-4　胃底黏膜　HE 染色　高倍

（3）胃底腺：位于胃底和胃体部，是分泌胃液的主要腺体（图 12-4）。腺体呈单管状或分支管状，每条腺分为颈、体、底三部分。颈部直接开口于胃小凹的底。胃底腺主要由**主细胞 chief cell**、**壁细胞 parietal cell**、颈黏液细胞、内分泌细胞和干细胞组成。

主细胞又称胃酶细胞，数量最多，主要分布在胃底腺的体部和底部。细胞呈柱状，核圆形，位于基部，基部胞质呈嗜碱性。电镜下有丰富的粗面内质网、发达的高尔基复合体和酶原颗粒。主细胞分泌胃蛋白酶原，在盐酸的作用下转化为有活性的胃蛋白酶，参与蛋白质消化。

壁细胞又称泌酸细胞，多分布于胃底腺的颈部和体部。胞体较大，呈圆形或锥体形，1~2 个圆形核，胞质嗜酸性。电镜下游离面的质膜内陷形成细胞内分泌小管，小管内有丰富的微绒毛；小管周围细胞质内有光滑的小管和小泡，称微管泡系统，是细胞内分泌小管的膜储备形式。壁细胞分泌盐酸。盐酸是胃液的主要成分之一，具有激活胃蛋白酶原和杀菌等作用。壁细胞还分泌内因子，能与食物中的维生素 B_{12} 结合，使维生素 B_{12} 在肠道内不被酶分解，促进回肠对维生素 B_{12} 的吸收，供生成红细胞所需。

颈黏液细胞位于胃底腺的颈部，数量较少，细胞呈楔形，核扁圆形，位于基底部，胞质内有黏原颗粒。此种细胞产生黏液，参与形成胃上皮表面黏液层。

内分泌细胞散在分布，特殊染色可以显现，分泌胃肠激素。

干细胞位于胃小凹深部和胃底腺颈部，可分化为胃表面黏液细胞和胃底腺各种细胞。

3. 黏膜肌层　黏膜肌层由内环行与外纵行的两层平滑肌组成。

（二）黏膜下层

黏膜下层为疏松结缔组织，含有较粗的血管、淋巴管和黏膜下神经丛。

（三）肌层

肌层较厚，分为内斜行、中环行和外纵行三层平滑肌，肌间可见神经丛。三层平滑肌中，环行肌层较发达，并在贲门和幽门处增厚，形成贲门括约肌和幽门括约肌。

（四）外膜

外膜为浆膜。

四、小肠

（一）黏膜

小肠黏膜和部分黏膜下层向肠腔伸出许多皱襞，黏膜上皮和固有层突入肠腔形成小肠特有的**肠绒毛 intestinal villus**（图 12-5）。

1. 上皮　上皮为单层柱状细胞，主要由**吸收细胞 absorptive cell**、**杯状细胞 goblet cell** 和内分泌细胞构成。

（1）吸收细胞：数量最多。细胞呈高柱状，核椭圆形，位于基部。电镜下，细

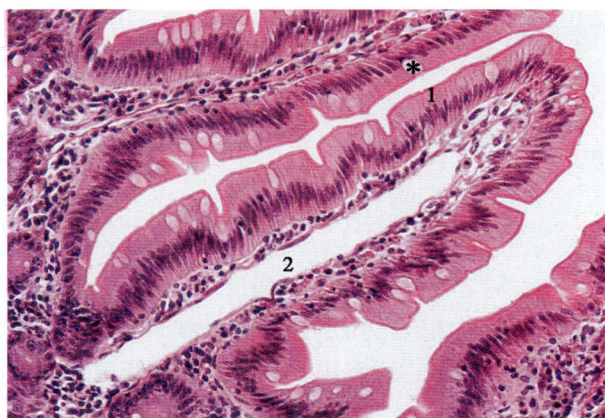

图 12-5　小肠绒毛　HE 染色　高倍
1. 吸收细胞；2. 中央乳糜管；＊示杯状细胞。

胞游离面有密集而规则排列的微绒毛。皱襞、肠绒毛和微绒毛三者使小肠腔面的表面积扩大约600倍。微绒毛表面有一层厚0.1~0.5μm的细胞衣,其中有双糖酶、肽酶、胰蛋白酶和胰淀粉酶等多种消化酶。细胞衣是消化的重要部位。

(2) 杯状细胞:散在于吸收细胞之间,可分泌黏液,有润滑和保护作用。

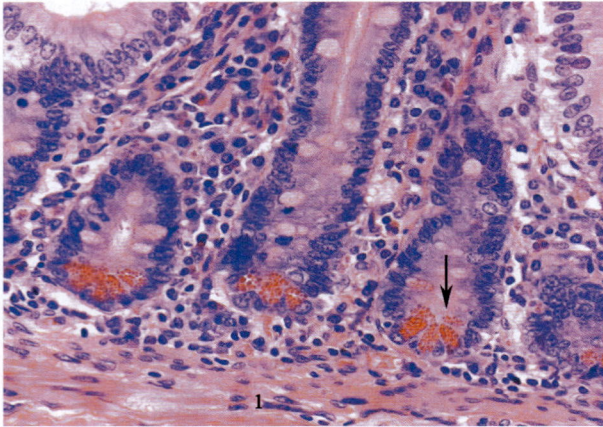

图 12-6 小肠腺 HE 染色 高倍
↓帕内特细胞;1. 黏膜肌。

(3) 内分泌细胞:分泌的胃肠激素调节胃肠自身的功能活动,也可参与调节其他器官的活动。

2. 固有层 固有层为细密结缔组织。肠绒毛中轴的结缔组织含丰富的有孔毛细血管、散在的平滑肌纤维和1~2条纵行的、以盲端起始的毛细淋巴管(又称**中央乳糜管** central lacteal)。上皮细胞吸收的氨基酸、单糖进入毛细血管;脂类物质吸收后在吸收细胞内先形成乳糜微粒,然后在细胞侧面释出进入中央乳糜管。

肠绒毛根部下陷至固有层形成管状小肠腺(图12-6)。小肠腺主要由吸收细胞、杯状细胞、**帕内特细胞 Paneth cell**、内分泌细胞和干细胞构成。帕内特细胞又称为潘氏细胞,是小肠腺特征性细胞,常三五成群位于小肠腺底部;细胞呈锥体形,顶部胞质可见粗大的嗜酸性分泌颗粒,内含溶菌酶、防御素,对肠道微生物有杀灭作用。干细胞可以增殖、分化而补充绒毛表面脱落的上皮细胞和小肠腺细胞。

小肠固有层淋巴组织丰富,含丰富的淋巴细胞、浆细胞和巨噬细胞。淋巴组织在十二指肠和空肠常形成孤立淋巴小结,而在回肠以集合淋巴小结多见。

3. 黏膜肌层 黏膜肌层由内环行、外纵行两层平滑肌构成。

(二) 黏膜下层

黏膜下层为疏松结缔组织,含血管、淋巴管和神经丛。十二指肠黏膜下层内含有大量的黏液性十二指肠腺,分泌碱性黏液,保护十二指肠免受胃酸侵蚀。

(三) 肌层

肌层为内环行、外纵行两层平滑肌组成。肌间有神经丛。

(四) 外膜

除十二指肠后壁为纤维膜外,其余均为浆膜。

五、大肠

(一) 黏膜

黏膜的上皮细胞呈单层柱状,由吸收细胞和大量杯状细胞组成。固有层有大量直管状肠腺(图12-7),而阑尾的大肠腺少。腺上皮含吸收细胞、大量杯状细胞、少量内分泌细胞和干细胞。在阑尾的固有层和黏膜下层有大量的淋巴组织。

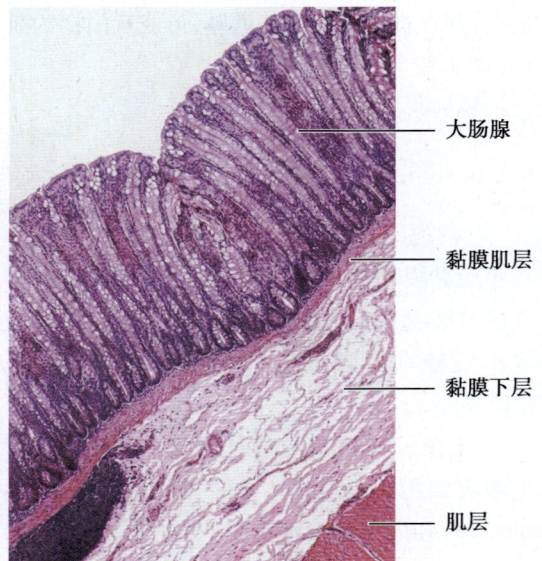

图 12-7 大肠 HE 染色 低倍

大肠腺

黏膜肌层

黏膜下层

肌层

黏膜肌为内环行、外纵行二层平滑肌。

（二）黏膜下层

疏松结缔组织内有血管、淋巴管、神经和成群的脂肪细胞。肛管黏膜下层的结缔组织有丰富的静脉丛，易发生淤血导致静脉曲张，形成内痔。

（三）肌层

内环肌节段性增厚，形成结肠袋；外纵肌局部增厚形成三条结肠带，各带间的纵行肌较薄，甚至缺如。内环肌在肛管处增厚形成肛门内括约肌，近肛门处外纵肌的外周由骨骼肌形成肛门外括约肌。

（四）外膜

外膜主要为浆膜，少数为纤维膜。外膜结缔组织中常有脂肪细胞聚集而成的肠脂垂。

◆ 帕内特细胞

帕内特细胞 Paneth cell 是小肠腺特有的细胞，因 1888 年 Paneth 的研究而得名，又称潘氏细胞。细胞常三五成群位于腺底部，呈锥体形，顶部胞质充满粗大的嗜酸性分泌颗粒。帕内特细胞是消化管黏膜屏障的重要成员，参与保护消化管免受细菌、病毒和毒素的侵害。帕内特细胞分泌的溶菌酶能杀灭有害菌；α-防御素能直接杀死病原菌、灭活多种细菌毒素、抑制肠道中细菌的过度繁殖、维持肠道正常菌群平衡；磷脂酶 A2 能抗菌和促进小肠上皮的更新；转运和分泌的 SIgA 与病原抗原结合，防止病原与黏膜附着。

第二节 消 化 腺

一、大唾液腺

大唾液腺包括腮腺、下颌下腺和舌下腺，导管开口于口腔。它们的分泌物组成唾液。唾液中含唾液淀粉酶，可分解食物中的淀粉，也含有分泌性免疫球蛋白，具有免疫作用。

（一）大唾液腺的一般结构

大唾液腺属于复管泡状腺。腺实质由许多**腺泡** acinus 和**导管** duct 组成。

1. **腺泡** 腺泡呈泡状或管泡状，由单层锥体形腺细胞组成，是腺的分泌部。在腺细胞与基膜之间有肌上皮细胞。根据分泌物的性质和结构的不同，可以将腺泡分为浆液性、黏液性与混合性三种类型（见第二章第一节）。

2. **导管** 导管是反复分支的上皮性管道，包括闰管、分泌管（纹状管）、小叶间导管和总导管。闰管是导管的起始部，与腺泡相连，管径小，管壁为单层扁平或单层立方上皮。纹状管与闰管相接，管壁为单层高柱状上皮，胞质强嗜酸性，核圆位于近游离面处；细胞基底部可见纵纹，电镜下为质膜内褶和纵行排列的线粒体，可增大基底部表面积，利于水和电解质的转运。小叶间导管行走于小叶间结缔组织内，上皮由单层柱状上皮逐渐移行为假复层柱状上皮。小叶间导管逐级汇合形成一条或几条总导管开口于口腔，近口腔处上皮为复层扁平上皮，与口腔上皮相连。

（二）三种大唾液腺的特点

1. **腮腺** 腮腺为纯浆液性腺，闰管长，纹状管较短。腮腺的分泌物含唾液淀粉酶。

2. **下颌下腺** 下颌下腺为混合性腺，浆液性腺泡多，黏液性和混合性腺泡少，闰管短，纹状管长。下颌下腺的分泌物含唾液淀粉酶较少，黏液较多。

3. **舌下腺** 舌下腺为混合性腺，以黏液性和混合性腺泡为主，半月较多，无闰管，纹状管较短。舌下腺的分泌物以黏液为主。

二、胰腺

胰腺表面覆有一薄层结缔组织被膜，结缔组织伸入腺内，将实质分隔成许多小叶。胰腺实质由外分泌部和内分泌部组成。外分泌部分泌多种消化酶,构成胰液的主要成分;内分泌部分泌激素。

（一）外分泌部

外分泌部占胰腺的绝大部分,由腺泡和导管两部分组成。

1. **腺泡**　腺泡由浆液性腺细胞构成。腺泡无肌上皮细胞。腺泡腔内有小而色浅的泡心细胞（图12-8）,是延伸到腺泡腔内的闰管上皮细胞。

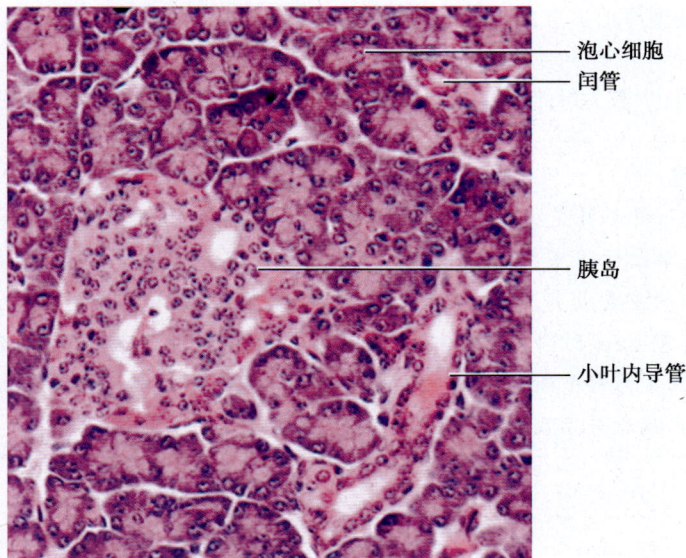

图 12-8　胰腺　HE 染色　低倍

2. **导管**　导管起始于闰管,逐渐汇合为小叶内导管、小叶间导管直至主导管。随着管径的逐渐增粗,上皮细胞由单层扁平状、单层立方状或单层柱状逐渐变为单层高柱状。

（二）内分泌部

内分泌部是散在于外分泌部腺泡之间、大小不等的内分泌细胞团,又称**胰岛 pancreas islet**（图12-8）。胰岛中有丰富的有孔毛细血管,胰岛细胞的分泌物通过毛细血管直接进入血循环。人胰岛主要有 A、B、D、PP 四种细胞,在 HE 染色切片中不易区分。用免疫组织化学、特殊染色等方法可以鉴别。

1. **A 细胞**　A 细胞约占胰岛细胞总数的 20%,分泌胰高血糖素,促进肝糖原分解,升高血糖。

2. **B 细胞**　B 细胞约占胰岛细胞总数的 75%,多分布于胰岛的中央,分泌**胰岛素 insulin**,促进肝糖原合成,使血糖降低。若胰岛发生病变,B 细胞退化,胰岛素分泌不足可导致糖尿病。胰岛 B 细胞肿瘤或细胞功能亢进,胰岛素分泌过多,可导致低血糖症。

3. **D 细胞**　D 细胞约占胰岛细胞总数的 4%,分泌生长抑素,调节 A、B 细胞的分泌活动。

4. **PP 细胞**　PP 细胞数量少,分泌胰多肽,抑制胃肠运动、胰液分泌及胆囊收缩。

三、肝

肝表面为富含弹性纤维的致密结缔组织,大部分覆盖着间皮,构成肝被膜。在肝门处被膜的结缔组织增厚,并随肝门静脉、肝固有动脉、肝管和神经的分支进入肝内,将肝实质分隔成许多肝小叶。人肝小叶间的结缔组织极少,使肝小叶的境界不清。

（一）肝小叶

肝小叶 hepatic lobule 是肝的基本结构单位,呈多角棱柱状（图12-9）。肝小叶的中轴有一条**中央静脉 central vein**。中央静脉周围是放射状排列的**肝细胞 hepatocyte** 和**肝血窦 hepatic sinusoid**。肝细胞单行排列形成肝板,相邻肝板吻合连接形成迷路样结构。在切片中,肝板断面呈索状,称肝索;相邻肝细胞间可见胆小管;肝板间的不规则间隙称肝血窦（图12-10）。

Note:

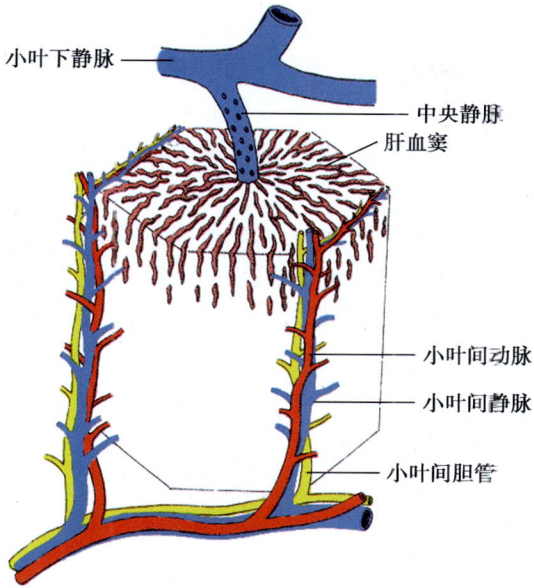

图 12-9 肝小叶立体模式图

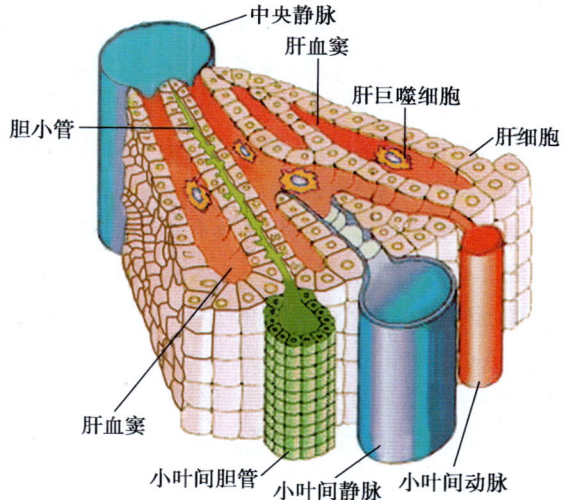

图 12-10 肝板、肝血窦与胆小管关系模式图

1. **中央静脉** 中央静脉位于肝小叶中央,管壁由内皮和极少量的结缔组织构成,有肝血窦的开口,中央静脉的血液注入小叶下静脉。

2. **肝细胞** 肝细胞直径为 $15\sim30\mu m$,呈多边形,核大而圆,染色浅,位于中央,核仁明显,有时可见双核。胞质嗜酸性,含各种细胞器和内含物(图 12-11)。线粒体可提供肝细胞活动的能量;在粗面内质网上可合成多种蛋白质,如血浆中的白蛋白、纤维蛋白原;滑面内质网与糖、脂类、固醇类激素的代谢和胆汁合成及生物转化等功能有关;高尔基复合体与肝细胞的分泌活动密切相关;溶酶体积极参与肝细胞内的消化;微体将细胞产生的过氧化氢还原成无毒害的水等。糖原和脂滴是肝细胞主要的内含物。肝细胞的功能既活跃又复杂。

肝细胞有三个不同的功能面:血窦面、胆小管面和肝细胞连接面。在血窦面和胆小管面可见微绒毛,肝细胞连接面有紧密连接、桥粒和缝隙连接(图 12-11)。

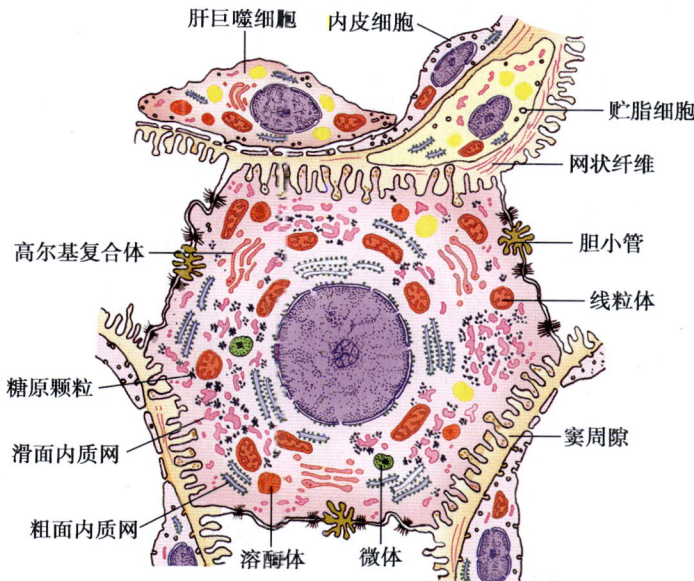

图 12-11 肝细胞及邻近结构的超微结构模式图

Note:

3. 肝血窦 肝血窦位于肝板间的不规则腔隙,通过肝板上的孔相互通连形成网状通道。窦壁由有孔内皮细胞构成,孔上无隔膜,内皮细胞之间的间隙较大,无基膜,有利于肝细胞和血液间的物质交换。

肝血窦内散在有肝巨噬细胞,又称为**库普弗细胞 Kupffer cell**。肝巨噬细胞可清除病原体和异物、吞噬衰老变性的血细胞。肝血窦内还可见大颗粒淋巴细胞,有抗病毒感染和抗肿瘤的作用(图 12-11)。

肝血窦内皮细胞与肝细胞之间有一狭窄间隙,称**窦周隙 perisinusoidal space**,又称 Disse 间隙,内含血浆(图 12-11)。肝细胞伸出许多微绒毛突入腔内。窦周隙是肝细胞与血液进行物质交换的场所。窦周隙内还散在有网状纤维和贮脂细胞。贮脂细胞形状不规则,有贮存维生素 A、脂肪和合成网状纤维等功能。在病理情况下有类似成纤维细胞的功能,与肝纤维化病变有关。

4. 胆小管 胆小管是由相邻肝细胞局部胞膜凹陷形成的微细管道,管壁是肝细胞膜,管壁周围由紧密连接和桥粒封闭肝细胞之间的间隙(见图 12-11)。肝细胞分泌的胆汁直接进入胆小管。

胆小管以盲端起始于中央静脉附近,互相连通成网,呈放射状通向肝小叶周围,然后汇集成小叶间胆管(见图 12-10)。若细胞连接被破坏,胆汁外溢入窦周隙进入血循环,则形成黄疸。

(二)门管区

门管区 portal area 为相邻肝小叶之间的三角形或不规则形的结缔组织,可见小叶间胆管、小叶间动脉和小叶间静脉(见图 12-10)。小叶间胆管的管壁为单层立方上皮,在近肝门处小叶间胆管再汇集成肝管出肝。小叶间动脉、小叶间静脉分别是肝固有动脉、门静脉入肝后的分支,在肝小叶边缘均与肝血窦相通。

在肝小叶之间的结缔组织中可见单独走行的小叶下静脉,由若干中央静脉汇集而成。小叶下静脉汇集成肝静脉。

思 考 题

1. 结合各段消化管的主要功能,辨析不同消化管黏膜上皮的差异。
2. 哪些消化管的管壁中可见黏液性腺?在光镜下如何进一步鉴别是哪个器官?
3. 结合肝的胆汁分泌和排出途径,分析乙型肝炎病人出现黄疸的主要原因。
4. 怎样在光镜下分辨腮腺和胰腺的 HE 染色标本?

(叶翠芳)

第十三章

呼 吸 系 统

13章 数字内容

学 习 目 标

● 知识目标

本章介绍气管、主支气管、肺内各级支气管至肺泡的组织结构。

1. 掌握肺导气部、呼吸部的显微结构特点,气血屏障的组成及与功能的关系。

2. 熟悉气管、主支气管管壁的显微结构特点。

3. 了解干细胞与干细胞功能。

第一节　气管与主支气管

气管与主支气管管壁结构相似,由内向外依次分为黏膜、黏膜下层和外膜三层,各层无明显的分界(图 13-1)。

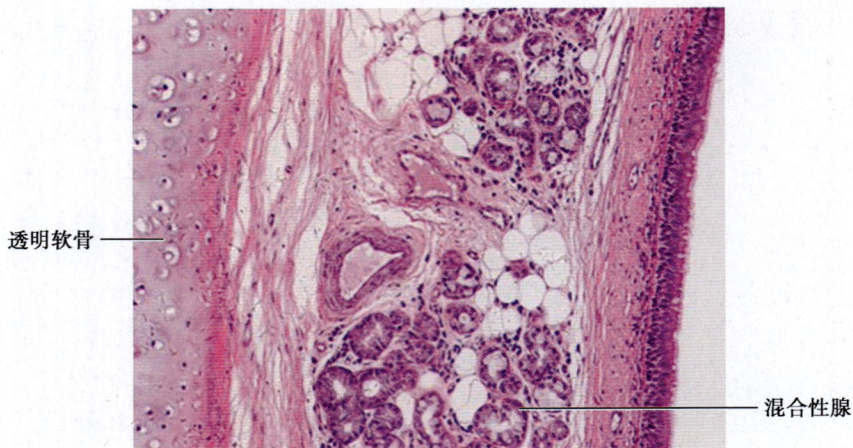

图 13-1　气管　HE 染色　低倍

（一）黏膜

黏膜由上皮和固有层组成。上皮为假复层纤毛柱状上皮,由纤毛细胞、杯状细胞、基细胞、刷细胞和小颗粒细胞组成,基膜较厚;固有层由细密结缔组织构成,内有较多的弹性纤维、血管、淋巴管和散在的淋巴细胞。

（二）黏膜下层

黏膜下层为疏松结缔组织,与固有层和外膜无明显界限,富含混合性气管腺。腺体和杯状细胞分泌的黏液在腔面形成黏液层,有保护作用;同时,腺细胞分泌物中含溶菌酶,具有局部防御和免疫作用。

（三）外膜

外膜由疏松结缔组织和透明软骨构成,其中 C 形的透明软骨构成管壁支架,保持气道畅通。C 形透明软骨的缺口处为气管的后壁,有较多的弹性纤维和平滑肌束。

第二节　肺

肺的表面覆以浆膜(胸膜脏层),由间皮和结缔组织组成。肺组织分实质和间质两部分,间质包括结缔组织、血管、淋巴管和神经等,实质包括肺内各级支气管及其终末的大量肺泡,其中叶支气管、段支气管、小支气管、细支气管和终末细支气管为肺的导气部;呼吸性细支气管、肺泡管、肺泡囊和肺泡为肺的呼吸部(图 13-2)。每个细支气管连同它的分支和所属肺泡构成一个肺小叶。

一、肺导气部

（一）叶支气管至小支气管

与主支气管结构类似,管壁结构的变化是上皮仍为假复层纤毛柱状上皮,但杯状细胞逐渐减少;腺体逐渐减少;软骨呈片状,并逐渐减少;平滑肌纤维成束状,环绕管壁。

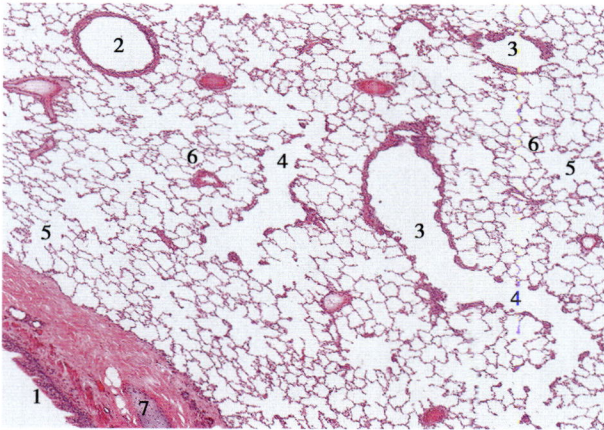

图 13-2 肺 HE 染色 低倍
1. 小支气管；2. 终末细支气管；3. 呼吸性细支气管；4. 肺泡管；5. 肺泡囊；6. 肺泡；7. 透明软骨。

的气流量减少，引起呼吸困难。

二、肺呼吸部

（一）呼吸性细支气管

终末细支气管的分支，管壁有少量肺泡开口，故有气体交换功能。管壁上皮为单层柱状或单层立方状，上皮下有少量结缔组织和环行平滑肌纤维。

（二）肺泡管

呼吸性细支气管的分支，管壁上有许多肺泡的开口，其自身的管壁结构很少，仅存在于相邻肺泡开口之间，呈小结节状膨大，表面覆盖单层立方或扁平上皮，深部有少量平滑肌束和弹性纤维。

（三）肺泡囊

与肺泡管相连续，为若干肺泡共同开口的囊腔，无残留的支气管管壁结构。

（四）肺泡

肺泡 pulmonary alveoli 是肺进行气体交换的部位，为半球形小囊，开口于肺泡囊、肺泡管或呼吸性细支气管。相邻肺泡之间有小孔相通，即肺泡孔，能平衡相邻肺泡内的气压。肺泡壁很薄，由单层肺泡上皮及其基膜组成（图 13-3）。

1. **肺泡上皮** 肺泡上皮由 I 型肺泡细胞 type I alveolar cell 和 II 型肺泡细胞 type II alveolar cell 组成（图 13-4）。

I 型肺泡细胞呈扁平状，含核部分略厚，其余部分很薄，光镜下难辨认。电镜下，胞质内有少量细胞器及较多的吞饮小泡，相邻细胞间有紧密连接。I 型肺泡细胞覆盖了肺泡约 95% 的表面积，提供了大

（二）细支气管

上皮逐渐移行为单层纤毛柱状上皮，杯状细胞、腺体和软骨更少甚至消失，环行平滑肌增多更为明显。

（三）终末细支气管

管壁薄，黏膜常形成皱襞。上皮为单层柱状，除纤毛细胞外，主要为起分泌作用的**克拉拉细胞 Clara cell**，能分泌蛋白水解酶以分解管腔中的黏液，以利于排出。无杯状细胞、腺体和软骨，有完整的环行平滑肌层，其收缩或舒张可改变管径，以调节空气流量。在某些病理情况下如支气管哮喘时，细支气管和终末细支气管平滑肌发生痉挛性收缩时，可使出入肺

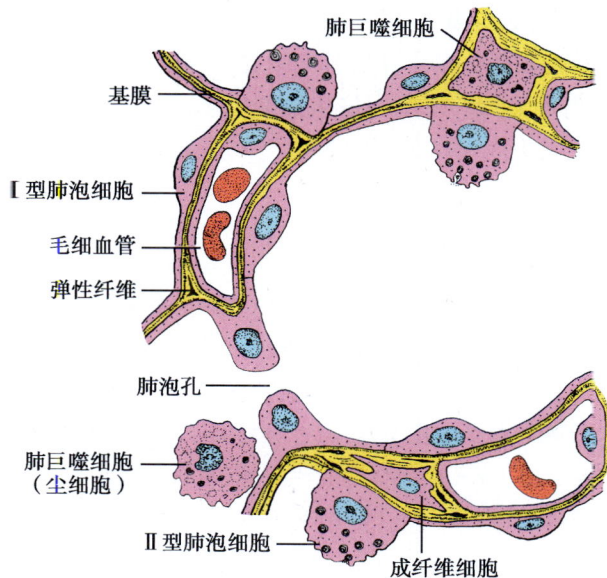

图 13-3 肺泡与肺泡隔模式图

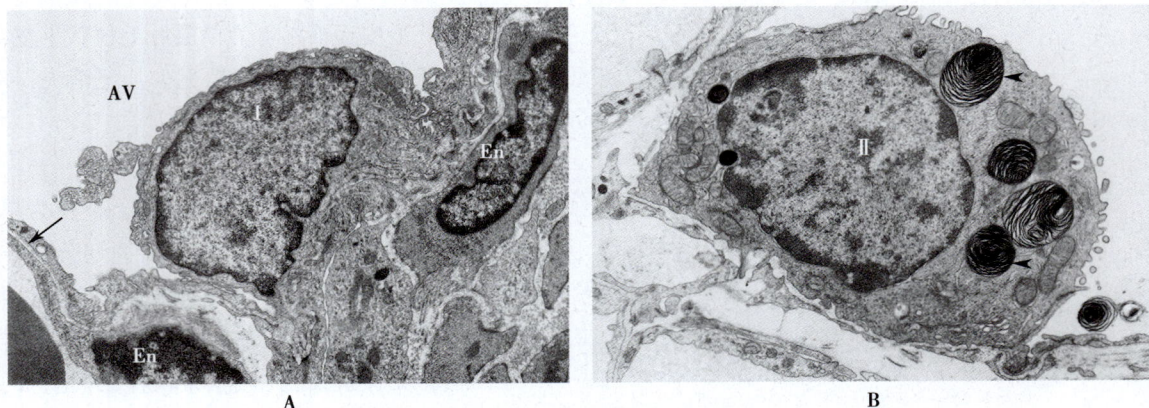

图 13-4 肺泡细胞电镜图

A.Ⅰ型肺泡细胞;B.Ⅱ型肺泡细胞;Ⅰ.Ⅰ型肺泡细胞核;Ⅱ.Ⅱ型肺泡细胞核;AV.肺泡;En.内皮细胞;长箭头示基膜;短箭头示嗜锇板层小体。

而薄的气体交换面,使气体易于通过。Ⅰ型肺泡细胞无增殖能力,损伤后由Ⅱ型肺泡细胞增殖分化补充。

Ⅱ型肺泡细胞呈圆形或立方形,镶嵌在Ⅰ型肺泡细胞之间,胞质着色浅,呈泡沫状。电镜下,可见胞质内含有许多嗜锇板层小体,其主要成分有磷脂、蛋白质和糖胺多糖等,细胞将板层小体内容物胞吐释放后,在肺泡上皮表面铺展形成一层液体薄膜,称表面活性物质,有降低肺泡表面张力,稳定肺泡直径的重要作用。创伤、休克、中毒及感染时,肺泡表面活性物质的合成与分泌受到抑制,可引起肺泡塌陷,影响肺泡的气体交换。

2. **肺泡隔** 肺泡隔指相邻肺泡之间的薄层结缔组织,是肺间质。内有密集的连续型毛细血管网(见图 13-3),紧贴肺泡上皮,有利于血液与肺泡之间的气体交换。有丰富的弹性纤维,与肺泡的弹性回缩有关;老年人肺间质的弹性纤维发生退化,可使肺泡弹性减弱,肺泡扩大,导致肺气肿。肺泡隔内还有成纤维细胞、浆细胞、巨噬细胞和肥大细胞,肺巨噬细胞由单核细胞分化而来,广泛分布在支气管壁、肺泡隔或肺泡腔内,具有活跃的吞噬功能,能清除进入肺泡和肺间质的灰尘、细菌、异物及渗出的红细胞。吞噬尘粒后的巨噬细胞又称为尘细胞。

3. **气-血屏障** 肺泡腔内气体与血液内气体进行交换所通过的结构称为**气-血屏障** blood-air barrier,包括肺泡表面液体层、Ⅰ型肺泡细胞与基膜、薄层结缔组织、连续毛细血管基膜和内皮。有些部位两层基膜间无结缔组织,上皮基膜和毛细血管基膜相贴而融合为一层,有利于气体迅速交换,屏障中任何一层发生病理改变,均会影响气体交换。

◆ **体外膜氧合**

体外膜氧合(extracorporeal membrane oxygenation,ECMO)技术被列入重型和危重型病人呼吸支持的挽救治疗。ECMO 是一种心肺生命支持技术,利用体外循环代替自然循环,借助体外的设备将血液从血管中抽出,通过体外循环,静脉血经氧合器氧合成动脉血,即血红蛋白被氧气完全饱和,二氧化碳被清除,然后再注入体内循环,从而在一定的时间内全部或部分替代肺功能,使病人的肺得以充分休息,为治疗原发病争取机会和时间。ECMO 技术的成功开展离不开专业的医护力量支持,如气道护理和营养支持,术后个性化监测如镇痛、镇静、出凝血情况、呼吸功能、血液动力情况、有无感染和 ECMO 管路维护尤为重要。

思 考 题

1. 新型冠状病毒（COVID-19）主要侵袭 Ⅱ 型肺泡细胞，从组织学的角度分析该细胞损伤后对肺泡功能的影响。

2. 从鼻腔吸入的氧气最终到达肺泡，沿途所经过的各级气道上皮变化规律是什么？

（叶翠芳）

NURSING

第十四章

泌 尿 系 统

14章
14章　数字内容

━━━ 学 习 目 标 ━━━

● 知识目标
本章介绍肾和排尿管道的组织结构和功能。
1. 掌握肾单位的组成、光镜和电镜结构,球旁复合体的组成、形态结构及功能。
2. 熟悉肾血循环的特点。
3. 了解肾盏、肾盂、输尿管及膀胱的一般结构。

泌尿系统的主要功能是形成和排出尿液,还能分泌多种生物活性物质,如肾素、前列腺素、促红细胞生成素等。肾形成尿液,输尿管、膀胱和尿道为排尿管道。

第一节 肾

肾表面包有一层致密结缔组织被膜,肾门处有较多的结缔组织,与血管、神经、淋巴管一起进入肾内,构成肾内的间质。肾实质的浅层称为皮质,深层称为髓质(图6-3)。肾实质主要由大量肾单位和集合管构成,每个肾单位由一个肾小体和与其相连的肾小管构成。肾小管起始部膨大内陷成双层的肾小囊,与血管球共同构成肾小体,肾小管末端与集合管相接。肾小管和集合管统称**泌尿小管 uriniferous tubule**(表14-1、图14-1)。

一、肾单位

肾单位 nephron 是肾形成尿液的基本结构和功能单位,由**肾小体 renal corpuscle** 和**肾小管 renal tubule** 组成。每个肾有100万个以上肾单位,它们与集合管共同行使泌尿功能。

(一)肾小体

肾小体呈球形,直径约200μm,由血管球和肾小囊组成。每个肾小体有两个极:血管出入端为血管极,相对的另一端为尿极,与肾小管相连。

1. **血管球 glomerulus** 血管球又称为肾小球,是包在肾小囊内的一团盘曲的毛细血管,位于入球微动脉和出球微动脉之间。入球微动脉从血管极进入肾小囊,分成若干支后形成网状毛细血管襻,继而汇成一条出球微动脉,从血管极离开肾小囊(图14-2、图14-3)。血管球是一种动脉性毛细血管网,入球微动脉较出球微动脉粗,故血管球毛细血管内压力较高。血管球毛细血管为有孔型,通透性高。血液流经血管球时,大量水分和小分子物质滤出血管壁进入肾小囊腔内,形成原尿。

在血管球的毛细血管襻之间有血管系膜支持。血管系膜又称球内系膜,由球内系膜细胞和基质组成(图14-4)。球内系膜细胞的主要功能是维持基膜的正常结构和特性。

表 14-1　肾实质的组成

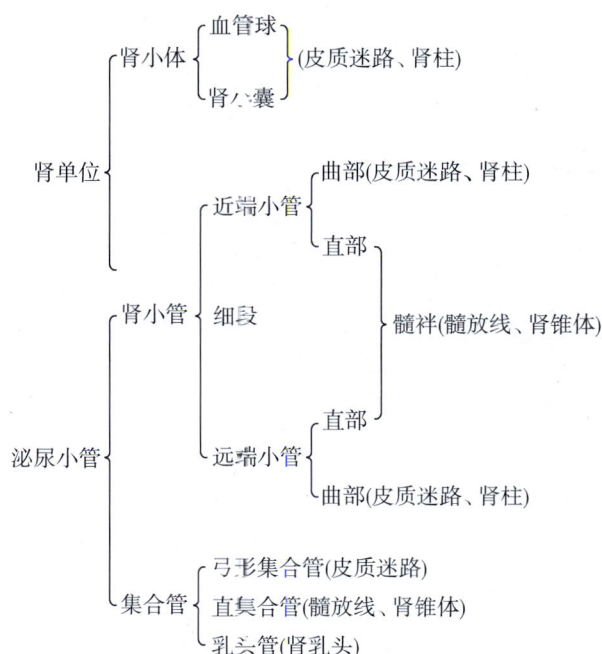

```
                         ┌ 血管球
              ┌ 肾小体 ──┤           ┐(皮质迷路、肾柱)
              │          └ 肾小囊     ┘
              │                      ┌ 曲部(皮质迷路、肾柱)
  肾单位 ─────┤            近端小管 ──┤
              │                      └ 直部
              │          ┌ 肾小管     ──── 细段         ┐ 髓襻(髓放线、肾锥体)
              │          │                      ┌ 直部  ┘
              └──────────┤            远端小管 ──┤
                         │                      └ 曲部(皮质迷路、肾柱)
              泌尿小管 ──┤
                         │          ┌ 弓形集合管(皮质迷路)
                         └ 集合管 ──┤ 直集合管(髓放线、肾锥体)
                                    └ 乳头管(肾乳头)
```

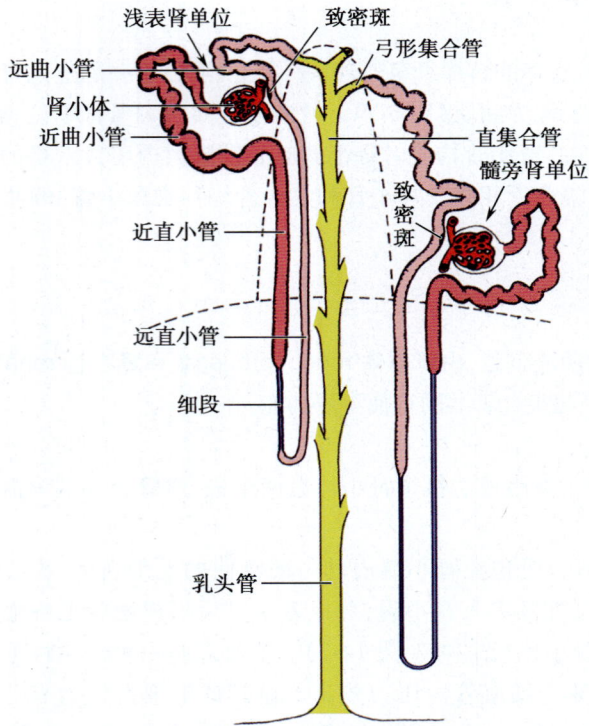

图 14-1 肾单位和集合管模式图

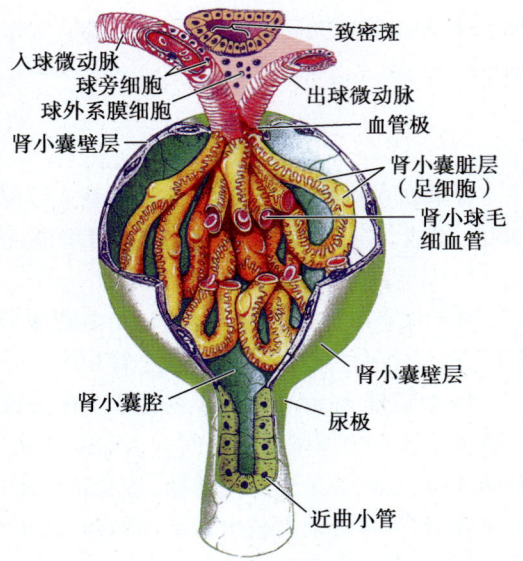

图 14-2 肾小体和球旁复合体模式图

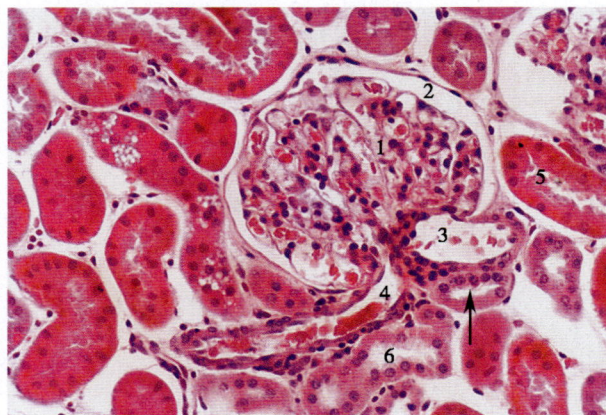

图 14-3 肾皮质迷路光镜图 HE 染色

1. 血管球；2. 肾小囊腔；3. 入球微动脉；4. 出球微动脉；5. 近曲小管；
6. 远曲小管；↑致密斑。

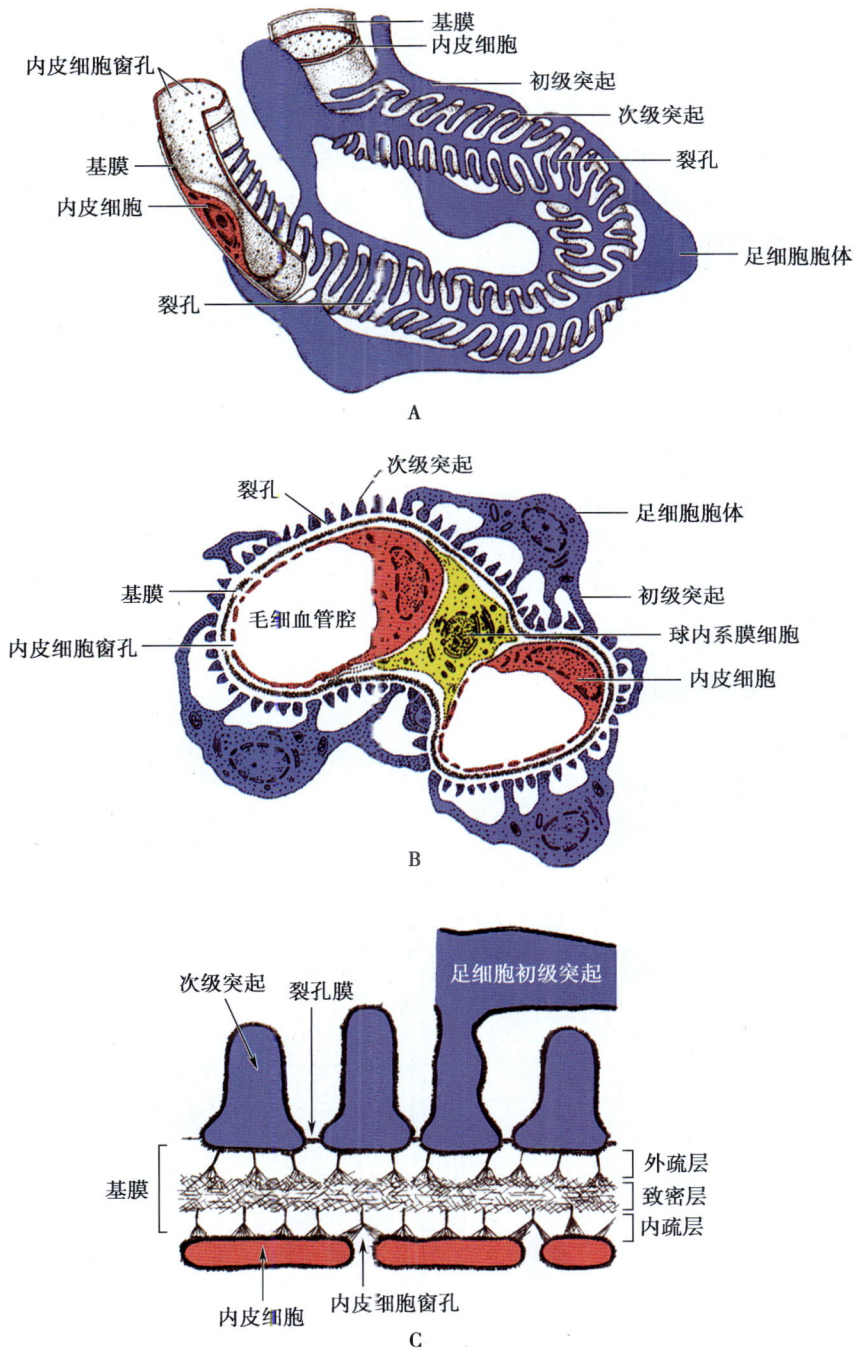

图 14-4 滤过屏障超微结构模式图
A. 立体模式图；B. 切面图；C. 滤过屏障。

2. **肾小囊 renal capsule**　肾小囊又称为 Bowman 囊。肾小囊有脏层（或称内层）和壁层（或称外层）之分，两层之间的腔隙称为肾小囊腔。肾小囊的壁层是单层扁平上皮，在尿极与肾小管上皮相延续；脏层的上皮细胞形态特殊，包在血管球毛细血管的外面，称**足细胞 podocyte**。光镜下，足细胞与球内系膜细胞不易区分。电镜下可见足细胞体积较大，从胞体伸出几个较大的初级突起，每个初级突起又分出许多指状的次级突起，相邻次级突起相互嵌合，形成栅栏状，紧贴在毛细血管基膜的外面。次级突起之间有狭窄裂隙，称为裂孔。裂孔上覆盖有一层薄膜，称裂孔膜（见图14-2~图14-4）。

血浆从血管球向肾小囊腔滤入形成原尿，所经过的结构称**滤过屏障 filtration barrier** 或**滤过膜 filtration membrane**，包括有孔毛细血管内皮、基膜和足细胞裂孔膜（图14-4）。通常分子量70kD以下的血浆成分可以滤过，故肾小囊腔内的原尿除不含大分子蛋白质外，其成分与血浆相似。若滤过屏障损伤，可出现蛋白尿或血尿。

（二）肾小管

肾小管由单层上皮围成，上皮外有基膜和少量结缔组织。肾小管分为近端小管、细段和远端小管三部分（见表14-1、图14-1）。

1. **近端小管 proximal tubule**　近端小管与肾小囊相连，为肾小管中最粗最长的一段，约占肾小管总长的一半，分为曲部（近曲小管）和直部（近直小管）。**近曲小管 proximal convoluted tubule** 位于皮质迷路内，盘曲在肾小体周围。光镜下：管腔小而不规则；管壁由单层立方或锥形细胞构成，细胞界限不明显，胞质嗜酸性，游离面有刷状缘，基底面有基底纵纹。电镜下：刷状缘为排列整齐的微绒毛；基底纵纹为发达的质膜内褶；上皮细胞侧面有许多侧突，互相嵌合，故光镜下细胞分界不清（图14-5）。

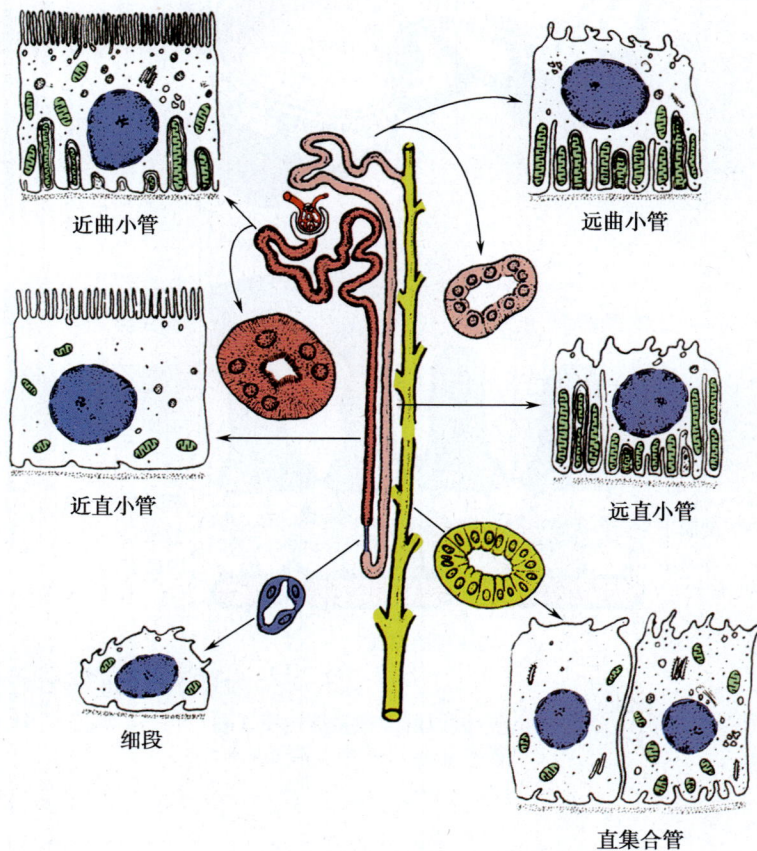

近曲小管

远曲小管

近直小管

远直小管

细段

直集合管

图14-5　泌尿小管各段上皮细胞结构模式图

近直小管与近曲小管相延续,直行于髓放线和肾锥体内。其结构与近曲小管相似,但上皮细胞较矮,微绒毛、贡膜内褶和侧突不明显(见图 14-5)。

近端小管是原尿重吸收的主要场所。原尿中几乎全部葡萄糖、氨基酸和小分子蛋白质以及大部分水、离子和尿素等均在此重吸收。此外,近端小管还向腔内分泌 H^+、NH_3、肌酐和马尿酸等,还能转运和排出血液中的酚红和青霉素等药物。临床常通过测定尿中某种小分子蛋白质含量来检查近端小管重吸收功能。

2. **细段 thin segment** 细段位于髓放线和肾锥体内,管径细。管壁为单层扁平上皮(见图 14-5)。细段上皮薄,有利于水和离子通透。

3. **远端小管 distal tubule** 远端小管连接于细段和集合管之间,分直部(远直小管)和曲部(远曲小管)。远直小管位于肾锥体和髓放线内。光镜下:管腔较大而规则;管壁为单层立方上皮,着色浅,细胞界限较清楚,游离面无刷状缘,但基底纵纹明显。电镜下:微绒毛短而少,质膜内褶发达(见图 14-5)。远直小管可向间质转运 Na^+,维持间质高渗状态,利于尿液浓缩。

远曲小管 distal convoluted tubule 盘曲在肾小体周围,结构与直部相似,但质膜内褶不如直部发达(见图 14-5)。远曲小管是离子交换的重要部位,上皮细胞可吸收水和 Na^+,并向管腔排泌 K^+、H^+ 和 NH_3,对维持体液酸碱平衡起重要作用。肾上腺皮质分泌的醛固酮和神经垂体分泌的抗利尿激素对此段功能有调节作用。

近直小管、细段及远直小管三者在肾髓质内构成的 U 形结构称为**髓袢 medullary loop**,也称**肾单位袢 nephron loop**。位于皮质浅层的浅表肾单位,数量多,髓袢短,与尿液形成关系密切;位于皮质深部的髓旁肾单位,数量少,髓袢长,与尿液浓缩关系密切。

二、集合管系

集合管系 collecting duct system 包括弓形集合管、直集合管和乳头管(见图 14-1)。弓形集合管短,呈弓形,与远曲小管相连部分位于皮质迷路内,进入髓放线后与直集合管相连。直集合管沿髓放线直行向下达肾锥体乳头,改称乳头管。整个集合管系的管径由细逐渐增粗,上皮细胞由单层立方渐变为单层柱状。集合管系的上皮细胞胞质清亮,界限清楚,可见少量微绒毛和短小的质膜内褶。

集合管有进一步重吸收水和交换离子的功能,同远曲小管一样受醛固酮和抗利尿激素的调节,重吸收水和 Na^+,使尿量减少。心房钠尿肽可减少集合管重吸收水,使尿量增多。

成人每 24 小时由肾小体滤过形成的原尿约 180L,经过肾小管和集合管系重吸收、离子交换和分泌,排出机体部分代谢产物后形成终尿。终尿量为 1~2L,约为原尿的 1%。

三、球旁复合体

球旁复合体 juxtaglomerular complex 位于肾小体血管极处,呈三角形,由**球旁细胞 juxtaglomerular cell**、**致密斑 macula densa** 和球外系膜细胞组成(见图 14-1~图 14-3)。

(一)球旁细胞

球旁细胞由入球微动脉近血管极处的管壁平滑肌细胞转化而成,细胞呈上皮样,立方形,核圆居中,胞质弱嗜碱性,内含分泌颗粒,颗粒含有**肾素 renin**。肾素是一种蛋白水解酶,可催化血浆中的血管紧张素原转变为血管紧张素 I,后者在血管内皮细胞分泌的转换酶作用下转变为血管紧张素 II。血管紧张素 II 有较强的缩血管作用,可使血压升高。此外,血管紧张素 II 还可刺激肾上腺皮质球状带细胞合成和分泌醛固酮,后者可促进肾小管和集合管对水、Na^+ 的重吸收,使血容量增大,血压升高。

Note:

（二）致密斑

致密斑是远端小管近血管极侧上皮细胞增高变成柱状,紧密排列形成的一个椭圆形结构。致密斑是一种离子感受器,感受远端小管内的 Na^+ 浓度变化,并将信息传递给球旁细胞,影响肾素的分泌水平,继而调节肾小管和集合管对 Na^+ 的重吸收,维持血压和电解质平衡。

（三）球外系膜细胞

球外系膜细胞又称为极垫细胞,位于出、入球微动脉和致密斑之间的三角区内。它既与致密斑紧密相贴,又与球旁细胞、球内系膜细胞之间有缝隙连接,因此认为它在球旁复合体功能活动中可能起信息传递作用。

四、肾间质

肾皮质的间质较少,愈接近肾乳头愈多。肾间质中有一种特殊的载脂间质细胞,能分泌前列腺素。

五、肾的血液循环特点

肾内的血液循环与尿液的形成和浓缩有密切的关系。其特点是:

1. 肾动脉直接起于腹主动脉,短而粗,流量大,每 4~5 分钟人体内的血液即经肾滤过一次。

2. 入球微动脉比出球微动脉粗,因而血管球内的血压较高,有利于滤过。

3. 形成两次毛细血管网,且功能不同。入球微动脉形成血管球,主要是滤过作用。出球微动脉在血管球外再次形成球后毛细血管网,分布在肾小管周围,主要是重吸收作用。

4. 髓质中有 U 形血管袢与髓袢伴行,有利于尿液重吸收和浓缩过程。

第二节 排 尿 管 道

肾产生的终尿经肾盏、肾盂、输尿管、膀胱及尿道等排尿管道排至体外。排尿管道各部分的组织结构基本相似,均由黏膜、肌层和外膜构成。

一、输尿管

黏膜的变移上皮较厚,有 4~5 层细胞,扩张时可变为 2~3 层,固有层为结缔组织。输尿管上 2/3 段的肌层为内纵、外环两层平滑肌,下 1/3 段肌层增厚,为内纵、中环和外纵三层。外膜为疏松结缔组织。输尿管斜穿膀胱壁,开口处黏膜折叠成瓣,当膀胱充盈时,瓣膜受压封闭输尿管开口,可防止尿液反流。

二、膀胱

膀胱黏膜上皮为变移上皮。膀胱空虚时变移上皮有 8~10 层细胞,表层细胞大,呈矩形;膀胱充盈时上皮变薄,仅有 3~4 层细胞,细胞也变扁平。表层细胞近游离面的胞质较为浓密,可防止膀胱内尿液的侵蚀。固有层含较多的胶原纤维和弹性纤维。肌层厚,由内纵、中环和外纵 3 层平滑肌组成,各层肌纤维相互交错,分界不清,中层环形肌在尿道内口增厚为括约肌。外膜多为疏松结缔组织,仅膀胱顶部为浆膜(图 14-6)。

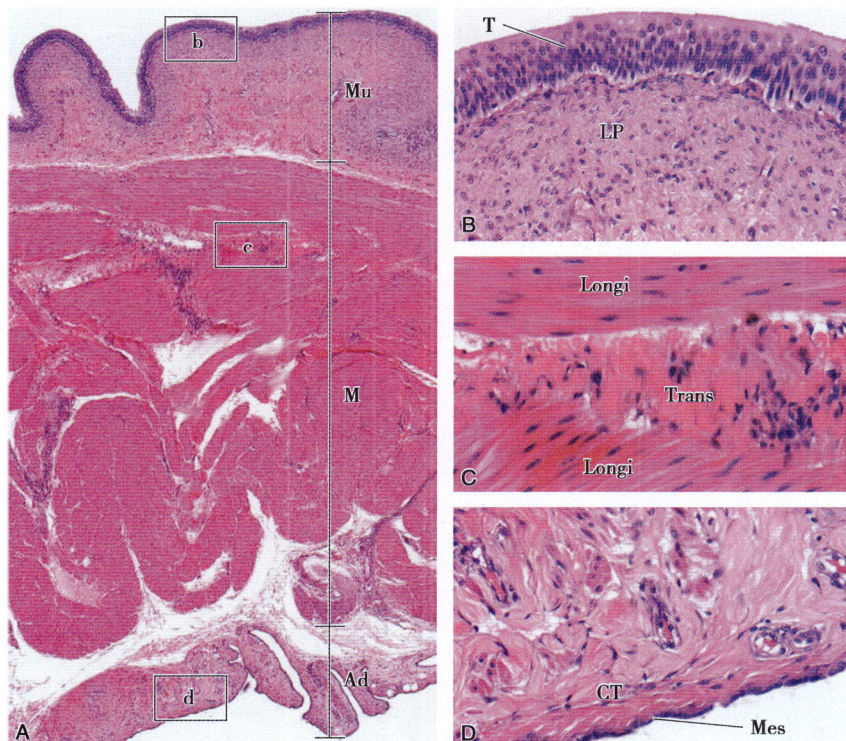

图 14-6　膀胱壁光镜像（HE 染色）

A. 低倍；B~D. 中倍；B. A 中方框 b 的放大，示黏膜（Mu）变移上皮（T）和固有层（LP）；C. A 中方框 c 的放大，示肌层（M）平滑肌纵（long）、横（trans）切面；D. A 中方框 d 的放大，示外膜（Ad）疏松结缔组织（CT）和间皮（Mes）

◆ 血液透析及护理工作

　　肾衰竭时人体不能通过肾产生尿液，体内过多的水分和代谢产生的废物不能排出体外，导致机体内部生化功能发生紊乱，出现消化道、心、肺、神经、肌肉、皮肤、血液等广泛的全身中毒症状。

　　透析机的出现给肾衰竭病人带来曙光。透析机可以替代肾衰竭所丧失的部分功能。透析时血液被引出体外，与透析液在透析机的两侧以相反的方向流动，血液中的代谢产物或其他毒物进入透析液排出体外，透析液中的电解质进入血液同时超滤出多余的水。自 20 世纪 60 年代透析治疗开始在临床使用，到目前已有成千上万的病人通过血液透析延长了生命，提高了生活质量。

　　血管通路的建立是血液透析成功与失败的关键，是护理工作的重点和难点。急性血液透析的血管通路是颈内静脉、股静脉或锁骨下静脉，以保证血流量；慢性血液透析的血管通路有动静脉内瘘、永久性深静脉置管或人造血管。相关血管通路的建立和维护方法是肾内科护士应掌握的基本技能。

　　此外，护理人员还要关注透析病人的营养和心理问题。透析病人应注意补充蛋白质，摄入量为 1.2~1.4g/（kg·d），还要控制摄入水量，保证透析间期病人的体重增长不能超过 2.5kg。护理人员还要向病人及家属解释血液透析的必要性、方法和注意事项，透析前应尽量消除病人的恐惧和紧张心理，做好心理护理。

思 考 题

1. 试述肾小体的组织结构及其在原尿生成中的作用。
2. 简述近曲小管的组织结构特征及其对原尿的调节。
3. 试述球旁复合体的组成、结构和功能。
4. 简述肾血液循环的特点及其与尿液形成的关系。

（祝　辉）

URSING

第十五章

生 殖 系 统

15章 数字内容

─── 学 习 目 标 ───

- 知识目标

本章介绍男性和女性生殖系统器官的组织结构。

1. 掌握生精小管的组织结构、血-睾屏障及睾丸间质细胞的光镜、电镜结构及功能;掌握卵巢的组织结构,卵泡的发育与排卵,黄体的形成、结构和功能;子宫的组织结构,子宫内膜周期性变化及其神经内分泌调节。

2. 熟悉睾丸的一般结构,前列腺的结构特点;乳腺的组织结构。

3. 了解附睾和输精管的一般结构。

329

第一节 男性生殖系统

一、睾丸

睾丸能产生精子,分泌雄激素。睾丸表面覆以浆膜,即鞘膜脏层,其深部的**白膜 tunica albuginea**在睾丸后缘增厚形成**睾丸纵隔 mediastinum testis**,纵隔处的结缔组织呈放射状伸入睾丸实质,将睾丸实质分成许多**睾丸小叶 lobules of testis**,每个小叶内有1~4条弯曲细长的生精小管。生精小管在近睾丸纵隔处形成直而短的精直小管,精直小管进入睾丸纵隔,相互吻合形成睾丸网(见图7-3)。生精小管之间的组织称睾丸间质(图15-1)。

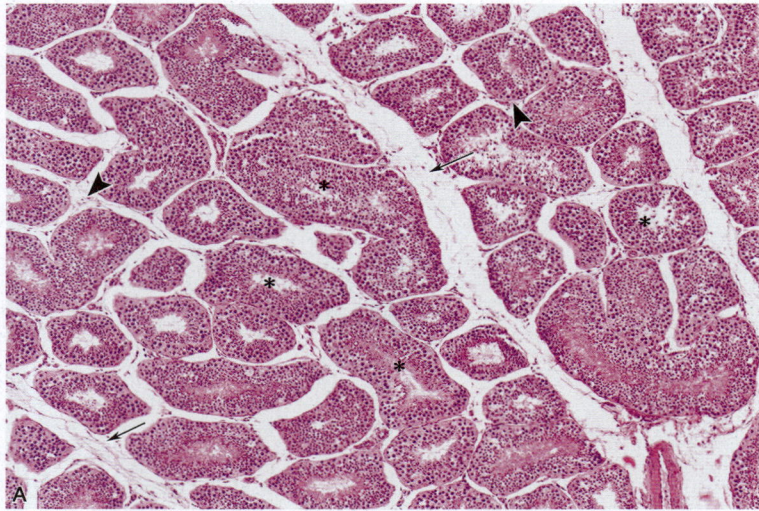

星号示生精小管;长箭头示睾丸小隔;短箭头示睾丸间质。

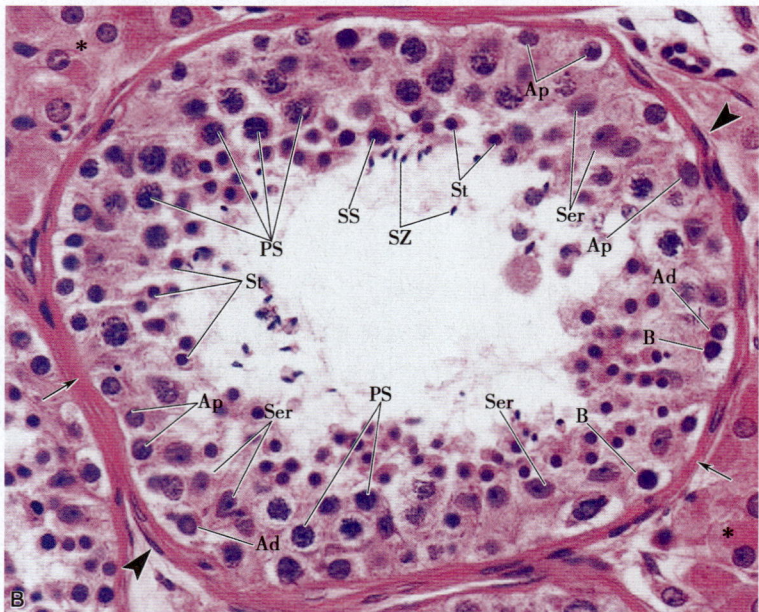

Ad. 暗A型精原细胞;Ap. 亮A型精原细胞;B. B型精原细胞;PS. 初级精母细胞;SS. 次级精母细胞;St. 精子细胞;SZ. 精子;Ser. 支持细胞;星号示间质细胞;长箭头示基膜;短箭头示肌样细胞。

图 15-1 生精小管光镜图
HE 染色 A. 低倍;B. 高倍。

（一）生精小管

生精小管 seminiferous tubule 是产生精子的场所。管壁由**生精上皮** spermatogenic epithelium 构成,生精上皮由生精细胞和支持细胞组成。上皮基膜外侧有胶原纤维和梭形的肌样细胞。肌样细胞可以收缩,以利于精子排出(图 15-2)。

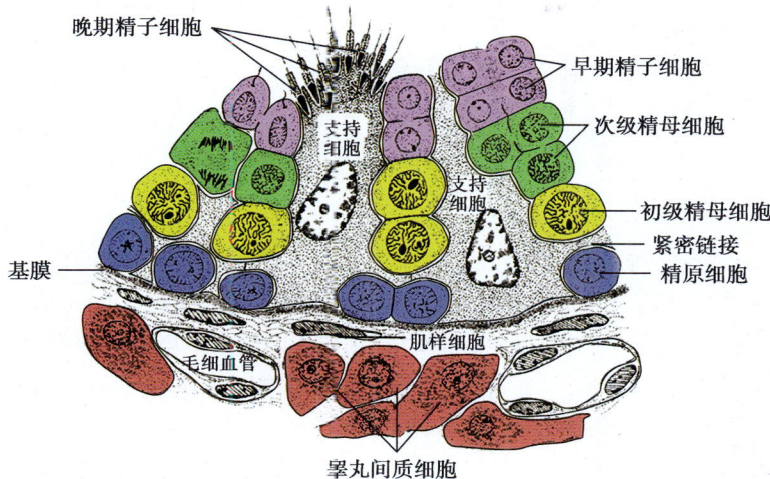

图 15-2 生精细胞与支持细胞关系模式图

1. **生精细胞** spermatogenic cell 生精细胞是一组不同发育阶段的细胞,嵌在支持细胞之间,从基膜到管腔面呈多层排列,依次为精原细胞、初级精母细胞、次级精母细胞、精子细胞和精子(见图 15-1、图 15-2)。从精原细胞发育成为精子的过程称为**精子发生** spermatogenesis。人的精子发生需要 64 天±4.5 天,分为精原细胞增殖、精母细胞减数分裂和精子形成 3 个阶段。

（1）**精原细胞** spermatogonium:紧贴基膜,圆形或椭圆形,直径约 12μm。精原细胞分为 A、B 两型,A 型精原细胞是干细胞,青春期开始后,在垂体促性腺激素的作用下,不断分裂增殖,一部分子细胞仍为干细胞,另一部分分化为 B 型精原细胞。B 型精原细胞分化成为初级精母细胞。

（2）**初级精母细胞** primary spermatocyte:位于精原细胞的管腔侧,常有数层,细胞呈圆形,直径约 18μm。因处于分裂期染色体变得粗大,故核呈丝球状,核型为 46,XY。初级精母细胞完成第一次减数分裂后,形成两个次级精母细胞。

（3）**次级精母细胞** secondary spermatocyte:位于初级精母细胞的管腔侧,呈圆形,直径约 12μm。核型为 23,X 或 23,Y。次级精母细胞形成后,迅速进行第二次减数分裂,形成两个精子细胞。因为次级精母细胞存在的时间较短,故在切片上不易观察到。

（4）**精子细胞** spermatid:靠近管腔,呈圆形,直径约 8μm。核型为 23,X 或 23,Y。精子细胞不再分裂,经过复杂的形态改变成为精子,这个过程称**精子形成** spermiogenesis。此过程主要变化为:染色质高度浓缩,细胞核成为精子头部的主要结构;高尔基复合体形成**顶体** acrosome,位于核的一侧;中心体迁移至顶体对侧,发出轴丝形成精子尾部的中轴;线粒体聚集并螺旋排列在轴丝周围形成线粒体鞘,包绕在精子尾部的中段,为精子运动提供能量;多余的胞质形成残余体,最后脱落(图 15-3)。

（5）**精子** spermatozoon:形似蝌蚪,长约 60μm,分头、尾两部分。头部主要是浓缩的核,头的前 2/3 有顶体覆盖,含有多种水解酶;尾部分颈段、中段、主段和末段,能使精子运动(图 15-4)。新形成的精子,头部仍嵌在支持细胞的顶部,尾部朝向管腔。

生精细胞对体内外某些因素的影响较敏感,如病毒、X 射线、微波、酒精、高温、某些药物、性激素等。无精症、少精症或畸形精子增多时可造成男性不育。

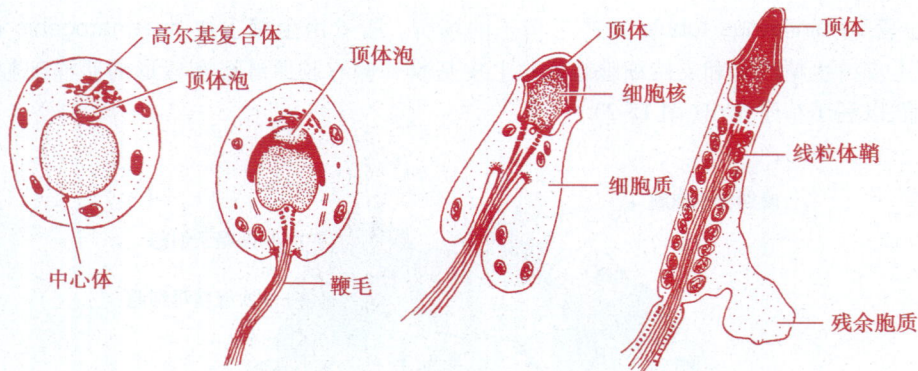

图 15-3　精子形成模式图

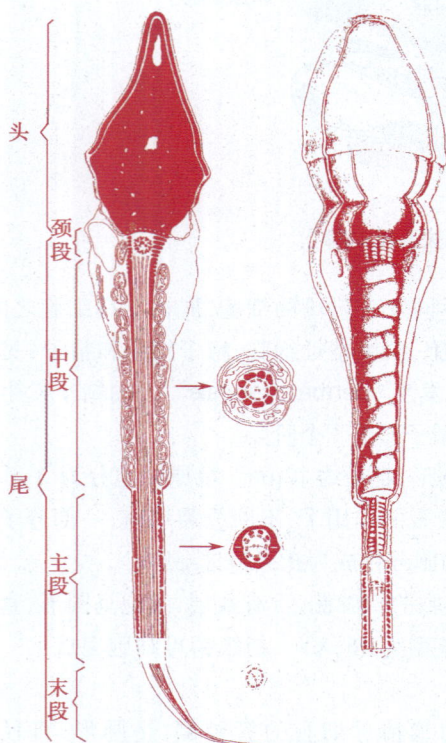

图 15-4　精子超微结构模式图

2. **支持细胞 sustentacular cell**　支持细胞又称为 Sertoli **细胞**。细胞呈不规则长锥形,从生精上皮基膜伸达管腔面,侧面镶嵌有各级生精细胞,故细胞轮廓不清。核呈三角形或不规则形,染色浅,核仁明显(见图 15-1、图 15-2)。相邻支持细胞之间的紧密连接、生精上皮基膜、结缔组织、毛细血管基膜及内皮构成**血-睾屏障 blood-testis barrier**,可阻止某些物质进入生精上皮干扰精子发生,使精子发生的微环境保持稳定,并能防止精子抗原物质外逸而引起自身免疫反应。

支持细胞的主要功能是:①支持和营养生精细胞;②合成和分泌**雄激素结合蛋白 androgen binding protein ABP**,ABP 与雄激素结合,保持生精小管内有较高水平的雄激素,促进精子发生;③分泌抑制素和激活素,调节垂体卵泡刺激素的分泌,后者有促进支持细胞分泌 ABP 的作用;④帮助生精细胞移动和精子释放;⑤吞噬精子形成时产生的残余体;⑥参与形成血-睾屏障。

(二) 睾丸间质

睾丸间质为生精小管之间的疏松结缔组织,富含血管和淋巴管,还含有**睾丸间质细胞 testicular interstitial cell**,又称 Leydig **细胞**。睾丸间质细胞常成群存在,呈圆形或多边形,胞质嗜酸性,具有分泌类固醇激素细胞的超微结构特点(见图 15-1、图 15-2)。睾丸间质细胞在垂体黄体生成素(又称间质细胞刺激素)作用下,合成和分泌**雄激素 androgen**。雄激素有促进男性生殖器官发育、精子生成及男性第二性征出现等作用。

精子在生精小管生成后,经精直小管、睾丸网出睾丸进入附睾。

二、生殖管道

男性生殖管道有贮存精子、促进精子成熟和运输精子的作用。

(一) 附睾

附睾 epididymis 位于睾丸的后外侧,分为头、体和尾三部分。头部由 8~12 条输出小管盘曲而成,输出小管汇集形成 1 条附睾管盘曲于体、尾部。

输出小管管壁上皮由高柱状纤毛细胞群和低柱状细胞群相间排列而成,故腔面起伏不规则。附睾管上皮为假复层纤毛柱状上皮,由高柱状的主细胞和基细胞组成,管腔规整,上皮游离面有静纤毛(图 15-5)。主细胞有分泌功能,分泌物有利于精子获得运动能力和进一步成熟。附睾管上皮基膜外有薄层平滑肌和少量结缔组织,平滑肌的收缩有利于精子的运输。

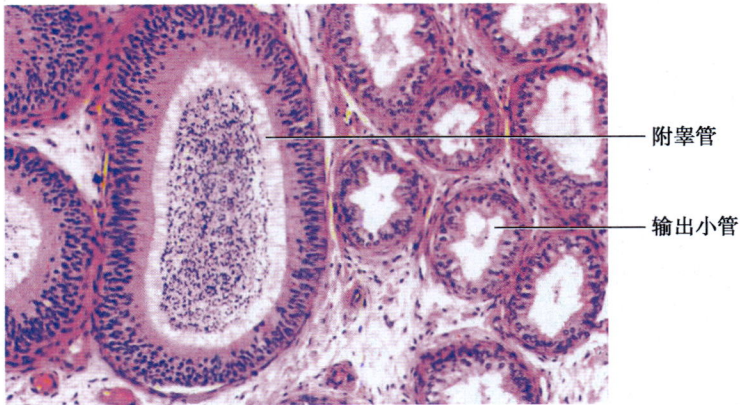

图 15-5　输出小管和附睾管光镜图　HE 染色

精子在附睾内停留 8~17 天,在此经历一系列成熟变化,获得运动能力,达到功能上成熟。

(二)输精管

输精管为输送精子的管道,上端接附睾管,下端膨大成壶腹,腔小壁厚。管壁分为黏膜、肌层和外膜三层。黏膜上皮为较薄的假复层柱状上皮,固有层结缔组织中有丰富的弹性纤维。肌层较厚,由内纵、中环、外纵三层平滑肌组成,射精时肌层强力收缩,将精子快速排出。外膜为疏松结缔组织,含有丰富的血管和神经。

三、附属腺

附属腺包括前列腺、精囊和尿道球腺,分泌物主要参与构成精液,这里仅简述前列腺。

前列腺呈栗子形,包绕于尿道起始段,被膜富含弹性纤维和平滑肌,并伸入腺内形成前列腺的支架结构。前列腺实质主要由 30~50 个复管泡状腺组成,共有 15~30 条导管开口于尿道精阜的两侧。腺实质分为三个带:①尿道周带最小,位于尿道黏膜内,称为黏膜腺;②内带位于尿道黏膜下层,称为黏膜下腺;③外带位于尿道外周,构成前列腺的大部,称为主腺,是前列腺癌的主要发生部位(图 15-6)。

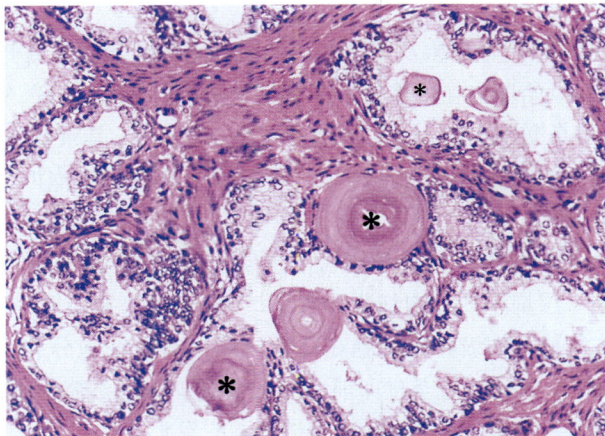

图 15-6　前列腺光镜图　HE 染色
星号示前列腺凝固体。

前列腺的分泌部上皮形态不一,有单层立方、单层柱状和假复层柱状等,腺腔较大而不规则,皱襞多,腔内可见嗜酸性板层小体,为前列腺凝固体,钙化后可形成前列腺结石。

青春期前列腺在雄激素刺激下开始分泌活动,分泌物为稀薄乳状液,参与构成精液。老年时雄激素分泌减少,腺组织逐渐萎缩,但有些老年人的尿道周带和内带的腺体增生引起前列腺增生,压迫尿道造成排尿困难。

第二节　女性生殖系统

一、卵巢

卵巢能产生卵细胞和分泌女性激素。卵巢表面被覆单层扁平或单层立方上皮,上皮下方是薄层致密结缔组织构成的白膜。卵巢实质分为皮质和髓质。皮质位于外周,主要含有不同发育阶段的卵泡、黄体和白体,以及含梭形基质细胞的结缔组织;髓质位于中央,为疏松结缔组织,富含血管和淋巴管。近卵巢门处的结缔组织中有少量门细胞,其结构和功能类似睾丸间质细胞,可分泌雄激素(图 15-7)。

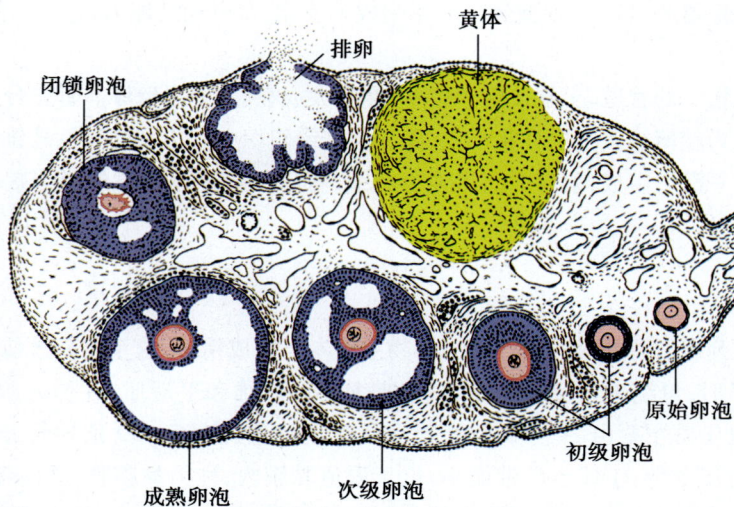

图 15-7　卵巢切面模式图

（一）卵泡的发育和成熟

卵泡 follicle 由中央的一个卵母细胞及周围的卵泡细胞组成。新生儿两侧卵巢有 70 万~200 万个原始卵泡。从青春期开始,原始卵泡在垂体促性腺激素的作用下开始发育,每隔 28 天左右有 1 个卵泡发育成熟并排卵,左右卵巢交替排卵。女性一生中排卵 400 余个,其余卵泡均于不同年龄先后退化为闭锁卵泡。卵泡的发育分为原始卵泡、初级卵泡、次级卵泡和成熟卵泡四个阶段,初级卵泡和次级卵泡称为生长卵泡(图 15-8)。

1. 原始卵泡 primordial follicle　原始卵泡位于皮质浅部,数量最多,体积小,由一个**初级卵母细胞 primary oocyte** 和周围一层扁平的**卵泡细胞 follicular cell** 组成。初级卵母细胞呈圆形,直径约 30~40μm,核大,染色浅,核仁清楚。初级卵母细胞在胚胎时期由卵原细胞分裂分化形成,长期停滞在第一次减数分裂前期(12~50 年不等),直至排卵前才完成分裂。卵泡细胞对初级卵母细胞有支持和营养作用。在垂体卵泡刺激素的作用下,原始卵泡向初级卵泡发育。

2. 初级卵泡 primary follicle　初级卵泡结构的主要变化:①初级卵母细胞体积逐渐增大,与卵泡细胞之间出现一层嗜酸性的膜,称**透明带 zona pellucida**,是初级卵母细胞与卵泡细胞共同分泌的。

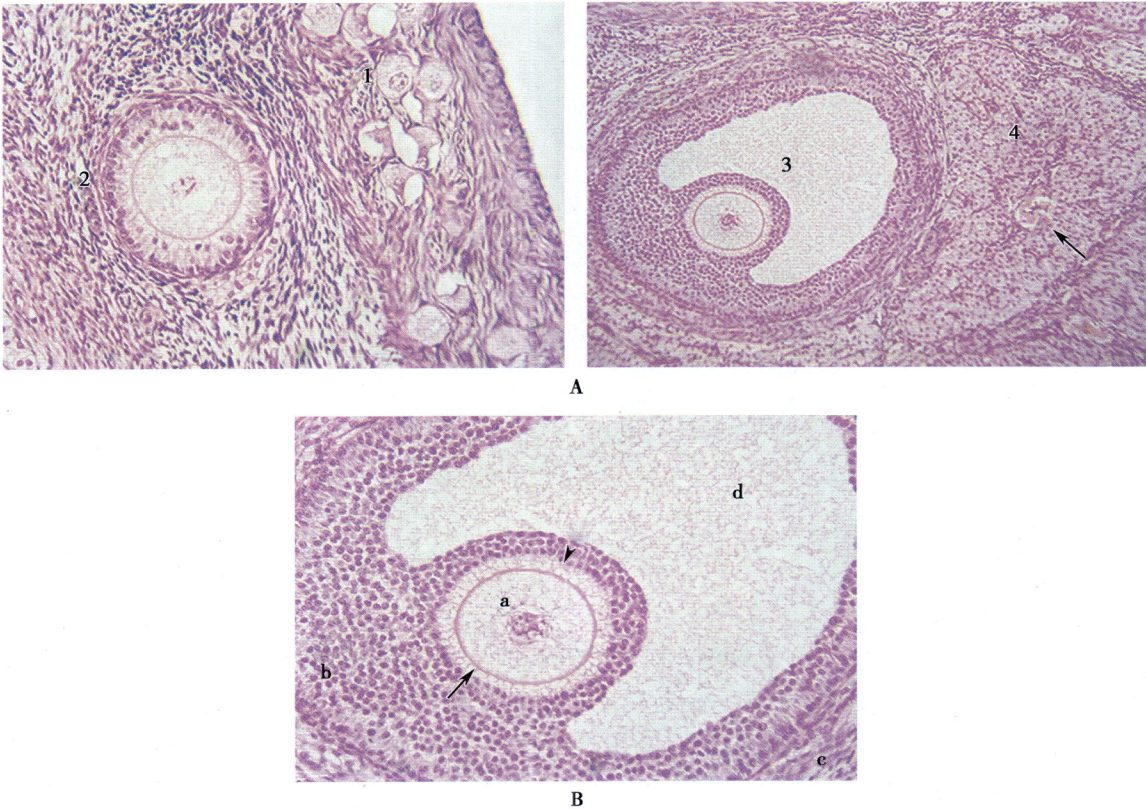

图 15-8　卵巢皮质光镜图示各级卵泡　HE 染色

A. 低倍：1. 原始卵泡；2. 初级卵泡；3. 次级卵泡；4. 闭锁卵泡。B. 高倍：a. 卵母细胞；b. 颗粒细胞；c. 卵泡膜；d. 卵泡腔；↓透明带；▼放射冠

透明带由 ZP1、ZP2、ZP3、ZP4 四种糖蛋白构成，对受精过程中精子与卵细胞的识别和特异性结合起重要作用。②卵泡细胞分裂增生，由扁平变为立方或柱状，由单层变为复层。③卵泡周围结缔组织中的梭形细胞增殖分化形成**卵泡膜 follicular theca**。

3. **次级卵泡 secondary follicle**　次级卵泡结构的主要变化：①初级卵母细胞体积达到最大，直径约 125~150μm。②卵泡细胞的细胞层数逐渐增多，细胞之间出现一些小腔隙，逐渐融合成一个较大的**卵泡腔 follicular cavity**，腔内充满卵泡液。③紧靠透明带的一层卵泡细胞为柱状，呈放射状排列，称**放射冠 corona radiata**。④由于卵泡液增多和卵泡腔的扩大，初级卵母细胞、透明带、放射冠及其周围的一些卵泡细胞突入卵泡腔内形成一个隆起，称**卵丘 cumulus oophorus**。包绕卵泡腔的数层卵泡细胞构成卵泡壁，称为颗粒层 stratum granulosum，卵泡细胞改称**颗粒细胞 granulosa cell**。⑤卵泡膜分化为内、外两层，内层毛细血管丰富，含梭形或多边形的**膜细胞 theca cell**，膜细胞具有分泌类固醇激素细胞的特征；外层纤维成分较多。颗粒细胞和膜细胞协同产生雌激素。

4. **成熟卵泡 mature follicle**　成熟卵泡是卵泡发育的最后阶段，其直径可达 2cm 左右，并向卵巢表面突出。卵泡液继续增多，卵泡腔扩大，因颗粒细胞不再增殖而使卵泡壁变得很薄。初级卵母细胞在排卵前 36~48 小时完成第一次减数分裂，产生 1 个较大的**次级卵母细胞 secondary oocyte** 和 1 个很小的第一极体（位于次级卵母细胞和透明带之间）。次级卵母细胞立即进入第二次减数分裂并停滞在分裂中期。

（二）排卵

成熟卵泡破裂，次级卵母细胞、透明带和放射冠随卵泡液一起从卵巢排出的过程称**排卵 ovulation**（图 15-9）。黄体生成素促进了该过程。排出的次级卵母细胞在 24 小时内如未受精，则退化消失；若受精，则继续完成第二次减数分裂，形成一个**卵细胞 ovum** 和一个第二极体。卵细胞核型为 23，X。

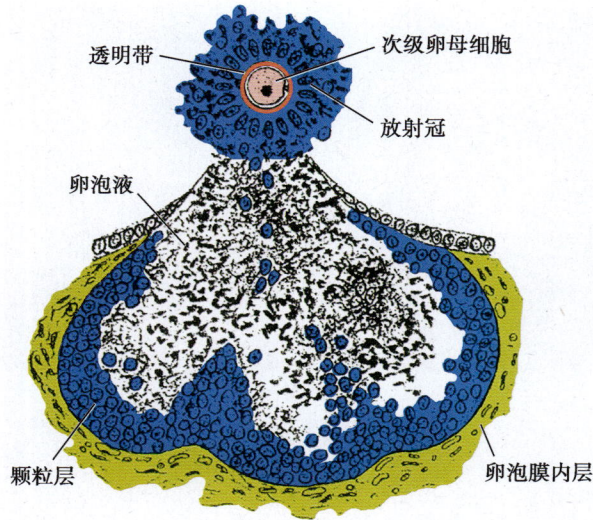

图 15-9 成熟卵泡排卵模式图

（三）黄体

排卵后,卵巢内残留的卵泡壁连同卵泡膜及其血管一起向卵泡腔塌陷,在黄体生成素的作用下逐渐发育形成一个富有血管的内分泌细胞团,新鲜时呈黄色,称为**黄体 corpus luteum**。颗粒细胞分化为**粒黄体细胞 granular lutein cell**,数量多,体积较大,染色浅;膜细胞分化为**膜黄体细胞 theca lutein cell**,数量少,体积较小,染色深。这两类细胞具有分泌类固醇激素细胞的结构特点,可分泌孕激素和雌激素,调节子宫内膜的周期性变化。此外,孕激素还在妊娠维持中发挥作用,如减弱子宫平滑肌的收缩力、抑制母体对胎儿的免疫反应。雌激素参与卵泡生长发育,促进女性生殖器官和第二性征的发育。

排出的次级卵母细胞若未受精,黄体维持 14 天左右退化,称月经黄体;若受精,黄体则继续发育,大约维持 6 个月后退化,称妊娠黄体。黄体退化后逐渐被结缔组织代替,称白体。

二、子宫

（一）子宫壁

子宫壁较厚,由外向内依次为外膜、肌层和内膜三层(图15-10)。

1. **外膜** 外膜覆盖在子宫底部和体部的为浆膜,子宫颈部分为纤维膜。

2. **肌层** 肌层很厚,由许多平滑肌束构成,肌束间有结缔组织。分为黏膜下层、中间层和浆膜下层。中间层较厚,肌束交错走行并有较大的血管穿行。妊娠时,子宫平滑肌能分裂增殖,肌纤维可增长至 500μm;分娩后,平滑肌大小和数量恢复正常。

3. **内膜** 内膜由单层柱状上皮和固有层组成。上皮由分泌细胞和散在的纤毛细胞组成。固有层为结缔组织,较厚,主要含有梭形或星形的**基质细胞 stromal cell**、管状的**子宫腺 uterine gland** 和子宫动脉的分支,即**螺旋**

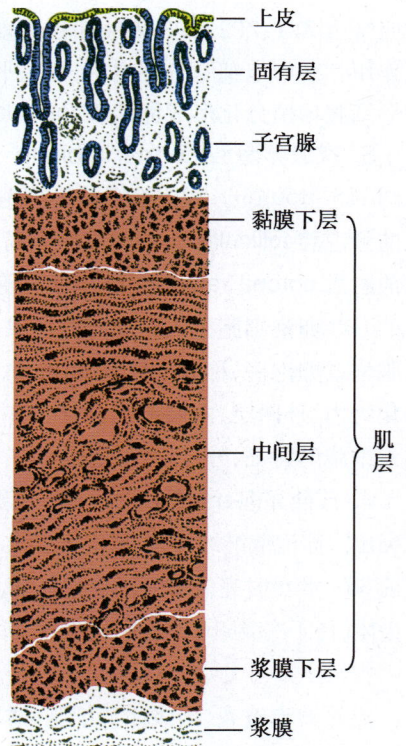

图 15-10 子宫壁结构模式图

动脉 spiral artery。

子宫体部和底部的内膜，按其功能特点分**功能层** functional layer 和**基底层** basal layer。功能层位于浅层，较厚，自青春期开始，每次月经来潮时发生脱落，妊娠时胚泡也在此层植入。基底层紧靠肌层，较薄，在月经来潮时不脱落并有增生、修复能力，可以产生新的功能层。

（二）子宫内膜的周期性变化

始自青春期止于绝经期，子宫内膜功能层在卵巢激素的作用下，出现周期性变化，即每 28 天左右发生 1 次内膜功能层剥脱出血、修复和增生，称**月经周期** menstrual cycle。每个月经周期从月经第 1 天起至下次月经来潮前 1 天止。月经周期分月经期（第 1~4 天）、增生期（第 5~14 天）和分泌期（第 15~28 天）三个时期（图 15-11）。

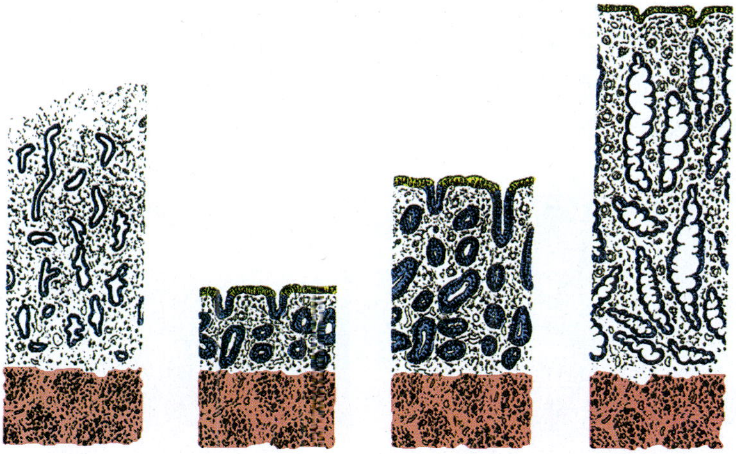

图 15-11 子宫内膜周期性变化模式图

1. **月经期** menstrual phase 若排出的卵子未受精，卵巢中的月经黄体退化，孕激素与雌激素的分泌量急剧减少，引起螺旋动脉收缩，导致内膜功能层缺血、坏死。继而螺旋动脉突然扩张，血管破裂，血液积聚于内膜功能层，坏死的组织块与积聚的血液一起流入子宫腔经阴道排出体外，形成**月经** menstruation。在月经终止前，内膜基底层子宫腺残留的细胞迅速分裂增生，并向子宫腔表面推移，内膜逐渐修复进入增生期。

2. **增生期** proliferative phase 增生期又称为卵泡期，此时卵巢有若干卵泡生长发育。在生长卵泡分泌的雌激素作用下，子宫内膜基质细胞分裂、增生，分泌基质和纤维；子宫腺增多、增长，腺腔扩大；螺旋动脉增长、弯曲。这些变化使内膜功能层逐渐变厚至 2~4mm。

3. **分泌期** secretory phase 分泌期又称为黄体期，此时卵巢已排卵，黄体逐渐形成。在雌激素和孕激素的作用下，基质细胞继续增大，胞质内含有许多糖原和脂滴；子宫腺高度弯曲，腺腔进一步扩大，腺腔内充满分泌物；螺旋动脉更弯曲、更长，伸达内膜浅表；固有层因组织液增多而呈生理性水肿状态，内膜厚度达 5mm 以上。若卵受精，内膜在妊娠黄体分泌的激素作用下，发育为蜕膜，以适应胚泡的植入和发育；若卵未受精，则月经黄体退化，雌激素和孕激素急剧减少，内膜又转入月经期。

三、乳腺

乳腺于青春期开始发育，性成熟期未孕女性的乳腺，称静止期乳腺；妊娠期和哺乳期的乳腺分泌乳汁，称活动期乳腺。

（一）乳腺的一般结构

乳腺被结缔组织分隔为 15~25 个叶，每叶又分为若干小叶，每个小叶是一个复管泡状腺。腺泡

Note:

上皮为单层立方或柱状,在上皮细胞和基膜间有肌上皮细胞。导管包括小叶内导管、小叶间导管和总导管。小叶内导管多为单层立方或柱状上皮,小叶间导管为复层柱状上皮,总导管又称输乳管,开口于乳头,管壁为复层扁平上皮。

（二）静止期乳腺

腺体不发达,仅见少量导管和小腺泡,脂肪组织和结缔组织丰富(图 15-12)。卵巢排卵后,腺泡和导管略有增生。

（三）活动期乳腺

妊娠期在雌激素和孕激素的作用下,小导管和腺泡迅速增生,腺泡增大,结缔组织和脂肪组织相应减少。至妊娠后期,在垂体分泌的催乳激素影响下,腺泡开始分泌。分泌物中含有脂滴、乳蛋白、乳糖与抗体,称为初乳。初乳内还有吞噬脂肪的巨噬细胞,称初乳小体。

哺乳期乳腺结构与妊娠期乳腺相似,但腺体发育更好,腺泡腔增大。腺泡处于不同的分泌时期,腺泡腔充满乳汁(图 15-12)。断乳后,催乳激素水平下降,乳腺停止分泌,腺组织萎缩,结缔组织和脂肪组织增多,乳腺又转入静止期。

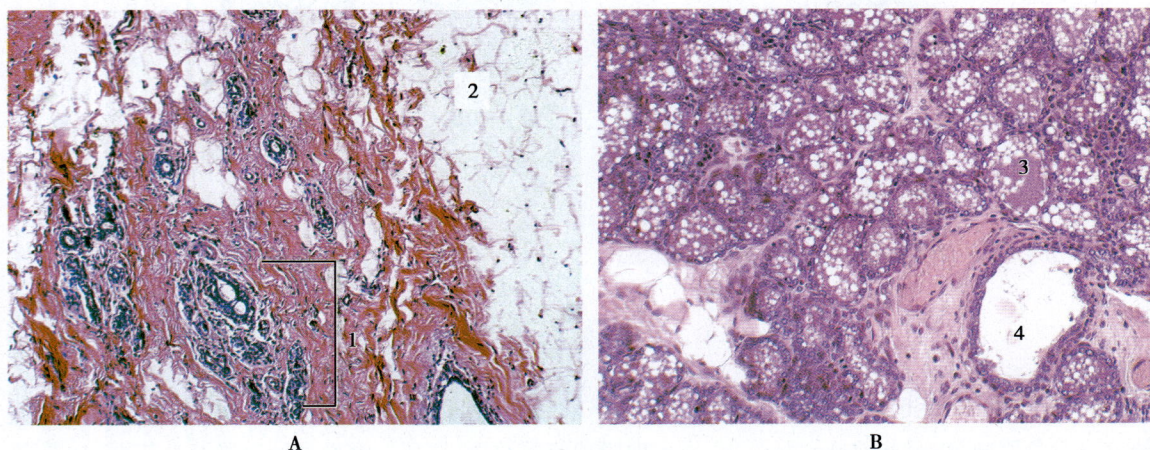

图 15-12　乳腺光镜图　HE 染色
A. 人静止期乳腺;B. 兔授乳期乳腺。
1. 乳腺小叶;2. 脂肪组织;3. 含乳汁的腺泡;4. 小叶间导管。

◆ **环境雌激素和环境雄激素**

食物、水源和空气里含有各种化学物质,有的化学物质结构类似人体内的雌激素和雄激素,可与人体正常分泌的性激素竞争受体结合位点,影响体内性激素功能的发挥,从而导致各种疾病。这类化学物质称为环境雌激素和环境雄激素。环境雌激素种类繁多,在我们日常生活中无处不在。具有代表性的是有机氯农药;作为女性合成激素使用的己烯雌酚等医药品;各种塑料制品,特别是塑料食器具释放的联苯酚 A、邻苯二甲酸酯;化妆品中的苯酮、防酸剂 BHA;食品中添加的各种色素、防腐剂。环境雌激素对人类健康的影响不容忽视。环境雌激素可导致女性多出现子宫内膜异位、子宫肌瘤,卵巢癌、乳腺癌等疾病;男性多出现睾丸癌、精子的数量与质量下降等疾病;胎儿易出现各种生殖系统畸形。

畜禽养殖过程中畜禽排出的粪尿以及造纸过程中木料所含的植物甾醇经氯化后的产物中含有大量雄激素,因此畜禽养殖厂周围的水土和造纸厂的废水是环境雄激素的主要来源。环境雄激素有抗雄激素作用,可导致人体生殖功能紊乱。

思 考 题

1. 试述生精小管的组织结构及其与精子发生的关系。
2. 简述睾丸间质细胞的结构和功能。睾丸间质细胞受何种激素调控？
3. 试述卵泡的结构组成及其在卵巢中的基本发育过程。
4. 简述黄体的形成、结构、功能和命运。
5. 简述子宫内膜的周期性变化及调控机制。

（祝　辉）

NURSING

第十六章

心血管系统

16章

16章　数字内容

学 习 目 标

- 知识目标

本章介绍心脏、动脉、毛细血管和静脉的基本结构与功能。

1. 动脉的结构特点和功能,毛细血管的结构、功能和分布特性。

2. 熟悉心脏和静脉的基本结构与功能。

除毛细血管外,心脏和动、静脉管壁都由内、中、外三层膜构成。

第一节　心

心壁由心内膜、心肌膜和心外膜三层构成(图 16-1)。

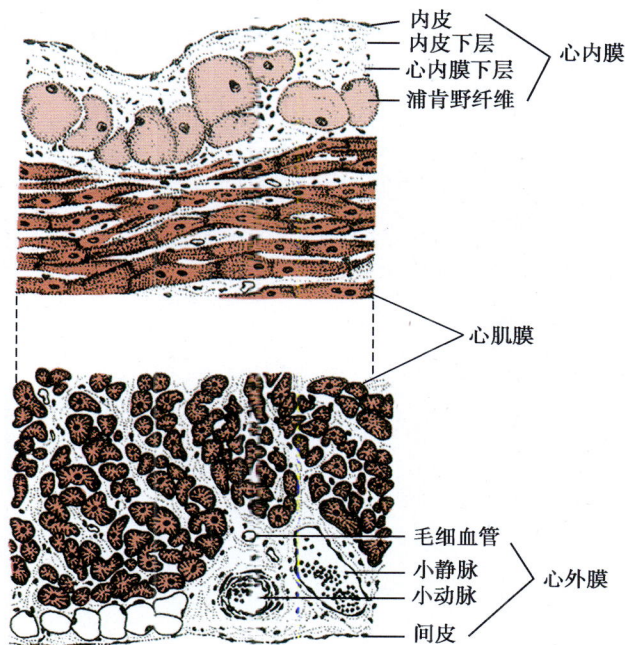

图 16-1　心壁结构模式图

一、心内膜

心内膜 endocardium 由内皮、内皮下层和心内膜下层构成。内皮与出入心脏大血管的内皮相连续;内皮下层为薄层细密结缔组织;心内膜下层为疏松结缔组织,含小血管、神经及心传导系的分支**浦肯野纤维** Purkinje fiber。房室孔处,心内膜向心腔内突出形成的薄片状结构称为心瓣膜(二尖瓣和三尖瓣),具有保证血液从心房向心室定向流动的功能。

二、心肌膜

心肌膜 myocardium 是三层中最厚的一层,主要由螺旋状排列的心肌纤维构成,其间有少量疏松结缔组织和丰富的毛细血管。

心肌分为心房肌和心室肌,两者互不相连,分别附着于由致密结缔组织形成的纤维支架——心骨骼上。心室肌比心房肌厚,左心室肌特别发达,是右心室肌厚度的 3 倍。

部分心房肌细胞除有收缩功能外,还有内分泌功能,可以分泌心房钠尿肽,具有利尿、排钠、扩张血管和降低血压等作用。

三、心外膜

心外膜 epicardium 即心包膜的脏层,其结构为浆膜,表面被覆一层间皮,深面为薄层疏松结缔组织,内含血管、神经、淋巴管及脂肪组织等。

第二节 血 管

一、动脉

动脉 artery 从心脏发出后反复分支,管径渐小,管壁渐薄。根据管径大小和管壁的结构特点,将动脉分为大、中、小三级。其中,中动脉管壁的三层结构最为清晰(图 16-2A、图 16-2B)。

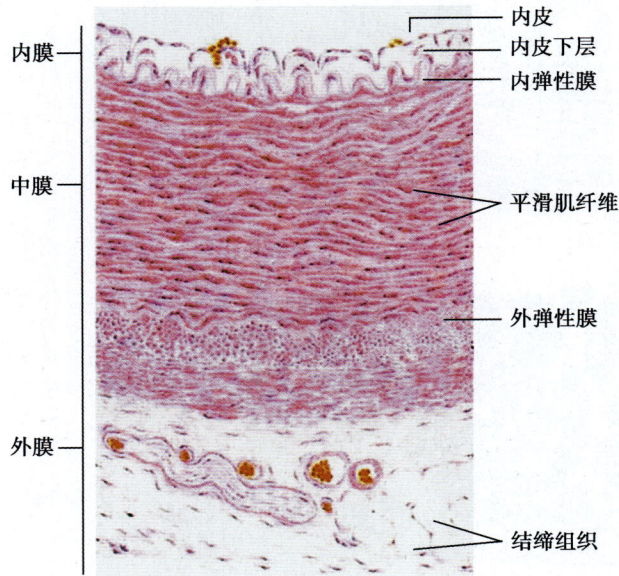

图 16-2A　中动脉模式图

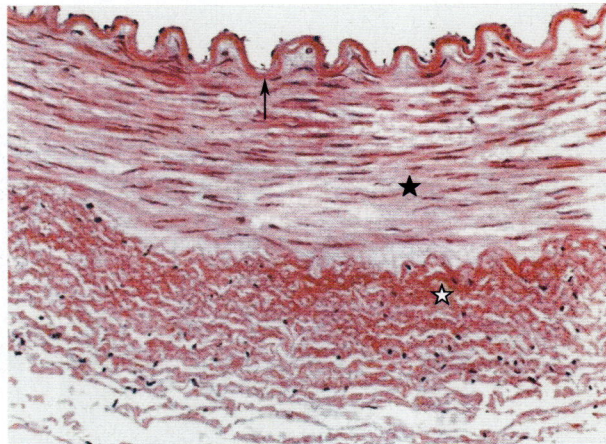

图 16-2B　中动脉横切　HE 染色　低倍
↑内弹性膜,★中膜,☆外膜。

（一）中动脉

中动脉 medium-sized artery 是指除大动脉外,凡在解剖学中有名称的动脉。

1. **内膜 tunica intima**　由内皮、内皮下层和内弹性膜构成。内皮下的薄层疏松结缔组织即内皮下层,可含少量平滑肌;其外侧为弹性蛋白构成的内弹性膜,膜上有许多小孔。中动脉内弹性膜发达,在横切面标本中,因管壁收缩而呈现波纹状。

2. **中膜 tunica media**　较厚,主要由 10~40 层环形排列的平滑肌纤维构成,故中动脉又称肌性动脉。

3. 外膜 tunica adventitia　由疏松结缔组织构成,含营养血管、淋巴管和神经等。多数中动脉的中膜与外膜交界处有明显的外弹性膜。

因为中动脉的中膜主要由平滑肌纤维组成,使得内、外弹性膜易于分辨,故管壁三层结构很清晰(图 16-2A、图 16-2B)。

中动脉管壁中平滑肌的舒缩可控制管径的大小,调节分配到各器官的血流量,故中动脉又有分配动脉之称。

(二)大动脉

大动脉 large artery　包括主动脉、肺动脉、无名动脉、颈总动脉、锁骨下动脉、椎动脉和髂总动脉等。

与中动脉比较,大动脉最大的不同是其中膜很厚,主要由 40~70 层有孔的弹性膜和大量弹性纤维构成,其间有少量平滑肌和胶原纤维,故大动脉又称弹性动脉。因内、外弹性膜与中膜的弹性膜相续连,故大动脉三层结构分层不明显(图 16-3A、图 16-3B、图 16-4)。

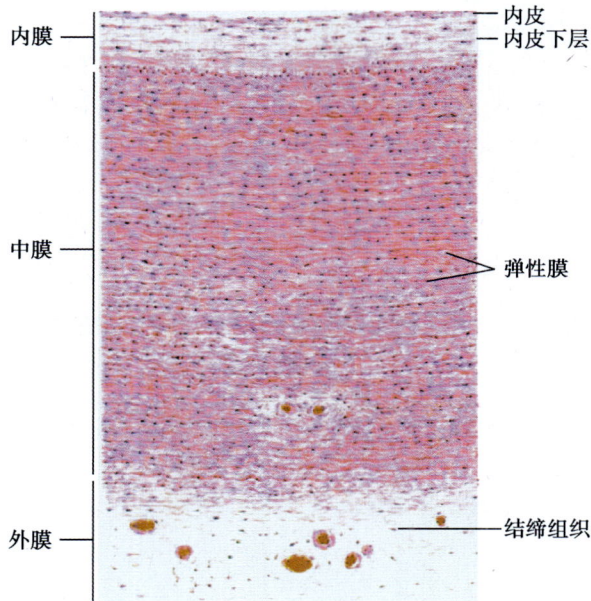

图 16-3A　大动脉结构模式图

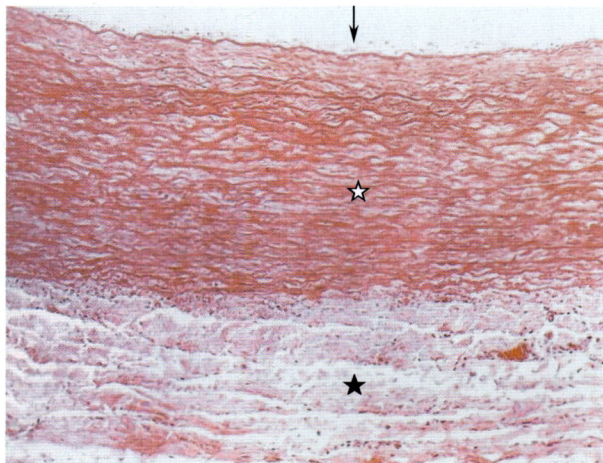

图 16-3B　大动脉横切　HE 染色　低倍
↓内膜,☆中膜,★外膜。

大动脉具有很强的弹性,它作为一个辅助泵,能承受心室收缩时强大的压力,又能在心室舒张时弹性回缩以推动血液继续流动,以维持血液连续流动。

（三）小动脉

管径小于 1mm 的动脉称为**小动脉 small artery**,结构与中动脉相似,但各层均变薄,无外弹性膜,中膜仅数层环行平滑肌(图 16-5)。小动脉也属于肌性动脉。

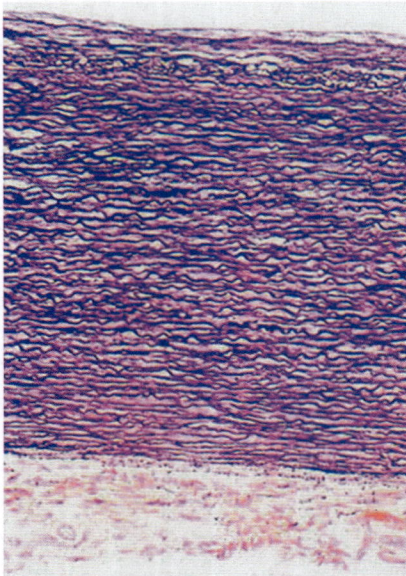

图 16-4　大动脉横切　弹性纤维染色低倍

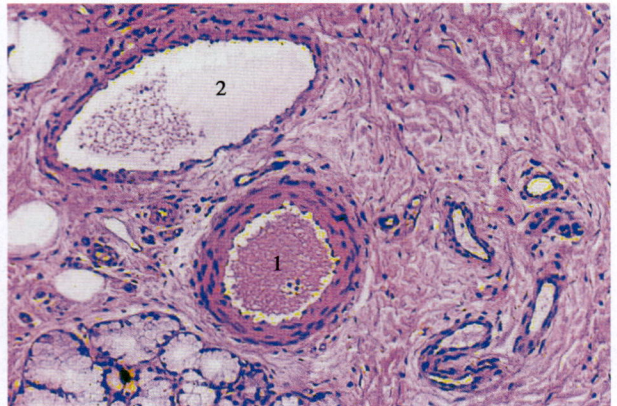

图 16-5　小动、静脉横切　HE 染色　高倍
1. 小动脉;2. 小静脉。

小动脉管壁平滑肌的舒缩可调节器官局部和组织的血流量,并改变血管外周阻力,对血压的调节起重要作用,故小动脉又称外周阻力血管。

直径小于 0.3mm 的动脉称为**微动脉 arteriole**,无弹性膜,中膜平滑肌仅 1~2 层。

二、静脉

根据管径的不同,**静脉 vein** 也可分为大、中、小三级。与伴行的动脉比较,静脉具有以下结构特点:①静脉管腔大,管壁薄,平滑肌和弹性组织均不丰富,故管壁常塌陷呈不规则形(见图 16-5);②静脉管壁内、外弹性膜不发达,故三层界限不如动脉明显;③管径 2mm 以上的静脉常有静脉瓣,由内膜凸入管腔折叠而成,可防止血液逆流。

三、毛细血管

毛细血管 capillary 是体内管径最细、分布最广的血管,分支多且相互吻合成网,血流缓慢,行程迂曲,管壁薄,通透性高,总面积大,是血液与周围组织进行物质交换的场所。

（一）毛细血管的结构

毛细血管管径一般为 6~8μm,其管壁仅由一层内皮细胞和基膜组成。在内皮细胞与基膜之间有时可见一种扁平有突起的细胞,称**周细胞 pericyte**,当毛细血管受损时,它能增殖、分化为内皮细胞和成纤维细胞。

（二）毛细血管的分类

通常将毛细血管分为连续毛细血管、有孔毛细血管和血窦三类,管壁通透性逐一增大(图 16-6)。

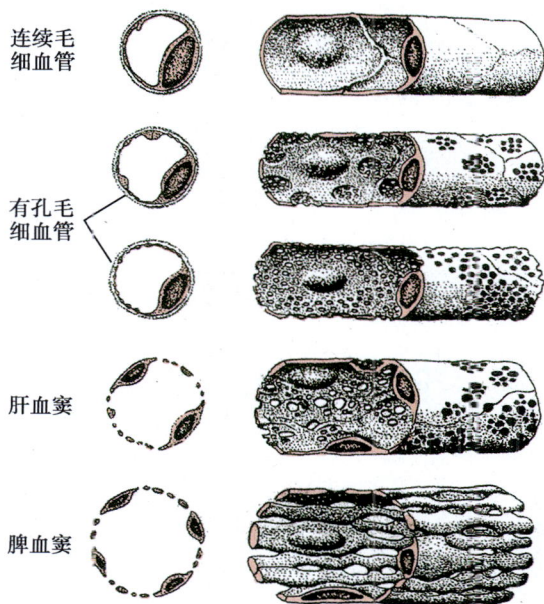

图 16-6　三类毛细血管结构模式图

连续毛
细血管

有孔毛
细血管

肝血窦

脾血窦

1. **连续毛细血管 continuous capillary**　连续毛细血管内皮细胞完整，细胞间借紧密相连，基膜完整，胞质内有许多吞饮小泡，是连续毛细血管物质交换的主要方式。主要分布于肌组织、结缔组织、肺及中枢神经系统等。

2. **有孔毛细血管 fenestrated capillary**　有孔毛细血管内皮细胞不含核的部分很薄，有贯穿胞质的窗孔，孔上可有一层隔膜封闭，但基膜完整。有孔毛细血管的物质交换主要通过内皮细胞的窗孔来完成。主要存在于胃肠黏膜、某些内分泌腺和肾血管球等处。

3. **血窦 sinusoid**　血窦又称为窦状毛细血管，管腔大、形态不规则，内皮细胞间隙较大，内皮细胞有窗孔，基膜连续或不连续，甚至缺如。血窦的物质交换是通过内皮细胞的窗孔及细胞间的间隙进行的，主要分布于肝、脾、骨髓及某些内分泌腺。

四、微循环

微循环 microcirculation 是指微动脉与微静脉之间的血液循环，是血液循环的基本功能单位，可根据组织代谢的需要调节血流量。不同组织中微循环血管的组成可能不同，但一般都包括以下几个部分：①微动脉是控制微循环的总闸门；②毛细血管前微动脉是微动脉的分支，其再分支为中间微动脉；③真毛细血管由中间微动脉分支相互吻合而成，即一般所称的毛细血管，其起始点是由少许平滑肌形成的毛细血管前括约肌，是调节微循环的分闸门，血管中血流缓慢，是进行物质交换的主要部位；④直捷通路是直接连通中间微动脉与微静脉的毛细血管（通血毛细血管），短而粗；⑤动静脉吻合是直接连通微动脉与微静脉的血管，一般处于关闭状态，在急性大出血等应急状况下才开放，以缩短循环途径，使大部分血液经此通路迅速返回心脏，是调节局部组织血流量的重要结构；⑥微静脉。

思 考 题

1. 请结合功能描述大、中、小动脉的结构特点。
2. 列表比较三种毛细血管的结构、功能和分布。
3. 什么是浦肯野纤维？

（周　雪）

URSING

第十七章

免 疫 系 统

17章
17 章　数字内容

─ 学 习 目 标 ─

● 知识目标

本章介绍构成免疫系统的细胞、组织和器官的结构和功能。

1. 掌握淋巴细胞和抗原提呈细胞的来源、分类和功能,淋巴组织的分类、结构和功能,淋巴结、脾和胸腺的基本结构和功能,淋巴细胞再循环的路径和意义。

2. 熟悉扁桃体的基本结构和功能。

免疫系统 immune system 由免疫活性分子、免疫细胞、淋巴组织以及淋巴器官构成。免疫系统是人体内重要的防御性系统,具有免疫防御、免疫监视和免疫稳定三方面的功能,即:①识别、消除外来异体物质(抗原)如病原生物、异体细胞及异体大分子;②监视、清除体内表面抗原发生改变的细胞如肿瘤细胞和病毒感染细胞;③识别、清除体内衰老死亡的细胞,以维持机体内环境的稳定。

免疫系统的主要成分是淋巴细胞。淋巴细胞经血液和淋巴液环流全身,将免疫系统连成一个功能整体,从分子水平、细胞水平及器官水平实现免疫功能。

第一节 免 疫 细 胞

一、淋巴细胞

根据淋巴细胞 lymphocyte 的发生部位、形态结构、表面标记和生理功能,多将淋巴细胞分为三种类型。

(一)T 细胞

由胸腺内的淋巴干细胞分化而成,是淋巴细胞中数量最多、功能最复杂的一类细胞。T 细胞参与细胞免疫。

(二)B 细胞

由骨髓中的淋巴干细胞分化而成。B 细胞受到抗原刺激后,增殖分化为大量浆细胞,浆细胞分泌的抗体(免疫球蛋白)进入体液与抗原结合,既可降低抗原的致病性,又能加速巨噬细胞对该抗原的吞噬和清除。B 细胞参与体液免疫。

(三)自然杀伤细胞

自然杀伤细胞 natural killer cell 又称为 NK 细胞,属于淋巴细胞的一种。NK 细胞在人体内分布广泛,不需要抗原激活或抗体协助即可直接杀伤病毒感染细胞和肿瘤细胞。

二、抗原提呈细胞

抗原提呈细胞 antigen presenting cell,APC 是具有捕获、加工、处理抗原,并将抗原提呈给淋巴细胞的一类免疫细胞。此类细胞能表达主要组织相容性复合体 Ⅱ major histocompatibility complex Ⅱ,MHC Ⅱ。

此类细胞包括以下几类:

(一)树突状细胞

树突状细胞 dendritic cell,DC 是功能最强的抗原提呈细胞,因成熟时伸出许多树突样或伪足样突起而得名。DC 广泛分布于除脑以外的全身各脏器,但数量较少,如淋巴组织中的滤泡样 DC、交错突细胞、结缔组织中的间质 DC、淋巴中的面纱 DC 和表皮中的朗格汉斯细胞。

(二)单核细胞和巨噬细胞

单核细胞及由其演变而来的具有吞噬功能的细胞,称为单核巨噬细胞系统 mononuclear phagocytic system,MPS。该系统在体内分布广,细胞数量多,包括血液中的单核细胞、结缔组织中的巨噬细胞、骨组织中的破骨细胞、神经组织中的小胶质细胞、肝内的巨噬细胞(库普弗细胞)、肺内的尘细胞。

单核巨噬细胞系统的细胞有很强的吞噬能力,也具有抗原提呈能力及分泌多种细胞因子的功能。

第二节 淋 巴 组 织

淋巴组织 lymphoid tissue 以网状组织为支架,网孔中充满大量淋巴细胞和一些巨噬细胞和浆细胞等。主要有两种形态。

一、弥散淋巴组织

弥散淋巴组织 diffuse lymphoid tissue 无固定形态，与周围的组织无明显分界。弥散淋巴组织中有毛细血管后微静脉，其特征是内皮柱状，故又称**高内皮微静脉** high endothelial venule，是淋巴细胞由血液进入淋巴组织的重要路径。

二、淋巴小结

淋巴小结 lymphoid nodule 为球形小体，有较明确的边界。淋巴小结内有大量 B 细胞和少量 T 细胞、巨噬细胞。淋巴小结受抗原刺激后增大，并产生**生发中心** germinal center。生发中心又可分为明区和暗区，分别由分裂快、较幼稚的大淋巴细胞和中淋巴细胞构成。中淋巴细胞继续分裂、增殖、分化，并向小结周边推移，有一部分可向浆细胞转化，并逐渐移往髓质；而不发生分裂增殖的 B 细胞则形成较密集的小淋巴细胞，尤以顶部最厚，呈帽状，称小结帽。无生发中心的淋巴小结较小，称初级淋巴小结；有生发中心的称次级淋巴小结（图 17-1）。

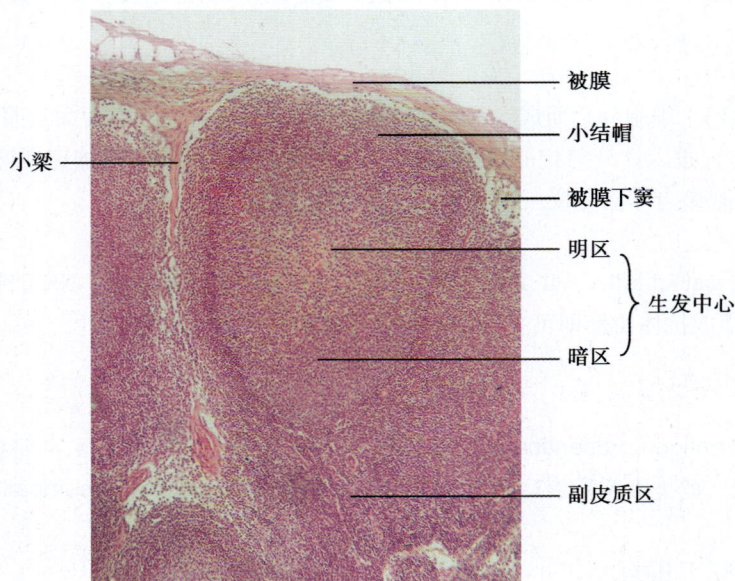

图 17-1　淋巴结　HE 染色　低倍

淋巴小结的形态和结构不是固定不变的，抗原刺激与否及程度均会影响淋巴小结的数量和形态结构，因此，淋巴小结是反映体液免疫应答的重要形态学标志。

第三节　淋巴器官

淋巴器官 lymphoid organ 是以淋巴组织为主的器官，在体内执行免疫功能，故又称免疫器官。根据发生和功能的不同，可分为中枢淋巴器官和周围淋巴器官两类。

中枢淋巴器官在胚胎发生时期出现较早，如胸腺和骨髓，它们的发生与功能不受抗原刺激的影响，在出生前已基本发育完善，是造血干细胞增殖、分化成为初始型 T、B 淋巴细胞的场所，并向周围淋巴器官输送淋巴细胞。

周围淋巴器官发生较晚，如淋巴结、脾和扁桃体，出生数月后才逐渐发育完善，接受和容纳由中枢淋巴器官迁来的淋巴细胞。周围淋巴器官是免疫细胞定居和增殖的场所，也是免疫应答的重要部位。

周围淋巴器官广泛分布于全身各重要部位,形成第二道免疫防线。

一、淋巴结

淋巴结 lymph node 表面有薄层结缔组织构成的被膜,数条输入淋巴管穿过被膜进入淋巴结实质。淋巴结的一侧凹陷处为门部,有输出淋巴管、血管和神经出入。被膜结缔组织伸入淋巴结实质形成相互连接的小梁,构成淋巴结的支架,连同神经、血管一起形成淋巴结的间质。淋巴结的实质由淋巴组织构成,可分为浅部的皮质和深部的髓质(图 17-2、图 17-3)。

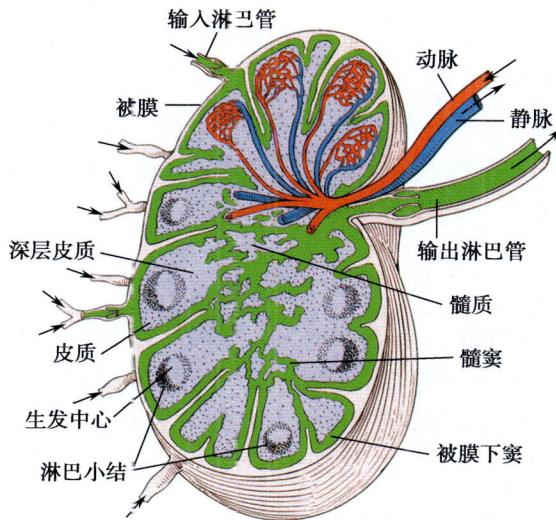

图 17-2 淋巴结结构模式图

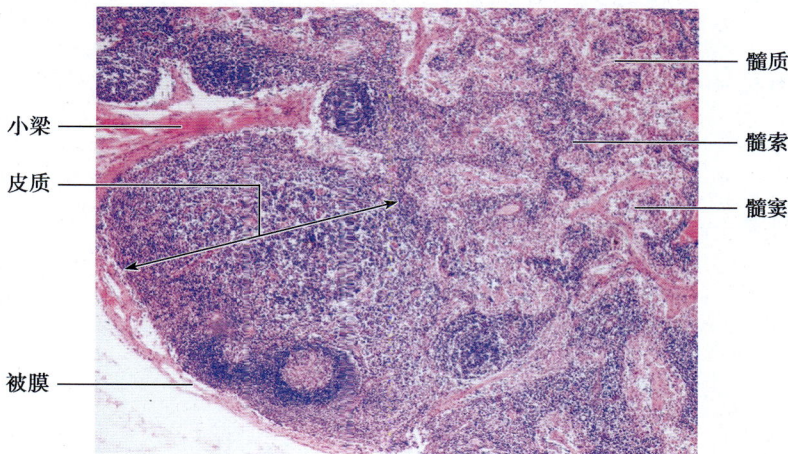

图 17-3 淋巴结 HE 染色 低倍

(一)皮质

皮质由浅层皮质、副皮质区和皮质淋巴窦组成。

1. **浅层皮质** 浅层皮质位于皮质浅层,由淋巴小结及小结之间的弥散淋巴组织组成,主要由 B 细胞组成。

2. **副皮质区** 副皮质区位于浅层皮质深部,为弥散淋巴组织,主要由 T 细胞组成,故称**胸腺依赖区** thymus dependent area,此区内常有高内皮微静脉。

3. **皮质淋巴窦** 皮质淋巴窦位于被膜下方和小梁周围,分别称被膜下窦和小梁周窦。在被膜侧

Note:

有输入淋巴管通入被膜下窦。淋巴窦的窦壁由内皮细胞衬里,腔内有呈星状的内皮细胞、淋巴细胞和巨噬细胞。淋巴液在淋巴窦内流动缓慢,有利于巨噬细胞吞噬、清除抗原。

（二）髓质

髓质位于淋巴结深部,由髓索和髓窦组成(图 17-3)。

1. 髓索　髓索是相互连接呈网状的条索状淋巴组织,主要含 B 细胞、浆细胞和巨噬细胞。

2. 髓窦　髓窦是髓索之间的腔隙,其结构与皮质淋巴窦相似,但较宽大,腔内的巨噬细胞较多,故有较强的滤过功能。流入髓质的淋巴液,最后汇入输出淋巴管。

（三）淋巴结的功能

1. 滤过淋巴液　淋巴液经输入淋巴管流入淋巴结淋巴窦,窦内的巨噬细胞能将淋巴液内的抗原物质吞噬清除,从而清洁淋巴液。

2. 参与免疫应答　抗原物质进入淋巴结后,首先被巨噬细胞吞噬、处理,随后被传递给淋巴细胞,后者被激活后增殖转化为效应性 B 细胞和 T 细胞,引发体液免疫和细胞免疫,所以淋巴结是重要的免疫器官。

二、脾

脾 spleen 位于血循环的通路上,为人体最大的周围淋巴器官。脾的被膜较厚,由富含弹性纤维及平滑肌纤维的致密结缔组织组成,外覆间皮。被膜伸入实质形成网状的小梁,内含小梁静脉、小梁动脉、神经和淋巴管。脾的实质由富含血细胞的淋巴组织构成,分为白髓和红髓(图 17-4)。

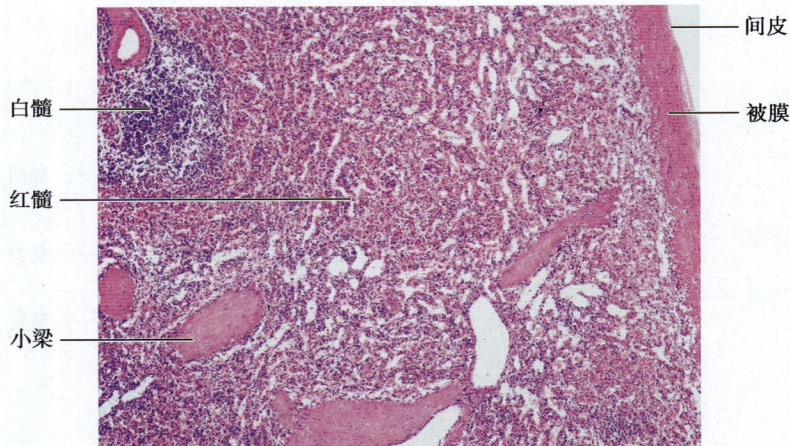

图 17-4　脾结构模式图　HE 染色　低倍

（一）白髓

白髓 white pulp 在新鲜的脾切面上为散在分布的灰白色点状区域,由动脉周围淋巴鞘、淋巴小结和边缘区组成,相当于淋巴结的皮质。

1. 动脉周围淋巴鞘 periarterial lymphatic sheath　动脉周围淋巴鞘呈鞘状围绕小梁动脉的分支中央动脉。为弥散淋巴组织,主要含 T 细胞,是脾的胸腺依赖区。

2. 淋巴小结　淋巴小结位于动脉周围淋巴鞘的一侧,主要含 B 细胞,受抗原刺激后形成次级淋巴小结,小结帽朝向红髓。

3. 边缘区 marginal zone　边缘区是白髓和红髓交界的狭窄区域,该区含有 T 细胞、B 细胞和较多的巨噬细胞。边缘区内有一些微小动脉直接开口于此,所以这里既是淋巴细胞从血液进入淋巴组织的重要通道,也是脾首先接触抗原并引起免疫应答的重要部位。

（二）红髓

红髓 red pulp 为富含血细胞的淋巴组织,故呈红色,由脾索和脾血窦组成。

1. **脾索** 脾索为相邻血窦之间的淋巴组织,呈条索状,互相连接成网,主要含 B 细胞及红细胞。脾索是脾滤血的主要结构。

2. **脾血窦** 脾血窦腔大,形态不规则,互相通连,腔内充满血液。窦壁内皮细胞呈长杆状,沿血窦纵轴排列,内皮细胞之间有裂隙,基膜不完整,利于脾索内的血细胞变形后进入脾血窦(图17-5)。

（三）脾的功能

1. **滤血** 脾是清除血液中的抗原和衰老红细胞的主要场所。当血液流经脾时,衰老的红细胞因变形能力降低,不能穿过血窦壁而滞留在脾索内,被巨噬细胞吞噬清除。若脾功能亢进,可吞噬过多的红细胞而引起贫血。

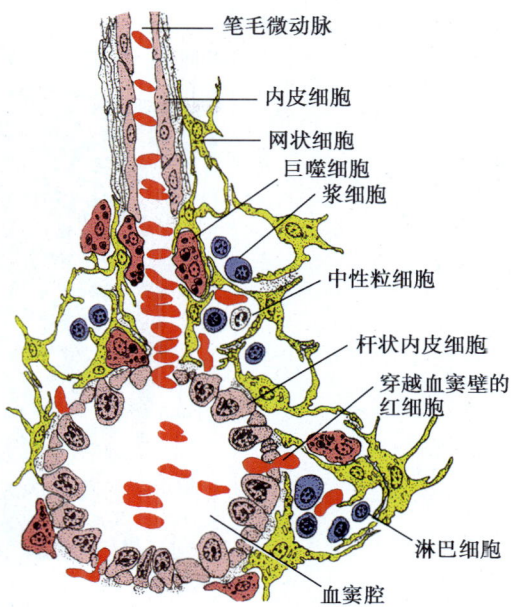

图 17-5 脾索及脾血窦模式图

2. **造血** 胚胎早期的脾有造血功能,成年后脾仍保留造血的潜能。当严重失血或贫血时,脾可恢复造血功能。

3. **免疫应答** 脾是各类免疫细胞居住的场所,也是对血源性抗原物质产生免疫应答的部位。T、B 细胞受抗原刺激时,可产生相应的免疫应答。

三、胸腺

胸腺 thymus 表面有薄层结缔组织被膜,结缔组织伸入胸腺内部形成小叶间隔,把实质分隔成许多不完全分离的胸腺小叶,小叶的周边为皮质,中央为髓质,相邻小叶的髓质彼此相连(图17-6)。

胸腺的实质主要由胸腺上皮细胞、胸腺细胞、巨噬细胞等构成(图17-7)。胸腺上皮细胞多呈星形,能分泌胸腺素和胸腺生成素,参与构成胸腺细胞发育的微环境。胸腺细胞是胸腺内分化发育的 T 细胞。

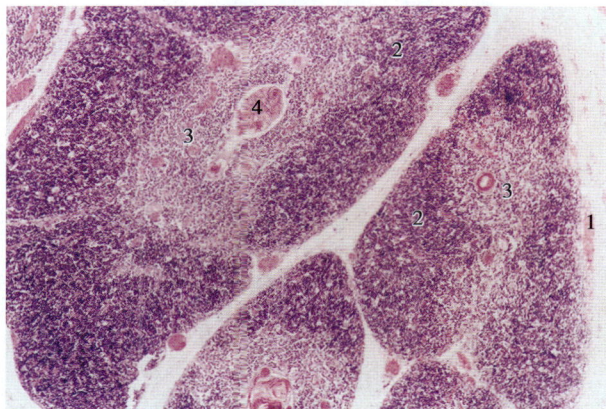

图 17-6 胸腺 HE 染色 低倍
1. 被膜;2. 皮质;3. 髓质;4. 胸腺小体。

Note:

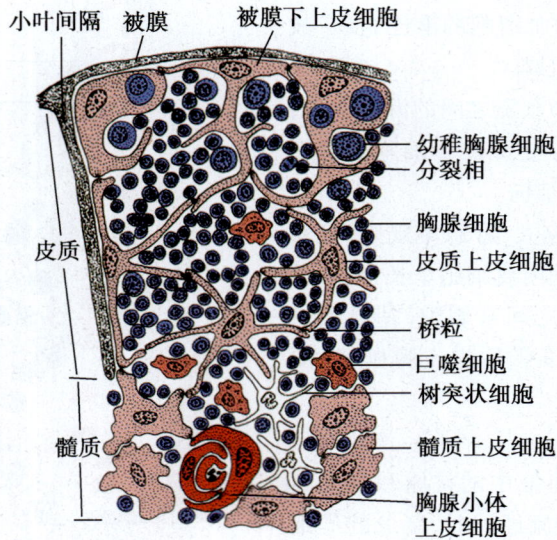

图 17-7 胸腺内细胞分布模式图

（一）皮质

皮质位于小叶周边,染色较深,其胸腺上皮细胞相对较少,而胸腺细胞密集。皮质的胸腺细胞具有一定的排列规律,浅层的胸腺细胞较大而幼稚,有分裂能力;近髓质的胸腺细胞较小而成熟,无分裂能力。

（二）髓质

髓质染色较浅,含有较多的胸腺上皮细胞,而胸腺细胞较少。髓质内可见胸腺上皮细胞构成的圆形、大小不等的**胸腺小体 thymic corpuscle**,功能尚不明确。

血-胸腺屏障 blood-thymus barrier 是血液与胸腺间的屏障结构:①连续毛细血管内皮细胞,细胞间有紧密连接;②连续的内皮基膜;③血管周隙,内含巨噬细胞;④胸腺上皮的基膜;⑤一层连续的胸腺上皮细胞。它可以阻止血液内大分子抗原物质和药物等进入胸腺皮质,从而使胸腺皮质T细胞免受抗原的刺激,这对维持胸腺内环境的稳定、保证胸腺细胞的正常发育有着极为重要的作用(图 17-8)。

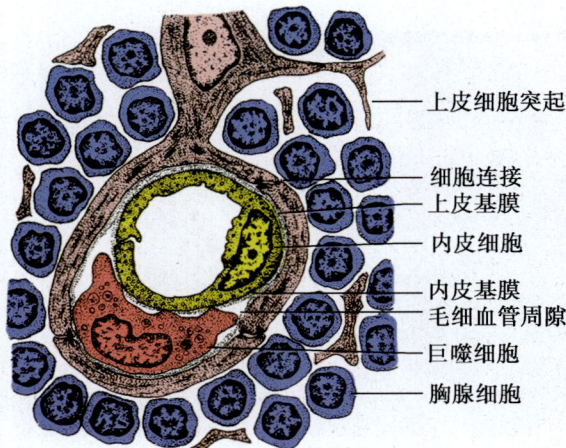

图 17-8 血-胸腺屏障结构模式图

（三）胸腺的功能

胸腺是中枢淋巴器官,主要产生、培育 T 细胞,并向周围淋巴器官输送 T 细胞。胸腺还分泌多种激素如胸腺素、胸腺生成素及胸腺体液因子等,以构成 T 细胞增殖、分化的微环境。

四、扁桃体

扁桃体位于消化道和呼吸道入口的交汇处,包括腭扁桃体、咽扁桃体和舌扁桃体,它们与分散于咽黏膜内的淋巴组织共同组成咽淋巴环,是机体重要的前沿防线,其中腭扁桃体最为重要。

腭扁桃体呈扁椭圆形,位于腭舌弓和腭咽弓之间。腭扁桃体黏膜表面的复层扁平上皮向下凹陷形成数十个隐窝,隐窝上皮内有淋巴细胞、浆细胞、巨噬细胞和朗格汉斯细胞等,称为淋巴上皮组织。隐窝周围的固有层内有大量淋巴小结和弥散淋巴组织。

咽扁桃体和舌扁桃体较小,结构与腭扁桃体相似,但舌扁桃体仅有一个浅隐窝,咽扁桃体无隐窝,故较少发生炎症。成年后咽扁桃体和舌扁桃多萎缩退化。

思 考 题

1. 试述免疫系统的功能,并举例说明。
2. 淋巴小结受抗原刺激后可发生哪些形态结构的变化?
3. 试述脾脏红髓的微细结构及其功能。

（周劲松）

第十八章

内分泌系统

18章

18章 数字内容

学习目标

● 知识目标

本章介绍主要内分泌器官的组织结构和功能。

1. 掌握肾上腺、甲状腺和脑垂体的结构特点和功能。

2. 熟悉甲状旁腺的基本结构和功能。

内分泌系统 endocrine system 由内分泌腺和分布于其他组织器官中的内分泌细胞组成,它与神经系统密切联系,相互配合,共同调节机体的各种功能活动,维持内环境相对稳定。

内分泌腺细胞分泌的激素是一些高效能的生物活性物质,主要有含氮激素和类固醇激素两大类。大多数激素经血液循环运输至远距离的细胞而发挥作用;少数激素可不经血液运输,仅由组织液扩散而作用于邻近细胞,这种方式称为**旁分泌 paracrine**;若激素作用于内分泌细胞自身,则称为**自分泌 autocrine**。激素所作用的特定器官或细胞,称为该激素的**靶器官 target organ** 或**靶细胞 target cell**。

内分泌腺的结构特点是细胞排列成索状、团状或围成滤泡状,无导管,毛细血管丰富。

第一节　肾　上　腺

肾上腺 adrenal gland 的表面有结缔组织被膜,其实质分为周围的皮质和中央的髓质。

一、皮质

肾上腺皮质占肾上腺体积的 80%~90%,自表及里依次分为三个带:球状带、束状带和网状带(图18-1),腺细胞具有分泌类固醇激素细胞的超微结构特点:富含滑面内质网、管泡状嵴线粒体及脂滴。

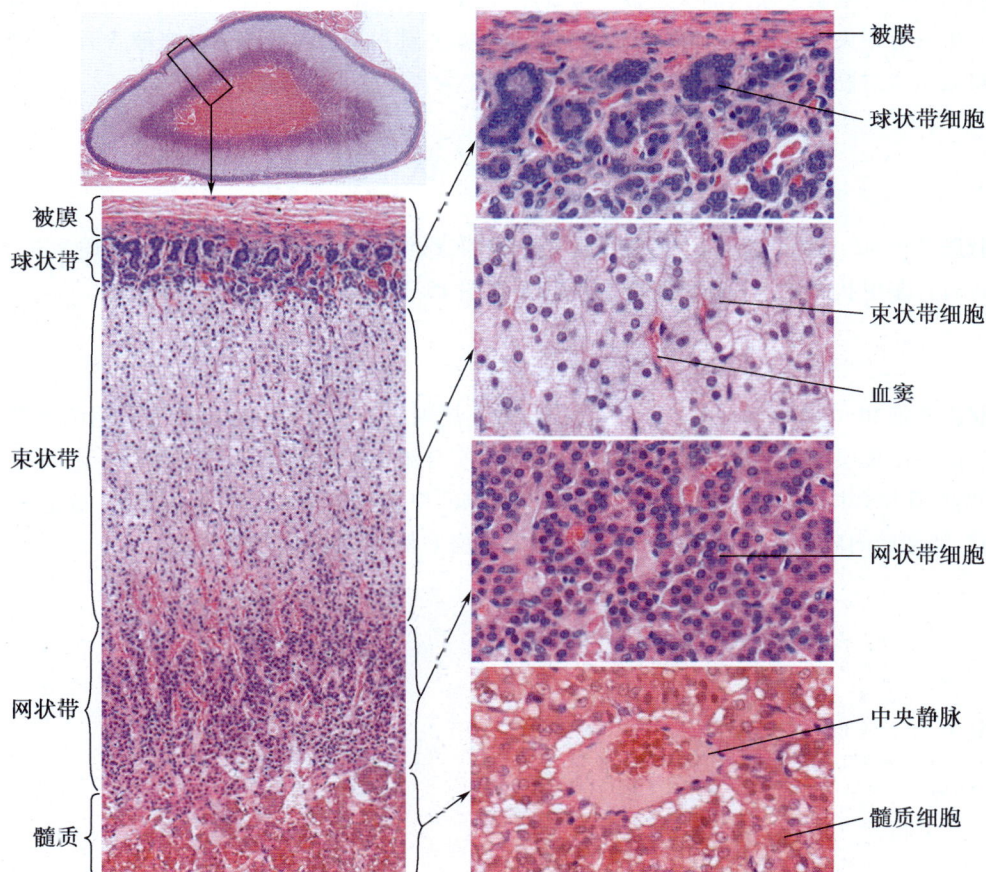

图 18-1　肾上腺光镜像　HE 染色

(一)球状带

球状带 zona glomerulosa 约占皮质体积的 15%。细胞较小、呈低柱状或多边形,团状排列,胞质嗜酸性。细胞团之间有血窦和少量结缔组织。球状带的细胞分泌**盐皮质激素 mineralocorticoid**,如醛固酮,其主要功能是促进肾远曲小管和集合管重吸收钠并排出钾,调节水盐代谢。

（二）束状带

束状带 zona fasciculata 约占皮质体积的 78%。细胞较大、呈多边形,条索状排列,胞质因富含脂滴在 HE 染色切片上呈泡沫状。细胞条索间有血窦和少量结缔组织。束状带的细胞分泌**糖皮质激素 glucocorticoid**,如皮质醇,主要功能是促进蛋白质和脂肪分解并转化为糖,还有抑制炎症和免疫反应的作用。

（三）网状带

网状带 zona reticularis 约占皮质体积的 7%。细胞较小、呈多边形,排列成索并相互吻合成网,胞质嗜酸性。细胞条索间含有血窦和少量结缔组织。网状带的细胞产生雄激素和少量雌激素。

二、髓质

髓质主要由髓质细胞构成(图 18-1)。髓质细胞呈多边形,胞质内含有颗粒。用铬盐处理过的组织,颗粒呈棕黄色,故髓质细胞又称**嗜铬细胞 chromaffin cell**。髓质细胞分两种,约 80% 是肾上腺素细胞,另一种是去甲肾上腺素细胞。**肾上腺素 adrenaline** 的主要功能是使心率加快、心排血量增加,心肌、骨骼肌的血管扩张。**去甲肾上腺素 noradrenaline** 的主要功能是使小动脉的平滑肌收缩,升高血压。

髓质内还有少量胞体较大的交感神经节细胞,该细胞的突起终止于髓质细胞,调节髓质细胞的功能。髓质中央有中央静脉,皮质血窦的血经髓质血窦汇入其内。因流经髓质的血液含有皮质的激素,其中糖皮质激素对髓质细胞生成的去甲肾上腺素转化为肾上腺素有重要作用。

第二节　甲　状　腺

甲状腺 thyroid gland 表面包有薄层结缔组织被膜,结缔组织伸入腺实质,分隔实质为若干小叶。小叶内含有许多甲状腺滤泡和滤泡旁细胞(图 18-2、图 18-3)。

一、甲状腺滤泡

甲状腺滤泡 thyroid follicle 大小不一,呈球形或不规则形。滤泡间有丰富的有孔毛细血管和毛细淋巴管。滤泡由单层滤泡上皮细胞围成,上皮细胞具有分泌含氮类激素细胞的结构特点,可分泌**甲状腺激素 thyroid hormone**。滤泡腔内充满胶质,为碘化的甲状腺球蛋白。功能活跃时,滤泡上皮细胞呈立方状,滤泡腔内胶质减少;反之,滤泡上皮细胞呈扁平状,滤泡腔内胶质增多。

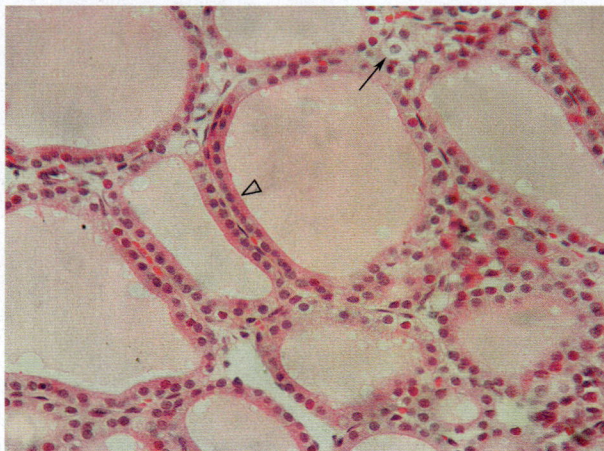

图 18-2　甲状腺　HE 染色　高倍
△示滤泡上皮细胞,↑示滤泡旁细胞。

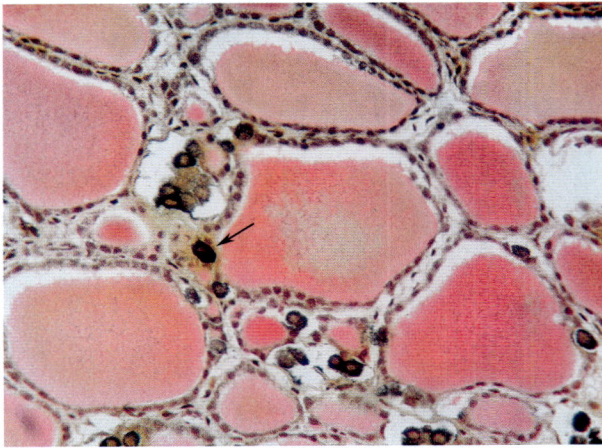

图 18-3 甲状腺 银染 高倍
↑示滤泡旁细胞

滤泡上皮细胞合成和分泌甲状腺激素的过程很复杂,包括合成、碘化、贮存、重吸收、分解和释放等步骤。简言之,滤泡上皮细胞从血液中摄取氨基酸合成甲状腺球蛋白并排至滤泡腔;同时摄取的碘离子在细胞内活化,也排入滤泡腔;甲状腺球蛋白与活化的碘结合形成碘化的甲状腺球蛋白并储存在其内;在垂体分泌的促甲状腺激素作用下,滤泡上皮细胞重吸收碘化的甲状腺球蛋白,经细胞内酶系分解,形成大量四碘甲腺原氨酸(T4,又称甲状腺素)和少量三碘甲腺原氨酸(T3),二者合称甲状腺激素,从细胞基部释放入毛细血管,进入血液循环。

甲状腺激素的主要功能是促进机体的新陈代谢,提高神经系统兴奋性,促进机体生长发育,尤其对婴幼儿骨骼的生长发育和中枢神经系统的发育影响显著。若甲状腺激素分泌不足,在婴幼儿发生克汀病即呆小病;甲状腺激素分泌过多,则出现甲状腺功能亢进症。

二、滤泡旁细胞

滤泡旁细胞 parafollicular cell 又称 C 细胞,位于滤泡上皮细胞之间及滤泡之间的结缔组织内,单个或成群存在(图 18-2、图 18-3)。细胞的体积略大,呈卵圆形,HE 染色时胞质着色浅淡。

滤泡旁细胞分泌降钙素 calcitonin,促进成骨细胞活动,抑制胃肠和肾小管对 Ca^{2+} 的吸收,使血钙降低。

第三节 甲状旁腺

甲状旁腺 parathyroid gland 为上、下两对卵圆形小体,如黄豆大小,位于两叶甲状腺的背面。表面有薄层结缔组织被膜,实质内腺细胞排列成索团状,其间质内富含有孔毛细血管及少量结缔组织,腺细胞有主细胞和嗜酸性细胞两种。

主细胞呈多边形,体积较小,核圆居中,HE 染色胞质着色浅,电镜下可见发达的高尔基复合体,丰富的核糖体及膜被分泌颗粒,也可见到糖原和脂滴。主细胞合成甲状旁腺激素,主要作用于骨细胞和破骨细胞,使骨盐溶解,并促进肠及肾小管吸收钙,从而使血钙浓度升高。

嗜酸性细胞数量少,细胞呈多边形,体积较主细胞大,胞质嗜酸性。细胞数量随年龄增加而增多,是退化的主细胞,有时会低水平分泌甲状旁腺激素。

第四节 垂 体

垂体 hypophysis 为功能复杂的内分泌腺,体积很小,重约 0.5g,位于颅底蝶鞍垂体窝内。垂体可分为腺垂体 adenohypophysis 和神经垂体 neurohypophysis 两大部分。腺垂体包括远侧部、中间部和结节部;神经垂体包括神经部和漏斗。通常称腺垂体的远侧部为垂体前叶;将神经部和中间部合称垂体后叶(图 18-4)。

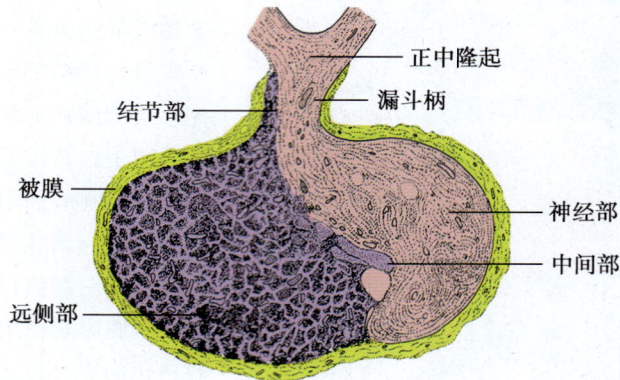

图 18-4　垂体结构模式图

正中隆起、漏斗柄、结节部、被膜、神经部、中间部、远侧部

一、腺垂体

（一）远侧部

远侧部 pars distalis 腺细胞排列成索或团状，细胞间有丰富的血窦。在 HE 染色切片中，腺细胞可分为嗜色细胞和嫌色细胞两种，前者又分为嗜酸性细胞和嗜碱性细胞（图 18-5）。

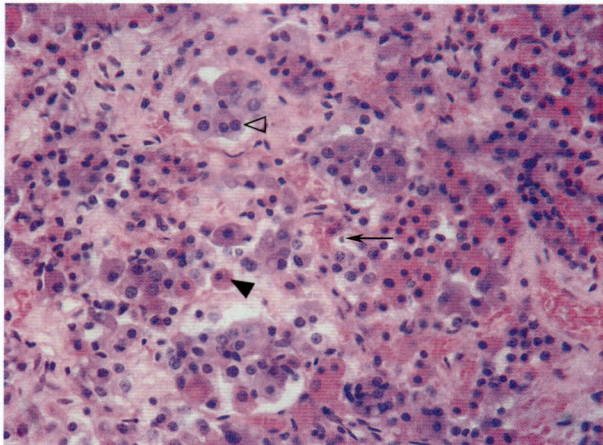

图 18-5　腺垂体远侧部　HE 染色　高倍
▲示嗜酸性细胞，△示嗜碱性细胞，↓示嫌色细胞。

1. **嗜酸性细胞**　嗜酸性细胞的数量约占远侧部细胞的 40%，呈圆形或卵圆形，胞质内含有嗜酸性颗粒，根据其分泌的激素不同，嗜酸性细胞分为以下两种：

（1）**生长激素细胞** somatotroph：合成和分泌**生长激素** growth hormone，GH。生长激素的主要功能是促进骨的生长。分泌过盛时，在幼年可引起巨人症，成人则发生肢端肥大症；分泌不足时，在幼年可引起垂体性侏儒症。

（2）**催乳激素细胞** mammotroph：合成和分泌**催乳激素** prolactin，PRL。此种细胞在女性较多，尤其在妊娠和哺乳期细胞增多、增大，分泌颗粒增多。催乳激素促进乳腺的发育和乳汁的分泌。

2. **嗜碱性细胞**　嗜碱性细胞的数量约占远侧部细胞的 10%，细胞呈圆形或多边形，胞质内含有嗜碱性颗粒，根据其分泌的激素不同，嗜碱性细胞分为三种。

（1）**促甲状腺激素细胞** thyrotroph：合成和分泌**促甲状腺激素** thyroid stimulating hormone，TSH。TSH 促进甲状腺的正常发育，刺激甲状腺滤泡上皮细胞合成分泌甲状腺激素。

（2）**促性腺激素细胞** gonadotroph：合成和分泌**卵泡刺激素** follicle stimulating hormone，FSH 和

黄体生成素 luteinizing hormone,LH。FSH 在女性可促进卵泡的生长发育,在男性则促进生精小管的支持细胞合成雄激素结合蛋白。LH 在女性促进排卵和黄体形成,在男性促进睾丸间质细胞分泌雄激素。

（3）促肾上腺皮质激素细胞 corticotroph：合成和分泌促肾上腺皮质激素 adrenocorticotropic hormone,ACTH。ACTH 主要促进肾上腺皮质束状带分泌糖皮质激素。

3. 嫌色细胞　嫌色细胞的数量约占远侧部细胞的 50%,体积小,细胞界线不清且染色浅。这种细胞可能是幼稚或脱颗粒的嗜色细胞。

（二）中间部

中间部 pars intermedia 在人类是一个退化的部位,只占垂体的 2%,可见嫌色细胞、嗜碱性细胞和一些滤泡。嗜碱性细胞主要是黑素细胞刺激素细胞,分泌黑素细胞刺激素 melanocyte stimulating hormone,MSH,可促进两栖类黑色素的生成,使皮肤颜色变深。在哺乳类动物中可能也有类似的作用。

（三）结节部

结节部 pars tuberalis 包围着神经垂体的漏斗。主要有嫌色细胞和少量的嗜色细胞,细胞间有丰富的毛细血管。

二、神经垂体

神经垂体主要由大量的无髓神经纤维和神经胶质细胞构成,其间有丰富的血窦(图 18-6)。无髓神经纤维是下丘脑视上核及室旁核神经内分泌细胞的轴突形成的下丘脑垂体束,经漏斗进入神经部。视上核和室旁核神经内分泌细胞合成的分泌颗粒,沿其轴突运输到神经部聚集、储存,在光镜下呈大小不一的嗜酸性团块,称为赫林体 Herring body。分泌颗粒含抗利尿激素 antidiuretic hormone,ADH 和催产素 oxytocin。ADH 也称血管加压素 vasopressin,生理剂量可促进肾远曲小管和集合小管重吸收水,使尿量减少;大于生理剂量则引起小动脉平滑肌收缩,血压升高。ADH 若分泌减少,则出现尿崩症。催产素可引起妊娠子宫平滑肌收缩,加速分娩过程,并促进乳腺分泌。神经胶质细胞又称垂体细胞,具有支持和营养神经纤维的作用。

神经垂体无合成激素的功能,只是储存和释放下丘脑激素的部位。

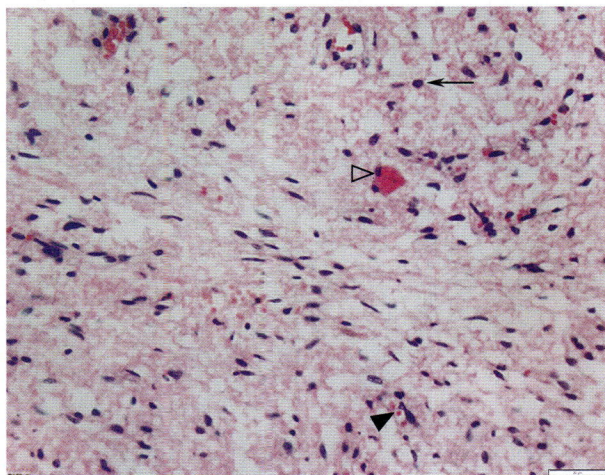

图 18-6　垂体神经部　HE 染色　高倍
△示赫令体　▲示毛细血管　←示垂体细胞。

三、垂体的血液供应

腺垂体血液主要由大脑基底动脉环发出的垂体上动脉供应。垂体上动脉在漏斗处形成第一级毛细血管网,而后汇集成数条垂体门微静脉,经结节部下行进入远侧部,形成第二级毛细血管网,最后汇成小静脉注入垂体周围的静脉窦。第一级毛细血管网、垂体门微静脉和第二级毛细血管网共同构成**垂体门脉系统 hypophyseal portal system**。下丘脑弓状核神经内分泌细胞的轴突末梢终止于第一级毛细血管网周围,其分泌的释放激素和释放抑制激素通过垂体门脉系统进入腺垂体远侧部,分别促进或抑制腺垂体细胞的分泌活动(图 18-7)。

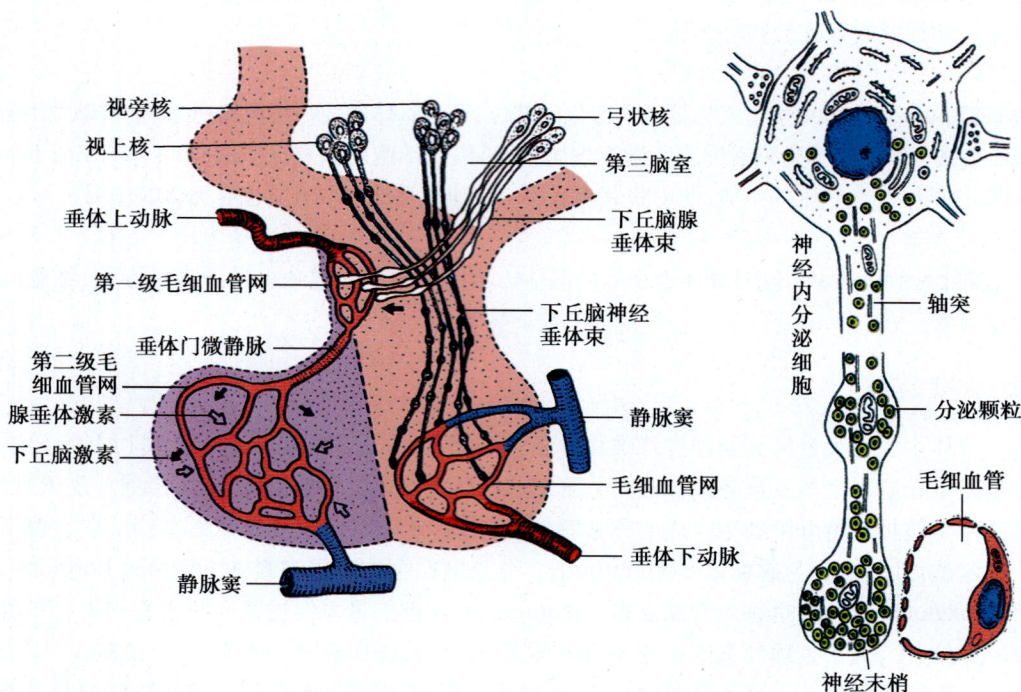

图 18-7 垂体的血管分布及其与下丘脑的关系

神经部的血管主要来自左、右颈内动脉发出的垂体下动脉。垂体下动脉进入神经部形成窦状毛细血管网,然后大部分汇入海绵窦。

◆ **精神应激与健康**

生物医学中的应激(stress)是指机体对外界环境的不利变化做出反应和调整的状态。应激刺激有很多类别,自然环境的噪声、气温骤变,生活变故、工作改变等,以及自身疾病和创伤造成的内环境稳态破坏,都可以引起应激反应。在应激刺激作用下,交感神经系统异常活跃,伴随下丘脑-垂体-肾上腺轴的功能亢奋,促进机体产生肾上腺素、皮质激素等一系列应激性激素。这些激素有利于提高机体的代谢水平和神经系统的反应能力,以抗争或逃避不良环境,是人体的本能。但是,经常或持续性的处于应激状态下,机体的正常代谢和其他生理功能将被扰乱。

有充分证据表明,血液中应激激素长时间处于高水平,机体的免疫指标将出现显著异常,使感染性疾病和恶性肿瘤的发生概率大幅提高。同时,持续性应激会改变和损伤脑神经元,产生抑郁症、焦虑情绪甚至神经元死亡。如美国有不少越战归来的老兵,就是因长期精神紧张而出现严重的脑萎缩和早老性痴呆。日常生活中,大家经常遇到各种精神方面的压力,比如过高的工作目标、拥挤的办公环境、人际冲突、家庭经济负担等。这些压力共同构成了现代社会中人们普遍存在的慢性精神应激。精神应激正在成为威胁人类健康的重要因素,应该引起足够重视。

Note:

【附】　弥散神经内分泌系统

胺前体摄取和脱羧系统 amine precursor uptake and decarboxylation system 又称为 APUD 系统,是指能摄取胺和胺前体并在细胞内脱羧产生肽和/或胺类激素的内分泌细胞总称,这一概念是由 Pearse 于1966年根据产生肽类和肾上腺素类细胞具有这一共同的细胞化学特征而提出来的。近年来随着APUD 细胞类型和分布的不断扩展,发现神经系统内的许多神经元也合成和分泌与 APUD 细胞相同的胺和/或肽类物质。因此学者们提出,将这些具有分泌功能的神经元和 APUD 细胞统称为弥散神经内分泌系统 diffuse neuroendocrine system,简称为 DNES。DNES 是在 APUD 基础上进一步发展和扩充的,它把神经系统和内分泌系统统一起来构成一个整体,共同调节机体生理活动的平衡。

DNES 分中枢和周围两大部分。中枢部分包括下丘脑—垂体轴的细胞和松果体细胞。周围部分包括分布在胃肠胰、呼吸道、泌尿生殖管道内的内分泌细胞,以及甲状腺的滤泡旁细胞、甲状旁腺细胞、肾上腺髓质细胞和部分心肌细胞与平滑肌细胞等。这些细胞产生胺类物质如儿茶酚胺、多巴胺、5-羟色胺、去甲肾上腺素、组胺等;肽类物质种类很多,如:加压素和催产素以及诸多内分泌细胞分泌的促胃液素、P 物质、脑啡肽和心钠素。

思 考 题

1. 内分泌腺有哪些共同结构特点?
2. 含氮激素和类固醇激素分泌细胞各有何结构特点?
3. 请叙述甲状腺滤泡上皮细胞分泌激素的过程。
4. 列表总结肾上腺皮质和髓质分泌的激素与功能及其靶器官(或靶细胞)。
5. 腺垂体和神经垂体是如何与下丘脑关联的?

（周　雪）

Note：

URSING

第十九章

皮　肤

19章　数字内容

学 习 目 标

- 知识目标

本章介绍皮肤的组织结构和功能。

1. 掌握皮肤基本结构,表皮五层细胞和非角质形成细胞的结构特点和功能及其相关临床意义。

2. 熟悉触觉小体和环层小体的分布、结构和功能,毛发、汗腺和皮脂腺的基本结构和相关临床意义。

皮肤 skin 覆盖全身表面,是人体面积最大的器官,由表皮和真皮组成,借皮下组织与深部组织相连。皮肤富含神经末梢,还有由表皮衍生的附属器,如毛发、皮脂腺、汗腺和指(趾)甲等。皮肤具有保护、吸收、排泄、感觉、调节体温和参与物质代谢等作用。全身各处的皮肤厚薄不等,手掌侧和足底面的皮肤最厚,缺乏毛发和皮脂腺,具有皮嵴以抵抗摩擦;身体背侧和伸侧的皮肤比腹侧和屈侧的厚。

第一节 表 皮

表皮 epidermis 位于皮肤的浅层,为角化的复层扁平上皮。表皮细胞分两类:角质形成细胞,参与表皮角化过程;非角质形成细胞,数量少,散在于角质形成细胞之间。

一、表皮的分层与角化

表皮从基底到表面可分为五层,即基底层、棘层、颗粒层、透明层和角质层(图 19-1)。

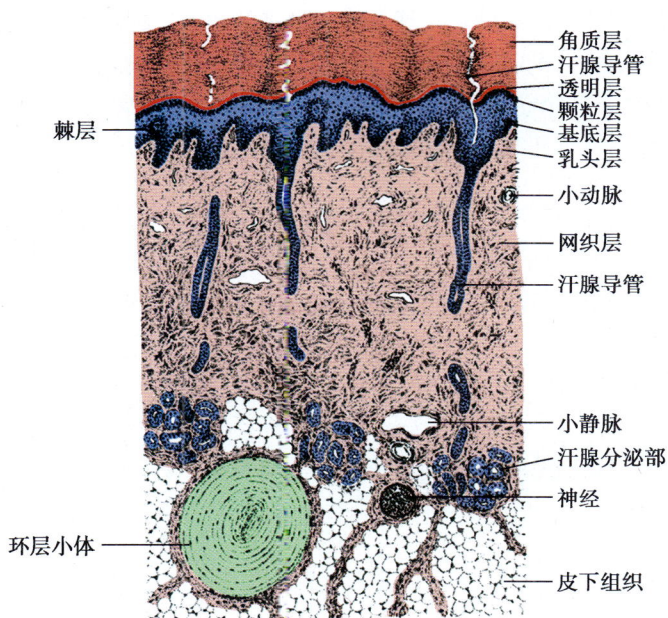

图 19-1 手掌皮肤结构模式图

(一)基底层

基底层附着于基膜上,是表皮最深的一层,为一层矮柱状的基底细胞,胞质嗜碱性,含有丰富的游离核糖体,有交织排列的角蛋白丝。该层细胞是表皮的干细胞,有活跃的增殖能力,新生细胞进入棘层,分化为棘细胞并丧失分裂能力。

(二)棘层

棘层位于基底层浅面,由4~10层多边形的棘细胞组成。细胞表面有许多短小的棘状突起,相邻棘细胞突起以桥粒相连。胞质弱嗜碱性,角蛋白丝成束,胞质中还形成许多膜被板层颗粒。棘细胞向浅层推移,细胞逐渐变为扁平形。

(三)颗粒层

颗粒层位于棘层浅面,为3~5层梭形细胞,胞核与细胞器已趋退化。细胞质内充满强嗜碱性的透明角质颗粒,该颗粒无膜包裹,角蛋白丝常伸入其中;板层颗粒增多,并将其内容物排入细胞间隙,构成阻止物质透过表皮的重要屏障,且有助于上皮细胞之间的黏合,增强其牢固度。

(四)透明层

透明层位于颗粒层浅面,为2~3层扁平细胞。细胞界线不清,胞核和细胞器已消失,胞质含透明

Note:

角质,HE 染色胞质红色透明。

（五）角质层

角质层是表皮的最浅层,由多层扁平角质细胞组成。细胞已完全角化,轮廓不清,核和细胞器已完全消失,胞质内充满均质状嗜酸性的角蛋白,细胞膜显著增厚,细胞间隙中充满由板层颗粒释放的物质。因此,角质层对阻止体外物质的侵害和体内物质的丢失有重要作用。角质层的表层细胞连接松散,逐渐脱落形成皮屑。

表皮的角化是角质形成细胞不断分化,由深向浅推移的结果。其主要表现是角蛋白的合成和沉积,其中角蛋白丝是角蛋白合成的基础,透明角质颗粒的形成是角蛋白合成的关键。随着角质形成细胞由深向浅推移,细胞核、细胞器退化,而角蛋白充满细胞内。

表皮由基底层开始增殖、分化、移动和脱落,并维持动态平衡,这不仅维持表皮的厚度和结构,也使表皮不断得到更新,更新周期为 3~4 周。

二、非角质形成细胞

非角质形成细胞包括黑素细胞、朗格汉斯细胞和梅克尔细胞三种。黑素细胞是生成黑素的细胞,散在于基底细胞之间。肤色的深浅主要取决于黑素细胞合成黑素的能力与黑素颗粒的分布,黑素能防止紫外线对人体的伤害。朗格汉斯细胞散在于棘细胞之间,参与免疫应答,属于抗原提呈细胞。梅克尔细胞数量很少,可能是接受机械刺激的感觉上皮细胞。

第二节 真 皮

真皮 dermis 位于表皮与皮下组织之间,主要由致密结缔组织构成,分为乳头层和网织层,二者之间无明确界限(见图 19-1)。

一、乳头层

乳头层为薄层疏松结缔组织,向表皮突出形成许多真皮乳头,内含丰富的毛细血管、游离神经末梢和触觉小体。

二、网织层

网织层在乳头层的深面,为较厚的不规则致密结缔组织,胶原纤维粗大且交织成网,并有许多弹性纤维。此层内含较大的血管、淋巴管、神经纤维、环层小体、毛囊、皮脂腺和汗腺等。

在真皮下方为皮下组织,又名浅筋膜,由疏松结缔组织和脂肪组织构成,将皮肤与深部组织相连,使皮肤具有一定的活动性。皮下组织的厚度因个体、年龄、性别和部位不同而异,具有缓冲、保温、贮存能量等作用。

第三节 皮肤的附属器

皮肤的附属器有毛发、皮脂腺、汗腺和指(趾)甲等,在胚胎发生中均由表皮衍生而来(图 19-2、图 19-3)。

一、毛发

人体皮肤除手掌及足底外,均有毛发 hair 分布。毛发分毛干、毛根和毛球三部分(图 19-3、图 19-4)。**毛干 hair shaft** 为露出皮肤外的部分,埋在皮肤内的为**毛根 hair root**,毛根周围有鞘状的上皮组织和结缔组织形成的**毛囊 hair follicle**,毛根与毛囊末端融合,膨大形成**毛球 hair bulb**,毛球底面内陷,富含血管、神经的结缔组织突入其中形成**毛乳头 hair papilla**。毛球处的上皮细胞较幼稚,是毛发和毛囊的生长点,毛乳头对毛发的生长起诱导和营养作用。

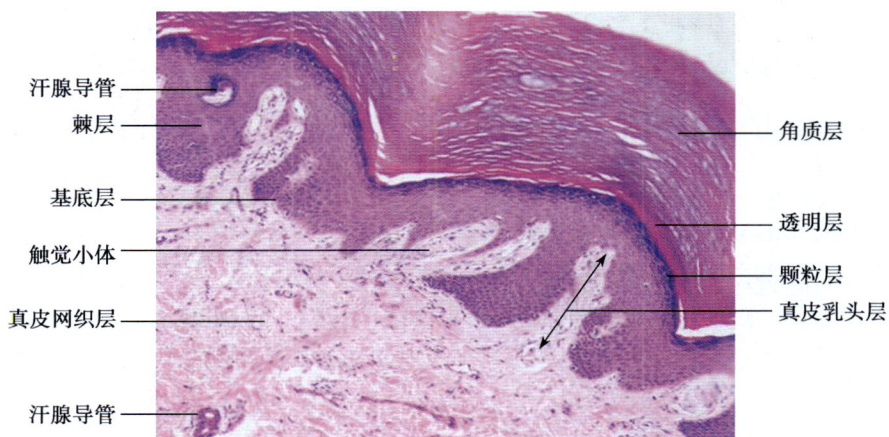

汗腺导管
棘层
基底层
触觉小体
真皮网织层
汗腺导管

角质层
透明层
颗粒层
真皮乳头层

图 19-2 手指皮肤 HE 染色 中倍

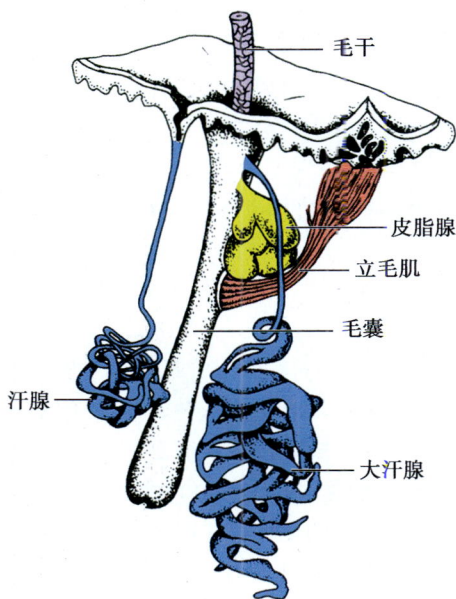

毛干
皮脂腺
立毛肌
毛囊
汗腺
大汗腺

图 19-3 皮肤附属器示意图

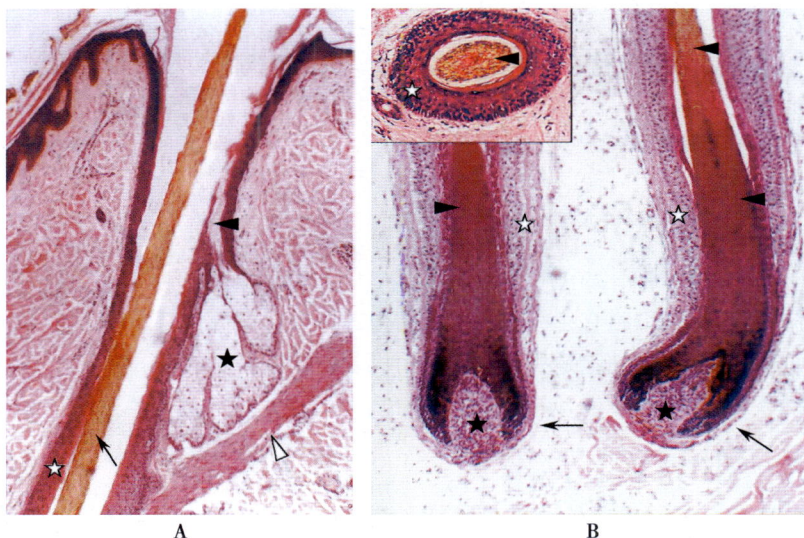

A

B

图 19-4 A、B 皮肤附属器 HE 染色

A. 毛囊和皮脂腺 HE 染色 低倍 ↑毛根 ☆毛囊 △立毛肌 ★皮脂腺 ▲腺导管;B. 毛根毛囊 HE 染色 高倍 ↑毛球 ☆毛囊 △立毛肌 ★毛球头 ▲毛根。

Note:

毛发和毛囊斜长在皮肤内,在毛根与皮肤表面呈钝角的一侧,有一束平滑肌连接于毛囊和真皮之间,称**立毛肌** arrector pili muscle(图 19-3A)。立毛肌受交感神经支配,寒冷、恐惧和愤怒时收缩可使毛发竖立。

二、皮脂腺

皮脂腺 sebaceous gland 为泡状腺,位于毛囊与立毛肌之间(图 19-3A),短小的导管多开口于毛囊上段。皮脂腺分泌部由多层细胞组成,周边幼稚细胞不断分裂增殖,一部分新生的细胞变大并向腺泡中心移动,细胞质中充满脂滴,最终细胞解体,同脂滴一起排出,形成皮脂,有柔润皮肤及保护毛发的作用。皮脂腺的分泌以青春期最活跃,当面部的皮脂腺分泌旺盛且导管阻塞时,可形成粉刺。

三、汗腺

汗腺 sweat gland 为单曲管状腺,分泌部盘曲成团,位于真皮深层和皮下组织中,导管开口于皮肤表面的汗孔。根据汗腺分泌方式、分泌物性质和所在部位的不同,可分为两种:①小汗腺遍布于全身皮肤内,分泌的汗液对调节体温、湿润皮肤和排泄含氮废物等均具有重要作用;②大汗腺主要分布于腋窝、乳晕、外阴部和肛门周围等处,分泌物较浓稠,被细菌分解后产生臭味,称狐臭。

四、指(趾)甲

指(趾)甲 nail 由甲体、甲床和甲根组成。甲根是甲体的生长区,埋在皮肤内;甲体由多层连接牢固的角质细胞组成;甲体下面的结构为甲床。

◆ **青春痘**

青春痘的学名为**寻常痤疮** acne vulgaris,是青春期常见的一种皮肤炎性病变,普通的清洁护理难以根除。青春期人体的内分泌状态出现较大改变,无论男女,雄性激素睾酮的分泌水平都会升高。在雄性激素的刺激下,皮脂腺增生,分泌大量皮脂。过量皮脂和死亡的表皮细胞会堵塞毛囊中皮脂腺的出口。正常皮肤中共生的**短小棒状杆菌** propionibacterium acnes 是一种厌氧菌,此时会大量繁殖并引发炎性反应。炎性反应较重时,皮肤中参与修复的肌成纤维细胞会引起局部收缩变形,愈合后在脸上留下瘢痕;如果炎性反应伤及真皮深层的结构,愈合过程中还会引发色素沉着,至少需要数月甚至数年才能使皮肤完全复原。一旦出现青春痘,也不用过分担心,及时清洁皮肤,少吃富含糖分的食品,减少对患处的挤压刺激,都有助于缓解症状。激素治疗和抗生素治疗既不安全又不总是有效的,不能滥用。此外,精神紧张和焦虑是加重青春痘发展的因素之一,因此,保持乐观积极的心态十分重要。

思 考 题

1. 参与表皮角质形成的细胞有哪些? 其形态结构各有何特点?
2. 表皮中决定肤色深浅的细胞是哪种? 其作用机制是什么?

(周劲松)

第四篇

人体胚胎学

学习目标

本篇主要介绍人体胚胎的早期发育过程及其常见畸形。 要求同学们能逐步达成以下能力目标和素质目标。

能力目标

1. 能加深对人体大体结构的理解。
2. 能理解先天性疾病的成因和主要表现。
3. 能理解孕妇的妊娠跟踪和保健指导。

素质目标

1. 用唯物主义观点理解生命个体的发生与演变，理解个体与环境的联系。
2. 培养学生敬畏生命、珍惜生命和对父母的感恩。
3. 宣传致畸敏感期的保健，增强健康中国的理念意识。

人体胚胎学 human embryology 是研究人本出生前发生、发育过程及其规律的科学，其研究内容包括从受精卵开始至发育为新个体的全过程、胚胎与母体关系、先天畸形发生的原因及机制。

受精卵在子宫内发育为新生个体的过程历时约 266 天或 38 周，胚胎学通常将这个过程分为三个阶段：①胚前期 prembryonic period 指受精卵形成至受精后第 2 周末，即二胚层胚盘形成；②胚期 embryonic period 指受精后第 3 周至第 8 周末，即三胚层形成和早期分化、各器官原基的建立、胚体外观初具人形；③胎期 fetal period 指受精后第 9 周至分娩，此期内胎儿各器官系统继续发育并出现程度不同的功能活动。

由于胚前期和胚期的细胞增生分化迅速，各组织器官原基逐渐建立，极易受内、外环境因素的影响而发生流产、死胎或先天畸形，故这两时期的孕期保健非常重要，也是胚胎学和相关学科研究的重点。

URSING

第二十章

人胚早期发育

20章 数字内容

● 知识目标

本章介绍受精卵的形成、胚泡植入、胚层形成及早期分化。

1. 掌握受精、胚泡、植入和蜕膜基本概念。

2. 熟悉三胚层的形成过程。

3. 了解胚层的早期分化。

第一节 受精卵的形成

一、生殖细胞

具有受精能力的生殖细胞称为**配子 gamete**,包括男性的精子和女性的卵子。

自青春期开始,在垂体促性腺激素作用下,男性睾丸生精小管内精原细胞发育为初级精母细胞。1个初级精母细胞经过两次减数分裂和复杂的形态结构变化形成4个精子。精子为单倍体细胞,其中2个精子核型是23,X,另外2个是23,Y。精子形成后,在附睾内成熟并具有运动能力,但由于精子头部覆盖着的糖蛋白和精浆蛋白抑制顶体酶释放,精子不具有受精能力。当精子通过女性生殖管道时,在管道上皮分泌物的作用下,糖蛋白和精浆蛋白脱落,精子获得受精能力,这一过程称**获能 capacitation**。精子在女性生殖管道内可存活1~3天,但其受精能力只能维持24小时左右。

同样,在垂体促性腺激素作用下,女性卵巢内原始卵泡生长、发育至成熟,卵泡中的初级卵母细胞在排卵前完成第一次减数分裂,形成1个大的次级卵母细胞和1个小的第一极体。若次级卵母细胞未受精,12~24小时后即死亡;若受精,在精子激发下继续完成第二次减数分裂,形成1个大的卵子和1个小的第二极体,同时第一极体分裂为2个第二极体。因此,1个初级卵母细胞,经过两次减数分裂形成1个成熟卵子和3个第二极体,它们都是单倍体,核型皆为23,X,极体最终退化消失。

二、受精

精子与卵子结合形成**受精卵 fertilized ovum**(**合子 zygote**)的过程称**受精 fertilization**。

(一)受精的过程

受精发生于排卵后12~24小时之内,卵巢排出的次级卵母细胞在输卵管壶腹部与大量精子相遇。获能的精子释放顶体酶(如蛋白水解酶、透明质酸酶等),溶解放射冠,这一过程称**顶体反应 acrosome reaction**。随后,精子穿越放射冠与透明带上的ZP3受体结合,在顶体酶的作用下,精子继续穿过透明带,精子细胞膜与次级卵母细胞膜相贴融合,精子核和少量胞质进入次级卵母细胞(图20-1)。精子的进入激发次级卵母细胞完成第二次减数分裂成为成熟卵子。此时精子和卵子的细胞核,分别称**雄原核 male pronucleus**和**雌原核 female pronucleus**。2个原核逐渐靠近,核膜消失,染色体混合、重新组成含有46条染色体的二倍体细胞,即受精卵。

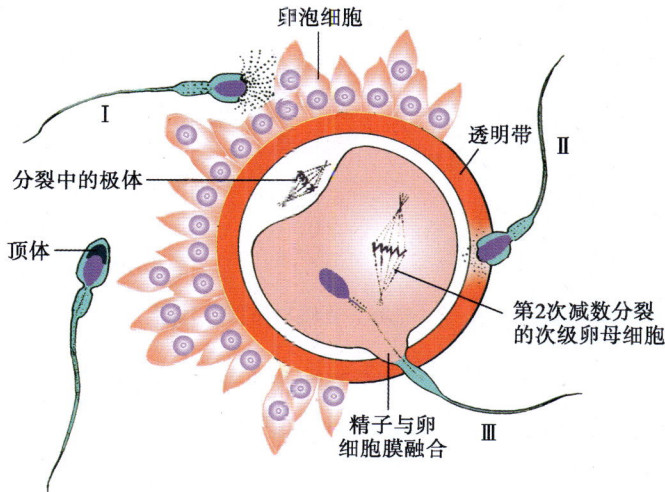

图20-1 精子穿入卵细胞的过程示意图

在人类,当1个精子与卵子的细胞膜接触融合时,卵子胞质内皮质颗粒溶解,溶解产物使透明带的结构改变,ZP3受体失活,从而阻止其他精子穿越,这一过程称**透明带反应 zona reaction**。透明带反应防止多个精子进入卵子,保证了正常的**单精入卵 monospermy**。偶然有2个或2个以上精子进入卵子,形成的非二倍体胚胎将不能存活。

（二）受精的基本条件

足量、发育正常、已获能的精子,经过正常的生殖管道,与发育正常的卵子在限定时间内相遇是受精的基本条件。某些疾病和人工避孕方法正是干扰受精的基本条件,导致不孕。

（三）受精的意义

1. 受精启动了细胞连续分裂、分化。受精卵是新个体发育的开始。

2. 受精恢复了细胞的二倍体核型。受精卵的染色体来自双亲各半,且生殖细胞在减数分裂时曾进行染色体联会、片段交换,使新个体既保持了双亲的遗传特点,又表现出与亲代不完全相同的特异性状。

3. 受精决定了新个体的遗传性别。性染色体为 X 的精子与卵子结合,受精卵的核型为 46,XX,新个体的遗传性别即为女性;若性染色体为 Y 的精子与卵子结合,受精卵的核型为 46,XY,则新个体的遗传性别即为男性。

第二节　卵裂、胚泡和植入

一、卵裂和胚泡形成

受精卵进行的细胞分裂,称**卵裂 cleavage**。卵裂产生的子细胞称卵裂球。卵裂球仍被包裹在透明带内,导致卵裂球随数目的增加而体积越来越小。受精后第 3 天,卵裂球达 12~16 个,形成桑葚外观的实心球,称**桑葚胚 morula**。

受精卵在卵裂同时,由于输卵管壁平滑肌的节律性收缩、上皮纤毛的摆动以及输卵管腔内分泌液的流动而不断向子宫腔方向移动,发育到桑葚胚时,已接近子宫腔(图 20-2)。

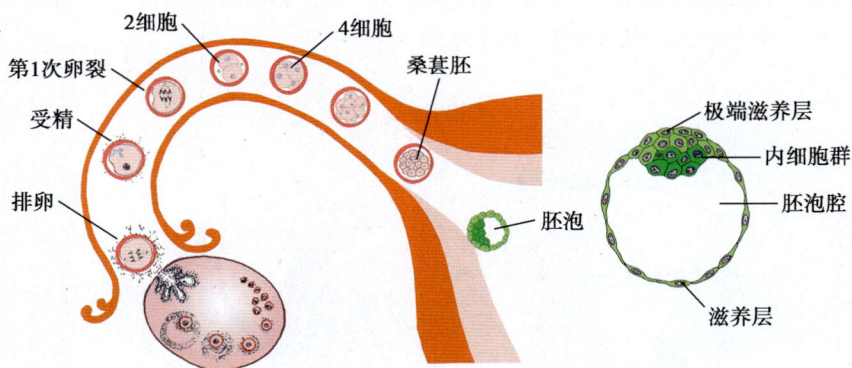

图 20-2　排卵、受精与卵裂示意图

桑葚胚向子宫腔移动的同时继续进行细胞分裂和分化,卵裂球之间开始出现一些小腔,随后融合成一个大腔,这种囊泡状的胚,称**胚泡 blastocyst**。胚泡内的腔,称**胚泡腔 blastocoele**;位于胚泡腔一侧的一群细胞,称**内细胞群 inner cell mass**(**成胚细胞 embryoblast**),这些细胞是多能干细胞,能分化为胚胎的各种组织和器官;胚泡壁为**滋养层 trophoblast**,覆盖在内细胞群表面的滋养层,称**极端滋养层 polar trophoblast**(图 20-3)。此时透明带也逐渐消失。

Note:

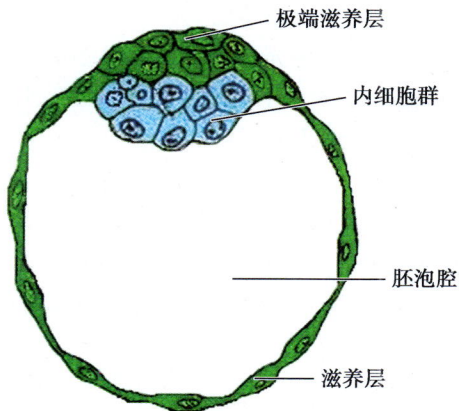

图 20-3　胚泡结构示意图

（极端滋养层／内细胞群／胚泡腔／滋养层）

二、植入

胚泡埋入子宫内膜的过程称**植入 implantation**（着床 imbed）。

（一）植入过程

植入开始于受精后第 5~6 天，完成于第 11~12 天。植入时，内细胞群侧的极端滋养层首先接触子宫内膜，由滋养层细胞分泌的蛋白水解酶将子宫内膜融蚀出一个缺口，胚泡陷入并逐渐被包埋于其中，缺口被子宫内膜上皮完全覆盖，植入完成（图 20-4），植入处即为胎盘形成位置。胚泡的常见植入部位是子宫体和子宫底。若植入发生在子宫颈附近，所形成的胎盘将位于子宫下段或覆盖于子宫颈内口，称**前置胎盘 placenta previa**。当孕妇分娩时，前置胎盘易引起胎盘早期剥离，造成子宫大出血或分娩困难，故前置胎盘为临床剖宫产指征之一。若胚泡植入在子宫以外的部位，称**异位妊娠 ectopic pregnancy**（俗称宫外孕）。异位妊娠 95% 发生在输卵管。由于子宫以外组织不能适应胚胎生长发育，异位妊娠常引发植入处组织破裂，导致大出血或胚胎早期死亡。

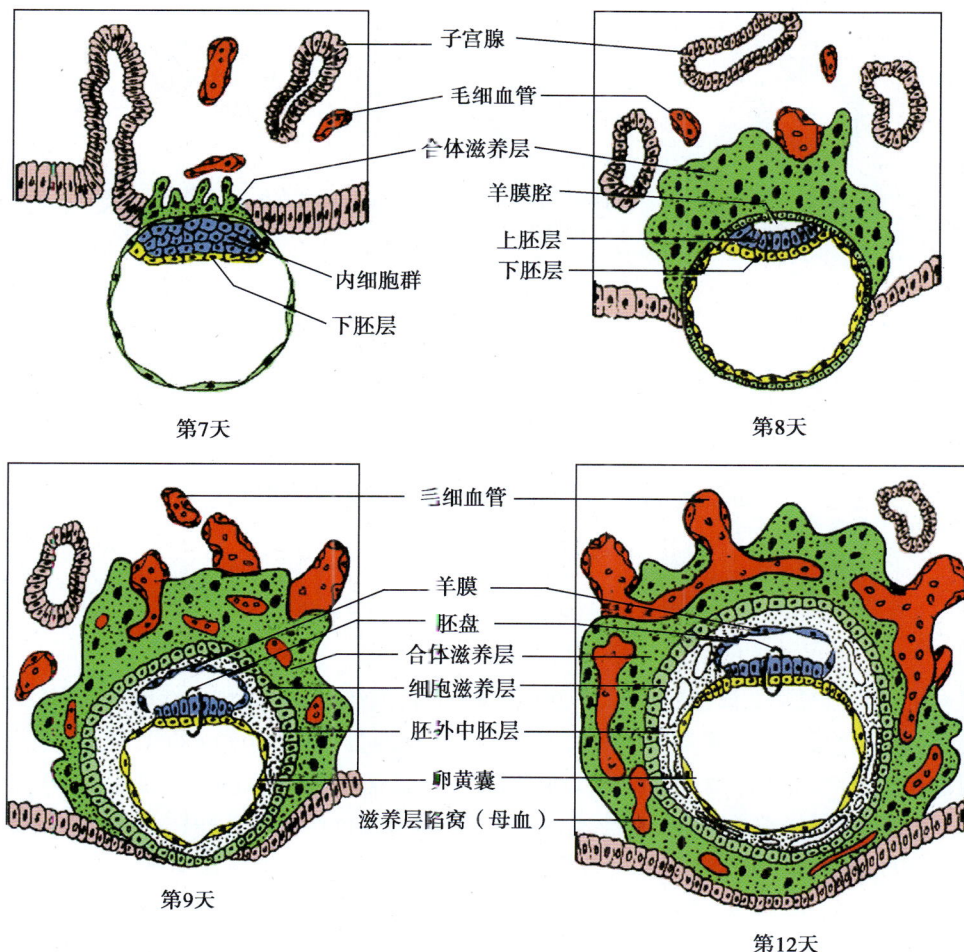

第7天　　　第8天

（子宫腺／毛细血管／合体滋养层／羊膜腔／上胚层／下胚层／内细胞群／下胚层）

第9天　　　第12天

（毛细血管／羊膜／胚盘／合体滋养层／细胞滋养层／胚外中胚层／卵黄囊／滋养层陷窝（母血））

图 20-4　植入过程

胚泡埋入子宫内膜的同时,滋养层细胞迅速增殖分化为内层的**细胞滋养层 cytotrophoblast** 和外层的**合体滋养层 syncytiotrophoblast**。内层细胞通过不断的增殖分裂,补充融入到外层。合体滋养层细胞分泌蛋白酶,子宫内膜中的小血管被侵蚀发生破裂,母体血液灌注于合体滋养层内的滋养层陷窝内(见图 20-4)。滋养层细胞从陷窝母体血中吸收营养物质,供给胚胎早期的生长发育。

(二) 植入的主要条件

胚泡和子宫内膜是两种遗传构成不同的组织,植入时他们将相互识别、容纳,这一复杂过程需接受雌激素、孕激素及某些细胞因子的精细调节,同时子宫内膜需保持分泌期状态,宫腔内环境亦处于正常状态。如果植入的主要条件异常或受到外界因素的干扰,如子宫腔炎症、宫内置入避孕器或口服避孕药等,可导致植入不能性不孕。

(三) 植入后的子宫内膜变化

胚泡植入后,子宫内膜进一步增厚,血液供应更加丰富,腺体分泌更加旺盛,基质细胞变肥大,胞质富含糖原和脂滴,形成蜕膜细胞。子宫内膜发生的这些变化称**蜕膜反应 decidual reaction**,此时的子宫内膜称**蜕膜 decidua**。

根据植入的胚泡与蜕膜的位置关系,可将蜕膜分为三部分(图 20-5):①**基蜕膜 decidua basalis**,位于胚泡深部;②**包蜕膜 decidua capsularis**,覆盖于胚泡的浅层部分;③**壁蜕膜 decidua parietalis**,为其余部分的蜕膜。随着胚胎的发育,基蜕膜逐渐增厚,将来形成胎盘的母体部分;壁蜕膜与包蜕膜逐渐退化,包蜕膜被胚体推向壁蜕膜并与之融合,子宫腔消失。

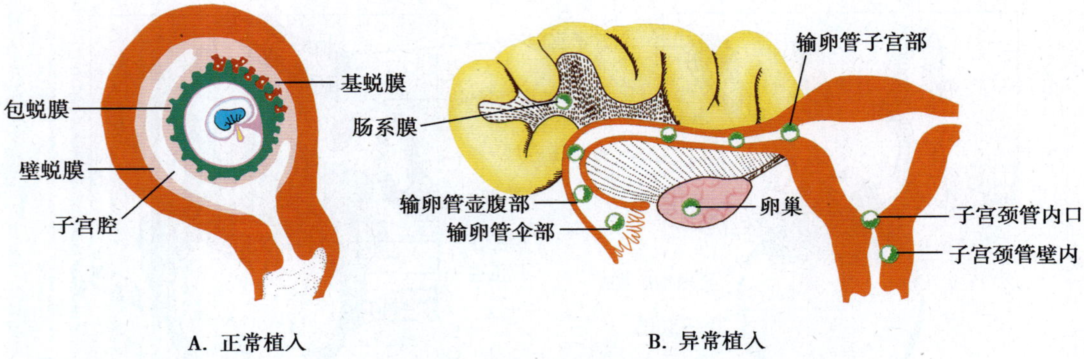

A. 正常植入　　　　　　　　B. 异常植入

图 20-5　胚胎与子宫蜕膜的关系

第三节　胚层的形成和早期分化

一、胚层的形成

(一) 二胚层的形成

精子与卵子结合后第 2 周,胚泡植入子宫内膜的同时,内细胞群的细胞继续增殖、分化,排列形成两层:邻近极端滋养层的为**上胚层 epiblast**,靠近胚泡腔侧的为**下胚层 hypoblast**。上、下胚层紧贴形成一个盘状结构,称**二胚层胚盘 bilaminar germ disc**。胚盘是人胚发育的原基(见图 20-4)。

同时,在上胚层与极端滋养层之间形成一个腔,称**羊膜腔 amniotic cavity**,内含羊水。羊膜腔的底是上胚层。下胚层周缘的细胞向腹侧生长延伸,逐渐围成一个囊,称**卵黄囊 yolk sac**,下胚层为卵黄囊的顶。此时,在细胞滋养层与卵黄囊之间出现松散的**胚外中胚层 extraembryonic mesoderm**,胚外中胚层细胞之间的腔隙逐渐汇合增大,形成一个大的**胚外体腔(绒毛膜腔 chorionic cavity)**。胚外中胚层则分别附着于细胞滋养层内面及羊膜腔、卵黄囊外面。随着胚外体腔的扩大,连接胚体和细胞滋养层的胚外中胚层变窄变细,称**体蒂 body stalk**,为脐带发育的原基(图 20-6)。

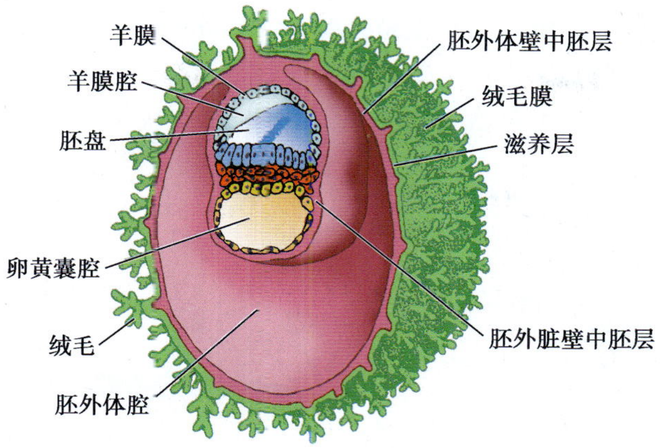

图 20-6　第 3 周初胚的剖面

（二）三胚层的形成

1. 原条　第 3 周初,上胚层细胞增生迁移,在胚盘中轴线一端形成一条纵行增厚的细胞索,称**原条 primitive streak**。原条中线有一条浅沟,称原沟。原条头端的细胞增生较快,形成一个细胞团,称**原结 primitive node**。原结中央凹陷,为原凹。原条的出现确定了胚盘的中轴和头、尾方向,出现原条的一端为尾端,相对的一端为头端。原沟的细胞继续分裂增殖并下陷于上、下胚层之间,一部分细胞迁移到下胚层并逐渐置换了下胚层细胞,形成**内胚层 endoderm**;另一部分细胞迁移到上胚层与内胚层之间,并向胚盘周围扩展迁移,形成新的细胞层,称胚内中胚层,即**中胚层 mesoderm**;在中胚层形成后,上胚层改称为**外胚层 ectoderm**。这时的胚盘称为**三胚层胚盘 trilaminar germ disc**(图 20-7)。由此可见,三个胚层均起自上胚层。

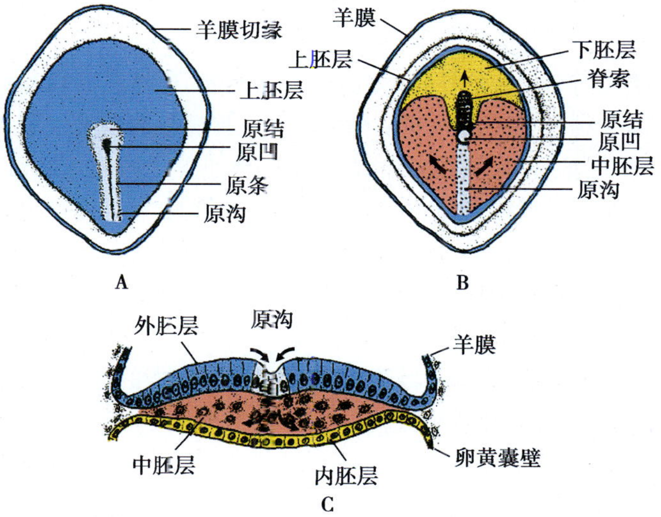

图 20-7　第 16 天胚盘

A.胚盘背面观;B.切除上胚层,示中胚层和脊索;C.通过原条的胚盘横切,示中胚层形成。

2. **脊索**　原条出现的同时,原凹的细胞增殖并迁移到内、外胚层之间,只向胚盘头端迁移,形成一条细胞索,称**脊索 notochord**。脊索和原条,是人胚早期发育阶段的中轴结构。脊索继续发育,对早期胚胎有支持作用并可诱导神经管的形成,以后脊索逐渐退化,最后成为人体椎间盘中央的髓核(图 20-8)。原条相对缩短,最终消失。若原条细胞残留,在人骶尾部可分化形成由多种组织构成的**畸胎瘤 teratoma**。

Note:

在脊索的头端和原条的尾端各有一圆形区域没有中胚层,只有内、外胚层相贴的薄膜,前者称**口咽膜** buccopharyngeal membrane,后者称**泄殖腔膜** cloacal membrane,相继在第 4 周和第 7 周破裂,使消化管与外界相通(图 20-8)。

由于脊索和中胚层向头端生长迅速,此时胚盘由圆形变成头端较宽大、尾端较窄小的梨形(图 20-8)。

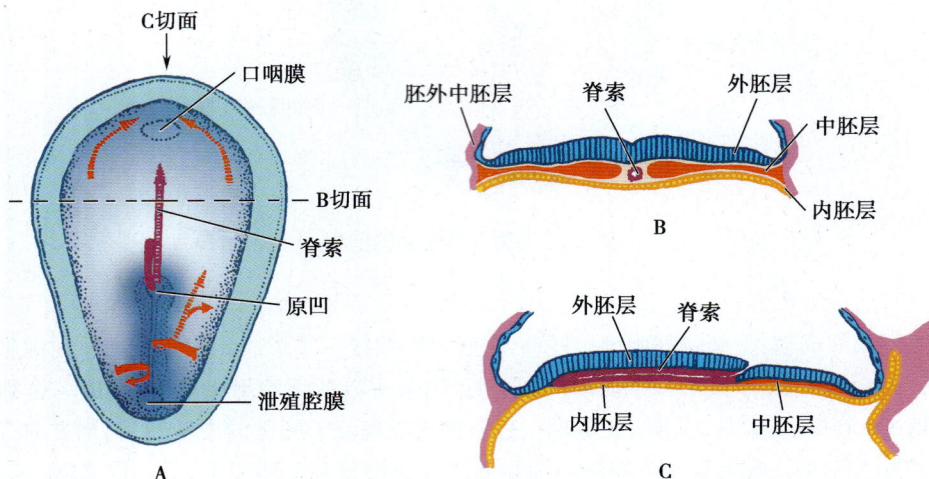

图 20-8　第 18 天胚盘,示中胚层及脊索的形成
A. 背面观;B. 通过脊索的胚盘横切面;C. 胚盘正中纵切面。

二、胚层的早期分化

在第 3 周末至 8 周,三胚层的细胞经过增生、分化和迁移,逐渐建立起人体的各种器官原基。

(一)外胚层的早期分化

在脊索的诱导下,脊索背侧中线的外胚层细胞增厚呈板状,称**神经板** neural plate,是神经系统发育的原基,这部分组织也称**神经外胚层** neural ectoderm。神经板两侧的细胞增生较快而隆起,称**神经褶** neural fold。神经褶之间的凹陷,称神经沟,贯穿胚体头尾。两侧神经褶在神经沟中段靠拢愈合,并向头、尾两端进展,从而形成**神经管** neural tube。神经管头、尾端各留有一个孔,分别称**前神经孔** anterior neuropore 和**后神经孔** posterior neuropore,第 4 周时相继闭合。神经管将分化为中枢神经系统,其头端变膨大,形成脑;尾端变细长,形成脊髓(图 20-9、图 20-10)。若神经管发育过程中神经孔不闭合,可导致无脑儿或脊髓裂等畸形。

神经板外侧缘的一些细胞并不参加神经管形成,而是在神经管的背外侧形成两条细胞索,称**神经嵴** neural crest,它主要分化为周围神经系统,其中部分细胞将远距离迁移,分化为肾上腺髓质嗜铬细胞、表皮黑素细胞、甲状腺滤泡旁细胞等,神经嵴还参与头面部骨、软骨、肌肉及结缔组织的形成(图 20-9)。

神经管以外的外胚层,包被于胚体表面,形成皮肤的表皮和其附属结构等(表 20-1)。

(二)中胚层的早期分化

脊索两侧的中胚层逐渐增生加厚,由中轴向两侧依次分化为轴旁中胚层、间介中胚层和侧中胚层。间充质散在于其中,可分化为结缔组织、肌组织和血管等。

1. **轴旁中胚层**　紧邻脊索两侧的 1 对纵行细胞索称**轴旁中胚层** paraxial mesoderm,随即裂为块状细胞团,称**体节** somite。体节左右成对出现,由颈部向尾部依次形成,数目随胚龄增长而增多,从第 16 天出现至第 5 周时全部形成,人胚共 42~44 对(图 20-9、图 20-10)。体节可推算早期胚龄。体节将分化为大部分中轴骨、骨骼肌和皮肤的真皮(表 20-1)。

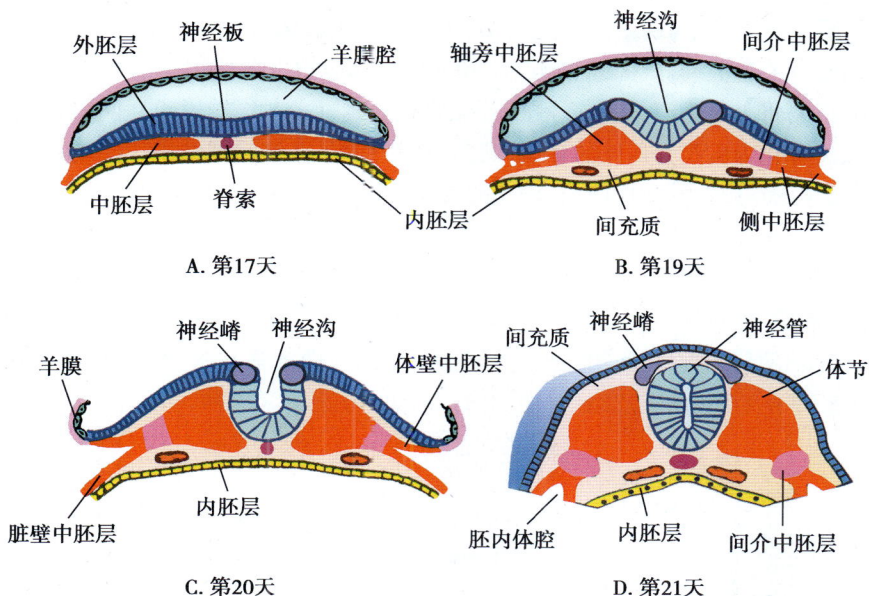

图 20-9　中胚层的早期分化及神经管的形成

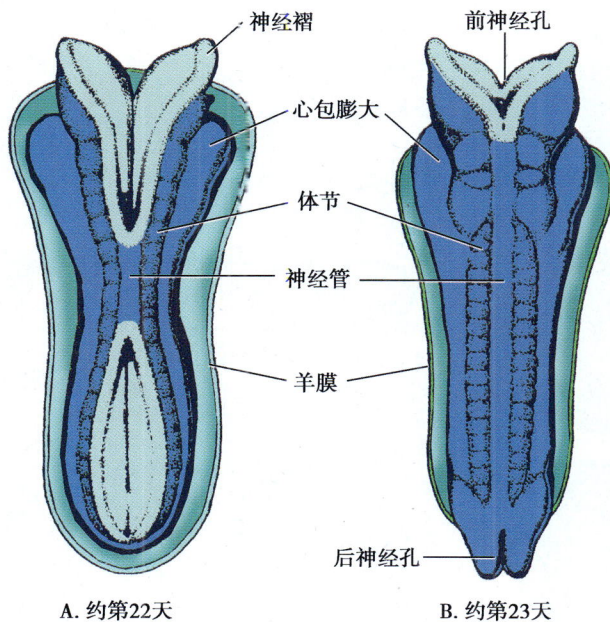

图 20-10　神经管及体节的形成

表 20-1　三胚层分化最终形成的主要结构

外胚层	中胚层	内胚层
表皮及其附属结构；乳腺、口腔、鼻腔及肛门的上皮；角膜上皮、晶状体、视网膜、内耳、神经系统、垂体、肾上腺髓质	结缔组织、肌组织、胸膜、腹膜、心血管、淋巴管、淋巴器官、肾、输尿管、睾丸、附睾、输精管、精囊、卵巢、输卵管、子宫、阴道穹、肾上腺皮质	咽到直肠的上皮；肝、胆囊、胆管及胰上皮；喉、气管及肺上皮；甲状腺、胸腺；中耳鼓室及咽鼓管上皮；膀胱和后尿道、阴道和阴道前庭上皮

2. **间介中胚层** 位于体节与侧中胚层之间的部分为**间介中胚层** intermediate mesoderm，将分化为泌尿、生殖系统的主要器官（见图20-9、表20-1）。

3. **侧中胚层** 位于间介中胚层外侧的是**侧中胚层** lateral mesoderm。侧中胚层之间出现的腔隙称胚内体腔，将形成心包腔、胸膜腔和腹膜腔。由于胚内体腔的出现，侧中胚层被分为两层：紧贴内胚层的称脏壁中胚层，将分化为消化系统、呼吸系统的平滑肌、血管、结缔组织和间皮等；紧贴外胚层的称体壁中胚层，将分化为胸腹和四肢的骨骼、肌肉、皮肤真皮、血管和结缔组织。也有人认为，体壁中胚层与体节迁移来的细胞共同形成腹前、侧壁的骨骼肌（见图20-9、表20-1）。

（三）内胚层的早期分化

人胚第3周时，胚盘两侧缘和头、尾部向腹面卷折，胚胎从扁平状向圆柱状变化，此时内胚层被包裹于胚体内形成**原肠** primitive gut（原始消化管）。原肠分为三部分：胚体头端的部分称为前肠，由口咽膜封闭；胚体尾端的部分称后肠，由泄殖腔膜封闭；中部与**卵黄蒂** yolk stalk 相连，称中肠。原肠将分化为消化系统和呼吸系统的上皮组织（图20-11、表20-1）。

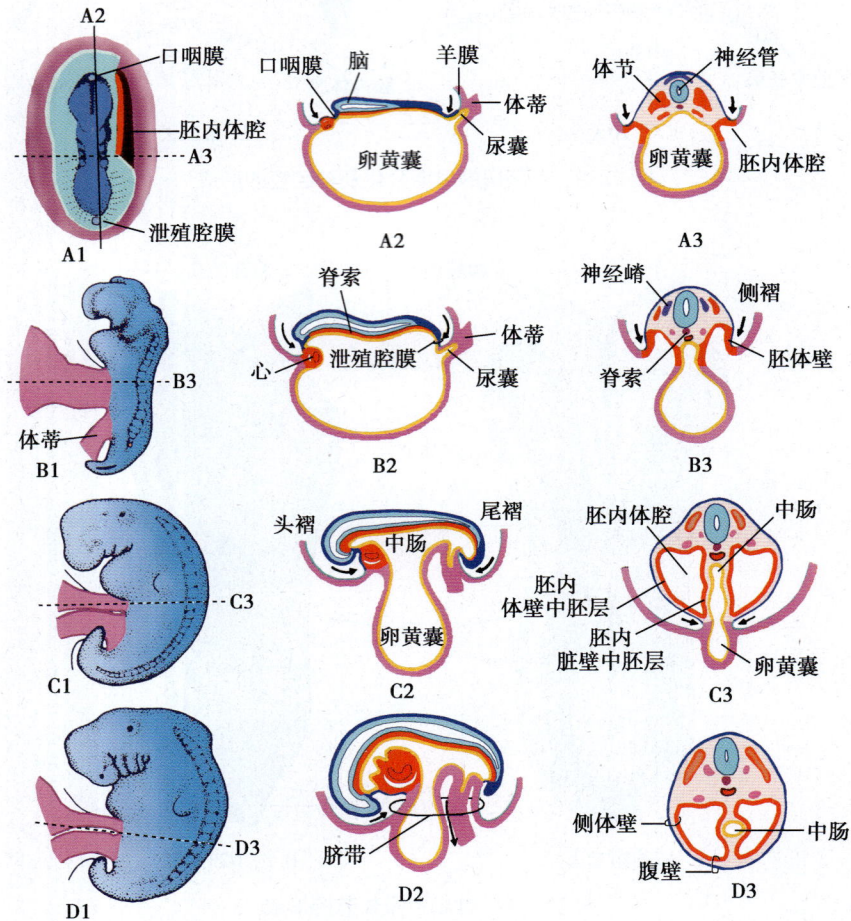

图20-11 第4周胚体外形和内部结构的演变

A. 约第20天人胚背面观；B. 约第23天人胚背面观；C. 约第26天人胚背面观；D. 约第28天人胚背面观；A2～D2为A1～D1相应的纵切面；A3～D3为A1～D1相应的横切面。

第四节 胚体的形成和胚胎外形主要变化

由于胚层发育速度的不均衡性,胚胎外形不断变化。外胚层边缘生长速度快于内胚层,胚盘形成左右侧褶并向腹侧卷折,导致内胚层卷入胚体内,外胚层被覆于外表;又由于胚体头尾方向生长速度快于左右两侧,形成头褶和尾褶,口咽膜、泄殖腔膜分别移至胚体腹侧头、尾部;而神经管等中轴器官的出现,促使胚体背侧凸入扩大的羊膜腔内,使扁平圆盘状胚体呈 C 形圆筒状(图 20-11)。至第 8 周末,胚体外表出现眼、耳、鼻的原基和肢芽,胚体初具人形(图 20-12)。以后,胎儿各器官系统发育进一步完善,外观表现更为成熟,直至胎儿娩出。胚胎外形主要变化见表 20-2。

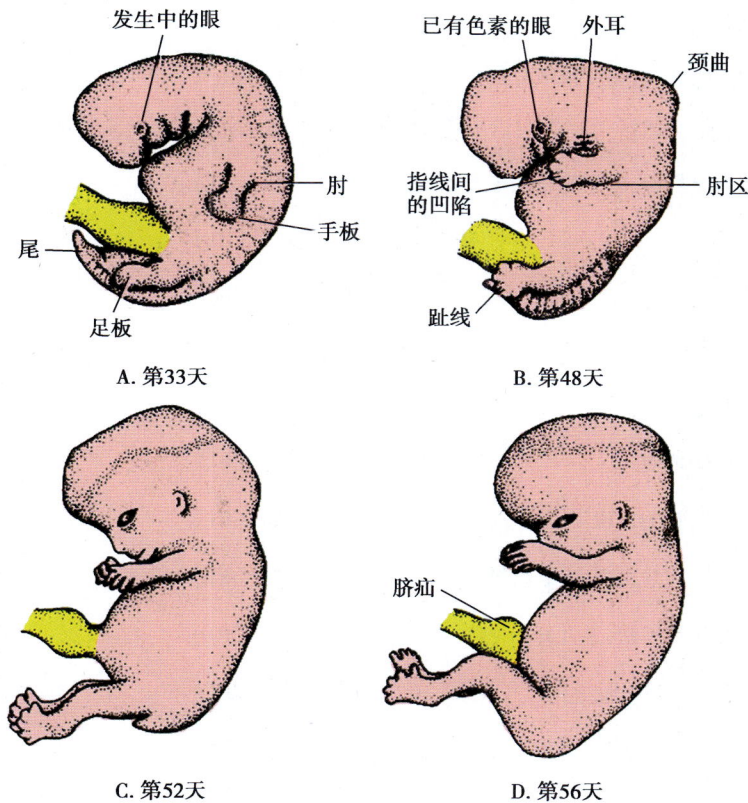

图 20-12 第 5～8 周人胚外形

表 20-2 胚胎的外形特征及长度与胚胎龄的对应关系表

受精龄/周	外形特征	长度/mm	足长/mm	体重/g
1	受精、卵裂、胚泡形成,开始植入	—	—	—
2	圆形二胚层胚盘,植入完成,绒毛膜形成	0.2～0.4(GL)	—	—
3	梨形三胚层胚盘,神经板和神经褶出现,体节出现	0.5～1.5(GL)	—	—
4	圆柱形胚体逐渐形成,神经管形成,体节 3～29 对,鳃弓 1～2 对,眼鼻耳原基出现,脐带与胎盘形成	1.5～5.0(CRL)	—	—
5	胚体屈向腹侧呈 C 形,鳃弓 5 对,体节 30～44 对,肢芽出现,手板明显	5.0～8.0(CRL)	—	—

Note:

续表

受精龄/周	外形特征	长度/mm	足长/mm	体重/g
6	肢芽分为两节,足板明显,视网膜出现色素,耳郭形成,脐疝出现	8.0~12(CRL)	—	—
7	手足板相继出现指趾初形,体节不见,颜面形成,乳腺嵴出现	12~21(CRL)	—	—
8	手指足趾明显,指趾出现分节,眼睑开放,尿生殖窦膜和肛膜先后破裂,外阴可见,性别不分,脐疝明显	21~35(CRL)	—	—
9	眼睑闭合,外阴性别不可辨	50(CRL)	7	8
10	肠袢退回腹腔,脐疝消失,指甲开始发生	61(CRL)	9	14
12	外阴可辨性别,颈明显	87(CRL)	14	45
14	头竖直,下肢发育好,趾甲开始发生	120(CRL)	20(22.0)	110
16	耳竖起	140(CRL)	27(26.3)	200
18	胎脂出现	160(CRL)	33(32.9)	320
20	头与躯干出现胎毛	190(CRL)	39(37.9)	460
22	皮肤红润、皱褶	210(CRL)	45(43.2)	630
24	指甲全出现,胎体瘦	230(CRL)	50(49.8)	820
26	眼睑部分打开,睫毛出现	250(CRL)	55(54.0)	1 000
28	眼睑完全打开,头发出现,皮肤略皱	270(CRL)	59(61.9)	1 300
30	趾甲全出现,胎体平滑,睾丸开始下降	280(CRL)	63(63.4)	1 700
32	指甲平齐指尖,皮肤红润光滑	300(CRL)	68(67.4)	2 100
36	胎体丰满,胎毛基本消失,趾甲平齐趾尖,肢体弯曲	340(CRL)	79(73.4)	2 900
38	胸部发育好,乳腺略隆起,睾丸位于阴囊或腹股沟管,指甲超过指尖,皮肤被胎脂覆盖	360(CRL)或50(CHL)	83(77.1)	3 400

注:足长括号内数据是应用 B 超测量国人妊娠胎儿足长所得均数,其他数据均参照 Jirasek(1989)和 Moore(1988)直接测量结果。GL:最大长度;CRL:顶臀长;CHL:顶跟长。

◆ **怎样估计孕妇预产期?**

胚胎学通常以受精时间为起始计算胚胎龄,称受精龄。以此计算,受精卵在宫内发育为成熟个体的时间为 266 天或 38 周。而临床工作中,是以孕妇怀孕前最后一次月经的第一天为起始计算胚胎龄,为月经龄,因而至胎儿成熟娩出为 280 天或 40 周。受精龄常用于学术性研究等,月经龄多用于临床估算孕妇预产期。

若孕妇末次月经月份大于 3,估算公式为:末次月经的年份加 1,月份减 3,日加 7;若末次月经月份小于或等于 3,则为:月份加 9,日加 7。例如:某孕妇末次月经的第一天是 2021 年 12 月 9 日,其预产期是 2022 年 9 月 16 日;另一孕妇末次月经的第一天是 2021 年 1 月 14 日,其预产期为 2022 年 10 月 21 日。需要注意的是,此方法常因孕妇个体月经周期差异而有误差。

思 考 题

1. 试述人类胚胎发育的各时期和时间。

2. 目前人类生育能力下降形势严峻,请用你所学的胚胎学知识分析可能的影响因素和应对措施。

3. 为何需要在孕早期常规补充低剂量叶酸?

4. 如何向公众进行孕早期知识科普?

（蔡　艳）

第二十一章

胎膜与胎盘

21章 数字内容

学习目标

● 知识目标

本章介绍对胚胎起保护和营养作用的附属结构胎膜和胎盘。

1. 掌握胎膜的组成和主要功能,胎盘的结构和功能。

2. 熟悉熟悉胎盘屏障的结构。

胎膜和胎盘是对胚胎起保护和营养作用的附属结构,未直接参与胚体形成。有的结构还具有内分泌功能。分娩时,继胎儿之后娩出子宫外。

第一节　胎　　膜

胎膜 fetal membrane 包括绒毛膜、羊膜囊、卵黄囊、尿囊和脐带。

一、绒毛膜

第2周末,滋养层和衬于其内的胚外中胚层形成**绒毛膜 chorion**。绒毛膜表面的突起,称绒毛。最初,细胞滋养层与合体滋养层共同突向蜕膜,中轴为细胞滋养层,表面是合体滋养层,称**初级干绒毛 primary stem villus**;绒毛干继续生长、分支,胚外中胚层伸入初级绒毛干中轴内形成**次级干绒毛 secondary stem villus**;至第3周末,绒毛干内胚外中胚层的间充质分化出血管,称**三级干绒毛 tertiary stem villus**。随着绒毛干的发育,绒毛内的血管逐渐与胚体内血管连通,故绒毛内血管含有胎儿血液。

合体滋养层细胞产生蛋白酶,融蚀子宫蜕膜与其内的血管,滋养层陷窝不断扩大,形成**绒毛间隙 intervillous space**。因此,绒毛浸浴在含有母体血液的绒毛间隙内,不断与母体血液进行物质交换。绒毛膜还可以分泌多种激素,如**人绒毛膜促性腺激素 human chorionic gonadotropin(HCG)**。

胚胎早期,绒毛分布均匀。第8周后,基蜕膜侧的绒毛因营养丰富而生长旺盛,形成**丛密绒毛膜 chorion frondosum**,包蜕膜侧的绒毛因营养不良而退化,称**平滑绒毛膜 chorion laeve**。平滑绒毛膜和包蜕膜逐渐与壁蜕膜融合(图21-1、图21-2)。

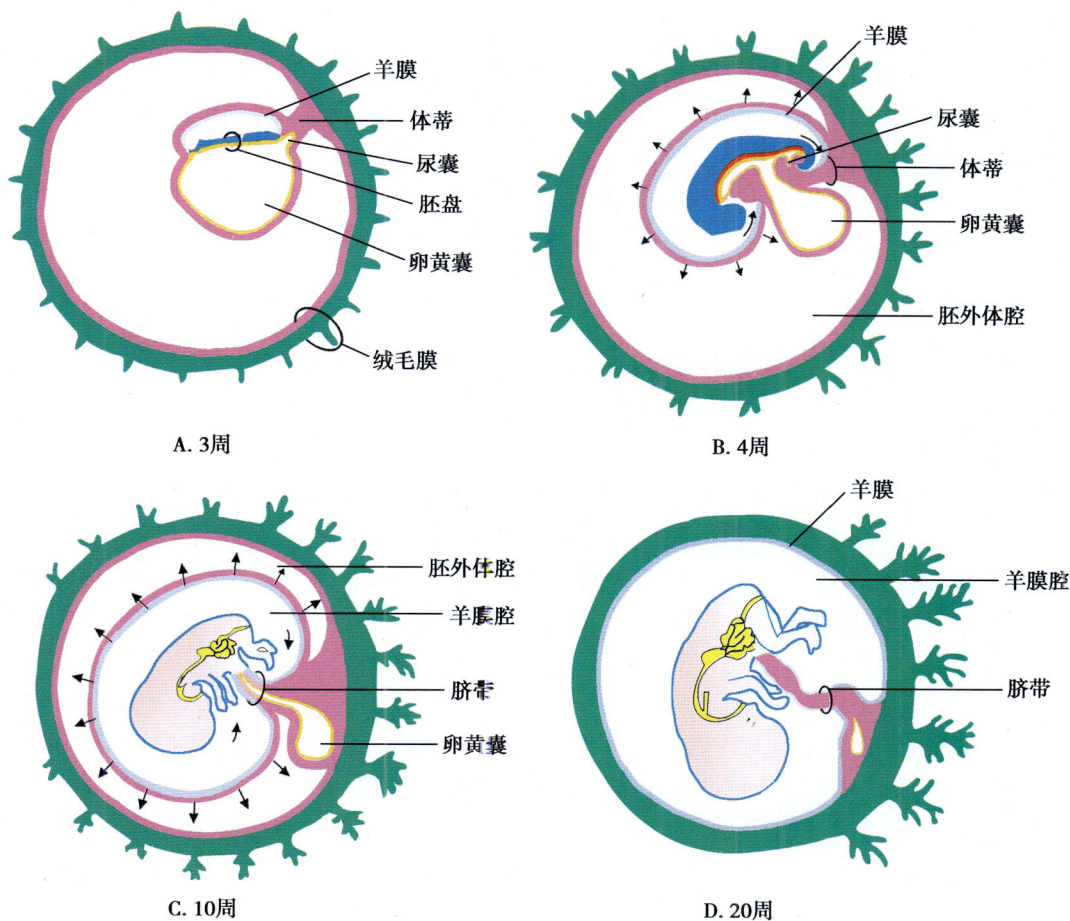

图 21-1　胎膜演变示意图

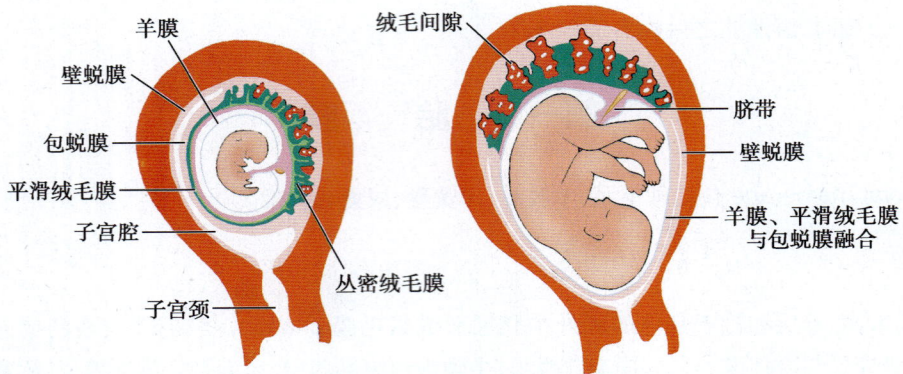

羊膜
壁蜕膜
包蜕膜
平滑绒毛膜
子宫腔
子宫颈
丛密绒毛膜
绒毛间隙
脐带
壁蜕膜
羊膜、平滑绒毛膜与包蜕膜融合

图 21-2 胎膜、蜕膜与胎盘模式图

在绒毛膜发育过程中,若绒毛干中血管未与胚体血管相通,胚胎因缺乏营养而死亡;若滋养层细胞过度增生,绒毛内结缔组织变性水肿呈水泡状,称水泡状胎块或葡萄胎;若滋养层细胞发生癌变,则称绒毛膜上皮癌。

二、羊膜囊

羊膜环绕羊膜腔而成的囊状结构,称**羊膜囊 amnion**。羊膜薄而透明,由羊膜上皮与胚外中胚层组成。羊膜最初附于胚盘边缘(见图 20-4、图 20-6),随着胚体形成、羊膜腔扩大和胚体凸入羊膜腔内,羊膜逐渐在胚胎的腹侧包裹在体蒂表面,形成原始脐带,将胎儿封闭于羊膜腔内。羊膜腔的扩大逐渐使羊膜与平滑绒毛膜相贴,胚外体腔消失(见图 21-1、图 21-2)。

早期羊水主要由羊膜上皮分泌产生。约在 16 周后,胎儿的尿液成了羊水的重要来源,不断产生的羊水被胎儿吞咽经肠道吸收,使羊水保持动态平衡。羊水可以减轻外力对胎儿的挤压;防止胎儿与羊膜粘连;分娩时,羊水还可以扩张子宫颈、冲洗和润滑产道,有助于胎儿娩出。

足月胎儿的羊水量 1 000~1 500ml。羊水量少于 500ml 称为羊水过少,常见于胎儿无肾或尿道闭锁等;多于 1 500ml 称为羊水过多,常见于胎儿上消化道闭锁或神经系统发育异常,如无脑儿等。

三、卵黄囊

人胚的营养来自胎盘,人类卵黄囊内无卵黄,退化早,是生物进化过程的重演。卵黄囊壁上的胚外中胚层密集成团,称血岛,是人胚血管和造血干细胞的原基。邻近卵黄囊尾侧的内胚层发生原始生殖细胞,以后迁移到生殖腺内。

第 3 周末,胚盘开始向腹侧包卷,内胚层形成原肠;此时,卵黄囊逐渐变小变细,与中肠相连,称卵黄管(见图 20-11、图 21-1)。卵黄管包裹在原始脐带内,于第 6 周闭锁为卵黄蒂。

若卵黄蒂基部未退化消失,则在成人回肠上遗留一处小盲囊,称**梅克尔憩室 Meckel diverticulum**。若卵黄蒂保留,出生后,肠内容物由脐部溢出,称**脐粪瘘 umbilical fistula**。

四、尿囊

第 3 周初,由卵黄囊尾侧的内胚层向体蒂内突入一个内胚层盲囊,称**尿囊 allantois**(见图 20-11)。人类尿囊不发达,也是生物进化过程的重演,很快退化(见图 21-1)。尿囊的近端将形成膀胱的一部分;远端逐渐缩小变细,称脐尿管,包在脐带内,最终闭锁,退化形成脐正中韧带。若脐尿管出生前未闭锁,新生儿尿液可从脐部溢出,称**脐尿瘘 urachal fistula**。尿囊壁外表面的胚外中胚层形成 1 对尿囊动脉和 1 对尿囊静脉,以后发育为 2 条脐动脉和 1 条脐静脉,成为胎儿与母体进行物质交换的通道。

五、脐带

随着羊膜腔逐渐扩大，羊膜向腹侧包绕，将体蒂、卵黄蒂、脐尿管以及尿囊动静脉等包绕成 1 条圆柱状的结构，称**脐带 umbilical cord**，连于胚体脐部与胎盘胎儿面之间。晚期的脐带外表覆盖羊膜，内含由体蒂分化的黏液性结缔组织、2 条脐动脉和 1 条脐静脉（见图 21-1~图 21-3）。脐血管连接胚体血管和胎盘内绒毛血管，所以脐带是胎儿和母体间进行物质交换的唯一通道。

足月胎儿的脐带长 40~60cm，直径约 2cm。若脐带长度不足 35cm，为脐带过短，胎儿娩出时易致胎盘早期剥离，造成出血过多；若脐带超过 80cm，为脐带过长，易发生脐带绕胎儿颈部或肢体、打结等，影响胎儿的发育，甚至使胎儿窒息死亡。

第二节　胎　盘

一、胎盘的结构

胎盘 placenta 是由母体子宫的基蜕膜和胎儿的丛密绒毛膜共同组成的圆盘状结构。正常足月胎盘直径为 15~20cm，平均厚度 2.5cm，重约 500g。胎盘有胎儿和母体两个面。胎儿面因有羊膜覆盖而表面光滑，中央有脐带附着，透过羊膜可见呈放射状走行的脐血管分支；母体面粗糙，可见不规则略突起的胎盘小叶。

胎儿丛密绒毛膜有 40~60 根绒毛干，绒毛干又发出许多细小绒毛。绒毛干末端的细胞滋养层增生，穿过合体滋养层伸抵子宫基蜕膜，形成细胞滋养层壳，将干绒毛固着于基蜕膜上。绒毛干之间为绒毛间隙。基蜕膜形成短隔伸入绒毛间隙内，形成胎盘隔，将胎盘分割为 15~30 个胎盘小叶，每个胎盘小叶含 1~4 根绒毛干及其分支（见图 21-1、图 21-2）。

二、胎盘的血液循环

胎盘内有胎儿和母体两套各自独立的血液循环，互不相通。在胎儿一侧，胎儿血经脐动脉及其分支进入绒毛内的毛细血管，进行物质交换后，再汇入脐静脉，返回到胎儿体内。在母体一侧，母体血由子宫螺旋动脉流入绒毛间隙，经过物质交换后，再从子宫静脉及其分支流回到母体（图 21-3）。

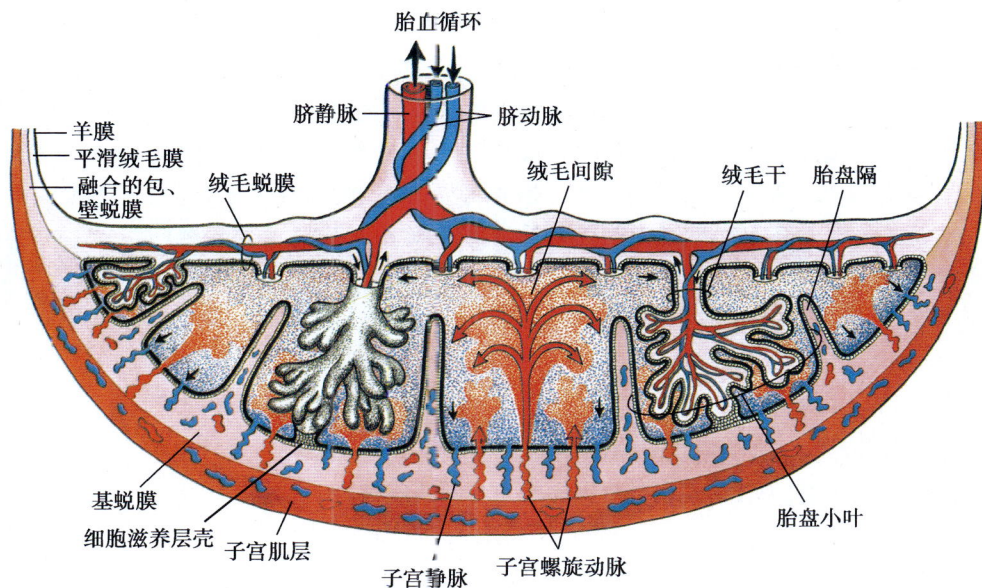

图 21-3　胎盘的结构与血液循环模式图（箭头示血流方向）

在胎盘内,胎儿血液和母体血液进行物质交换所通过的结构,称**胎盘膜 placental membrane**(**胎盘屏障 placental barrier**)。早期胎盘膜的结构依次为:①绒毛表面的合体滋养层和细胞滋养层上皮及其基膜;②绒毛内结缔组织;③绒毛内毛细血管的基膜及内皮。妊娠4个月以后,胎盘膜变薄,仅为合体滋养层上皮、绒毛内毛细血管内皮,以及二者之间的共同基膜,胎儿和母体间的物质交换效率明显提高,以适应胎儿的快速发育。

三、胎盘的功能

(一)物质交换

绒毛间隙内充满着富含 O_2 和营养物质的母体血,绒毛内的毛细血管是含大量 CO_2 和代谢产物的胎儿血,而绒毛浸浴在母体血中,胎儿与母体的物质交换通过胎盘膜进行。

(二)屏障保护

胎盘膜是一个选择性的透过膜,多数细菌、衣原体、支原体等不能通过,但人类免疫缺陷病毒、风疹病毒、巨细胞病毒以及梅毒螺旋体等可直接通过或破坏胎盘膜进入胎体,引起疾病的垂直传播和胎儿先天畸形。另外,大多数药物可通过胎盘膜进入胎儿血液循环,可能影响胎儿发育,因此孕妇应谨慎用药。

(三)分泌激素

胎盘的合体滋养层细胞能合成和分泌多种激素,对维持妊娠、保证胎儿正常发育有重要作用。主要有:

1. **人绒毛膜促性腺激素(HCG)** 受精后第2周,孕妇血中可检出,第9~11周达高峰,以后逐渐减少,产后消失。HCG能促进母体卵巢黄体继续发育,以维持妊娠。临床上检测孕妇血或尿中的HCG,以协助诊断早孕。

2. **人胎盘催乳素 human placental lactogen(HPL)** 妊娠初期出现,以后逐渐增高,妊娠末期达高峰。主要功能是促进母体乳腺发育和胎儿生长发育。

3. **人胎盘雌激素和孕激素** 妊娠第4个月时开始分泌,逐渐替代母体妊娠黄体的激素,以继续维持妊娠。高水平的雌激素和孕激素能抑制母体对胎儿及胎盘的免疫排斥作用。

◆ **无创检测**

由于羊水内有胎儿脱落的体细胞和新陈代谢产物,故羊膜腔穿刺是了解胎儿发育情况的一种产前诊断手段。在夫妇一方或双方有染色体异常、单基因病家族史、性连锁遗传病携带者等情况时,通过穿刺抽取羊水做细胞培养,可检查胎儿的染色体畸变及基因突变,以诊断唐氏综合征、畸形儿、残疾儿或遗传病等,避免某些畸形儿或单基因遗传患儿的出生。这种检查是有风险的,不是孕检的必检项目。目前研究发现,胎盘的细胞可以游走至母体血液内进入外周血液循环。所以,可以从母体血液中分离出胎儿的DNA进行分析,能够发现胎儿的染色体数目和明显的结构异常,以及判断胎儿性别。这种产前检查只抽取母亲外周血,准确率与羊膜腔穿刺检查符合率98%以上,是新的更安全的技术,对孕妇是无创伤性的,称无创DNA产前检测。

思 考 题

1. 胎膜由哪些结构组成,各自起什么作用。
2. 胎盘有什么功能,为什么说它是母亲和胎儿共有的器官。

(郝立宏)

第二十二章

双胎、多胎和连体双胎

22章 数字内容

学 习 目 标

● 知识目标

本章介绍双胎、多胎和连体双胎。

1. 熟悉单卵双胎的成因。

2. 了解双卵双胎、多胎和连体双胎的形成原因。

第一节　双　　胎

双胎又称**孪生** twins。孪生可发生于一个受精卵或两个受精卵。

一、单卵双胎

单卵双胎 monozygotic twins（真双胎），是由一个受精卵发育为两个胎儿。发生率为 3‰～ 4‰。两个胎儿遗传基因和性别相同，外貌和生理特征相似。孪生之间进行输血或器官移植，通常不会发生免疫排斥反应。单卵双胎可发生在：①当一个受精卵分裂成两个卵裂球时，两个卵裂球分离，各自形成胚胎；②一个胚泡内形成两个内细胞群，发育为两个胚胎，各自有独立的羊膜腔，但共用一个绒毛膜和胎盘；③一个胚盘上出现两个原条，发育为两个胚胎，共用一个羊膜腔、绒毛膜和胎盘（图 22-1）。

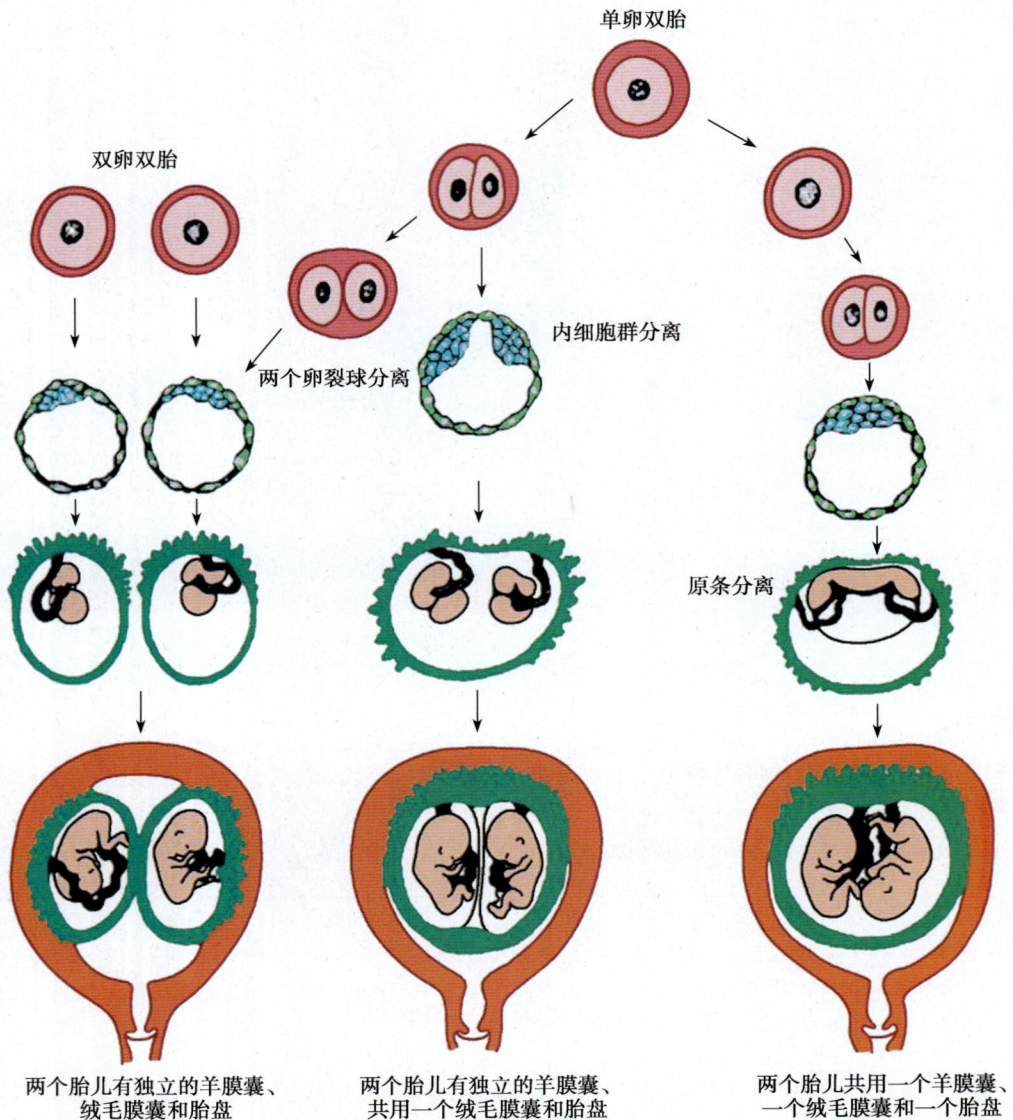

图 22-1　双胎的形成类型及其与胎膜、胎盘的关系示意图

二、双卵双胎

两个卵分别受精,发育为两个胎儿,称**双卵双胎** dizygotic twins。双卵双胎比单卵双胎多见,常有家族遗传倾向,发生率为7‰~11‰。两个胎儿具有不同的遗传构成,因此性别可以不同,外貌和生理特征的差异如同一般的兄弟姐妹,无更多的相似性(图22-1)。

第二节 多 胎

一次娩出两个以上新生儿,称**多胎** multiplets。有单卵、多卵或既有单卵又有多卵的混合性几种类型。通常多胎发生率很低,若服用促排卵药或体外人工授精(试管婴儿)易发生多胎。

第三节 连 体 双 胎

在单卵孪生中,两个双胎未完全分离,导致胚体局部相连,称**连体双胎** conjoined twins。常见有头连双胎、臀连双胎、胸腹连胎等。若两个个体一大一小时,小的常发育不全,形成**寄生胎** parasite;若小的胚胎被包卷入大胎儿体内,形成胎内胎;若小的胚胎被挤压成薄片为纸样胎(图22-2)。

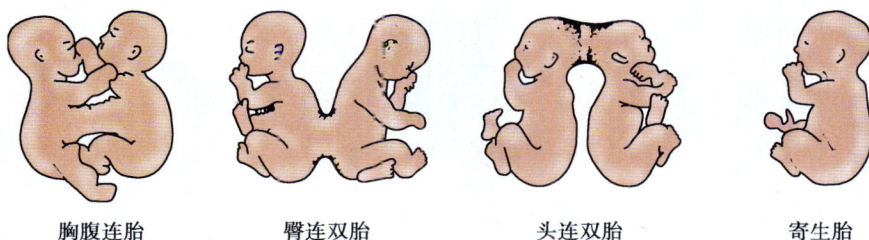

| 胸腹连胎 | 臀连双胎 | 头连双胎 | 寄生胎 |

图 22-2 连体双胎模式图

思 考 题

1. 单卵双胎的发生原因是什么?
2. 双卵双胎的两个孩子,为什么性别、外貌和血型等不同?

(郝立宏)

NURSING

第二十三章

胎儿的血液循环和出生后变化

23 章 数字内容

学 习 目 标

- 知识目标

  本章介绍胎儿血液循环的途径和出生后的变化。

  1. 掌握胎儿血液循环的特殊结构。

  2. 了解胎儿出生后血液循环的变化。

第一节　胎儿血液循环途径

在胎盘进行物质交换后,脐静脉携带着富含 O_2 和营养物质的血液经脐带至胚体。大部分血液在肝内经静脉导管直接注入下腔静脉,小部分经肝血窦再入下腔静脉,在此与腹腔、盆腔及下肢回流的静脉血混合,并汇入右心房。由于胚胎时期,肺尚无呼吸,故右心房血流压力大于左心房,加之下腔静脉的入口正对卵圆孔,则大部分血液通过卵圆孔进入左心房,故左心房的血液含氧量高。左心房的血液与由肺静脉来的少量血液混合后进入左心室。左心室的血液大部分经主动脉弓及其三大分支分布到头、颈和上肢,以充分供应胚体头部发育所需的营养和 O_2;小部分血液流入降主动脉。从头、颈及上肢回流的静脉血经上腔静脉进入右心房,经右心室进入肺动脉。肺动脉的血液仅有不足 10% 进入尚无呼吸功能的肺,再由肺静脉回流到左心房。而大部分肺动脉血液经动脉导管注入降主动脉。降主动脉血液除分布到腹部、盆腔和下肢外,还经 2 条脐动脉将血液送至胎盘,在胎盘内与母体血液进行气体和物质交换后,再由脐静脉送往胚体内(图 23-1)。

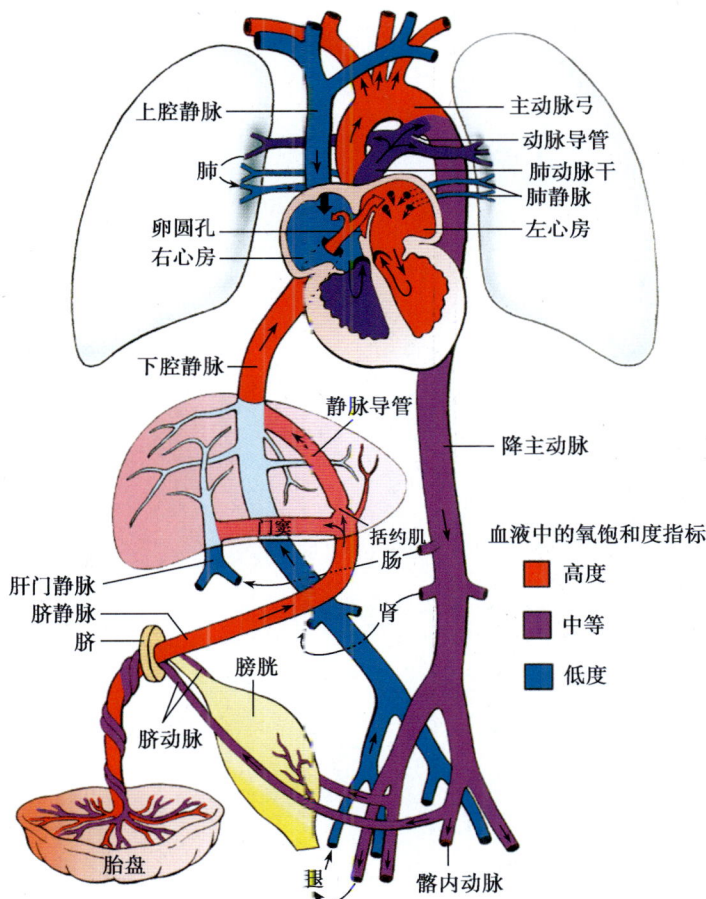

图 23-1　胎儿血液循环途径示意图

第二节　胎儿出生后血液循环的变化

胎儿出生后,脐循环中断,新生儿肺开始呼吸,动脉导管、静脉导管和脐血管遂发生一系列结构改变,导致血液循环途径变化:①脐静脉、脐动脉、静脉导管闭锁形成韧带;②由于肺开始工作,大量血液由肺静脉回流进入左心房,左心房压力增高,于是卵圆孔瓣紧贴卵圆孔,卵圆孔关闭,左右心房完全分隔;③肺循环量增大,动脉导管逐渐退化,出生后 3 个月左右闭锁成为动脉韧带。最终,新生儿体循环、肺循环建立,动脉血与静脉血完全分流。

思 考 题

1. 胎儿血液循环特有的结构有哪些?
2. 胎儿体内有动脉血和静脉血混合吗?

（郝立宏）

NURSING

第二十四章

常见先天性畸形及原因

24 章　数字内容

学 习 目 标

● 知识目标

本章介绍先天性畸形的概念和发生原因，以及常见的先天性畸形。

1. 掌握致畸敏感期的时间。

2. 了解先天畸形的种类和成因。

胚胎发育是一个复杂的、连续的、程序性表达过程,从细胞增殖、分化、迁移到形态建立和器官发生,任一环节被干扰都将导致胚胎发育紊乱,可能出现先天性异常。**先天性畸形** congenital malformation 是指胚胎发育过程中,由于某些因素导致出生时即显现的形态结构异常,属于**出生缺陷 birth defect** 的一种。出生缺陷还包括功能、代谢、精神、行为和遗传等方面的先天异常。

第一节 先天性畸形发生的原因

一、遗传因素

先天性畸形的发生原因有 25% 为遗传因素造成的。

1. **基因突变** 染色体某基因突变而引起的疾病,如 X 染色体上 Tfm 位点的基因突变为 Tfn 时,将导致雄激素受体缺失,病人出现睾丸女性化综合征,俗称男性假性阴阳人。

2. **染色体异常** 在生殖细胞减数分裂过程中,发生某对染色体不分离或染色体某部分缺失,使子细胞染色体数目或结构异常。如先天愚型(Down 综合征)病人多了 1 条 21 号常染色体;先天性卵巢发育不全(Turner 综合征)病人的染色体核型是 45,X;猫叫综合征病人的 5 号染色体短臂末端缺失。

二、环境因素

先天性畸形的发生原因有 10% 为环境因素造成的,这些环境因素统称为**致畸因子 teratogen**,但只有少数致畸因子证实对人类有影响,大多数只能视为对人类有很大潜在危险。其致畸机制是通过直接或间接作用于母体而影响胚胎发育,或直接作用于胚体。表 24-1 所示为目前公认的可以导致人类出生缺陷的致畸因子。

表 24-1 致畸因子及其引发的相关出生缺陷

分类	致畸因子	出生缺陷
生物性	风疹病毒	先天性耳聋、白内障、心脏畸形
	巨细胞病毒	生长迟缓、精神发育迟缓、听力损害
	弓形体	脑积水、视觉缺陷、精神发育迟缓
	梅毒螺旋体	脑积、耳聋、牙和骨骼发育缺陷,精神发育迟缓
	艾滋病病毒(HIV)	生长障碍、小头畸形
	水痘病毒	皮肤瘢痕、肌肉萎缩、精神发育迟缓
药物性	氨基蝶呤和甲氨蝶呤	骨骼缺陷、脑积水、无脑儿、流产、唇、腭裂
	白消安	矮小、角膜混浊、多器官发育不全
	链霉素	听力损害
	四环素	牙釉质发育不良
	新生霉素	先天性白内障、短指畸形
	三甲双酮	发育迟缓、V 形眉、低耳、唇、腭裂
	苯妥英	宫内生长迟缓、小头畸形,智力低下、眼睑下垂
	可卡因	宫内生长迟缓、泌尿生殖系统畸形、神经行为失调
	碳酸锂	心脏、大血管畸形
	华法林	软骨发育不良、智力低下、眼畸形
	雄性激素	女性外生殖器畸形
	己烯雌酚	子宫发育不良
	反应停	短(缺)肢畸形

续表

分类	致畸因子	出生缺陷
化学性	多氯联苯	油症儿、生长迟缓、皮肤褪色
	重金属（铅、砷、镉、汞）	精神发育迟缓、行为异常、癫痫
物理性	射线	小头、精神发育迟缓、骨骼畸形、多器官畸形
	机械压迫	局部畸形或变形
其他	酗酒	胎儿酒精综合征
	吸烟	低体重
	糖尿病	心脏畸形、骶尾发育不良综合征
	缺氧、营养不良	生长迟缓、精神发育迟缓
	碘缺乏	克汀病

三、环境因素与遗传因素相互作用

65%的先天性畸形是由环境因素与遗传因素相互作用引起的。这种相互作用机制十分复杂，一方面环境因素可以引起基因突变、染色体异常，另一方面胚胎对环境因素影响也有易感程度的个体差异。此外，胚胎发育过程的不同阶段或某一时期对某些环境因素更为敏感。受到致畸因子的作用最易发生畸形的发育阶段称为**致畸敏感期** sensitive period to teratogenic agent。胚前期阶段细胞分化程度低，若致畸作用强，胚胎死亡；若致畸作用弱，多数细胞可以代偿调整，极少发生畸形。胚期阶段细胞增生分化活跃，主要器官形成，故大多数环境因素作用此期可产生器官水平的严重的先天性畸形，甚至胚胎死亡，此期属于致畸敏感期。胎期阶段受致畸作用后通常出现组织结构和功能缺陷，很少有器官畸形，不属于致畸敏感期（表24-2）。

表24-2　人胚胎主要器官的致畸敏感期

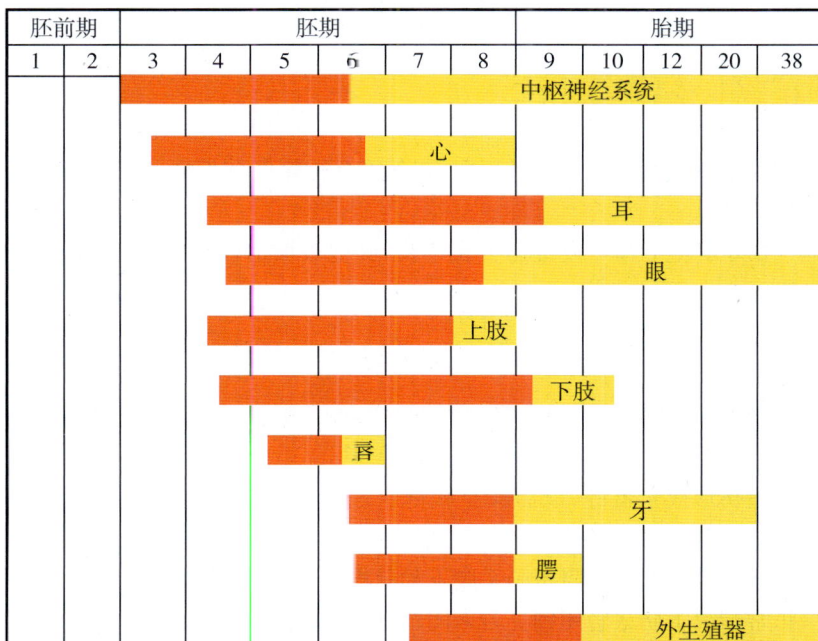

注：🟧 致畸敏感度高　🟨 致畸敏感度低

第二节　常见先天性畸形

一、颜面

颜面是由额鼻突、左右上颌突、左右下颌突向颜面正中生长并愈合形成的。若未愈合或愈合不完全,导致面部畸形。

1. **唇裂**　唇裂常发生于上唇,多为单侧唇裂,表现为人中外侧的垂直裂隙;也可见双侧唇裂。
2. **腭裂**　腭裂常与唇裂同时存在,易发生在硬腭部位。
3. **面斜裂**　面斜裂位于眼内眦与口角之间。

二、消化系统

1. **消化管狭窄、闭锁和重复畸形**　消化管在发育过程中,上皮细胞曾一度增生使管腔闭锁,随后过度增生的细胞发生细胞凋亡、吸收,管腔重新开通。若增生的上皮细胞吸收不完全或不吸收,导致相应部位管腔狭窄或闭锁;若管腔内留有一纵行隔膜,此段管道并列两份,称为重复畸形。闭锁和狭窄多见于食管和十二指肠;重复畸形多见于回肠。
2. **脐粪瘘**　由于卵黄蒂未退化,与脐孔之间留有管道,肠腔内容物从脐孔溢出。
3. **梅克尔憩室**　由于卵黄蒂基部未退化,在回肠壁上遗留一处小盲囊。
4. **先天性脐疝**　原始消化管生长迅速,向腹部弯曲形成 U 形肠袢,由于腹腔容积相对小,使肠袢突入脐带内的胚外体腔即脐腔。随着腹腔容积增大,肠袢返回腹腔,脐腔闭锁。若脐腔未闭锁,与腹腔遗留有一孔相通,腹压增高时,肠管从脐部膨出形成脐疝。
5. **先天性巨结肠**　先天性巨结肠多见于乙状结肠。结肠壁中神经丛含有来自神经嵴的副交感神经节细胞,若该细胞缺乏,肠壁收缩乏力,粪便堆积其内,肠呈严重扩张状态。
6. **不通肛**　不通肛又称肛门闭锁。由于肛膜未破裂,未与肛管相通而致。
7. **肠袢转位异常**　肠袢在脐腔内由矢状位转为水平位,在退回腹腔时,肠袢逆时针旋转 180°。若肠袢不旋转、旋转不到位或反向旋转,导致各种消化管异位。如左位阑尾和肝、右位胃和乙状结肠等。

三、呼吸系统

1. **气管食管瘘**　在喉气管憩室发育过程中,若气管食管隔发育不良,导致气管和食管分隔不全,两者间则形成气管食管瘘。
2. **透明膜病**　由于肺泡Ⅱ型上皮细胞分化不良,肺泡表面活性物质缺乏,出生后胎儿肺不张而出现呼吸困难。多见于早产儿。

四、泌尿系统

1. **多囊肾**　在肾的发生过程中,肾小管未能与集合小管连接贯通,肾小管内滤液积聚,使肾内出现许多囊泡状结构。
2. **异位肾**　肾最初形成于盆腔,以后移至腰部。若肾在上升过程中因某些原因未达到正常位置,称异位肾。异位多位于多见盆腔。
3. **马蹄肾**　肾在上升过程中受阻于肠系膜下动脉根部,两肾下端融合呈马蹄形。
4. **脐尿瘘**　正常情况下脐尿管闭锁。若未闭锁,胎儿出生后,尿液可经此瘘从脐部流出。

五、生殖系统

1. **隐睾**　在胚胎发育过程中,睾丸由腹后壁经腹股沟管降入阴囊。若出生后单侧或双侧睾丸仍留在腹腔或腹股沟管内,称隐睾。约有 30% 的早产儿及 3% 新生儿发生隐睾,但多数在 1 岁左右降入阴囊。若睾丸长久存留腹腔,影响生精细胞发育成熟,可造成男性不育。

2. **先天性腹股沟疝**　当睾丸经腹股沟下降入阴囊时,腹膜下部形成一个囊状突起,包在睾丸外面形成鞘膜腔;以后,腹腔和鞘膜腔之间的通道逐渐变细并闭锁。若未闭锁,肠管可突入鞘膜腔,常伴有鞘膜腔积液。

3. **子宫畸形**　左右中肾旁管下段在中线合并为子宫和阴道穹部。若不合并或部分合并,导致双子宫、双角子宫或中隔子宫。

4. **两性畸形**　又称半阴阳。因性分化异常导致外生殖器性别难辨。

(1) 真两性畸形:病人染色体核型为 46,XX 占 50%,46,XY 占 25%,核型为嵌合体 46,XX/46,XY 约占 25%。病人体内同时有睾丸和卵巢,外生殖器不辨男女,第二性征介于男女之间。

(2) 假两性畸形:①男性假两性畸形,病人染色体为 46,XY,体内有发育不佳的睾丸,由于雄激素分泌不足,致使外生殖器似女性;②女性假两性畸形,病人染色体为 46,XX,体内有卵巢,但由于肾上腺皮质雄激素分泌过多,致使外生殖器介于男女之间。

5. **睾丸女性化综合征**　病人染色体核型为 46,XY,体内有睾丸,但由于体细胞和中肾管细胞缺乏雄激素受体,使睾丸产生的雄激素不能发挥作用,导致外阴女性化,且具有女性第二性征。

六、循环系统

心脏发生于胚胎第 3 周,最初为 1 对原始心管,随后融合为 1 条,并出现 4 个膨大,在发育为原始心房、心室的同时,心脏内部各部分进行分隔。

1. **房间隔缺损**　最常见的是卵圆孔未闭,使左右心房相通。

2. **室间隔缺损**　室间隔分隔不完全,使左右心室相通,其中最多见的是室间隔膜部缺损。

3. **法洛四联症 tetralogy of Fallot**　法洛四联症包括 4 种缺陷:肺动脉狭窄、右心室肥大、室间隔缺损和主动脉骑跨。

4. **动脉导管未闭**　主动脉和肺动脉之间留有通道。

七、神经系统

1. **神经管缺陷**　由于神经管闭合和发育不全所致的一类畸形。在神经管发育过程中,如果前神经孔未闭,会形成无脑儿;如果后神经孔未闭,则形成脊髓裂,同时可伴有相应部位的颅骨或脊柱发育不全。

2. **脑积水**　由于脑室系统发育异常,脑脊液不能正常流通循环,脑室或蛛网膜下腔积存大量液体。主要表现为颅脑增大,颅骨变薄,颅缝变宽。

思　考　题

1. 母亲在怀孕过程中,哪段时间要格外小心,否则容易引发胚胎发育畸形?
2. 哪些因素可引发胚胎发育畸形?

(郝立宏)

Note:

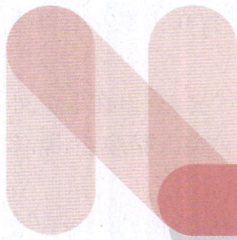

C

Note:

D

Note:

Note:

Note:

Note:

G

Note:

Note:

Note：

H

Note:

Note:

Note :

Note：

K

L

Note:

Note:

M

Note:

N

Note:

Q

Note:

Note：

Note:

Note:

T

Note:

W

X

Note:

Note：

Note:

Note：

Note：

Note:

Note:

Note:

参考文献

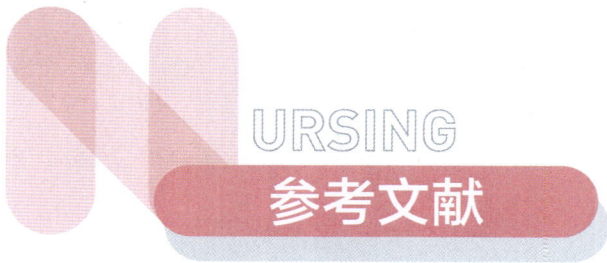

［1］ 丁文龙,刘学政.系统解剖学［M］.9 版.北京:人民卫生出版社,2018.

［2］ 张卫光,张雅芳,武艳.系统解剖学［M］.9 版 北京:北京大学医学出版社,2018.

［3］ 丁文龙,王海杰.系统解剖学［M］.3 版.北京:人民卫生出版社,2015.

［4］ 张绍祥,张雅芳.局部解剖学［M］.3 版.北京:人民卫生出版社,2015.

［5］ 李继承,曾园山.组织学与胚胎学［M］.9 版.北京:人民卫生出版社,2018.

［6］ 李和,李继承.组织学与胚胎学［M］.3 版.北京:人民卫生出版社,2015.

［7］ 周瑞祥,杨桂姣.人体形态学［M］.4 版.北京:人民卫生出版社,2017.

［8］ 王一飞.中华医学百科全书——人体组织学与胚胎学［M］.北京:中国协和医科大学出版社,2020.

［9］ MESCHER A L. Junqueira's Basic Histology Text and Atlas［M］. 14th ed. New York:McGraw-Hill Medical,2016.

52检